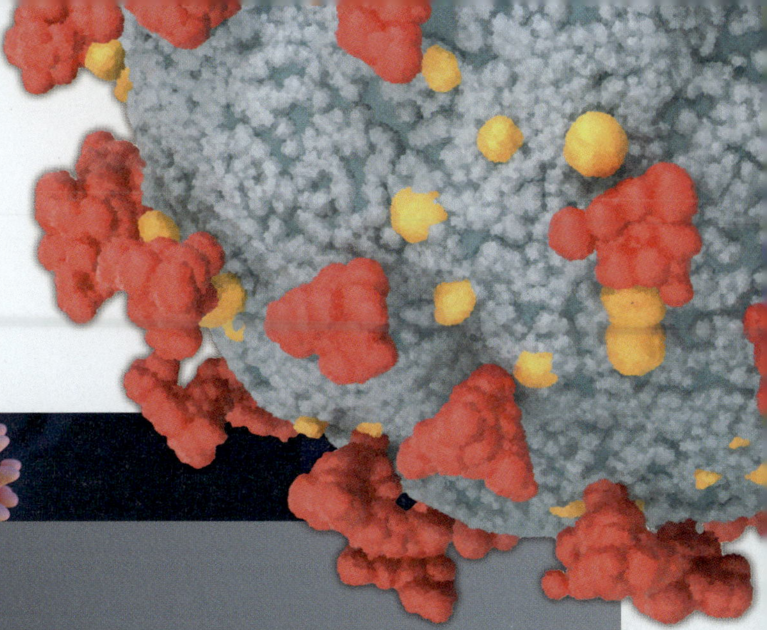

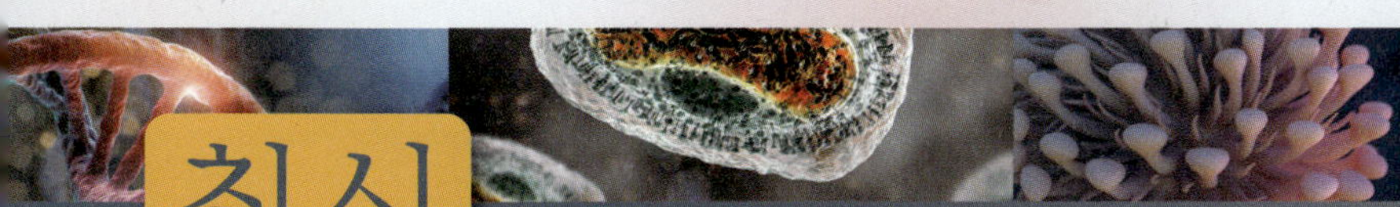

최신

진단 바이러스학

Diagnostic Virology

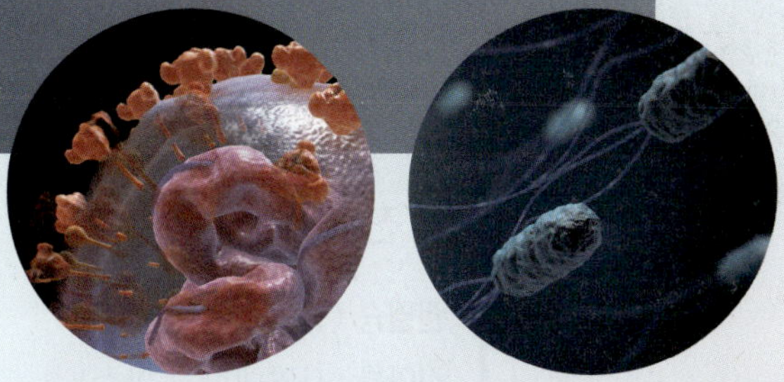

권필승 · 김아름 · 류재기 · 박미영 · 박상용
박창은 · 박훈희 · 심인숙 · 육근돌 · 장유지
정선도 · 조혜현 · 허지혜

DIAGNOSTIC
VIROLOGY

최신 진단바이러스학 집필진

권필승 (원광보건대학교)
김아름 (서영대학교 파주)
류재기 (김천대학교)
박미영 (수원과학대학교)
박상용 (서영대학교 광주)
박창은 (남서울대학교)
박훈희 (안산대학교)
심인숙 (동남보건대학교)
육근돌 (대전보건대학교)
장유지 (호남대학교)
정선도 (신한대학교)
조혜현 (대전과학기술대학교)
허지혜 (동강대학교)

저자서문

병원체의 복잡성, 인간 지식의 한계, 과학적 사실의 불확실성에도 불구하고 미래의 감염병에 대비해야 한다. 어떤 바이러스 변이체가 고위험으로 진화하는 것을 식별하기 위해서는 실험실 실험, 모델링, 역학 감시, 유전자 기반 염기서열 분석 기술이 뒷받침되어야 한다.

2018년 세계보건기구(WHO)는 국제 우선 병원체 목록(global priority pathogens list)에 질병 엑스(Disease X)를 추가했다. 질병 엑스는 여러 면에서 잘 알려지지 않은 병원체의 갑작스러운 공격을 의미한다. 예상치 못한 만큼 대응에 불충분하여 심각한 공중보건 위험을 초래하거나 대유행(pandemic)을 일으킬 수 있다

감염병 발생 여부는 바이러스 자체의 특징과 인간의 면역력 그리고 적응력에 달려 있다. 이 외에 지리적 · 인구 통계학적 · 사회적 요인에 영향을 받아 밀물과 썰물을 형성한다.

본 교재는 진단바이러스학의 전문 지식을 숙지하고 진단검사 업무를 원활히 수행하기 위한 총론, 각론, 진단법, 법정감염병, 실험실 생물안전가이드, 수송가이드, 고위험병원체 취급 및 보존 안전관리 가이드 등을 저술하게 되었다.

따라서 본 교재는 바이러스학의 전문지식을 함양할 뿐만 아니라 나아가 세계 인류의 삶의 질 향상과 의료복지수혜의 가치창조에 공헌하는 준비서로 활용되기를 기대한다

본 교재를 발간을 하면서 바이러스의 분자생물학적 기전과 최근 출현하는 다양한 바이러스의 백신제조 기술 등에 관한 폭넓은 내용을 담고 싶었으나 제한된 지면을 통해서 내용의 정리가 충분하지 못한 아쉬움이 있다.

향후 개정증보판에서는 관련 내용을 보완하고 보건계열 학과를 비롯한 의학, 자연과학 등을 전공하는 학생들에게 지침서가 되었으면 한다.

마지막으로 본 교재의 출간을 위해 참여해 주신 교수님들의 열정에 감사드리고, 고려의학 편집부 선생님들께도 깊은 감사의 말씀을 드립니다.

2024. 2. 저자일동

차례

제1편 진단바이러스학 총론

제2편 진단바이러스학 각론

제3편 바이러스 진단법

제4편 부록

제 1 편
진단바이러스학 총론

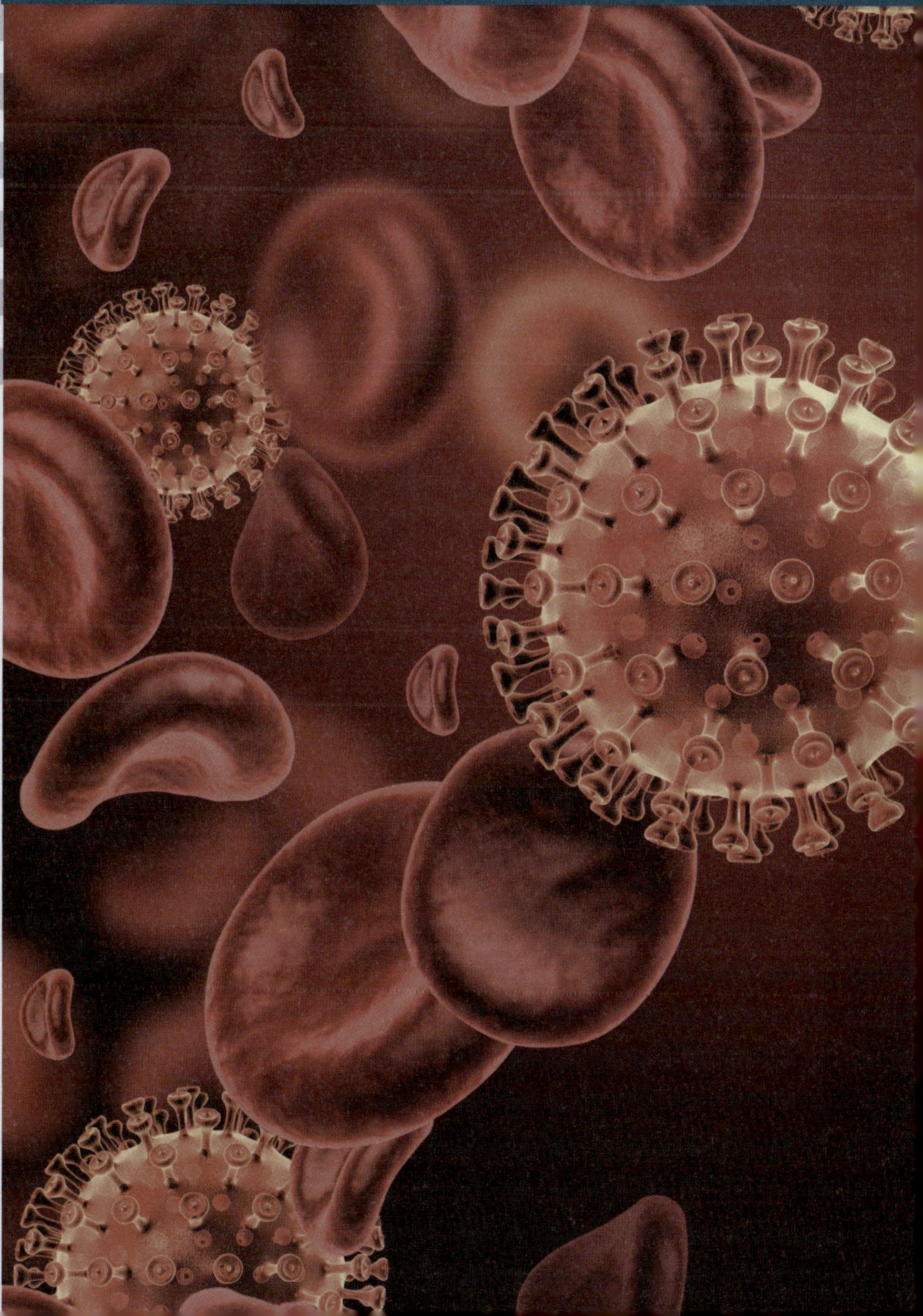

용어정리

- 후천성면역결핍증(Acquired Immune Deficiency Syndrome, AIDS)
- 중증급성 호흡기증후군(severe acute respiratory syndrome, SARS)
- 코로나바이러스 감염증(Corona Virus Disease-19, COVID-19)
- 세포병변효과(Cytopathogenic effect, cytopathic effect, CPE)
- 세계보건기구(World Health Organization, WHO)
- 세포 퇴화설(The regressive hypothesis)
- 세포 탈출설(The progressive hypothesis)
- 독립 기원설(The virus-first hypothesis)
- 핵내 봉입체(intranuclear inclusion)
- 세포질내 봉입체(intracytoplasmic inclusion)
- 수족구병(hand, foot and mouth disease)
- 발육란(developing chick embryo)
- 담배모자익바이러스(Tobacco mosaic virus, TMV)
- 자가 조립과정(self-assembly process)
- X-선 결정 구조법(X-ray crystallography)
- 한랭 전자현미경(cryoelectron microscopy, Cryo-EM)
- 투과전자현미경(transmission electron microscopy, TEM)
- 주사전자현미경(scanning electron microscopy, SEM)
- 바이러스 명명 국제위원회(international committee on nomenclature of viruses, ICNV)
- 국제 바이러스 분류위원회(international committee on taxonomy of viruses, ICTV)
- 프리온(proteinaceous infectious particle, Prion)
- 크로이츠펠트-야콥병(Creutzfeldt-Jakob disease, CJD)
- 결손 간섭입자(defective interfering particles, DI particles)
- 수포성 구내염 바이러스(vesicular stomatitis virus)
- 종양특이 이식항원(tumor specific transplantation antigen, TSTA)
- 현성감염(apparent infection)
- 불현성감염(inapparent infection)
- 비말(핵)감염[droplet(nuclei) infection]

Chapter 01 진단바이러스학 총론

I. 바이러스의 기원

스페인 독감은 1918년에 발병하여 2년 동안 전 세계 인구의 절반을 감염시키고, 이 중 5,000만 명 이상의 목숨을 빼앗아갔다. 지금까지 전세계적으로 유행한 독감은 스페인 독감을 비롯하여 1957년 아시아 독감, 1968년 홍콩 독감, 1977년 러시아 독감, 1997년 조류(홍콩) 독감, 2009년 신종플루 등이 있다. 또한 후천성면역결핍증(AIDS), 중증급성 호흡기증후군(SARS), 에볼라출혈열, 코로나바이러스 감염증(COVID-19) 등의 전염병은 계속해서 인류를 위협하고 있다. 이러한 전염병의 등장과 확산은 우리 눈에 보이지 않는 아주 작은 존재인 '바이러스' 때문이다.

바이러스가 어떻게 발생하였는지는 그 기원이 명확치 않으나 다음의 세 가지 가설이 유력하게 주장되어 왔다. 가장 먼저 등장한 '세포 퇴화설'은 정상적인 세포가 퇴화해서 유전체와 껍질 단백질로 남아 바이러스가 되었다는 학설이다. 다음은 '세포 탈출설'이다. 이 가설은 세포 유전체 일부분이 세포를 벗어나 자기 복제와 외부 환경 변화에 맞춰 스스로를 보호하는 데 필요한 껍질을 만드는 단백질을 얻으면서 바이러스가 생겨났다고 설명한다. 마지막으로 바이러스와 세포의 기원을 다르게 보는 '독립 기원설'도 있다. 이 가설은 바이러스와 세포가 각각 독립적으로 출발해 서로의 진화에 영향을 주며 현재에 이른 것으로 본다. 이와 같이 바이러스의 기원에 대해 세 가지 가설이 존재하고 있으나, 아직 명확하게 밝혀진 것은 아니다.

세균과 바이러스는 혼동되는 경우가 있지만, 이 둘은 엄연히 다르다. 세균은 1~5 μm로 바이러스보다 100배 이상 크고, 스스로 살아갈 수 있는 모든 기관을 갖고 있는 생물이다. 하지만 바이러스는 생물도 아니고, 무생물도 아닌 작은 '입자'이다. 스스로 대사를 통한 생명활동을 할 수 없기에 생물이라고 할 수 없다. 유전물질과 단백질만으로 이루어져 있어서, 반드시 숙주가 되는 다른 생물체에 들어가 자신의 유전자를 복제시켜야만 한다. 숙주를 찾을 때까지는 바이러스는 생명활동을 하지 않는 무생물인 것이다.

그렇다고 완전히 무생물이라고도 할 수 없다. 숙주를 만나면 숙주의 세포 속으로 들어가 자신의 유전자를 복제시켜 증식하는 생명활동을 하기 때문이다. 즉, 환경이 불리할 때는 무생물처럼 있다가 생존에 유리한 환경이 되면 생명활동을 하는 놀랍도록 똑똑한 존재가 바로 바이러스다. 크기는 보통 0.2 μm(200 nm)를 넘지 않고, 세균에 비해 훨씬 작아서 일반 현미경이 아닌 전자현미경으로만 볼 수 있다. 바이러스는 RNA나 DNA 같은 유전물질을 단백질로 구성된 껍질이 둘러싸고 있다. 바이러스 외피에는 숙주세포를 인식하는 표식 같은 돌기와, 숙주세포 안에서 번식한 뒤 숙주세포를 뚫고 밖으로 나올 수 있게 하는 가위 역할을 하는 단백질이 있어서 특이적인 숙주를 선택하여 효율적으로 자신의 유전자를 복제할 수 있다. 이런 다양한 특징을 종합해 보면 과거에는 바이러스를 독을 갖고 있는 무생물로 여겼으나, 많은 연구가 진행된 현재에는 바이러스는 생물과 무생물의 접점에 위치한다고 볼 수 있다.

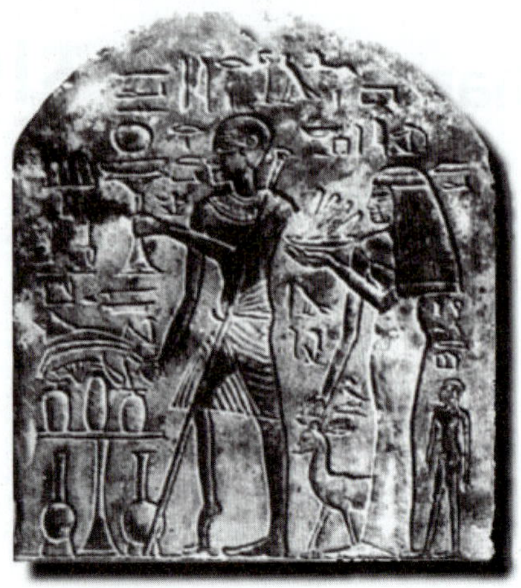

그림 1-1. 멤피스의 소아마비 증상의 수도승 벽화

고대 바이러스 감염 기록의 첫 번째는 B.C. 1400년경 고대 이집트의 수도 멤피스의 벽화에서 그림과 같은 폴리오바이러스에 감염된 소아마비 증상의 수도승을 볼 수가 있다(그림 1-1).

또한 B.C. 1196년경에 사망한 람세스 5세의 미라의 얼굴에서는 오돌토돌한 천연두의 흔적을 볼 수가 있다(그림 1-2). 천연두는 B.C. 1000년경에도 중국에서 풍토병으로 발발하였으며 이에 의해 우두접종이

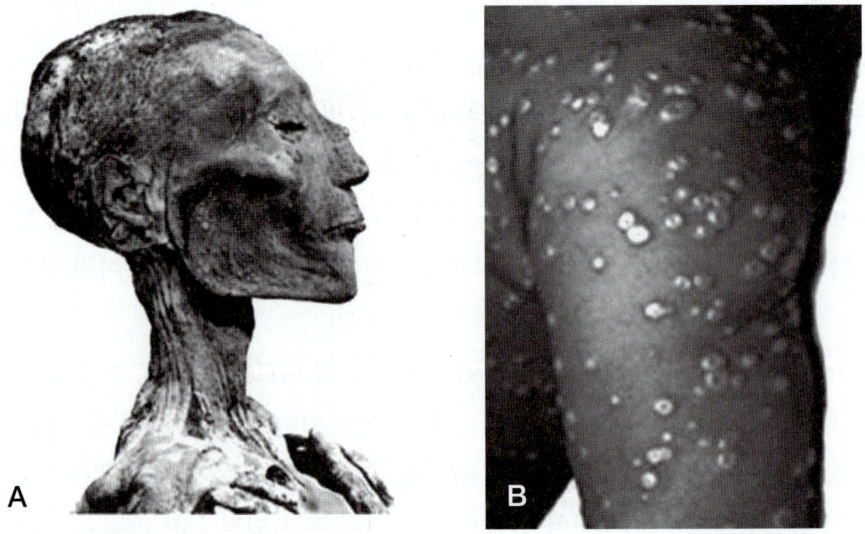

그림 1-2. A. 미라의 얼굴에서 천연두의 흔적이 보인다. B. 현대의 천연두 증상

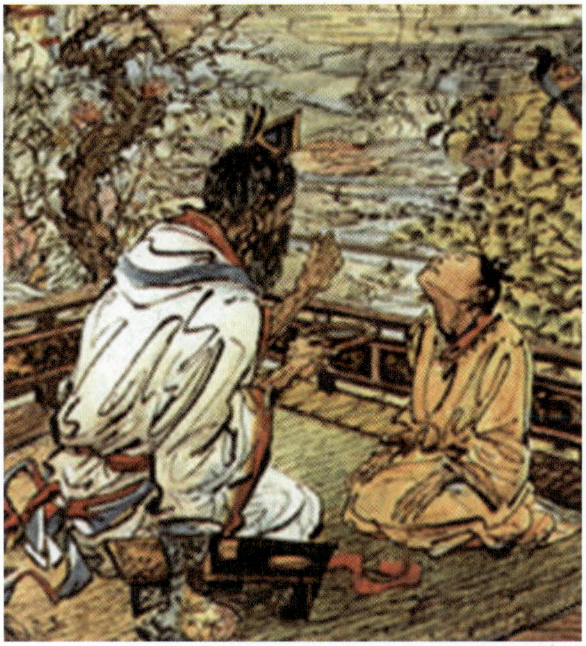

그림 1-3. 중국에서 발생한 천연두를 묘사함

개발되었다(그림 1-3). 이 당시 초창기에는 코로 흡입하는 정도였으나 나중에는 감염 전인 어린 아이의 팔에 상처를 내서 이미 앓은 사람의 천연두 병소의 물집에서 액(고름)을 채취하여 발라주는 시도를 한 기록이 남아 있다.

II. 바이러스의 특징

'바이러스' 용어는 그 기원이 라틴어로써 독(毒, venom, poison)의 의미이며, 모든 병원체의 형태 중 가장 작은 것(20~300 nm)으로 알려져 있다. 바이러스는 그 크기가 작고 구조적인 단순성으로 자기 스스로 독립하여 증식할 수 없고 반드시 살아 있는 세포에 기생하여 숙주세포의 구조적, 대사적 구성요소에 절대적으로 의존해서 증식하는 특징이 있는 미생물이다. 따라서 바이러스는 동물, 식물, 세균, 그리고 진균 등 다른 대부분의 생물에서 기생의 형태로 발견되고(그림 1-4), 대부분의 생물과는 다른 생물학적 특성을 나타낸다(표 1-1).

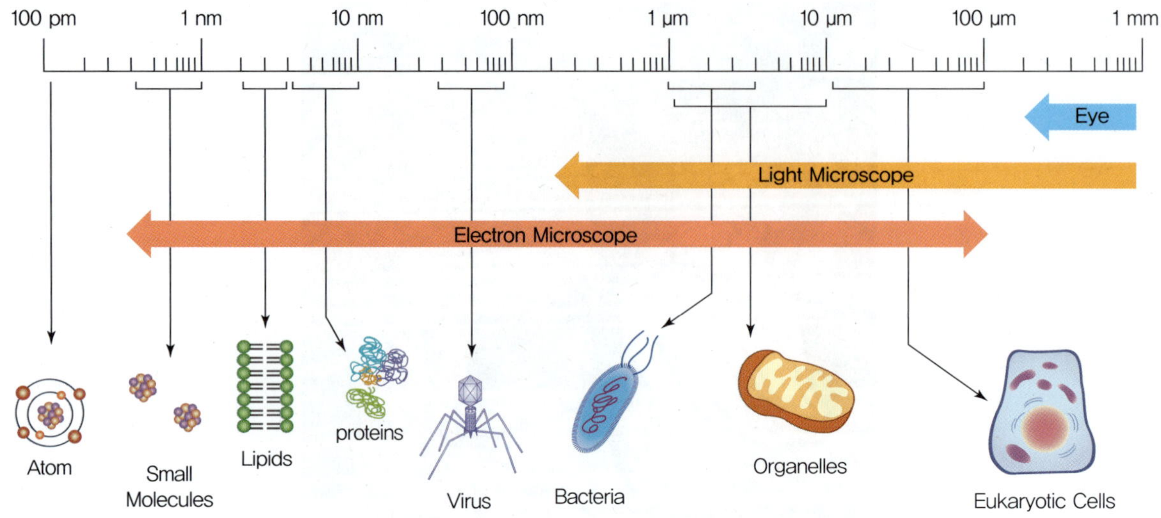

그림 1-4. 바이러스 입자(30~300 nm)와 다양한 생물체와 크기 비교

표 1-1. 바이러스와 다른 미생물의 비교

미생물 \ 구분	인공배지에서의 증식	2분열에 의한 증식	RNA, DNA 동시함유	리보솜 함유	항생물질에 대한 감수성	인터페론에 대한 감수성
Bacteria	+	+	+	+	+	−
Mycoplasma	+	+	+	+	+	−
Rickettsia	−	+	+	+	+	−
Chlamydia	−	+	+	+	+	+
Virus	−	−	−	−	−	+

바이러스의 주요 특징은 아래와 같다.

① 가장 작은 감염인자(20~300 nm)로 세균여과기를 통과한다. 광학현미경으로 볼 수 없고 전자현미경으로 관찰이 가능하다.

② 핵산은 한 종류만을 갖는다. DNA 또는 RNA 어느 한쪽의 핵산만을 가지며 각 핵산은 단일가닥이거나 이중가닥이다.

③ 동식물의 세포나 세균세포 등 살아있는 세포에 기생해서만 살 수 있다. 배양방법에는 동물접종법, 발육란 배양법, 세포 배양법 등이 있다. 숙주세포에 특이성이 있고 숙주세포의 범위가 제한되어 있다.

④ 이분열법이 아닌 특유한 복제법으로 증식한다. 감염성을 보이지 않고 바이러스가 소실된 것처럼 보이는 잠복기가 있다. 보통 이 기간에 핵산이나 단백질의 합성이 진행된다.

⑤ 단백질 합성계(리보좀)나 에너지 생산계(미토콘드리아, 엽록체)가 없다. 기생한 숙주세포의 대사계를 이용한다.

⑥ 증식은 인터페론에 의해 억제된다. 세균에 나타나는 효과적인 항생물질 같은 바이러스 증식억제물질이 개발되어 있지 않다.

⑦ 기생한 숙주세포에는 특이한 변화가 일어난다. 이것을 세포변성효과(CPE)라고 한다. 숙주세포의 변성과 용해, 합포체 거대세포의 형성, 세포의 응집, 봉입체의 형성 등의 현상이 일어난다.

⑧ 감염 후 대개의 경우 숙주에 중화항체가 생성되어 면역이 된다. 감염예방으로 백신 접종이 사용되고 있다.

III. 바이러스의 역사

바이러스 실체가 증명되기 이전에 종두를 개발한 제너(E. Jenner, 1798)(그림 1-5)와 광견병 예방백신을 개발한 파스퇴르(L. Pasteur, 1884)(그림 1-6)는 바이러스의 존재를 생각하고 있었다. 병원체로서 바이러스에 관한 연구는 1892년 Iwanowsky(그림 1-7)가 병든 담뱃잎을 갈아 즙을 만들어 세균여과기로 여과시킨 후 그 여과액을 건강한 새로운 담뱃잎에 감염시켜 질병을 유발하는데 성공하면서 시작되었다. 그 후 1898년에 Martinus Beijerinck(그림 1-8)가 지속적인 실험을 하여 동일한 결과를 얻게 되어 여과성 병원체의 존재를 인식하면서 이것을 '전염성 생물체'라고 명명하였다.

W. M. Stanley가 1935년에 담배모자익 바이러스(TMV)(그림 1-9)를 순수 정제하였다. 한편 동물바이러스로는 1898년 F. Loeffler(그림 1-10)와 P. Frosch가 소의 수족구병의 병원체가 여과성이 있으며 광학현미경으로 보이지 않고 배양이 가능하다는 점, 증식능력을 지니고 있다는 점 등을 밝혔다. 1901년 W. Reed(그림 1-11) 등 연구진의 노력으로 황열(yellow fever)의 원인체도 여과성이라는 것을 확인하였다.

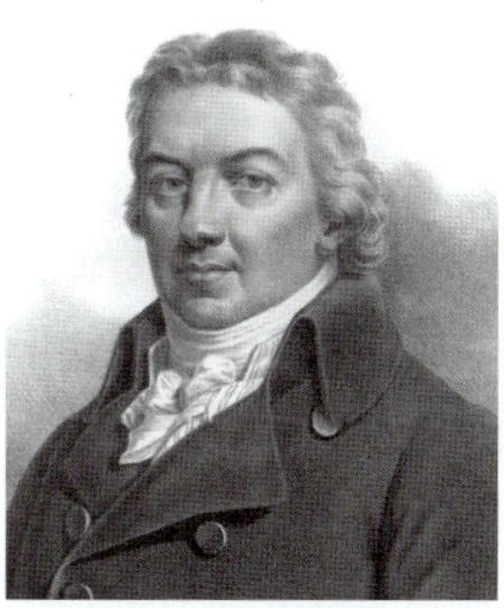

그림 1-5. E. Jenner (1798)

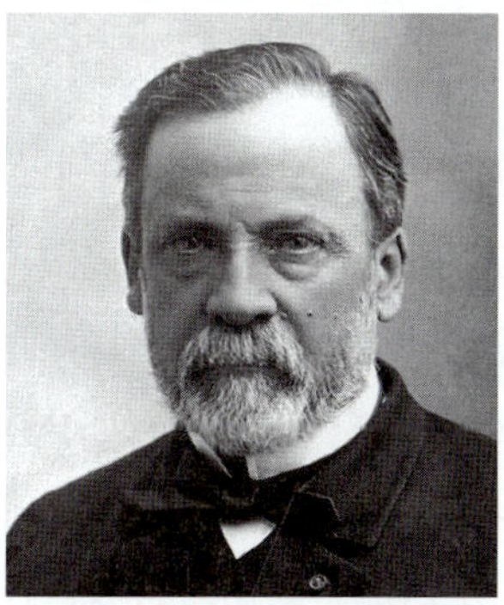

그림 1-6. Louis Pasteur (1822~1895)

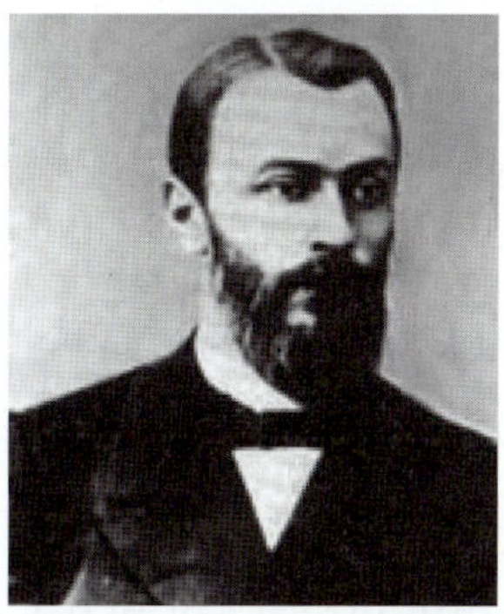

그림 1-7. Dmitri Iwanowski (1864~1920)

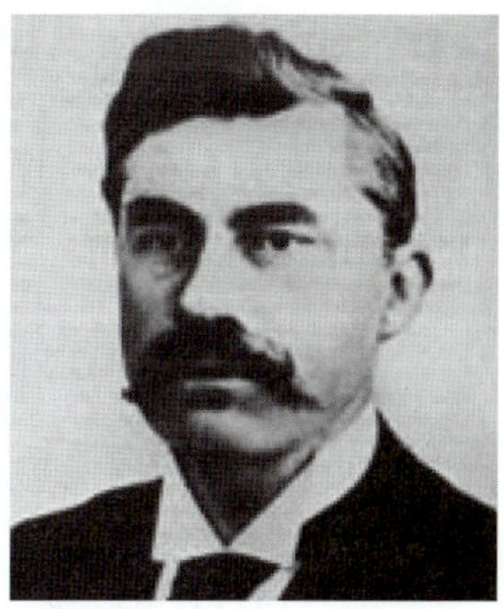

그림 1-8. Martinus Beijerinck (1851~1931)

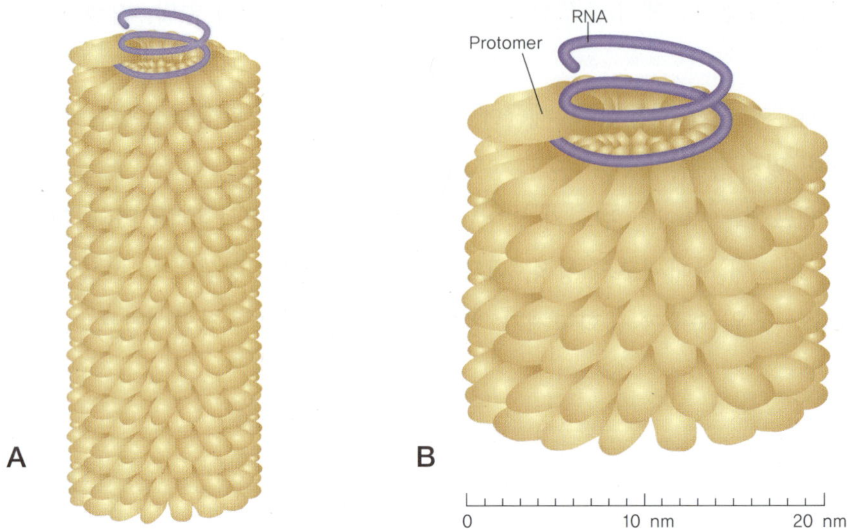

그림 1-9. Tobacco Mosaic 바이러스 구조
A. TMV 구조 B. 확대구조 Nucleocapsid가 protomer의 나선 배열로 구성되어 있다.

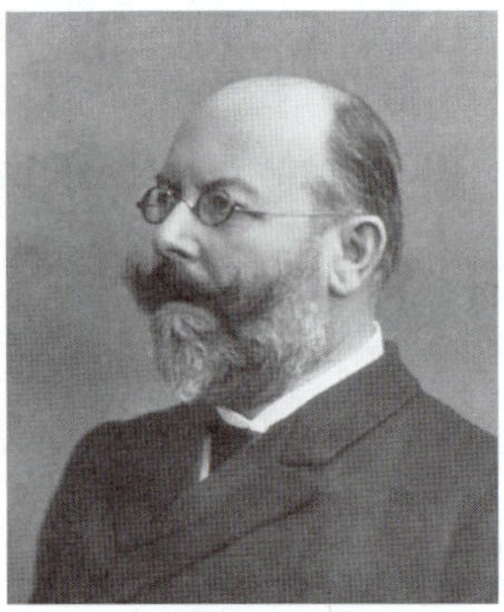

그림 1-10. Freidrich Loeffler (1852~1915)

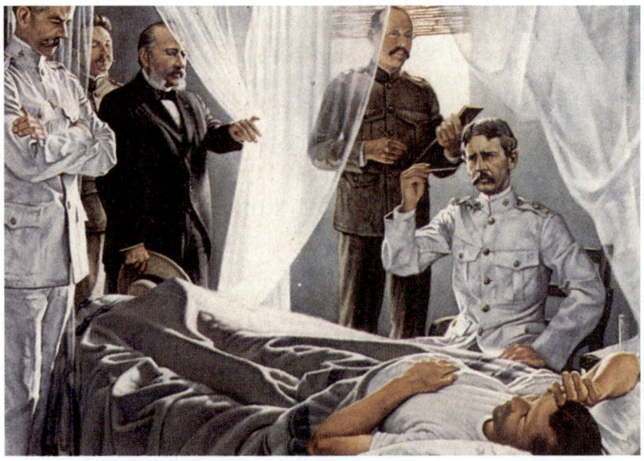

그림 1-11. 리드(W. Reed, 1901)씨와 그의 동료들이 황열 환자를 치료하고 있다.

1915년에 F. W. Twort(그림 1-12)와 1917년 F. d'Herelle(그림 1-13)가 세균에 기생하는 바이러스를 발견하였다. 이를 박테리오파지(bacteriophage)라고 하며 이것은 세균에 침범하면 세균을 용균시켜 용균환을 관찰할 수 있다. 박테리오파지의 발견으로 세균의 동정이 보다 정확해지고 분자생물학의 발전이 가속화되었다. 그 후 사람에게 질병의 원인이 되는 바이러스를 동물이나 발육란(그림 1-14), 그리고 세포에서 증식시킬 수 있는 방법(세포배양)들이 개발되어 바이러스의 연구에 크게 기여하였다(그림 1-15). 1930년 M. Theiler가 황열병 바이러스의 마우스세포 접종법을 확립하고 이 시기부터 오늘날의 바이러스학의 기초가 닦여졌다고 전해지고 있다.

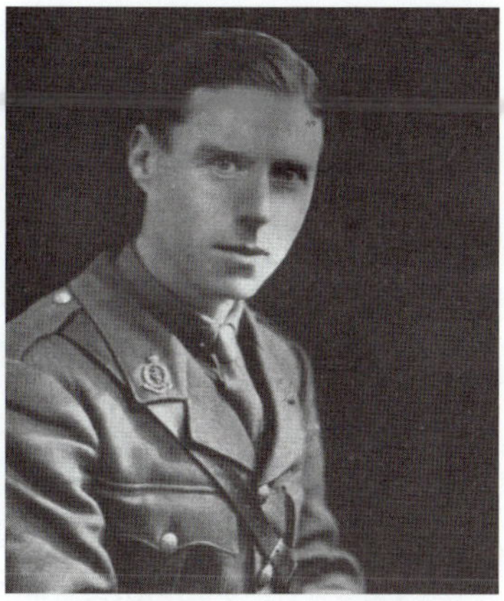

그림 1-12. Frederick Twort(1877~1950)

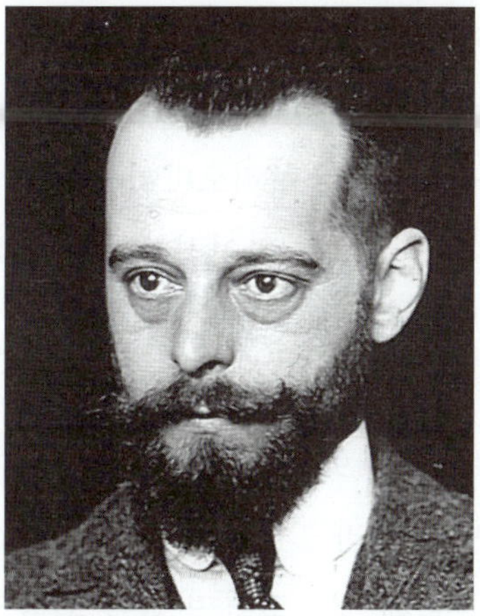

그림 1-13. Félix d'Herelle(1873~1949)

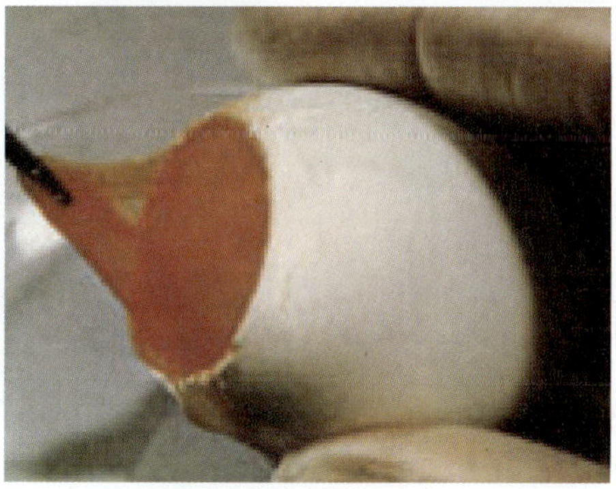

그림 1-14. 발육란

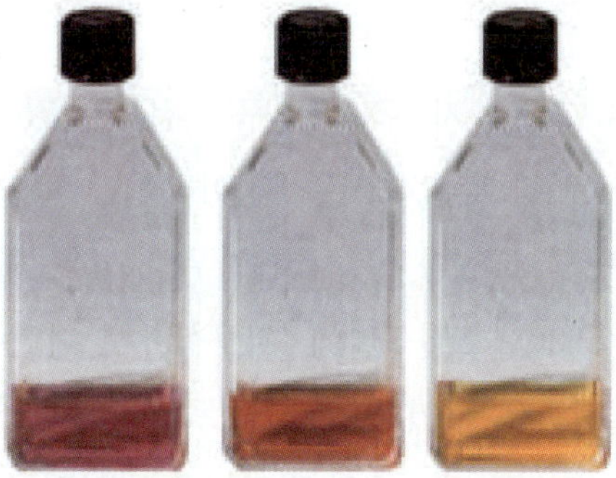

그림 1-15. 세포배양용 배지들

1931년 A. M. Woodruff와 E. W. Goodpasture 등이 발육란 배양법을 개발하였다.

1928년 H. B. Maitland 등이 고안한 조직 배양법이 개량되고 1951년에는 F. C. Robbins 등에 의해 폴리오바이러스의 배양도 가능하게 되었다. 바이러스의 형태학적 연구도 정제법의 진보와 더불어 가능하게 되었다. 1931년 W. J. Elford가 그라도콜막(gradocol membrane)을 개발하여 바이러스가 막연한 존재가 아닌 입체양 생명체로 구성되었음을 부각하였다.

처음으로 바이러스를 관찰한 사람은 스코틀랜드의 의사 뷔스트이다. 그는 1887년 예방주사로 생긴 수포액에 작은 점이 있음을 발견하고 현미경으로 관찰하였다고 보고한 바 있다. 1938년 10만 배의 배율을 가지고 있어 0.0001 μm 거리에 떨어져 있는 물체도 구분할 수 있는 전자현미경이 개발되었다. 1940년 T. Svedberg의 초원심기(ultracentrifuge)의 이용으로 바이러스를 분리할 수 있었으며, 1944년경부터는 천문학자인 Williams와 현미경학자인 위코프가 더욱 발전된 전자현미경을 이용하여 바이러스를 입체적으로 볼 수 있게 되었다(그림 1-16). 또한 이러한 장비가 바이러스학에 도입되기 시작하여, 바이러스의 형태와 구조 연구에 공헌하게 되었다.

근대 바이러스학 발전에 있어서 가장 중요한 시작은 바이러스를 세포배양 한 이후부터이다. 1949년 Enders팀이 소아마비(급성회백수염)를 일으키는 폴리오바이러스를 실험실에서 배양한 세포에서 길러냄으로써 바이러스학의 새로운 역사를 창조하게 되었고, 곧이어 1950년대에 들어서면서부터 바이러스학의 황금기가 시작되었다. 1950년에 Luria가 개발한 박테리아오파지의 계수방법과 1952년에 Dulbecco가 개발한 동물 바이러스의 계수방법인 플라크 검사(그림 1-17)의 개발은 바이러스의 양을 측정하는 데 필수적인 방법이 되었고, 오늘날에도 플라크 검사는 거의 대부분의 바이러스학 실험실에서 사용되고 있다. 1955년 F. L. Schaeffer 및 C. E. Schwerdt는 폴리오바이러스의 결정체를 분리하였다.

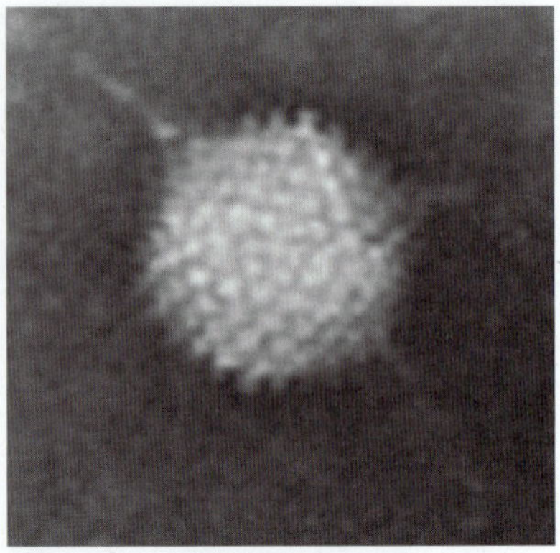

그림 1-16. 전자현미경으로 본 바이러스

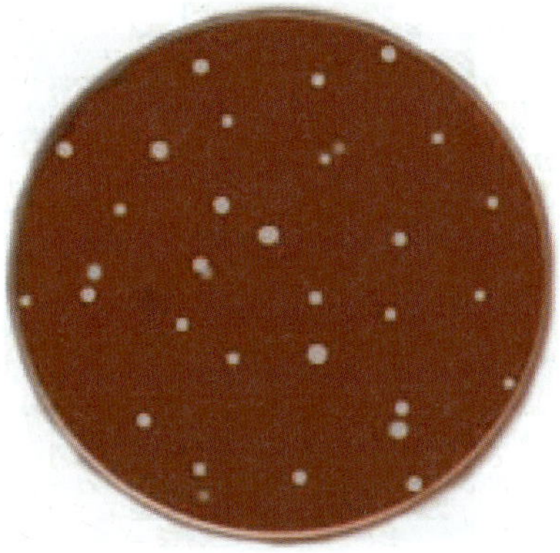

그림 1-17. 용균반 검사(plaque assay)

지난 200여 년간의 지속적인 연구로 전 세계적으로 천연두, 황열, 백일해, 폴리오, 홍역, 유행성이하선염, 풍진 등이 백신접종으로 예방되고 있다. 특히 천연두의 경우 세계보건기구(WHO)에서 1980년 5월 8일에 "지구상에서 천연두가 박멸되었다"고 박멸선언을 하였다. 그리고 종양 바이러스의 연구에 의한 종양유전자(oncogene)의 발견이나 발암기구의 해명, 분자생물학적 입장에서의 바이러스 연구도 활발하게 추진되고 있다. 특히 최근에는 바이러스에 대한 관심이 더욱 높아졌다. 또한 바이러스처럼 보이지만 그 실체가 아직도 불명확한 프리온(prion) 등의 병원체가 확산되고 있는 것도 주시해야 할 것이다.

바이러스의 분자생물학적인 연구가 지난 수십 년간 활발히 진행되어 왔고 이를 통한 우리의 지식이 급속도로 늘어가고는 있지만 아직도 바이러스에 의한 질병은 예방에 주로 의지하고 치료 방법에 대해서는 큰 진전을 보지 못하고 있다. 그러므로 앞으로 남은 가장 큰 과제는 숙주에 영향을 주지 않고 바이러스만 억제시키는 강력한 항바이러스 치료제의 개발이라 하겠다. 바이러스와 같이 아주 간단한 Genetic system을 이용해서 생물체 내에서 일어나는 유전자 조절(gene control)을 지속적으로 연구하여 바이러스를 활용할 수 있는 분야에서 크게 기여할 것이다.

표 1-2. 바이러스학의 발전사

연대	보고자	내용
1892	Iwanowski	담배 식물에서 모자익병을 유발하는 '여과성 물질' 인식
1898	Loffler and Frosch	수족구병의 유발 바이러스의 발견, 첫 번째 동물 바이러스 발견
1898	Beijerinck	TMV가 담배 모자이크병의 원인 바이러스의 재발견
1902	Reed	황열의 원인 바이러스의 발견, 첫 번째로 인간 바이러스의 발견
1907	von Prowazek	첫 번째 곤충 바이러스의 발견
1908	Ellerman and Bang	닭 백혈병은 무세포 추출물로 전이된다는 것을 증명
1911	*Rous(1966)[1]	바이러스가 닭에 악성 종양 유발 발표
1915	Twort	박테리오파지 발견
1917	D'Herelle	박테리오파지의 재발견과 plaque assay의 발전
1931	Woodruff and Goodpasture	바이러스 전파를 위한 유정란 도입
1933	Shope	토끼의 papilloma 바이러스 발표
1934	Lucke	개구리에서 신장암의 원인으로 Herpes type 바이러스의 설명
1935	*Stanley(1945)[2]	결정형 형태로의 담배 모자이크 바이러스의 획득
1936	Bittner	마우스 유방 종양 바이러스와 우유로의 전이를 설명
1937	Theiler(1951)	황열 백신의 발전
1939	*Delburck(1969)	박테리오파지의 systemic 연구의 시작
1941	Hirst	인플루엔자 바이러스는 적혈구를 응집시킬 수 있다는 것을 증명
1949	*Enders(1954)	세포 배양법을 통한 폴리오바이러스의 정량법 개발
1950	*Luria(1969)	박테리오파지-세균 상호관계의 특수한 형태인 용원화(lysogeny) 증명
1951	Gross	백혈병을 얻은 마우스의 세포 추출물에서 림프구성 백혈병 유도
1951	Von Magnus	인플루엔자 바이러스의 방해 입자 발견
1952	Dulbecco(1975)	동물 바이러스 분석을 위한 plaque assay 개발
1952	Hershey and[3]	박테리오파지 감염은 핵산이 조절하는 것을 발견
1953	Salk	불활성화 폴리오 바이러스 백신의 발전
1955	Sabin	활성화, 약독화 폴리오 바이러스 백신 발전
1956	*Crick and *Watson(1962)[4]	작은 바이러스의 DNA 구조
1957	Isaacs and Lindenmann	인플루엔자 바이러스를 연구하는 동안 인터페론의 발견
1957	Colter[5]	동물 바이러스에서 감염성 핵산 추출

1

진단바이러스학 총론

연대	보고자	내용
1957	Stewart, Eddy, Gochenour, borgease, and Grubbs	조직 배양에서 폴리오마 바이러스의 분리
1959	Friend	마우스에서 세망세포 백혈병의 무세포 전송
1959	Brenner and Horne	높은 해상도를 가진 전자현미경으로 바이러스의 염색 방법 개발
1959	Burkittn	아프리카 어린이에게서 턱과 관련된 림프종 보고
1962	Rauscher	마우스에서 바이러스로 유도된 림프구성 백혈구 보고
1962	Trentin, Yabe, and Taylor	햄스터에서 인간 기원의 종양인 아데노 바이러스의 보고
1963	*Gajunsek(1976)	바이러스 질환의 역학 연구 시작
1964	*Temin	바이러스 RNA는 DNA pro virus를 직접 합성할 수 있음을 가정
1964	Epstein and Barr	버킷 림프종양과 관련된 헤르페스 타입 바이러스 존재의 증명
1967	Kates and McAuslan	DNA 의존성 RNA polymerase 폭스 바이러스의 발견
1967	*Blumberg(1976)	바이러스성 간염의 유발원인 중 하나인 B형간염 바이러스의 발견
1969	Hubner and Todaro	대부분의 척추동물은 자손을 부모로부터 전송되는 RNA 종양 바이러스의 게놈을 포함하는 바이러스 종양 유전자 가설을 제시
1970	*Baltimore(1975)[7] *Temin(1975)	RNA 종양 바이러스의 virion에서 RNA-DNA polymerase의 증거 발견
1970	*Dates[9]	바이러스 mRNA에서 polyriboadenylic acid sequences 존재의 발견
1972	*Kang and *Temin(1975)[10]	역전사 효소는 레트로 바이러스의 고유한 속성이 아님을 발견
1975	*Kohler and *Milstein(1984)	Monoclonal 항체의 생산을 위한 hybridoma 기술 발전
1977	**Sanger(1958, 1980)[11]	DNA 박테리오파지(Øx 174)의 염기서열 규명
1976	Shatkn[12]	진핵세포의 mRNA의 cap 구조 발견
1977	**Sharp[13]	아데노 바이러스의 mRNA 5‘말단의 접합부분 발견
1978	Erickson[14]	에비안 종양 바이러스의 src 유전자의 분리와 src 단백질의 증명
1981	Racaniello and *Baltimore[15]	복제된 폴리오바이러스 상보적 DNA 증명
1983	Barre-Sinoussi et al.	AIDS 환자에서 레트로 바이러스의 분리
1984	Gallo et al.	AIDS 환자에서 레트로 바이러스(HTLV-III)의 분리
1984	Bishop[16]	펠보바이러스의 RNA에서 antisense의 발견

*Nobel Laureled (year of award for the contribution).

IV. 바이러스의 형태 및 구조

바이러스는 감염된 세포에서 나와서 주변 숙주세포에 침입한다. 다음 숙주세포에 감염할 때까지의 기간은 감염성은 있으나 증식성은 없다. 이런 상태의 바이러스를 육안적으로 관찰하는 것은 전자현미경으로 가능하다. 바이러스는 입자상으로 관찰되며 이런 바이러스 입자를 비리온(virion)이라고 한다. 바이러스의 형태나 구조는 바이러스의 종류에 따라 다르며 유전하여 자손에게 전해지지만, 모든 바이러스는 공통적인 기본 구조가 있다.

1. 바이러스 입자의 기본형태

1) 비리온(Virion)

바이러스의 기본적인 형태를 '비리온'이라고 한다. 성숙한 바이러스 입자로 증식이 정지한 형태이다. 비리온은 완전히 성숙되어 숙주세포 밖으로 방출된 상태로 증식 할 수는 없지만 감염능이 있는 상태를 말한다. 이에 반해 감염능을 고려하지 않고 바이러스의 구조적인 특성에 중점을 두고 그 형태를 논의할 때는 '바이러스 입자'(virus particle)라는 표현을 사용한다. 비리온의 기본 구조는 중심부에 핵산(DNA 혹은 RNA)이 있으며 그 주위를 단백질 외각(protein coat)이 핵산을 보호하고 있고, 바이러스마다 각각의 다른 형태를 유지하고 있다.

이 단백질을 캡시드라 하고 이 캡시드는 캡소미어로 구성되어 있다. 캡시드와 핵산이 결합한 단백질-핵산복합체를 뉴클레오캡시드라 하며 전형적인 바이러스는 모두 뉴클레오캡시드를 기본구조로 가지고 있다. 또한 바이러스 입자를 둘러싸고 있는 지질을 포함하고 있는 외피가 존재하는 바이러스도 있다. 이 외피의 주성분은 숙주세포의 세포막 또는 핵막에서 유래하고 그 막 표면에 바이러스 특유의 당단백질이 돌출해 있다. 이렇게 외피를 가지고 있는 바이러스를 외피보유 바이러스라 하고 외피를 갖지 않는 바이러스를 노출 바이러스 혹은 외피비보유 바이러스라 한다. 노출 바이러스를 고도로 정제하면 그 구성성분이 핵산과 단백질로만 구성된 것을 알 수 있다. 외피를 보유한 바이러스의 경우는 핵산과 단백질 외에 지질이 존재함을 알 수 있다. 화학적 구성이 이렇게 간단하게 이루어진 생명체는 바이러스 밖에 없

바이러스 입자(virion)

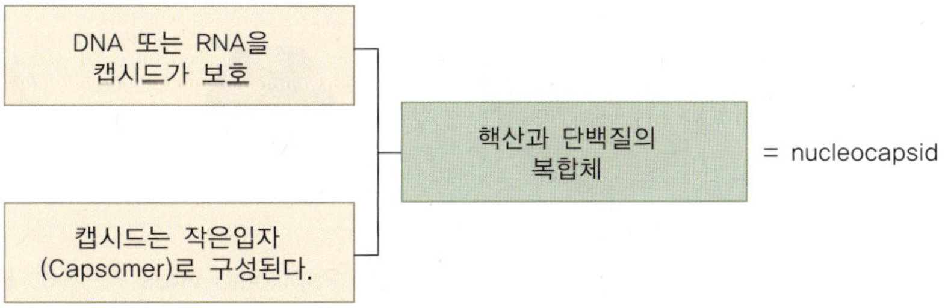

다. 바이러스 입자의 형태는 뉴클레오캡시드를 구성하고 있는 구성요소의 배열에 의해 나타나는 대칭성에 따라 아데노바이러스와 같은 입방대칭, 인플루엔자바이러스와 같은 나선형 대칭, 그리고 천연두바이러스와 같이 구형대칭도 아니고 나선형대칭도 아닌 복합형구조의 세 가지 유형으로 나눌 수 있다(그림 1-18).

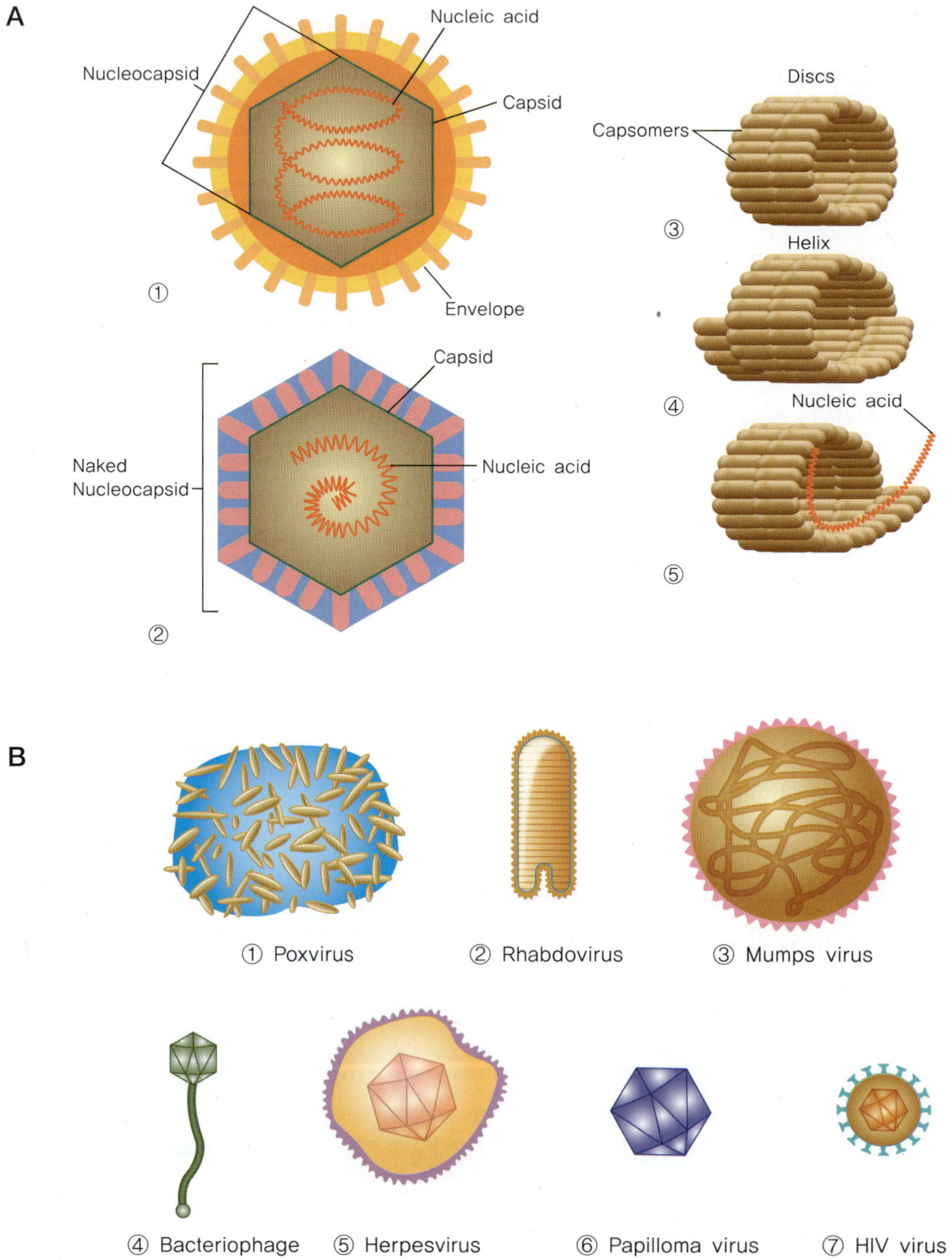

C

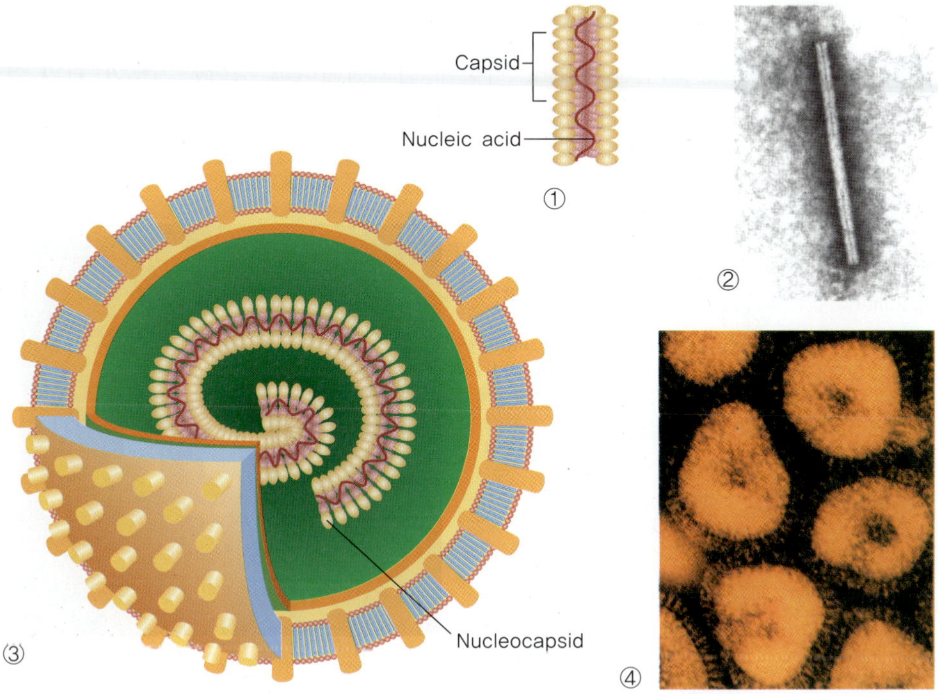

그림 1-18. A. 바이러스의 구조모형. ① 외피보유 바이러스 ② 외피비보유 바이러스 ③, ④, ⑤ 나선 모양의 뉴클레오캡시드의 형성모양 B. 여러 가지 바이러스 형태 다양상 C. 나선 뉴클레오캡시드 ① 전체모양 ② 외피보유(인플루엔자) 바이러스 ③ 확대모양 ④ 전자현미경 사진(350,000×)

2) 구형 바이러스

대칭적인 입자를 만드는 구형대칭을 나타낼 수 있는 형태는 4개의 정삼각형의 면이 있는 정 4면체(tetrahedron)와 cube(정사각형의 정 6면체), octahedron(정삼각형의 정 8면체)과 dodecahedron(정오각형의 정 12면체), 그리고 icosahedron(정삼각형의 정 20면체)이 있을 수 있으나 현재까지 동물바이러스에서 관찰되는 모든 바이러스 입자의 구형대칭은 정삼각형 20개가 모여 이루어진 정 20면체(icosahedron)로 나타난다(그림 1-19 A). 정 20면체는 12개의 정점이 존재하며 2배, 3배, 그리고 5배의 세 가지 대칭축을 갖는다. 정 20면체를 이루는 정삼각형은 일정수의 캡소미어로 구성되며 그 캡소미어의 수는 $N=10(n-1)2+2$ 또는 $N=10T+2$의 식으로 표현할 수 있다. 여기서 N은 캡소미어의 전체 수이고 n은 정삼각형 한 변에 있는 캡소미어의 수를 의미하며 T는 삼각형의 숫자이다. 정 20면체 구조를 이루고 있는 캡소미어는 캡소미어의 구조 단위인 일정한 수의 단체(monomer)로 구성되며 12개의 정점에 위치한 캡소미어는 5단체 결합물(pentamer)로 되어 있고, 그 외에 위치한 캡소미어는 6단체 결합물(hexamer)이다. 아데노바이러스의 경우 정삼각형 한 변에 6개의 캡소미어($n=6$)가 존재하여, 캡소미어의 총 수는 252개가 된다(그림 1-19 B).

바이러스의 핵산은 정 20면체 안에 응축되어 존재하며 경우에 따라 숙주세포의 히스톤이 있을 수도 있다. 구형대칭을 나타내는 바이러스는 Adenoviridae, Caliciviridae, Herpesviridae, Hepadnaviridae,

Parvoviridae, Papovaviridae, Picornaviridae, Reoviridae, Retroviridae, Togaviridae 등이 있다. 동물에 기생하는 바이러스는 모두 정 20면체상이며, 이것에 캡소미어라고 칭하는 구조단위의 작은 입자를 배열한다. 외관상으로는 공 모양으로 관찰된다(그림 1-19 C).

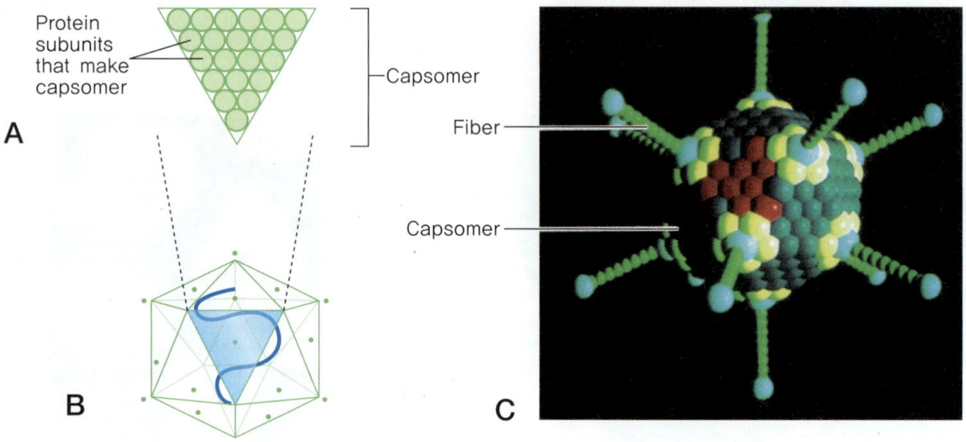

그림 1-19. 정 20면체(icosahedron) 바이러스
A. 단백분자가 모여 삼각구조의 캡소미어를 이루고 있다. B. 캡소미어가 모여 20면체의 캡시드를 이룸. C. Adenovirus 의 3차원 구조

3) 나선형 바이러스

바이러스 입자의 나선형 대칭은 식물바이러스인 담배모자익바이러스(TMV)가 순수 정제됨으로써 명백히 밝혀지기 시작하였다. TMV 입자의 길이는 300 nm이고 넓이는 18 nm이며, 하나의 TMV 입자가 2,650여 개의 캡소미어로 구성된다. RNA와 캡소미어가 나선형대칭을 나타내는 바이러스 입자는 구형대칭을 갖는 바이러스 입자와는 다르게 단백질 구성체와 핵산이 일정하게 규칙적으로 나선상으로 배열하여 뉴클레오캡시드를 구성하게 된다. 이때 핵산은 캡소미어의 특정 부위와 결합하여 뉴클레오캡시드의 나선이 계속 연장되고 핵산의 끝 부분에서 조립이 끝나게 된다. 하나의 캡소미어에 3개의 뉴클레오타이드가 결합한다. 이 과정은 자가 조립과정이기 때문에 효소의 작용은 필요하지 않다.

나선형으로 구성된 뉴클레오캡시드가 뭉쳐 있거나 외피에 싸여 있으면 전자현미경으로 관찰할 때 구형대칭으로 오인할 수도 있다. 나선형대칭을 나타내는 바이러스는 Arenaviridae, Bunyaviridae, Coronaviridae, Orthomyxoviridae, Paramyxoviridae, Rhabdoviridae 등이 있다. 핵산이 나선형으로 회전하여 이것에 캡소미어가 배열하여 외관상 나선모양으로 보인다.

4) 바이러스의 크기

큰 것으로는 300 nm(예 두창 바이러스)에서, 작은 것으로는 약 20 nm(예 폴리오바이러스) 크기까지 존재한다(그림 1-20).

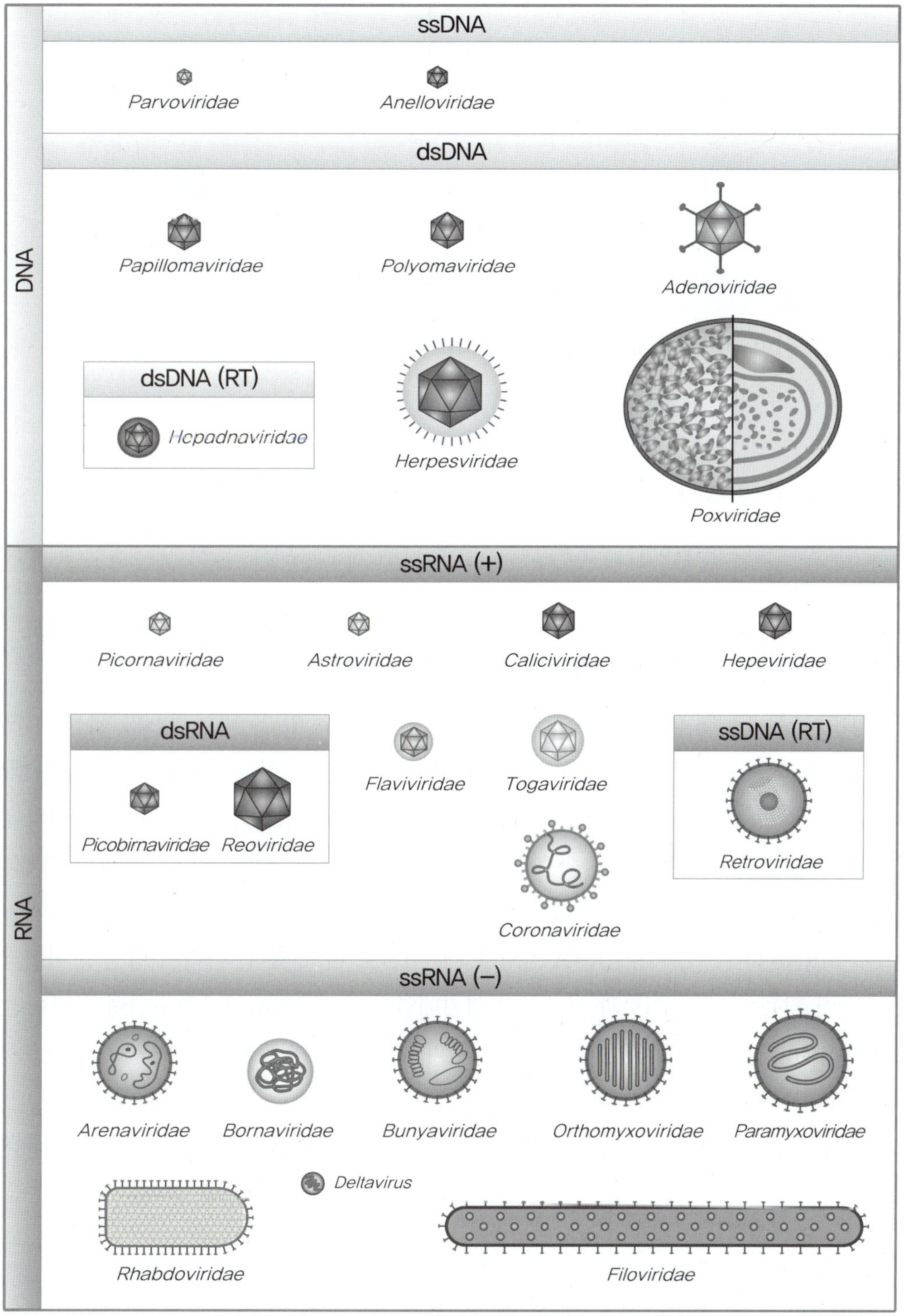

그림 1-20. 바이러스의 크기에 따른 상대적 모습

2. 바이러스의 구조

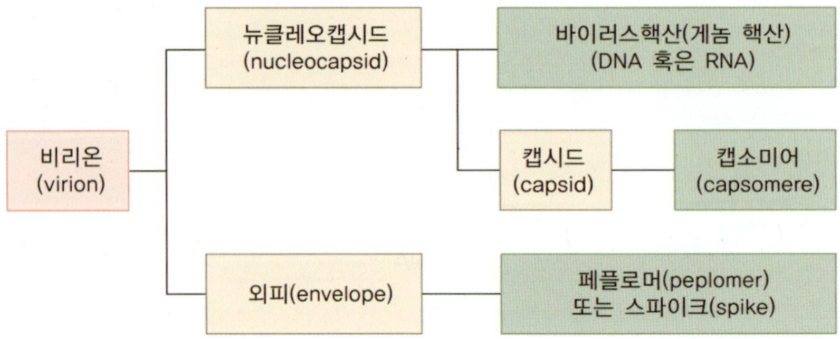

1) 바이러스 핵산

형상은 각양각색이며 분자량은 1×10^6부터 1.5×10^6까지 있다.

(1) DNA 형태

단일가닥과 이중가닥이 있다. 이중가닥은 환상과 선상으로 구별할 수 있다.

(2) RNA의 형태

DNA와 마찬가지로 단일가닥과 이중가닥이 있고, 유전물질로서의 RNA(게놈)는 1개로 이루어진 RNA와 일정 수의 조각난 RNA가 짝지어져 형성된 것도 있다.

단일가닥의 RNA는 (+)형과 (−)형 가닥 두 가지로 구분할 수 있다. 바이러스의 핵산은 소형이라도 숙주세포 내에서는 자손을 만드는 기능을 가지고 있어, 복제에 필요한 정보를 지니고 있는 핵산이라고 할 수 있다. 이러한 점은 바이러스의 핵산이 다른 생물과는 다른 특징이라고 할 수 있다. 이와 같은 핵산은 감염성 핵산이라고 하며, 이와 같은 숙주세포에서 노출된 핵산에 의한 감염을 세균의 감염과 구별하여 transfection이라고 한다.

일반적으로 mRNA의 기능을 가진 RNA 가닥을 (+)사슬로 하고 있다. 따라서 감염성 바이러스 RNA는 (+)형 가닥이 되는 것이다. 이것과 상보적인 염기배열을 가진 RNA 가닥을 (−)형 가닥이라고 한다. (−)형 가닥의 RNA를 게놈으로 하는 바이러스도 있다. (−)형 가닥의 RNA는 노출된 형태로는 감염성이 없다. 그리고 DNA에는 완전히 폐쇄된 슈퍼코일상(closely supercoiled 20S)과 환상(16S)의 두 가지 종류가 있다. 어느 것이나 감염성을 보인다. 그러나 절단되어 직선상이 되면 감염성을 보이지 않는다(그림 1-21).

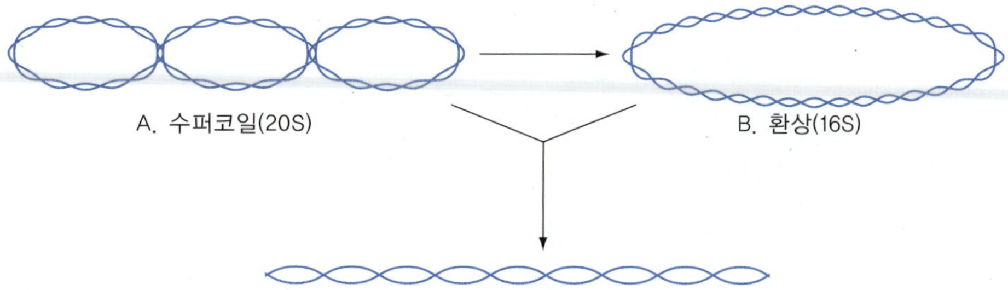

그림 1-21. 바이러스의 DNA

2) 캡시드

캡시드는 바이러스 핵산을 싸서 보호하고 있는 단백질로 외부와 핵산을 분리하는 기능을 하고 있으며 폴리펩타이드로 된 입자가 규칙적으로 배열하여 형성한다. 이 작은 입자는 몇 개가 모여서 형태적인 단위를 이루고 있다. 이런 단위를 캡소미어라고 하며 유전정보에 따라 형성된다. 캡시드와 바이러스 핵산의 결합체를 뉴클레오캡시드라고 한다. 어떤 종류의 바이러스에서는 뉴클레오캡시드 자체가 바이러스 입자(비리온)가 된 경우도 있다. 캡시드 또는 뉴클레오캡시드는 그 형태의 대칭성에 따라 세 종류로 나눌 수 있다.

(1) 입방 대칭(cubic symmetry)

캡소미어가 정 20면체 모양으로 배열하여 12개의 정점을 지니고, 정점은 모두 5개의 정삼각형으로 구성되어 있다. 이와 같은 경우 바이러스의 형태가 공 모양으로 보이게 된다.

(2) 나선 대칭(helical symmetry)

중심축에 정렬하여 캡소미어가 핵산을 사이에 낀 형태로 나선 모양을 형성한다. 이와 같은 경우 바이러스의 모양은 입체적 막대모양을 보이게 된다.

(3) 복합형 구조(complex structure)

어떤 바이러스 입자는 구형대칭 또는 나선형대칭도 아닌 보다 더 복잡한 구조로 이루어진 것도 있다. 예로 poxvirus의 경우, 앞에서 언급했던 구형대칭이나 나선형대칭으로는 설명할 수 없는 구조를 보여주고 있다(그림 1-22). 그림에서 알 수 있듯이 표면은 벽돌 모양을 하고 있고 바이러스의 내부에 그 기능을 알 수 없는 lateral body가 2개 존재하고 있는 것으로 나타난다. 복합형 구조를 갖거나 아직 그 구조가 명확히 밝혀지지 않는 바이러스는 Poxviridae, Flaviviridae, Myoviridae 등이 있다.

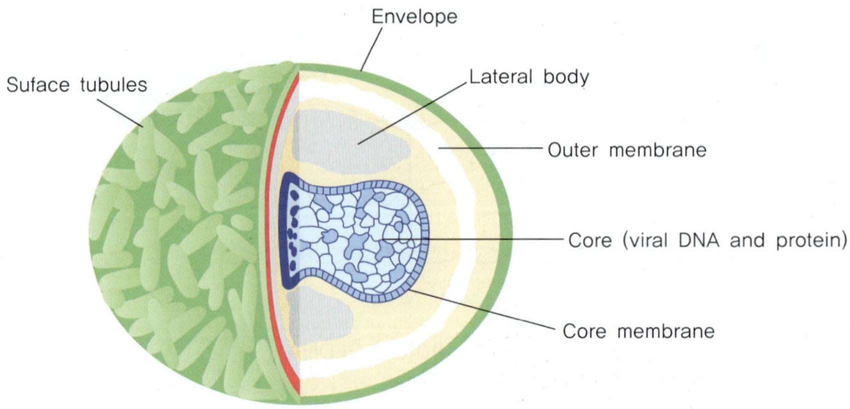

그림 1-22. 복합형 구조

3) 외피(envelope) (그림 1-23)

외피는 비리온의 외층이며, 지질단백질로 되어 있다. 외피에 싸여 있는 바이러스는 '외피보유 바이러스'라고 부른다.

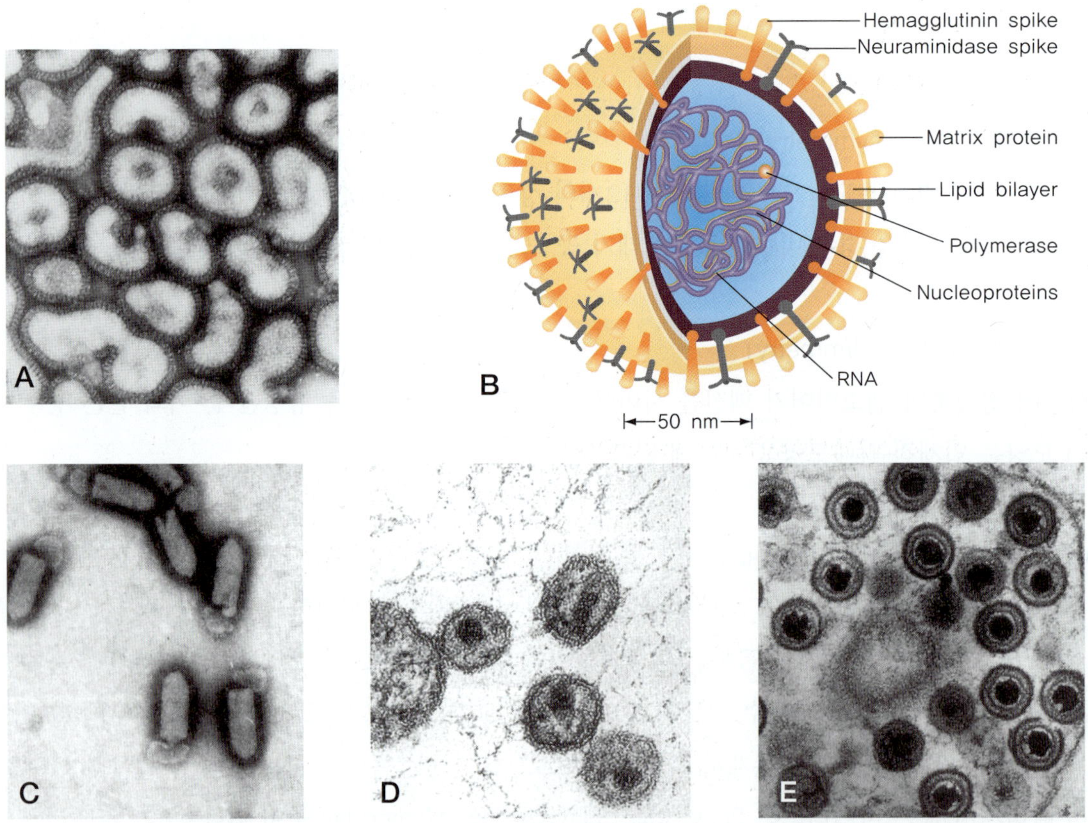

그림 1-23. 외피보유 바이러스의 예
A. 사람 인플루엔자 바이러스(282,000×) B. 인플루엔자비리온 C. 라브도 바이러스 입자(250,000×)
D. Human immunodeficieney viruses(33,000×) E. 헤르페스 바이러스(100,000×)

(1) 형태

외피는 2중막으로 구성되어 있으며, 이 막에 바이러스가 형성한 당단백질의 구조체 말단이 끼어들어 가고, 다른 부분의 말단은 외부로 돌출되어 있다. 이 돌출 부분은 외관상으로 스파이크라고 하며, 당단백질 구조체는 페플로머라고 한다.

(2) 유래

외피는 바이러스(정확하게는 뉴클레오캡시드)가 감염세포에서 세포외로 나오는 경우에 숙주의 표면의 막 일부를 덮어쓰고 나오는 것으로 보인다. 그러나 정상세포의 막과는 구조와 기능이 다르며, 이는 바이러스 특이 당단백질이 막에 끼어들어가 있기 때문인 것으로 생각된다.

(3) 의의

① 세포의 수용체를 인지하여 결합한다. 즉 바이러스가 어떤 세포에 감염되는가를 결정하는 역할을 한다.

② 적혈구응집(HA)을 일으킨다. 즉 적혈구 응집소를 스파이크에 지니고 바이러스의 정량, 항체 역가의 측정에 이용하고 있다.

③ 스파이크에 존재하는 뉴라미니다아제(NA)는 수용체 파괴 효소이며, 세포의 수용체를 파괴하여 바이러스가 세포에서 유리할 때, 또 적혈구 수용체를 파괴하여 적혈구의 응집을 풀어 버리는 등의 작용을 가지고 있으며 HA와 함께 바이러스의 항원성에도 관여한다.

④ 중화항체를 생산한다. 즉 외피의 성분에 대한 항체이며 감염방어의 역할을 한다.

3. 바이러스 입자 구조 연구법

일반적으로 바이러스 입자의 크기는 약 30~300 nm이므로, 광학현미경으로는 관찰할 수 없다. 따라서 바이러스 입자의 크기와 형태 또는 바이러스가 감염된 세포 내에서 일어나는 현상을 형태학적으로 관찰하려면 전자현미경을 사용해야 된다(그림 1-23). 바이러스 입자를 관찰하는 데 이용되는 전자현미경, 한랭 전자현미경, X-선 결정 구조법 등이 있다.

1) 전자현미경(Electron microscopy)

전자현미경은 투과전자현미경(TEM)과 주사전자현미경(SEM)으로 구분된다(그림 1-24). 투과전자현미경은 시료의 단면의 영상을 얻는 것이고, 주사전자현미경은 시료의 표면의 영상을 얻는 것이다. 반면, 시료로부터 산란된 전자로 영상을 얻는 주사전자현미경은 입체적인 영상을 얻는 장점이 있다.

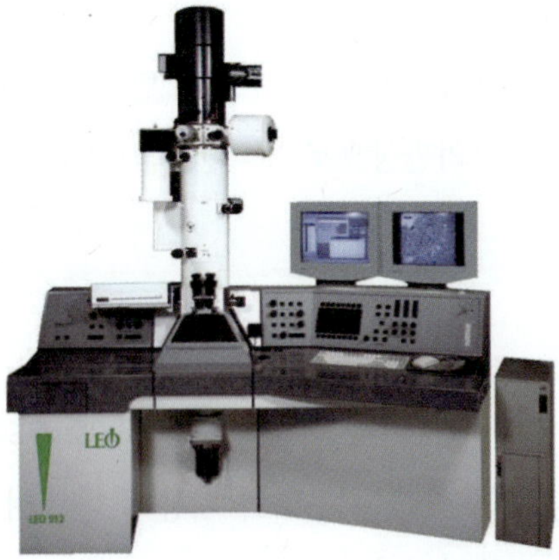

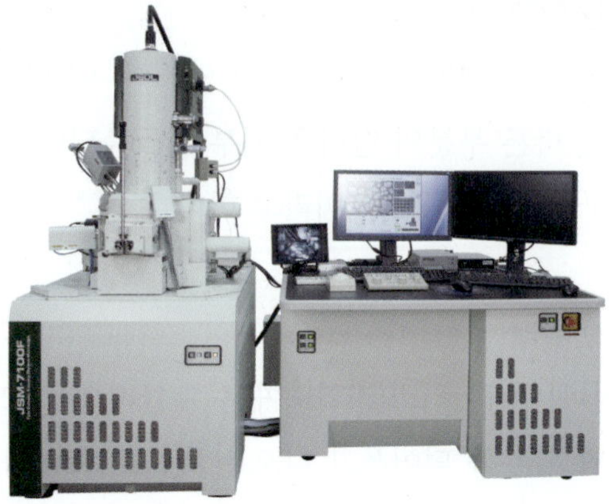

그림 1-24. 투과전자현미경과 주사전자현미경

2) 한랭 전자현미경(Cryoelectron microscopy, Cryo-EM)

전자현미경의 발달로 개별 캡시드 입자의 구조를 고해상도로 얻을 수 있는 한랭 전자현미경(Cryo-EM) 기술이 각광을 받고 있다(그림 1-25). 한랭 전자현미경은 탈수하지 않은 시료의 구조와 형태를 가능한 자연 상태에서 관찰한다. 시료의 준비과정 중 핵심 사항은 젖은 상태의 시료를 160℃ 이하의 온도로 급속 냉동시킴으로써 시료 내에 존재하는 물을 유리질의 투명한 얼음으로 변화시키는 것이다. 이렇게 결빙된 시료는 그리드(grid)에 올린 후 결빙 상태로 유지되며, 전자현미경을 사용하여 여러 방향에서 다수의 디지털 이미지를 얻을 수 있다. 수집된 영상 자료는 컴퓨터 프로세싱 단계를 거쳐 고해상도 3D 이미지로 재구성된다. 일반적으로 사용되는 전자현미경 실험 기법과 비교했을 때, 한랭 전자현미경의 가장 큰 장점은 고정, 탈수, 그리고 염색과 같은 인위적인 조작을 하지 않고 자연 상태의 시료를 관찰할 수 있다는 것이다.

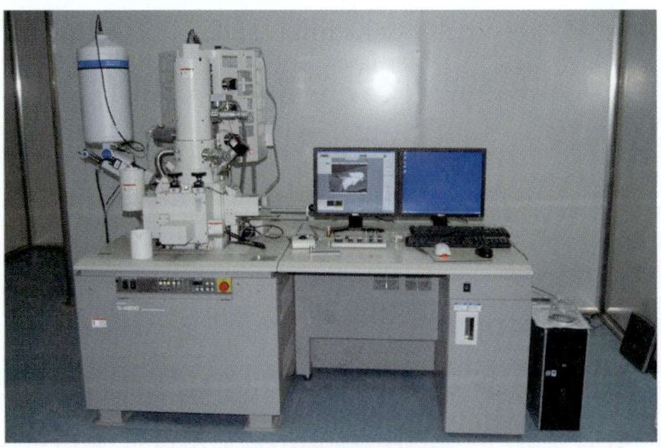

그림 1-25. 한랭주사 현미경

3) X-선 결정 구조법(X-ray crystallography)

X-선 결정 구조법(X-ray crystallography)은 핵산, 단백질, 그리고 핵산-단백질 복합체의 3D 이미지를 분자/원자의 배열 수준까지 자세히 연구할 수 있는 실험 기법이다. 원래, X-선 결정 구조법은 단백질, 핵산 등의 구조 연구에 제한되었으나 기술진보 덕분에 좀 더 큰 분자인 바이러스 입자의 구조연구에도 이용된다. 이 기법은 연구하고자 하는 대상, 예를 들면 바이러스 입자의 결정체(crystal)를 필요로 한다. 결정체에 X-선을 비추면, X-선은 결정체와 충돌한 후 여러 방향으로 산란하게 된다(그림 1-26). 이렇게 산란된 X-선의 각도와 강도를 분석함으로써 결정체 내에 위치한 전자들의 밀도에 대한 3D 이미지를 재구성할 수 있다.

최종적으로 전자밀도에 대한 자료를 분석함으로써 결정체를 구성하고 있는 분자/원자의 상대적인 위치와 이들 간의 다양한 화학결합을 규명할 수 있다. 이 기법은 하나의 바이러스 입자를 구성하는 구성성분의 분자/원자의 위치와 이들 간에 일어나는 상호작용을 규명할 수 있다는 장점이 있으나, 바이러스 입자의 결정체를 얻는 것이 단점이다.

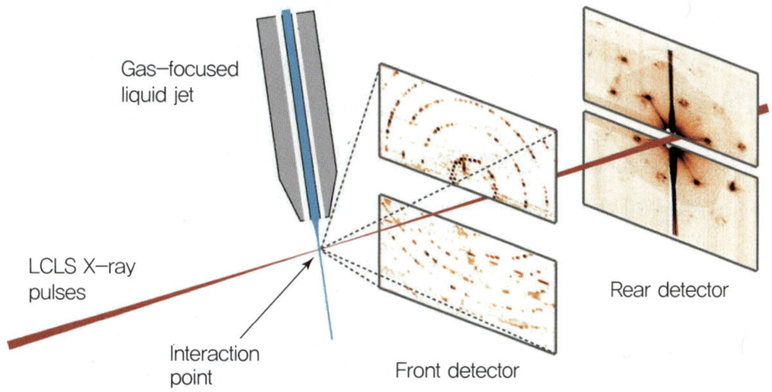

그림 1-26. X-선 결정 구조법

4. 바이러스의 화학조성

1) 바이러스 핵산

세균이나 진균 등은 유전자의 본체로 DNA를 가지며 이 DNA는 두 가닥의 나선으로 구성되어 있고 여러 형태의 RNA를 포함하고 있다. 그러나 바이러스는 그러한 미생물과는 다르게 DNA와 RNA 중 한 가지 종류의 핵산만을 가지고 있다. DNA이든 RNA이든 바이러스가 가지고 있는 핵산은 그 바이러스가 복제하고 증식할 수 있는 유전자를 지니고 있다. 이러한 사실은 여러 미생물과 바이러스를 구분할 수 있는 핵심적인 요인이 된다. 또한 핵산의 종류, 가닥도(strandedness), 분자량은 바이러스를 분류하는 데 중요한 특징의 하나로 인식된다. 바이러스의 핵산 가닥은 단일가닥이거나 두 가닥이며, 형태는 환상

(circular), 선상(linear) 또는 분절형(segmented)이거나 그렇지 않은(non-segmented) 바이러스도 있다. 자신의 핵산이 DNA인 바이러스의 대부분은 두 가닥의 DNA를 갖는다. 하지만 핵산이 RNA인 바이러스는 대부분 단일가닥의 RNA를 갖는다.

바이러스가 포함하고 있는 핵산의 분자량은 그 바이러스 크기에 따라 다양하다. DNA 바이러스의 경우 Poxvirus는 두 가닥의 DNA를 가지며 핵산의 분자량이 200×10^6인 반면, Parvovirus는 단일가닥의 DNA를 갖고 핵산의 분자량이 1.5×10^6이다. 이와 같이 바이러스 자체가 크면 핵산의 분자량도 크고 바이러스의 크기가 작으면 핵산의 분자량도 작다. 이것은 바이러스를 구성하고 있는 뉴클레오캡시드의 크기에 따라 그 안에 포함하고 있는 핵산의 양이 한정되기 때문일 것이다.

RNA 바이러스의 경우 Reovirus는 두 가닥이고 분절형이며 분자량이 15×10^6, Picornavirus는 단일가닥이고 분자량이 2×10^6으로 나타난다. 핵산 분자량의 크고 작음은 유전자 함량의 많고 적음과 직결 된다. 볼티모어(Baltimore) 분류에 의하면 바이러스 게놈의 복제전략에 따른 7개의 클래스로 분류하는 방법을 쓰고 있다.

2) 바이러스 단백질

바이러스의 단백질은 몇 가지 중요한 기능을 가지고 있으며 대부분이 구조 단백질로 주요 기능은 바이러스의 핵산이 하나의 숙주세포에서 다른 숙주세포로 전달되는 것을 용이하게 해 주는 것이다. 또한 nuclease와 같이 바이러스의 핵산을 불활성화하는 물질로부터 바이러스의 유전자를 보호하고, 감수성이 있는 숙주세포에 바이러스 입자가 부착하는 데 관여하며, 바이러스 입자의 구조적 대칭성에 관여한다.

캡시드를 구성하는 단백질이나 외피에 존재하는 당단백질은 바이러스 고유의 항원성을 결정한다. 숙주의 면역계는 바이러스 입자의 표면상에 존재하는 단백질이나 당단백질의 항원 결정기와 반응한다. 어떤 바이러스는 비구조 단백질로써 비리온 내부에 효소를 포함하는데 매우 적은 양으로 바이러스의 입자 구조에는 별로 영향을 주지 않는다. 그러나 그 효소들은 비리온이 숙주세포 내로 감염되었을 때 자기복제를 시작하는 데 매우 중요한 역할을 한다. 또한 비구조 단백질 중 어떤 것은 앞에서 언급한 것 외에 다른 기능을 갖거나 그 기능이 아직 밝혀지지 않은 것도 있다.

캡시드는 외피의 표면에 당단백질이나 지질단백질로 존재한다. 외피가 있는 바이러스에서는 계면활성제의 작용으로 지질의 이중층의 막이 붕괴되고 페플로머가 유리되면 뉴클레오캡시드가 나타난다. 이것과 막 사이에는 M단백질이라고 불리는 단백질이 존재한다(그림 1-27).

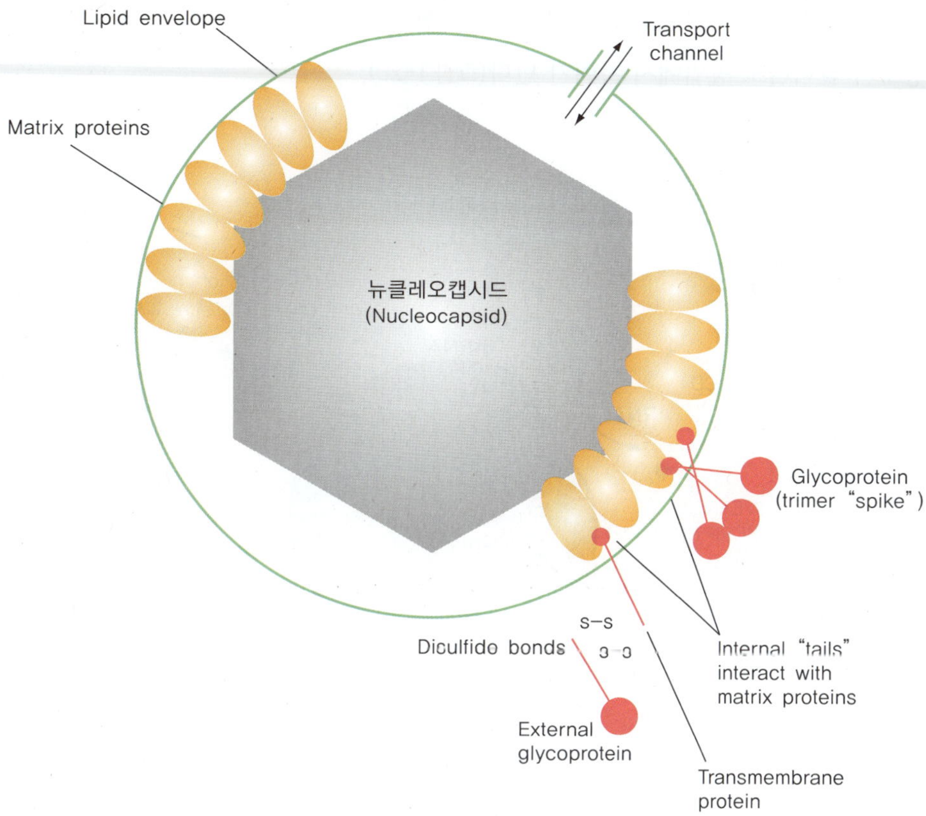

그림 1-27. 바이러스 외피와 관련된 단백질들

바이러스 단백질의 작용

- 캡시드, 외피의 구성, 핵산 결합성분
- 효소 활성
- 게놈 핵산의 보호, 형태 유지
- 항원성의 결정
- 감수성 세포에 흡착
- 항체와 결합

3) 바이러스의 지질

많은 수의 바이러스가 구조의 일부분으로 지질성 외피를 가지고 있다. 지질은 바이러스 입자가 방출단계에서 숙주세포의 세포막을 통해 출아(release)할 때 획득된다. 따라서 바이러스의 외피에 존재하는 지질은 숙주세포에서 유래한 것이다. 바이러스가 외피를 획득하는 방법은 서로 다르다. 뉴클레오캡시드가 숙주세포의 핵내에서 조립되어 핵막을 통해 출아하는 것과 세포막을 통해 출아하는 것도 있다. 출아하는 장소가 같더라도 방법에서 차이가 난다(그림 1-28).

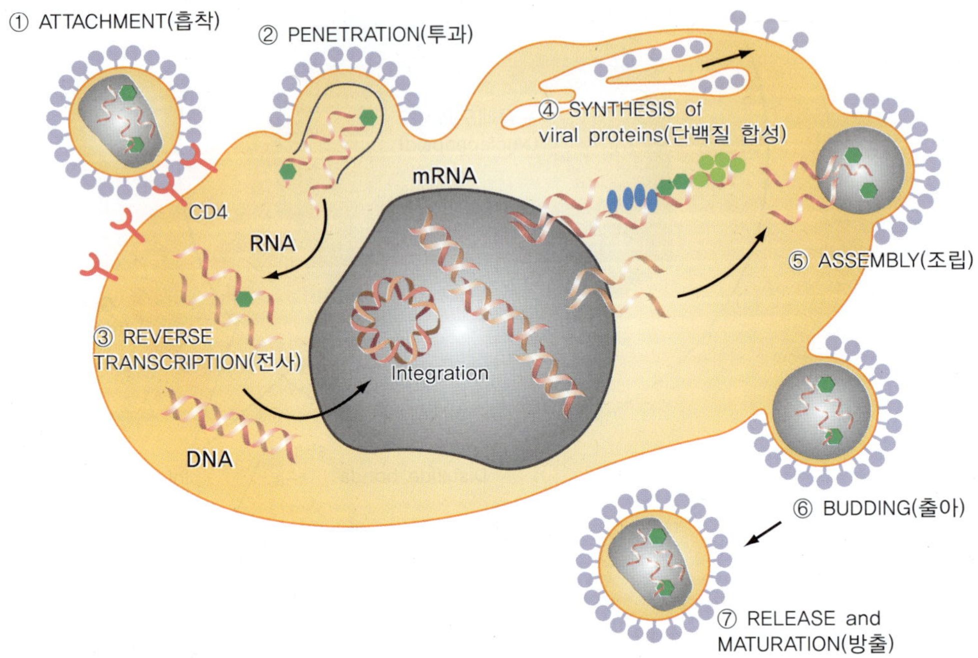

그림 1-28.

예로 Herpes virus는 숙주세포의 핵막을 통해 출아한다. 그래서 Herpes virus의 외피에 존재하는 인지질은 숙주세포의 핵막에 존재하는 지질에서 유래한다. 외피를 갖는 바이러스는 에테르나 다른 유기용매에 대해 저항성이 없다. 그래서 에테르와 같은 유기용매로 처리한 바이러스는 감염능을 잃는다. 이것은 외피보유 바이러스가 숙주세포에 감염되기 위해서는 외피가 손상되면 안 된다는 것이다. 즉, 외피에 존재하는 지질의 결핍이나 손상은 외피보유 바이러스의 감염능 상실을 의미한다. 그러나 외피가 없는 바이러스는 대부분 이러한 유기용매에 대해 저항성을 나타낸다. 따라서 노출 바이러스 혹은 외피비보유 바이러스는 대부분 에테르와 같은 유기용매로 처리하여도 감염능에는 영향을 미치지 못한다.

바이러스의 지질은 외피에만 존재하며 숙주세포에 유래한 것이다. 인지질, 콜레스테롤, 당지질, 중성지방 등으로 되어 있다. 숙주세포에서 유래하지 않은 지질을 예외적으로 보유하는 바이러스도 존재한다. 외피가 지질을 함유하는 것에서 외피를 지닌 바이러스는 에테르 등의 지질용매로 불활성화되며 바이러스가 세포에 기생하는 성질이 두드러지게 감소한다. 이러한 성질을 에테르 감수성으로서 바이러스의 분류에 이용하고 있다.

4) 바이러스의 탄수화물

당(sugar)은 바이러스의 뉴클레오캡시드와 외피에 존재하는 당단백질을 구성한다. 바이러스의 외피는 숙주세포에서 유래하는 반면, 외피에 존재하는 당단백질은 바이러스의 유전자에 부호화(coding)되어 있다. 이렇게 당을 포함하는 단백질은 비리온이 숙주세포에 부착할 때 숙주세포의 수용체와 작용한다. 또한 당단백질은 비리온의 표면에 존재하기 때문에 바이러스의 중요한 항원으로써 작용하고 따라서 중화항체에 의해 감염능을 상실할 수 있다. 게놈 핵산의 구성으로 함유되는 이외는 당단백질로서 외피 중에 존재한다.

V. 바이러스의 분류

1. 분류의 기준

바이러스의 분류는 과거에는 역학적 특징, 증상, 숙주세포 및 표적 장기나 조직의 특성 등에 따라 나누었으며 1966년 바이러스 명명 국제위원회(ICNV)가 발족됨에 따라 바이러스의 생물학적, 물리학적 특성을 기초로 하여 과학적인 분류가 가능하게 되었다. ICNV는 1970년 국제 바이러스 분류위원회(ICTV)로 개칭되어 바이러스의 명명 및 분류를 관장하고 있다. 분류의 기초가 되는 성상은 다음과 같다.

(1) 핵산

핵산형 : DNA, RNA, 단일 가닥, 이중 가닥

게놈형 : 환상, 선상, 환상 초나선상

그 외 게놈의 수, 분자량, GC 함유량 비율 등으로 분류

(2) 단백질

비리온의 함유 비율 무게, 화학적으로 다른 폴리펩티드의 수, 단백질 분자량, 구조 단백질의 차이

(3) 지질

비리온의 지질존재 유무, 함유 비율 무게, 화학적으로 다른 지질분자의 수, 지질성분이 존재하는 위치

(4) 당질

비리온의 당질의 존재 여부 및 위치

(5) 물리화학적 성질

비리온의 분자량, 침강계수, 부유 밀도

(6) 형태

비리온의 모양, 외피의 지질막 특성 및 돌기의 존재 여부, 뉴클레오캡시드의 형태 등

(7) 항원적 특성

항원 결정기의 위치 및 수, 비리온 항원형의 존재 여부 등

(8) 비리온의 생물학적 성상

세포의 용해 및 혈구응집과 세포 융합능 여부 등

(9) 감염과 증식

숙주세포의 흡착, 침입, 탈각, 바이러스 핵산의 축적 부위, 바이러스 단백의 합성 부위와 성숙 후 세포에서의 방출 양식 및 바이러스 감염에 의한 숙주세포의 핵산 및 단백질 합성 억제 여부 등

(10) 바이러스 감염에 의한 숙주세포의 변화

봉입체의 형성 여부 및 형태와 위치

(11) 숙주 범위

자연(계) 숙주의 종류 및 실험적 감염의 숙주 한계

(12) 전파 양식

바이러스 매개체의 종류 및 매개체 내에서의 증식 여부에 따라 분류한다.

2. 분류 방법(Classification of virus)

바이러스의 분류는 숙주의 특성, 감염조직, 생물학적 특성 등 분류의 기준을 무엇에 치중하느냐에 따라 여러 가지 방법이 있다. 그러나 이러한 분류 기준 중에서 과학적인 근거에 입각한 분류는 생물학적인 관점에서 분류한 국제 바이러스 분류위원회(ICTV)의 기준에 의한 것이고, 나머지의 기준들은 편의적인 분류 방법이라 할 수 있다.

바이러스가 어떤 숙주에 감염되느냐에 따라 동물 바이러스, 식물 바이러스, 곤충 바이러스, 진균 바이러스, 세균 바이러스(박테리오파지) 등으로 구분되며 임상적인 기준에 의하면 신경계, 호흡기계, 위장

관계, 성 매개 등으로 구분할 수 있다(표 1-4). 그러나 이러한 분류 방법들은 바이러스 자체의 생물학적, 화학적, 물리적인 특성을 무시한 편의적인 방법이기 때문에 일상적으로 사용할 수 있지만, 과학적인 것은 아니다.

3. 국제 바이러스 분류위원회(ICTV)

바이러스의 과학적인 분류를 위하여 1966년 바이러스 명명 국제위원회(ICNV)가 결성되고 1970년 ICTV로 개칭되었다(그림 1-29). 따라서 새롭게 발견되는 바이러스는 ICTV의 기준에 의하여 분류, 등록되며 database에 기록된다. 현재 바이러스는 목(order), 과(family), 속(genus), 종(species)으로 분류되며 목은 -virals, 과는 -viridae, 아과는 -virinae, 속은 －virus, 종은 -virus의 접미사가 붙는다. 현재 분류학상 바이러스는 한 개의 목(order, Mononegavirals)이라는 분류군(taxa)이 최근에 만들어졌고 여기에 Paramyxoviridae, Rhabdoviridae, Filoviridae가 포함된다. 이러한 과들을 하나의 목으로 분류하는 것은 바이러스의 계통분류학상의 유연관계(phylogenic relationship)에 따른다.

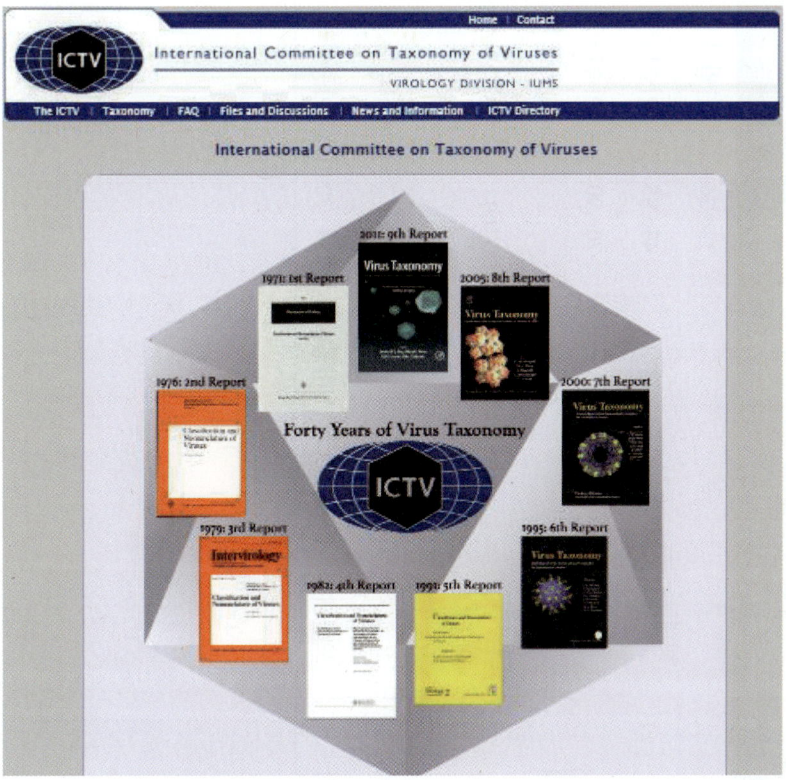

그림 1-29. ICTV, home page (http://www.ictvonline.org)

1) 바이러스학적 분류

DNA, RNA형으로 대별되고, 핵산분자의 구성, 분자량, 비리온의 형태, 외피 유무 등을 기준으로 분류한다(표 1-3).

표 1-3. 바이러스의 분류(DNA 바이러스)

핵 산	캡시드 대칭형	캡시드 형성부위	외피	에테르 감수성	입자의 직경(nm)	핵산의 구조	과명(viridae)	주요 바이러스
DNA	정20면체	핵내	무	내성	18~26	단일나선	파르보V	파르보V
					45~55	이중나선	파필로마V	HPV
					70~90	이중나선	아데노V	아데노V
		핵내	유	감수성	100	이중나선	헤르페스V	단순헤르페스V (HSV- I, II) 수두, 대상포진V, 사이토메갈로V (CMV) 전염성단핵구증V (EBV)
					40	이중나선	헤파드나V	HBV (B형간염V)
	복잡	세포질내	복잡	내성	230~300	이중나선	폭스V	천연두V (Small pox), 백시니아V

표 1-3. 바이러스의 분류(RNA 바이러스)

핵 산	캡시드 대칭형	캡시드 형성부위	외피	에테르 감수성	입자의 직경(nm)	핵산의 구조	과명(viridae)	주요 바이러스
RNA	정20면체	세포질내	무	내성	24~30	단일나선	피코르나V	엔테로V 폴리오V (급성회백수염) 콕사키V (수족구병), Hepatovirus (A형간염) 에코V, 라이노V,
					27~38	단일나선	칼리시V	노로V (노워크V)
					60~80	이중나선	레오V	레오V, 로타V
		세포질내	유	감수성	40~70	단일나선	토가V	유행성출혈열V, 풍진V (Rubella)
						단일나선	플라비V	일본뇌염V, 황열V, 뎅귀열V HCV (C형간염V)
	나선형				80~100	단일나선	번야V	한탄V(신증후성V)
					80~120	단일나선	오르소믹소V	인플루엔자V, 조류인플루엔자V
					150~300	단일나선	파라믹소V	파라인플루엔자V, 유행성이하선염V (멈프스V), 홍역V (Measles), RSV
					80~130	단일나선	코로나V	코로나V (SARS, MERS, COVID-19)
					60~80	단일나선	라브도V	공수병 (광견병, Rabies)
						단일나선	필로V	에볼라V, 마르브르크V
	불명	세포질내	복잡	감수성	80~100	단일나선	레트로V	HIV (AIDS바이러스)
					50~300	단일나선	아레나V	라사V

2) 임상적 분류

바이러스가 감염되는 조직 장기에 따라 분류한다(표 1-4).

표 1-4. 바이러스의 임상적 분류

분류	바이러스
전신성 바이러스 감염증	두창 바이러스, 백시니아 바이러스, 홍역 바이러스, 풍진 바이러스, 수두 · 대상포진 바이러스, 황열 바이러스, 뎅기열 바이러스
중추신경계 감염증	폴리오 바이러스, 광견병 바이러스, 일본뇌염 바이러스, 각종 바이러스에 의한 무균성수막염(엔테로 바이러스, 헤르페스 바이러스)
호흡기계 감염증	아데노바이러스, 인플루엔자 바이러스, 파라인플루엔자 바이러스, RS 바이러스, 코로나 바이러스, 라이노 바이러스
순환기계 감염증	콕사키 바이러스
소화기계 감염증	엔테로(엔테로, 폴리오, 콕사키, A형간염) 바이러스, 레오(로타) 바이러스, 칼리시(노로) 바이러스, 아데노 바이러스
피부 · 점막 감염증	단순 헤르페스 바이러스, 전염성 연우종 바이러스, 엔테로 바이러스 71형
안감염증	아데노 바이러스, 엔테로 바이러스 70형, 단순 헤르페스 바이러스
간감염증	간염 바이러스
타액선 감염증	멈프스 바이러스, 사이토메갈로 바이러스
성행위 감염증	단순 헤르페스 바이러스(HSV-2), 인간파필로 바이러스(HPV), B형간염 바이러스(HBV), C형간염 바이러스(HCV), AIDS 바이러스(HIV), 전염성 단핵구증 바이러스(EBV), 전염성 연우종바이러스(폭스 바이러스)
지연형 바이러스	홍역 바이러스(아급성경화성전뇌염 SSPE), JC, BK 바이러스(진행성다과성백질뇌종 PML), 기타 바이러스 성상 불명의 것이 많다.

3) 기타 바이러스

(1) 바이로이드(Viroid)

바이로이드는 감자, 토마토, 코코넛 등 아직까지 고등식물에서만 질병을 유발하는 것으로 알려진 극도로 작은 병원체이다. 식물의 전체적인 성장을 멈추게 하고 잎의 모양을 뒤틀리게 할 뿐만 아니라 잎의 색을 탈색시키고 결국에는 감염된 식물을 죽음에 이르게 할 수도 있다.

바이로이드는 1971년 Theodor O. Diener가 발견하였다. 바이로이드는 단백질 외각이 없는 핵산인 RNA로만 구성되고 알려져 있는 가장 작은 바이러스의 약 1/1,000 정도의 크기이며, 분자량은 105 dalton으로 단백질 합성의 유전정보를 갖고 있다. 이러한 크기로 RNA 복제효소를 합성하는 것은 무리이며 mRNA의 역할도 하지 못한다. 바이로이드는 식물의 생식세포를 통하여 수직전파 할 수 있고 농기구를 통하여 감염된 식물에서 건강한 식물로 수평전파도 가능하다. 바이로이드가 숙주세포에서 복제하는 방법은 아직 밝혀지지 않았고 바이로이드 입자를 형성할 수 있는 어떤 단백질도 숙주세포 내에서 발견되지 않았다. 이러한 사항은 바이로이드가 숙주의 대사활동을 파괴하고 전파될 수 있는 정상적인 세포의 RNA의 조각일 수 있다는 가정을 할 수 있게 한다.

(2) 결손 바이러스(defective virus)

결손 바이러스는 자기복제에 관여하는 기능적인 유전자가 하나 이상 결핍되어 스스로 복제할 수 없는 바이러스 입자를 의미한다. 따라서 결손 바이러스는 복제와 성숙의 단계에서 다른 바이러스의 도움을 받아야만 한다. 결손 바이러스의 한 가지 유형은 게놈에서 뉴클레오타이드가 떨어져 나가 기능적으로 결핍되어 형성된 결손 돌연변이이고, 이것은 자연적으로 또는 실험실에서 인위적으로 만들어질 수 있다. 이러한 결손 바이러스는 동종의 완전한 바이러스가 감염되었을 때 그 바이러스의 증식을 억제하는 작용을 할 수 있다. 그러한 역할을 할 수 있는 결손 바이러스를 defective interfering particle(DI particle)이라고 한다.

또 다른 유형은 결손 바이러스와는 무관한 복제요소를 갖는 helper 바이러스의 역할을 필요로 한다. 예로 Adeno-associated virus(AAV)와 Hepatitis D virus(HDV)를 들 수 있다. 이 결손 바이러스들은 각각 Adenovirus와 Hepatitis B virus(HBV)와 같이 감염되었을 때에만 복제할 수 있으며 이러한 역할을 하는 바이러스를 Helper virus라고 한다.

결손 바이러스의 세 번째 유형은 가성비리온이다. 이것은 바이러스의 핵산을 갖는 것이 아니라 숙주세포의 핵산을 갖는다. 이러한 이유는 바이러스가 세포 내에서 증식할 때 가끔 바이러스의 핵산 대신 숙주세포의 핵산이 종종 바이러스의 캡시드에 들어가 조립되기 때문이다. 이렇게 형성된 입자를 전자현미경으로 관찰하면 완전한 바이러스 입자와 같이 보이지만 이 입자는 증식하지 못한다.

(3) 프리온(Prion)

프리온은 사람과 동물에 질병을 유발하고 개체 내에서 어느 정도의 감염성과 증식성 있는 작은 단백질 입자로 1980년대에 Stanley Prusiner가 발견하였다. 그러나 이러한 개념은 그 당시 다른 과학자들에게 받아들여지지 않았다. 따라서 신경성 질환과 프리온의 관계는 계속 연구되어야 할 것이다.

신경계의 전염성 질병 중 그 질병의 원인이 되는 몇 가지 원인체(agents)는 숙주 내에서 매우 느리게 증식하고 최초 감염 후 수개월 혹은 경우에 따라 수년간 증상이 나타난다. 예로 동물의 경우 양(sheep)에서의 스크래피(Scrapie)라는 치명적인 질병과 인간의 경우 뉴기니아(New Guinea) 원주민들에게 나타나는 쿠루병(kuru)과 전 세계적으로 나타나는 크로이츠펠트-야콥병(CJD) 등이 있다. 이러한 질병의 원인이 되는 매체들은 현재 subviral agent에 속해 있다. 현재 프리온에 의한 질병의 대표적인 경우가 영국에서 발생한 광우병으로 스크래피로 인하여, 사망한 양의 내장을 사료로 사용하여 발생한 것으로 인식되며 이러한 소를 통하여 사람에게 전염될 수 있는 것으로 나타난다. 그러나 프리온은 종간 장벽이 매우 커 양에 존재하는 프리온이 사람에게 직접 질병을 유발할 가능성은 없는 것으로 예측된다. 따라서 사람에게 나타나는 프리온에 의한 질병은 오랜 시간 지속적으로 사람에게 적응한 프리온에 의한 것으로 추정된다. 이러한 원인체에 감염된 뇌 조직을 보면 비정상적인단백질의 패취(patch) 혹은 플라크(plaque)가 나타난다. 스크래피로 사망한 양의 뇌(brain)에서 이 플라크를 분석하면 가장 작은 바이러스 입자의 1/1,000 크기인 단백질 입자를 분리할 수 있다. 이 입자를 현재 프리온이라고 한다.

최근의 연구 결과 프리온은 근육과 신경 사이에서 조절작용을 하는 단백질과 매우 유사한 것으로 밝혀졌다. 정상적인 단백질은 α-helix의 구조이나, 이 프리온이 감염되면 정상적인 단백질의 특정 아미노산이 다른 아미노산으로 치환되어 프리온과 같은 구조인 β-pleated sheet의 형태로 변하면서 질병을 유발한다는 설이 유력하다. 프리온은 세균이나 바이러스 등을 사멸하기 위한 멸균 방법으로는 불활성화되지 않는다. 프리온은 다른 단백질과는 달리 열에 매우 강한 저항성을 나타내며 방사선이나 여러 화학물질에도 강한 저항성을 가지는 것으로 알려져 있다.

(4) 박테리오파지(Bacteriophage)

박테리오파지는 박테리아를 숙주 세포로 하는 바이러스를 통칭하는 말이다. 간단하게 파지라고 한다(XIII장 참조).

VI. 바이러스의 증식

바이러스의 증식은 살아있는 세포에서만 가능하며 핵산이 모든 정보를 지배한다. 바이러스가 감수성 세포에서 증식되는 과정을 감염회로라 부르는데, 이 과정은 흡착, 침투, 탈 외각, 전사와 번역(핵산 복제 및 단백질 합성), 바이러스 입자의 성숙과 방출 같은 일련의 순서를 거치는 것으로 알려져 있다(그림 1-30).

1. 흡착(Adsorption, attachment)

바이러스 입자 비리온은 브라운 운동으로 세포에 접근하고, 세포표면에 바이러스 수용체의 당단백질 부위가 있으면 그곳에 달라붙게 된다. 바이러스 단백질과 수용체는 열쇠와 자물쇠와 같은 관계이며 특이성이 있는 상보적 결합이다. 이러한 것은 그 바이러스에서 세포 측에 수용체가 없으면, 숙주세포로 인지하여 침입하지를 못하며 따라서 감염이 일어나지 않는다.

흡착은 바이러스와 수용체 간의 정전기적 반응에서 시작되고, Ca^{++}, Mg^{++} 등의 2가 이온이 필요하게 된다. 수용체의 성질에 관해서는 아직 밝혀지지 않은 점이 많으나, 지질 단백질이거나, 뮤코 단백질로 알려져 있다. 이것들을 효소로 분해하면 바이러스의 흡착이 저지된다. 그런데, 흡착이 진행되면 바이러스와 숙주세포 사이에는 불가역적 상태가 되고 항혈청 등을 작용시켜도 해리가 일어나지 않는다.

[증식과정]

① 숙주세포에 흡착

⬇

② 세포내로 침입

⬇

③ 탈외각

⬇

④ mRNA의 전사

⬇

⑤ 초기 단백질의 생산

⬇

⑥ 바이러스 DNA의 복제

⬇

⑦ mRNA의 전사

⬇

⑧ 후기 단백질의 생산

⬇

⑨ 바이러스 입자의 조립 및 성숙

⬇

⑩ 방 출

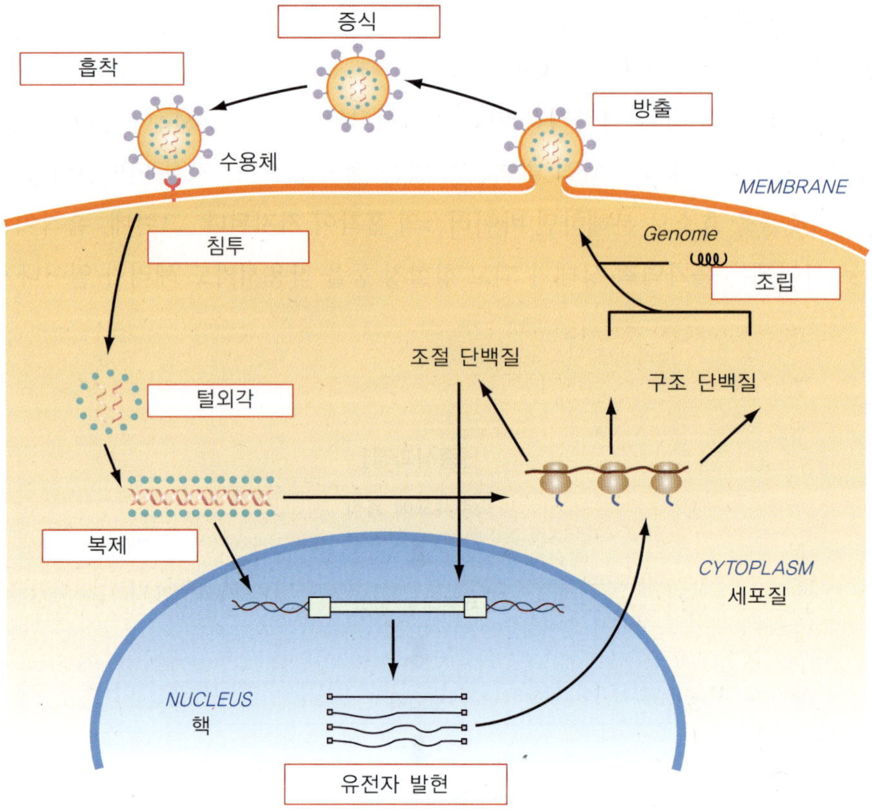

그림 1-30. 바이러스 증식 모델

2. 세포 안으로 침투(Penetration)

세포에 흡착한 비리온은 세포 안으로 침입한다. 이 침입 양식은 다음 세 가지 설이 있다.

① 피노사이토시스(pinocytosis)에 의거한다는 설(세포의 탐식) : 비리온이 세포막에 흡착하면 인접부위와의 사이에 전위차를 일으켜 ATPase 활성에 의해 세포막에 침입이 일어난다. 이것을 탐식소포(pinocytosis vesicle)라고 하며, 이 속에 흡수되는 상태로 침입한다는 가설이다.

② 세포막을 깨고 침입한다는 가설이다.

③ 외피를 가진 일부 바이러스에서는 외피와 세포막이 융합하여 바이러스의 뉴클레오캡시드만이 직접 침입한다는 가설이다. 그러나 이상의 어느 하나를 취하는지, 혹은 전부를 취하여 세포 내로 침투하는지는 아직 확실하지 않다.

3. 탈 외각(Uncoating)

바이러스가 세포 내로 침입할 때 혹은 침입 후 외피나 캡시드의 일부가 파괴되어 뉴클레오캡시드 일부가 노출된 상태, 즉 핵산이 노출되게 된다. 이런 과정을 탈 외각이라고 한다. 탈 외각은 세포가 지니고 있는 단백분해효소에 의해 발생하지만 백시니아 바이러스에서는 자기 자신이 효소를 생성한다고 한다. 또 탈 외각 후 노출된 바이러스를 분리하여도 이미 감염력을 잃어버린 상태이며, 바이러스의 모습은 없고 소실한 것과 같은 모습을 보인다. 새로운 자손이 출현할 때까지의 이 시기를 암흑기(eclips period)라고 부른다. 그러나 이 시기는 바이러스의 핵산이나 단백질의 합성이 한창 이루어지고 있는 시기이기 때문에 현재는 별로 사용되지 않는다.

4. 전사와 번역(Transcription and Translation)

일반적으로 이중가닥 DNA에서 전사에 의해 mRNA가 생기고 전사효소에 의해 단백질이 생긴다. 그러나 바이러스의 경우는 이중가닥 DNA 이외에 단일가닥 DNA 바이러스, 이중가닥 RNA나 단일가닥 RNA 바이러스 등이 있기 때문에 복잡하다. 특히 DNA 바이러스와 RNA 바이러스는 mRNA 합성에 이르는 과정이 크게 다른 모습이다. 이러한 복제 양상에 따라 볼티모어는 7개의 클래스로 분류되는 이론을 제시하였다.

1) 이중가닥 DNA 바이러스

이중가닥 DNA는 제일 먼저 그 일부가 주형이 되어 초기 전사로서 mRNA를 생산한다. 이것을 초기 mRNA라고 한다. 이 초기 mRNA에 의해 바이러스 DNA의 복제에 필요한 핵산합성 효소가 생산된다. 이것을 초기 단백질이라고 한다. 다음으로 초기 단백질의 작용으로 바이러스의 DNA가 복제되고 이것의 후기 전사에 의해 후기 mRNA가 생산되고 리보솜에서 후기 단백질이 생산된다.

2) 단일가닥 DNA 바이러스

단일가닥 DNA 바이러스에서는 이중가닥 DNA를 매개로 하여 mRNA로 전사가 이루어진다. 단일가닥 DNA 바이러스의 경우에는 바이러스 DNA 내의 유전자가 표현되기 위하여 단일가닥 DNA가 탈바꿈하여 이중가닥을 형성한 후 앞에서와 동일한 방법으로 전사와 번역이 이루어진다.

3) RNA 바이러스

RNA 바이러스는 RNA를 주형으로 하여 RNA를 복제하는 RNA 의존 RNA 폴리머라제나 레플리카세를 바이러스 스스로 가지고 있다. mRNA 생성 방법에 따라 다음 네 가지 모형이 있다.

(1) 단일가닥 (+) RNA의 경우

피코르나 바이러스, 토가 바이러스가 이에 속하며 숙주세포의 소포체에 결합되어 있는 리보솜에서 번역이 일어난다. (+) RNA 바이러스는 그대로 mRNA로서 기능하고 RNA 합성효소를 생산한다. 일단 거대한 폴리펩타이드로 합성되지만 특정부위가 절단되어 단백질 분자가 된다.

(2) 단일가닥 (−) RNA 바이러스의 경우

오르소믹소 바이러스, 파라믹소 바이러스, 라브도 바이러스, 아데노 바이러스, 코로나 바이러스 등이 여기에 속하며, 이것들은 게놈 내에 들어 있는 RNA 폴리머라제에 의해 전사가 이루어지며 상보적으로 (+) 가닥이 복제된다. 그 일부는 (−) 가닥 RNA의 복제로 다른 대부분은 바이러스 단백질 합성에 이용된다.

(3) 이중가닥 RNA 바이러스의 경우

레오 바이러스가 여기에 속하며, RNA 폴리머라제가 게놈 내에 들어 있어 전사에 의해 mRNA가 복제된다.

(4) 역전사 효소에 의한 경우

레트로 바이러스는 양성가닥(+) RNA 바이러스이고, 잠재적으로 mRNA 생성능을 가지고 있다. 그러나 역전사효소에 의해 DNA가 생기고 이것이 숙주세포에 DNA에 흡수된 연후 재차 전사되어서 mRNA를 복제하는 양식을 취한다. 또한 숙주세포의 게놈에 들어가면 세포에 악성변환을 일으키는 경우가 있다.

바이러스는 그 종류에 따라서 바이러스의 형태, 바이러스 핵산과 그 구조, 감염방법, 증식기작 등 여러 가지 면에서 매우 다양한 성질을 나타내고 있다. 바이러스의 복제 과정만을 중심으로 하여 수많은 종류의 바이러스에 대하여 일관성이 있고 간단, 명료하게 구별한다는 것은 거의 불가능하지만, 볼티모어는 바이러스 유전자의 복제와 형질발현의 과정에서 mRNA의 출현을 매우 중요하게 생각하고, 이것을 중심으로 바이러스의 종류를 구분하는 방법을 제시하였다. 단백질 합성기작은 모든 바이러스나 모든 세포에서 같은 기작으로 일어나기 때문에 바이러스의 구분 방법에서 단백질의 합성기작을 가장 기본 되는 중심으로 하여 이루어지는데, mRNA의 합성방향에 따라 모든 바이러스를 그림 1-31에서와 같이 7가지 종류로 나누고 있다.

• Class I

Papovaviridae, Adenoviridae, Herpesviridae, Poxviridae와 같이 핵산으로 이중가닥 DNA(ds DNA)을 갖는 바이러스에서 볼 수 있는 형태로 다른 생물에서와 같은 방법으로 복제되고 단백질이 합성된다.

즉, DNA의 복제는 반보존적(semiconservative)이고 단백질 합성은 전사와 해독의 과정을 거쳐 일어난다. DNA의 복제 장소에 따라 두 가지로 분류할 수 있다. Papovaviridae, Adenoviridae, Herpesviridae의 경우, 복제가 전적으로 숙주세포의 핵내에서 일어나며, Poxviridae는 숙주세포의 여러 세포성 인자에 의존하나 복제가 세포질에서 일어나기 때문에 전사와 복제에 필요한 모든 요소를 포함하고 있어 숙주세포에 거의 의존하지 않는다.

- **Class II**

Parvoviridae에 속하는 바이러스는 (+) sense 단일가닥을(ss DNA) 갖는다. 복제는 숙주세포의 핵내에서 일어나고 (−) sense의 DNA 가닥이 형성되어 이중가닥의 DNA(ds DNA)로 구성된 다음 형성된 (−) sense의 DNA 가닥이 (+) sense DNA의 주형과 같은 역할을 하여 (+) sense DNA를 복제한다.

- **Class III**

이중가닥의 RNA(ds RNA)를 갖는 Reoviridae는 분절된 genome을 가지고 있고 각각의 genome 분절들은 각각의 단일 시스트론 mRNA로 전사된다. 복제는 RNA dependent-RNA polymerase에 의해 RNA에서 RNA를 합성한다.

- **Class IV**

Picornaviridae, Caliciviridae, Flaviviridae, Togaviridae, 그리고 Coronaviridae가 이 group에 속하며 단일가닥의 (+) sense인 RNA를 핵산으로 보유한다. 복제는 모두 RNA dependent-RNA polymerase에 의해 (+) RNA에서 (−) RNA를 합성하여 (−) RNA를 주형으로 (+) RNA로 복제된다. 단백질 합성은 두 종류로 분류된다. 첫 번째, Picornaviridae, Caliciviridae, Flaviviridae는 바이러스 핵산 자체가 다중 시스트론 mRNA의 역할을 하여 감염 후 해독되어 polyprotein을 합성하게 되고, 이 산물은 차후에 성숙한 단백질을 형성하기 위해 쪼개진다. 두 번째, Togaviridae, Coronaviridae는 자신의 핵산을 주형으로 비구조 단백질이 합성되고 복제과정이 끝나 (−) RNA를 주형으로 새롭게 합성된 mRNA가 해독되어 구조 단백질이 합성된다.

- **Class V**

Orthomyxoviridae, Paramyxoviridae, Rhabdoviridae, Filoviridae, Bunyaviridae가 여기에 속하며 단일가닥의 (−) sense인 RNA를 갖고 핵산의 분절여부에 따라 두 가지로 나눈다. 첫 번째, 핵산이 분절형인 Orthomyxoviridae는 viral RNA dependent-RNA polymerase에 의해 (+) RNA가 만들어지고 이것이 mRNA로써 역할을 하여 단백질이 합성되고 또한 (−) RNA를 합성하는 복제를 하기 위한 주형으로서의 역할도 한다. 두 번째, 비분절형인 핵산을 갖는 Paramyxoviridae, Rhabdoviridae, Filoviridae,

Bunyaviridae는 viral RNA dependent-RNA polymerase에 의해 바이러스의 전체 핵산의 (+) RNA가 만들어지며 이것이 주형이 되어(−) RNA를 합성하여 복제가 되고 또한 그 (+) RNA가 쪼개져서 각각의 단일 시스트론 mRNA의 역할을 하는 것으로 추정된다.

• Class VI

Retroviridae가 속하며 단일가닥의 (+) sense인 RNA를 갖지만 다른 바이러스와는 다른 독특한 두 가지 면이 있다. 첫 번째는 핵산이 이배체(diploid)이고 두 번째는 바이러스의 핵산이 (+) sense이면서도 mRNA의 역할을 하지 않는다는 것이다. 따라서 복제와 단백질 합성을 위하여 RNA를 주형으로 viral 역전사효소에 의해 DNA로 역전사 되며 합성된 DNA에서 바이러스의 핵산인 RNA로 다시 전사된다. 이것이 또한 mRNA의 역할을 한다.

Class VII

Hepadnaviridae, Caulimovirus가 여기에 속하며 핵산으로 두 가닥의 DNA를 가지고 있다. 이 DNA에서 mRNA가 전사되고 단백질이 합성되며 복제는 역전사효소에 의해 RNA에서 DNA로 일어난다.

바이러스의 핵산과 mRNA의 관계를 중심으로 한 분류표, 전사기작을 중심으로 여러 가지 종류의 동물 바이러스를 Baltimore의 분류 기준에 따라 나누어본 예이다(그림 1-31).

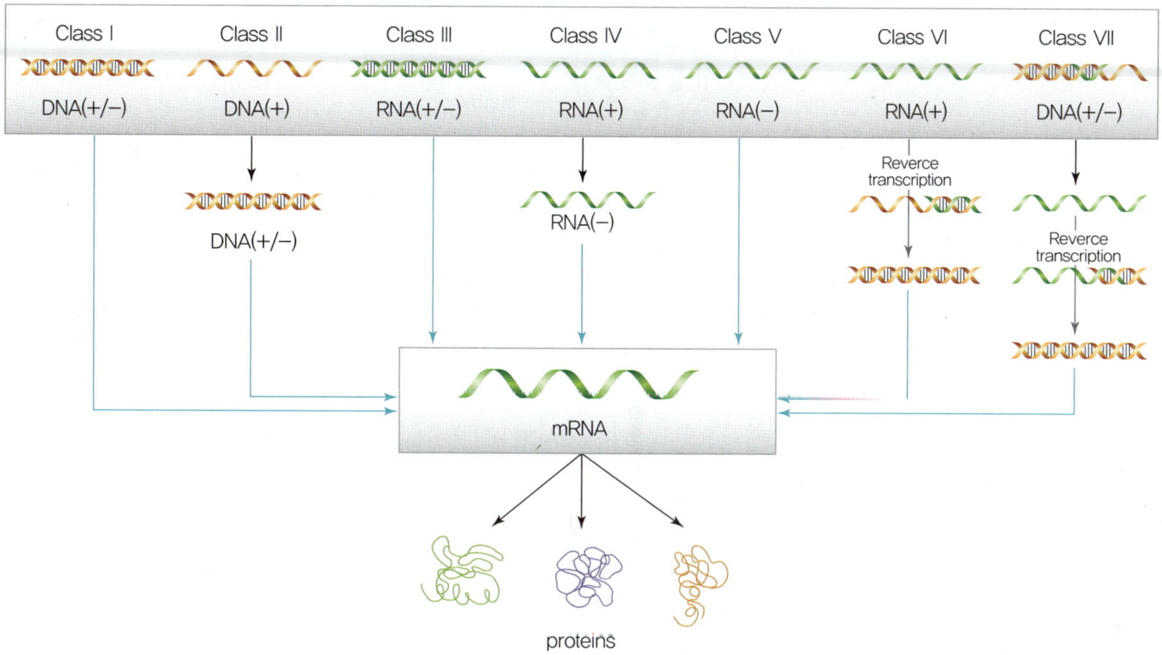

그림 1-31. 바이러스 핵산과 mRNA의 관계를 중심으로 한 분류
DNA 바이러스(Class I, II), RNA 바이러스(Class III, IV, V), 및 역전사 바이러스(Class VI, VII) 핵산의 종류에 따라 DNA 혹은 RNA 로 유전자의 극성에 따라 (+), (−)으로 표시하였다. 복제의 중간체로부터의 mRNA 생성과정을 화살표로 표시.

5. 바이러스 입자의 성숙과 방출 (그림 1-32)

핵 혹은 세포질내의 특정부위에 모인 바이러스 구성 성분들은 비로소 조합이 이루어지고 이 최종 단계를 성숙기라고 한다. 이 시기에 초기 입자를 발육형, 후기 입자를 성숙형 이라고 부른다. 일반적으로 발육형의 내부구조는 성숙형에 비해서 단순하다.

성숙한 바이러스는 세포 외로 방출되며 다음 두 가지 증식 방법으로 분류할 수 있다.

① 성숙 바이러스가 세포 내의 특정부위에 축적되고 세포의 붕괴에 의해 방출되는 증식양식. 여기에는 폴리오 바이러스, 아데노 바이러스가 있다.

② 세포의 표면에서 방출되는 경우에는 성숙 바이러스가 되고 세포의 붕괴에 의해 방출되는 증식양식, 오르소믹소 바이러스가 여기에 속한다.

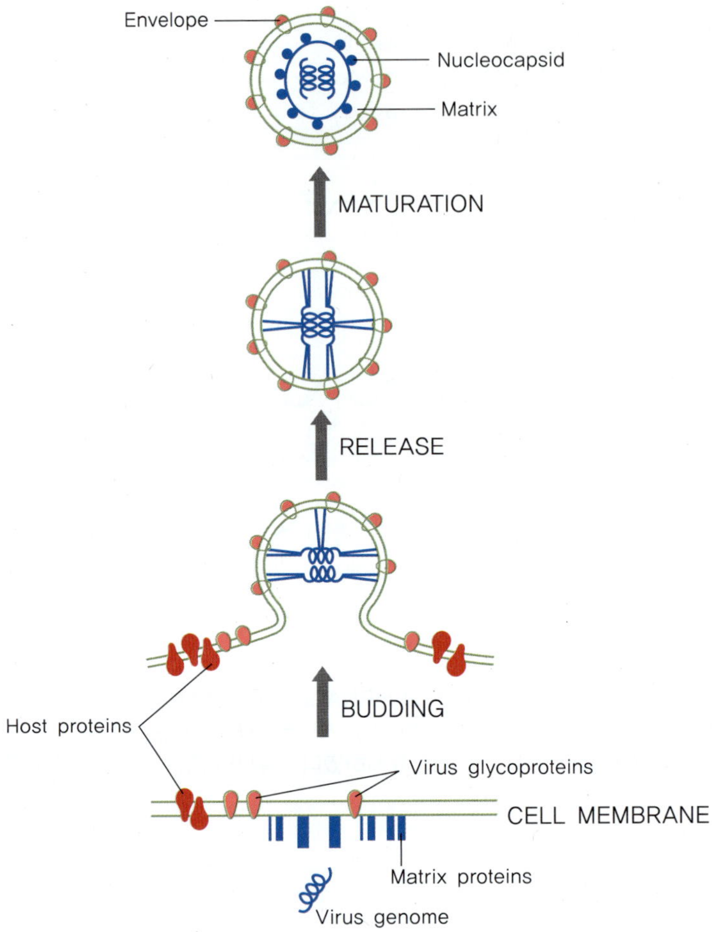

그림 1-32. 외피보유 바이러스의 방출 및 성숙

지속형 방출을 하는 바이러스로 주로 외피보유 바이러스이다. 세포막 근처에서 조립하며 세포막에서 유래한 이중 지질막 성분으로 입자를 형성하며, 외피보유 입자들이 바이러스를 에워싸며 효모가 출아하는 것처럼 바이러스를 방출한다.

일반적으로 외피보유 바이러스는 다음과 같은 과정을 거치고 세포표면에서 출아하는 듯한 형태로 방출된다.

① 페플로머 또는 스파이크를 구성하는 당단백질이 합성되고 숙주세포막에 흡수된다.

② 뉴클레오캡시드나 기타 바이러스 단백질이 숙주세포막 내벽에 바이러스 페플로머가 밀집하여 생기고 숙주의 세포막 단백질과 대부분이 교체된다.

③ 뉴클레오캡시드는 숙주세포막에 싸여 출아하는 것 같은 형태를 보이며 그 돌출한 부분의 막이 절단되고 막에 싸여진 바이러스 입자가 방출된다. 세포의 빈주머니 내에 출아도 나타난다.

VII. 바이러스의 간섭

1. 바이러스 간섭현상

성질이 다른 동일 바이러스 또는 서로 다른 종류의 바이러스를 동시 또는 순차적으로 감염시키거나 혹은 동일 동물 또는 동일 배양세포에게 감염시켰을 경우 한 종류의 바이러스가 다른 바이러스를 또는 상호간에 증식을 억제하는 현상을 바이러스의 간섭이라고 한다.

또한 두 종의 바이러스가 한 세포를 공격하게 될 때 그중 한 종의 바이러스 증식이 다른 바이러스에 의한 감염으로 인해 완전히 또는 현저하게 억제되는 현상이 오래 전부터 여러 가지 바이러스와 실험을 통해 관찰되어 왔으며 이를 바이러스 간섭현상이라고 부른다. 이와 같은 바이러스 간섭현상은 세포단위에서, 조직이나 장기단위에서, 숙주단위에서 나타날 수 있다. Hoskins는 원숭이에게 황열 바이러스의 신경친화성 세포주와 내장친화성 세포주를 동시에 감염 시키면 발병하지 않는다는 것을 발견하였다. Magrassi는 단순 헤르페스 바이러스의 뇌염을 일으키는 세포주와 일으키지 않는 세포주를 토끼에게 동시에 접종하여 중감염하게 하였지만 토끼는 발병하지 않는 현상을 발견하였다.

그리고, 인후 점막에 존재하는 정상균무리들은 병원성이 강한 β-용혈성 사슬알균(*S. pyogenes*)의 침입이나 감염에 대하여 상당한 억제효과를 나타내고 있다. 이를 세균 간섭현상이라고 한다.

2. 간섭현상의 발생 조건 4가지

첫째, 수용체를 경쟁적으로 결합하여 흡착간섭을 일으킨다.

둘째, 감염세포의 대사계를 경쟁적으로 이용하여 간섭한다.

셋째, 감염 세포 내에 다른 종류의 바이러스 증식억제인자를 생산한다.

넷째, 간섭현상의 기전이 명확하지 않다.

바이러스 간섭현상에 관여하는 인터페론이 1957년에 이삭(Isaacs) 및 린덴만(Lindenmann)에 의하여 발견되기까지 여러 바이러스에 의한 다양한 메커니즘이 바이러스 간섭현상으로 제시되었으며, 간섭현상에서 간섭효과를 내는 바이러스를 간섭 바이러스, 반대로 간섭효과를 받게 되는 바이러스를 챌린지 바이러스(challenge virus)로 규정해 왔다. 간섭효과로 공격 바이러스의 증식이 안 되는 것이나 바이러스 감염세포의 상해가 일어나지 않는 것은 근원적으로 간섭 바이러스와 감염된 세포 사이의 협동으로 나타난다고 하겠다. 따라서 바이러스 간섭효과는 간섭 바이러스가 감수성이 있는 세포에 감염되어 특유한 바이러스에 대한 증식억제 효과라고 할 수 있다.

바이러스 간섭현상은 세포에서 일어나는 두 가지 바이러스에 의한 혼합감염의 표현으로 볼 수 있다.

그런 간섭현상의 효과는 세포단위에서는 공격 바이러스의 증식이 억제되는 것이고, 병소의 발현이 억제되거나 배양세포에서의 세포병변효과의 발현이 억제되는 것이 조직이나 장기단위에서의 간섭효과이다. 어떤 특정 질병의 발생이 억제되거나 경감되고 그와 같은 감염병으로 연관되는 동물의 사망을 막아주는 것이 숙주단위에서 보는 간섭현상이다. 바이러스 간섭현상은 인터페론 발견 이전에는 간섭 바이러스와 챌린지 바이러스 간의 항원성의 동일 또는 유사성 여하에 따라서 자가 간섭, 동종 간섭, 그리고 이종 간섭으로 구분되었으며, 인터페론이 바이러스간섭현상에 관여하는 핵심적인 세포단백질임이 밝혀진 뒤에는 간섭현상을 크게 내인성 간섭과 인터페론 매개 간섭으로 나누어 다루게 되었다.

1) 자가 간섭(auto interference)

자가 간섭은 간섭 바이러스와 챌린지 바이러스가 동일한 바이러스인 경우에 나타나는 것으로써 가장 잘 알려진 것은 폰마그누스(von Magnus) 효과이다. 부화란에서 희석되지 않은 고농도의 인플루엔자 바이러스를 계대하여 증식시킬 때 나타나는 것으로 그 결과로써 계대가 끝난 뒤의 바이러스를 조사해보면 혈구 응집가는 높아졌는데도, 감염가(infectivity titer)는 현저히 낮은 것으로 나타난다. 이는 최종산물인 바이러스 속에는 완전한 바이러스, 즉 감염능도 있고 혈구응집능도 있는 바이러스 외에 수많은 불완전 바이러스 입자를 함유하고 있는 데 원인이 있다. 이 불완전 바이러스는 그 자체는 증식능력이 없으나 감염능을 지닌 인플루엔자 바이러스의 증식은 강력하게 억제하는, 즉 바이러스 증식에 간섭능력을 갖춘 바이러스임이 밝혀졌다.

따라서 위에서 예시한 폰마그누스 효과는 그런 특수한 바이러스 증식과정에서 그 속에 함유되었던 자체 증식능은 없으나 간섭능력은 지닌 불완전 바이러스에 의한 자가 간섭 효과에 의한 것임이 밝혀지게 되었다. 감염능이 있는 바이러스와 이런 '불완전'인 인플루엔자 바이러스에서 RNA 분절을 서로 비교해보면 불완전 바이러스에는 완전 바이러스에 존재하는 커다란 RNA 분절들의 대부분이 없어지고 그 대신 새로운 보다 작은 RNA 분절들이 존재하는 것임이 분명하게 밝혀졌다.

인플루엔자 바이러스에서 예시되었던 불완전 바이러스를 포함하여 다른 바이러스에서도 그와 같이 자체로서는 증식능력이 없어서 증식이 불가능하지만 제대로 증식능력을 갖춘 동일한 바이러스의 세포내 증식에 대해서는 강력하게 증식억제 효과를 나타내는 바이러스 입자들이 존재함이 알려져 있다. 이들을 결손 간섭입자(DI particles)로 총칭하는데 인플루엔자 바이러스 에서의 '불완전' 바이러스 외에도 잘 알려졌고 공수병 바이러스와 더불어 랍도 바이러스와 같은 종류인 소(牛)의 수포성 구내염 바이러스의 결손 간섭입자인데, 이 결손 간섭입자에는 정상 증식형인 바이러스에 있는 RNA 길이의 1/3 정도만이 존재한다. 따라서 포탄형인 바이러스 입자의 길이도 정상 바이러스 입자 길이의 1/3 정도밖에 안되어 전자현미경 관찰에서 마치 둥근 구형처럼 바이러스 입자의 길이가 줄어들었음을 알 수 있다. 자가 간섭현상은 바이러스에 함유된 결손 간섭 입자에 의해서 야기되는 것이 주된 것이나 실험적으로는 어떤 바이러스를 비활성화 시키고 이들 바이러스를 간섭 바이러스로 사용할 경우 감염능이 있는 바이러스의 세포 내 증식을 강하게 간섭하게 되는 경우도 알려져 있다.

2) 동종 간섭(homologous interferences)

표 1-5에 제시된 바와 같이 같은 한 가지 바이러스의 변이종 사이에서 야기되는 간섭현상을 말하는 것으로 간섭 바이러스와 챌린지 바이러스는 항원적으로 구분할 수가 없으며 자연히 유전학적으로도 서로 크게 유사한 것이 특징이다. 일반적으로 원형인 야생형(wild type)보다는 온도민감 변이종, 숙주역 변이종, 소형플라크 변이종 등 돌연변이가 일어난 바이러스들이 보다 우성(dominance)으로 처신한다. 따라서 이런 야생형 바이러스가 돌연변이주와 더불어 혼합감염이 야기되는 경우에 흔히 강한 증식억제를 당하게 되어 결국 동종 간섭현상으로 나타나게 되는 것이다. 이런 동종 간섭현상에서는 간섭 바이러스와 챌린지 바이러스가 유전학적으로 극히 유사하다. 따라서 항원학적으로는 그 구분이 불가능할 정도로 서로 비슷하기 때문에 실제로는 동종 간섭현상에 의한 바이러스 증식의 억제인데도 이를 숙주체내에서 발생된 면역현상이나 간섭 바이러스와 챌린지 바이러스 간의 유전학적 상호관계에 의한 여러 가지 현상과 정확하게 구별하는 데 상당한 어려움이 있다.

표 1-5. 자가간섭현상[a]

간섭 바이러스	비활성화 방법	간섭으로 억제된 바이러스	실험방식	문헌
Ectromelia	자외선 조사	Ectromelia	마우스	Andrewes and Elford, 1947
Infectious	열	Infectious bronchitis	계태아 요막	Groupe, 1949
Bronchitis				
Vaccinia	자외선 조사	Vaccinia	토끼 각막	Nagano and Furuno, 1951
Vaccinia	자외선 조사	Vaccinia	토끼 피부	Nagano et al., 1954
Vaccinia	자외선 조사	Vaccinia	계태아 융모요막	Matumoto and Shinkawa, 1956
RVF	자외선 조사	RVF	마우스	Naude and Polson 1957

[a] 부화란이나 세포배양에서 믹소 바이러스 이외의 것에 대한 것임.
RVF : Rift Valley fever

3) 이종 간섭(heterologous interferences)

서로 다른 수많은 바이러스에, 그리고 여러 가지 실험모델에서 바이러스 간섭현상이 되는 것임이 알려져 있다. 즉 간섭 바이러스와 챌린지 바이러스 간에 아무런 유전학적 및 항원인 관련성이 없는 경우 이를 이종 간섭이라고 호칭하며 전자의 자가 간섭이나 동종 간섭현상과 구별하여 다루어 왔다.

4) 내인성 간섭(intrinsic interference)

내인성 간섭은 파지(phage)들 사이에서, 그리고 여러 동물 바이러스 간에 대립되는 간섭현상 중에서 후술하는 바와 같이 인터페론 매개하여 야기되는 간섭이 아닌 것을 총망라한 것으로 간섭을 일으키는 바이러스에 의하여 세포막 표면구조나 경로가 변화되어 공격해 들어오는 다른 바이러스(challenge or superinfecting virus)의 흡착이나 세포 내 증식이 불가능해짐으로써 간섭효과를 나타내는 경우이다.

5) 인터페론 매개 간섭(interferon-mediated interference)

1957년 영국의 이삭(Isaacs)과 린덴만(Lindenmann)에 의하여 인플루엔자 바이러스 감염으로 발생하는 바이러스 간섭현상이 인터페론이라는 새로운 세포단백질을 매개하여 일어나는 것임이 밝혀졌고, 여러 가지 바이러스 간섭현상이 인터페론을 매개한 것임이 밝혀지게 되었다. 즉 간섭을 일으키는 바이러스에 의해 세포 내에 인터페론이라는 새로운 단백질이 생산되고 이 단백질이 그 세포에서 나와서 주위에 있는 다른 정상세포에 들어가서 다른 바이러스의 세포 내 증식을 억제 또는 차단하게 만든다는 것이었다. 이 중요한 발견 후 수 십년이 지났으며 그동안 인터페론에 대해서 질과 양적인 면에서 다양한 연구가 진행되었다.

6) 바이러스의 유전 연구

바이러스의 생활사 및 감염 병리를 이해하려면, 바이러스 유전자와 그 표현형과의 인과관계를 분석해야 한다. 이런 연구 분야를 '바이러스 유전학'이라고 한다. 특히, 1970년대 이후 DNA 재조합 기술이 바이러스 유전학에도 적용되면서 널리 활용되고 있다. 구체적으로 바이러스 게놈이 코딩하고 있는 유전자의 돌연변이를 제조한 후 그 기능을 분석하는 것이다. 이런 분야를 바이러스 분자생물학적 연구라는 의미에서 '분자 바이러스학'이라고 한다. 개념적으로는 우선, 바이러스 전체 게놈의 DNA 클론(clone)을 제조한 후, 이를 플라스미드에 삽입한 레플리콘(replicon)을 제조한다. 이 야생형 레플리콘에 삽입된 바이러스 유전자에 돌연변이를 도입하여 돌연변이 레플리콘을 제조한다. 그 다음, 이 두 레플리콘 세포에 도입한 후 생성되는 돌연변이 바이러스의 특성을 야생형과 비교하여 분석하는 것이다.

위의 바이러스학 연구법은 상당히 강력한 유전학적 연구법이다. 특히, PCR-based mutagenesis를 활용해 다양한 바이러스 게놈에 도입할 수 있다. 구체적으로, 연구자가 원하는 특정 염기서열 또는 아미노산의 돌연변이를 거의 제한 없이 제조할 수 있게 해준다. 즉, 바이러스의 증식에 필요한 단백질 유전자(protein-coding region)의 돌연변이뿐 아니라, 암호화되지 않는 부분(non-coding region)의 돌연변이도 얼마든지 제조할 수 있다.

바이러스 감염의 제어는 신속하고 정확한 진단이 필수이다. 1980년대 이전에는 ELISA 등의 면역학적 진단법이 사용되었다. 소규모 장비로 비교적 신속하게 항원-항체 반응을 이용하여 바이러스를 검출할 수 있기 때문이다. 1980년대 이후, AIDS 등이 문제가 되면서 기존의 ELISA 등은 민감도가 낮아 진단이 불가능한 경우가 발생하게 되었다. PCR의 개발로 바이러스의 유전자, 즉 핵산을 측정하는 진단법이 각광을 받게 되었다. 최근 SARS, 신종플루, COVID-19 등이 발생하면서 공항 등에서 비전문가도 다룰 수 있는 신속하고 간편한 진단기기의 필요성이 제기되고 있다. 한편, 최근에는 confocal microscopy 및 live cell imaging microscopy 등의 영상 기술의 발전으로 세포 내에서 바이러스 입자 및 단백질의 이동을 실시간으로 관찰하는 '세포 바이러스학(cellular violgy)'이 탄생하면서 최근 주목을 받고 있다. 또한, 최근에는 mass spectroscopy 등의 단백체학(proteomics) 기술의 발전으로 세포 단백질과 바이러스 단백질 간의 상호작용이 규명되면서 많은 정보를 통합적으로 분석할 수 있는 생명 정보학(bioinformatics)이 화두가 되고 있다. 또한, 조만간 바이러스 분야에도 system biology가 도입되어 'system virology'의 탄생을 기대해 본다.

3. 인터페론(interferon, IFN)

1) 인터페론의 물리화학적 성상

1957년 이삭과 린덴만은 발육계란에 불활성화된 인플루엔자 바이러스를 배양하여 이 속에 바이러스 증식을 억제하는 새로운 세포 단백질을 찾아냈으며 이것을 인터페론이라고 한다. 일반적으로는 면역세포에서 만들어지는 자연단백질인 사이토카인에 속하며 다른 세포 안에서 바이러스 감염에 대한 선천면역반응의 중추적인 항바이러스 인자이다. 일반적으로 약자로서 IFN이 많이 쓰인다.

인터페론은 그 분자량이 20,000~40,000 dalton인 당단백질로서 아미노산의 총수는 150개 내외이다. 단백분해효소인 트립신 처리로써 활성을 잃게 되고, 단백질이기 때문에 투석이 안 된다. 동물접종 결과를 보면 면역원성은 상당히 미약한 것으로 나타나 있었으나 근래에 이르러 장기간에 걸쳐서 인터페론 주사를 받는 암환자에서 보면 약 30% 정도에서 인터페론에 대한 중화항체가 생성된다는 것이 규명되면서 면역원성 여부에 관해서 많은 관심이 쏠리고 있다.

2) 인터페론(IFN)의 중요한 성질

① 분자량이 15,000~26,000 dalton인 당단백질이다.

② 등전점은 6.0~7.5이다.

③ 1시간의 가열, 동결융해, 산성(pH 2.0) 처리에 안정적이다.

④ 트립신, 펩신으로 처리하면 활성을 잃는다.

⑤ DNase, RNase, Lipase, Neuraminidase 등에 저항성이 있다.

⑥ 바이러스 혹은 유발물질에 의해 세포의 유전정보에 따라 생산한다.

⑦ 바이러스의 세포 내 증식을 억제한다.

⑧ 바이러스의 세포 내 침투를 억제하지 않는다.

⑨ 정상적인 동물, 배양세포는 생산하지 않는다.

⑩ 생산세포와 동일 종류의 동물, 배양세포에만 작용한다(종 특이성).

예를 들면 생쥐에서 유발된 인터페론은 생쥐 또는 생쥐세포에만 항바이러스 작용을 보이며 바이러스에 관해서는 특이성이 없다.

3) 인터페론 유발물질

세포에 인터페론을 생산할 수 있도록 작용하는 물질로 여러 가지가 있다.

① 바이러스 : 활성, 불활성화 바이러스

② 미생물 : 세균(클라미디아, 리켓챠), 원충

③ 미생물의 균체성분 또는 대사산물: 내독소, 튜브큘린, 항생물질

④ 합성화합물: 합성 이중가닥 DNA, 덱스트란, 인산

⑤ 식물성분

4) 인터페론의 작용기구

배양세포에 인터페론을 투여하여 37℃ 배양하면 4~6시간 후 항바이러스 상태로 된다. 그러나 4℃ 배양으로는 항바이러스 상태가 얻어지지 않음으로 세포 내 대사가 필요하게 된다. 인터페론의 바이러스 증식은 다음과 같은 기구를 들 수 있다.

① 바이러스 mRNA의 파괴

② 폴리좀(리보좀)의 형성 저해

③ tRNA의 불활성화, 폴리펩타이드의 신장저해

④ 세포독성, 바이러스 증식 단절

5) 인터페론의 분류

여러 동물이나 사람에서 생성되는 인터페론은 최근에 이르러 그 명칭을 국제적으로 알파 인터페론(IFN-α), 베타 인터페론(IFN-β) 및 감마 인터페론(IFN-γ)의 세 가지로 통일되어 널리 보급되었다. 또 여기서 알파와 베타 인터페론은 과거의 I형에, 그리고 감마 인터페론은 II형에 속하는 것으로 I형은 pH 2.0에서 안정성을 유지하는 데 반하여 II형은 그렇지가 못하며, 아미노산의 총수에서도 I형은 165개인데, II형은 146개인 것이 서로 다르다.

한편 I형에 속하는 알파 인터페론(IFN-α)과 베타 인터페론(IFN-β) 사이에는 아미노산의 동일한 부분이 전체의 약 23%에까지 이른다. 한편 I형과 II형 사이에도 아미노산 서열상에 서로 유사점이 발견되는 등 최근의 연구결과들은 인터페론 I형과 II형이 공통되는 조상(유전자)으로부터 유래된 것으로 보고 있다. 하지만 알파 및 베타 인터페론에 대한 감마 인터페론의 동질성은 미약하다고 보고 있다.

주요한 생산 세포

- 알파 인터페론(IFN-α) : 백혈구
- 베타 인터페론(IFN-β) : 섬유아세포
- 감마 인터페론(IFN-γ) : T-림프구

6) 인터페론의 생물학적 특성

인터페론에 의한 바이러스 간섭현상은 인터페론이 바이러스 자체에 어떤 영향을 미쳐서 바이러스 증식 억제효과를 나타내는 것이 아니고 인터페론이 정상세포 수용체에 결합한 뒤 세포 내로 들어가서 새로운 단백질을 형성하여 감염 바이러스의 전사 및 번역을 방해하는 것이다.

인터페론은 종 특이성이 대단히 강하다. 사람의 인터페론은 사람이나 사람의 조직세포에서, 마우스 인터페론은 마우스나 마우스의 유래 세포에서 그 간섭효과가 가장 강하게 나타나는데, 이는 그와 같은 동종의 세포막 표면에 인터페론 수용체가 존재하기 때문이다.

7) 인터페론에 의한 바이러스 간섭기전

인터페론이 나타내는 간섭효과는 인터페론이 바이러스 자체에 대하여 어떤 직접적인 손상이나 작용을 가하기 때문에 발생되는 것이 아니라 인터페론이 정상세포로 하여금 간섭효과를 내도록 일련의 새로운 세포 내 물질합성을 유도하기 때문이다.

즉 인터페론으로 처리된 세포에서 보면 새로운 항바이러스 단백질이 생산되고 이 단백질이 바이러스 전령 RNA(mRNA)의 해독을 특이적으로 방해함으로써 바이러스 증식이 차단되는 것이다. 여기서 그와 같은 항바이러스 단백질의 실체가 무엇이냐 하는데 대해서는 아직 정설은 없으나 ① 단백질키나제(protein kinase)로서 세포 내 단백질 합성 개시에 필수불가결한 개시인자(initiation factor: eIF2-α)를 비활성화하는 기전, ② 효소로서 2', 5'-oligoadenylate 합성을 촉진하고 이 물질이 세포질 내에 존재하였던 비활성인 핵산내부 가수분해효소를 활성화함으로써 바이러스의 전령 RNA를 절단하는 기전, ③ 또는 이외의 다른 기전 등에 의한 것으로 추측되고 있는데 여러 가지 중요한 실험적 증거들이 위의 가능성을 강력하게 뒷받침하고 있다.

세포 내에서 진행되는 바이러스 단백질 생합성 과정은 인터페론으로 처리된 세포의 추출물 내에 존재하는 이중가닥 RNA에 대해서 극히 민감한 반응을 나타낸다. 이 이중가닥 RNA 2', 5'-oligoadenylate 합성효소를 활성화하고 이어 이로 비활성 상태에 있던 핵산내부 가수분해효소가 활성화되면서 바이러스의 전령 RNA와 리보솜 RNA를 절단함으로써 단백질 합성을 억제하게 된다는 것이다.

한편으로는 위에서 지적한 바와 같은 인터페론 처치로서 개발되는 이중가닥 RNA에 대한 의존성이 높은 단백질키나제가 활성화되면서 단백질합성 개시인자의 하나인 eIF-2의 아단위(α-subunit)가 인산화되

면서 그 개시인자가 무력화되고 결과적으로 단백질 생합성이 차단된다는 것이다. 실험적으로 인터페론으로 처리된 encephalomyocarditis virus (EMCV)로 감염된 HeLa 세포 세포질 내에서는 단백질키나제에 의한 개시인자의 인산화가 보다 활발히 진행되고 있으며, 뿐만 아니라 2', 5'-oligoadenylate를 매개한 리보솜 RNA의 절단도 관찰할 수 있다고 하였다.

한편 레오 바이러스에 감염된 L세포에서는 바이러스 전령 RNA의 합성이 75~80% 정도까지 감소하였을 뿐만 아니라 세포 고유의 전령 RNA는 리보솜과 결합하면서 폴리솜(polysomes)을 형성하는 데도 레오 바이러스의 전령 RNA는 폴리솜을 형성하지 못했는데, 이는 레오 바이러스의 전령 RNA가 기능을 제대로 하고 있는 단백질 합성 개시인자 복합체(initiation complex)에 결합하는 것이 방해되고 있음에 기인하는 것으로 풀이된다.

한편 유전자조작법을 사용하여 배양세포(chinese hamster ovary cells)로 하여금 2', 5'-oligoadenylate 합성효소를 구성효소로 나타나게 한 후 바이러스를 공격하였더니 Mengovirus 등 피코르나 바이러스에 대해서는 커다란 저항성을 나타냈지만 VSV(소의 수포성구내염 바이러스)의 공격에 대해서는 전혀 그런 저항상태를 나타내지 못했다. 이는 이 배양세포에서는 피코르나 바이러스의 공격에 대해서는 인터페론 없이 다른 방법으로 2', 5'-oligoadenylate 합성기능만 증가하여도 가질 수가 있지만, VSV에 대해서는 2', 5'-oligoadenylate 합성효소의 기능 증가만으로는 세포를 바이러스의 공격으로부터 방어할 수 없음을 할 수 없음을 나타내는 것이다. 바이러스 간섭현상 기전의 다양성과 복잡성을 제시하는 흥미로운 실험들이다.

8) 인터페론의 기타작용

인터페론에는 항바이러스 작용 외에도 세포증식이나 분화의 억제, 유전자 조절, 거식세포와 자연 살해세포의 활성화 등 여러 가지 중요한 생물학적 기능을 가진다고 밝혀져 있는데, 특히 감마인터페론에 의한 거식세포(macrophage)나 자연 살해세포(NK cell)의 활성화는 세포면역발현에 크게 관여하는 중요한 작용이다.

4. 인터페론의 생산

여러 가지 바이러스성, 세균성, 그리고 마이코플라스마성 감염병에서는 환자 혈청 내에 상승된 역가의 인터페론이 출현함이 인지되며, 이런 혈청을 사용한 검사로 그 속에 2', 5'-oligoadenylate 합성효소가 출현하였음이 증명되기도 한다. 뿐만 아니라 여러 가지 바이러스성 수막염과 뇌염환자에서는 그 뇌척수액내에도 상당량의 인터페론(알파 및 베타)이 나타나는 것이 증명되었다. 시험관 내에서 배양된 세포에서는 물론 숙주 체내에서는 골수와 비장에 있는 세포들, T림프구, 그리고 거식세포 등이 주된 인터페론 생산세포로 인정되고 있다. 특히 감마 인터페론은 항원특이 T림프구가 만들어내는 것이 주된 역할이며 이외에 인터루킨(Interleukin)-2의 작용으로 새롭게 조성된 자연 살해세포로부터도 생성이 가능한 것으로 알려져 있다.

정상세포는 원칙적으로 인터페론을 생산하지 않으며, 특정 자극에 의하여 인터페론을 생산하게 되는데, 이런 세포들이 인터페론 유전자가 활성화되어 유전자 표현이 개시되고 결과적으로 인터페론이 생산된다. 이렇게 생산되기 시작한 인터페론은 바로 세포 밖으로 배출되어 인근 정상세포 속으로 들어가서 바이러스 간섭효과를 나타내게 되는 것이다. 유발물질로는 바이러스성 유발물질과 바이러스가 아닌 다른 유발물질이 포함된다. 바이러스성 유발물질은 이미 자가 간섭, 동종 간섭, 그리고 이종 간섭에서 리켓챠나 클라미디아 등 세포내 기생성 세균 등에 의한 경우를 말한다.

인터페론 유전자는 정상세포 염색체상에 존재하기 때문에 인터페론 생산에서 동물이나 세포의 종이 같으면 어떤 유발물질을 써서 인터페론 생산을 유발시키든지 간에 생산되는 인터페론은 동일한 종의 것이다. 그러나 유발물질이 동일하더라도 이에 의하여 자극되는 세포나 동물의 종이 다를 때에는 각각 종특이 인터페론이 만들어지게 되는 것이다. 사람에서 보면 알파 및 베타 인터페론 유전자는 인간 염색체 9번상에, 그리고 감마 인터페론 유전자는 12번째 염색체상에 위치하고 있음이 규명되었다. 또한 유전인자의 수와 유전자 구성에 대해 여러 가지 중요한 사실들이 알려지게 되었다. 즉 알파 인터페론 유전자는 약 10개 정도가 존재하는 데 반하여 베타 인터페론 유전자는 단 하나뿐이다. 한편 감마 인터페론 유전자의 수도 14개 정도가 된다는 것이다. 인간 염색체 9번상에 위치한 알파 및 베타 인터페론 유전자는 인트론(intron)을 함유하지 않은, 순수한 유전자만의 구조로 되어 있으나 염색체 12번에 위치한 감마 인터페론 유전자에는 인트론이 3개 있다는 것까지도 밝혀지게 되었다.

5. 인터페론의 임상적 응용

인터페론은 바이러스와 관련된 질환의 예방을 위해서, 바이러스와 관련된 질환의 회복을 위해서, 종양 치유제로서의 효능이 중점적으로 이용되어 왔다.

인터페론 제재를 사용하여 많이 시도된 것은 인터페론 투여 시 호흡기도 감염을 비특이적으로 예방하려는 것이었는데, 인터페론 제재를 비강 내로 투여하면서 예방효과를 측정한 결과 리노 바이러스 감염에 대해서는 상당한 방어효과를 나타냈다. 그러나 인플루엔자 바이러스의 공격에 대해서는 별로 효과가 없었다. 한편 인터페론의 비강 내 투여에 따르는 부작용으로는 비점막의 부종, 비강내출혈 등이 관찰되었으며, 이는 장기간에 걸치는 강력한 인터페론 투여에 대하여 상당한 제한조건이 될 가능성을 나타내는 것이다. 또 사람에게 인터페론 제재를 비경구적으로 투여하면 흔히 발열, 빈맥, 오심 등의 부작용이 비슷하게 나타나게 된다. 이런 증상들은 여러 가지 바이러스성 감염병에서도 나타나는 증상으로 생각된다.

인터페론은 시험관 내에 배양된 종양세포에 대하여 강력하게 세포증식 억제효과를 나타내며 또 인터페론이 자연 살해세포를 활성화하는 특징에 기초를 두어 종양이나 암의 치료를 위한 인터페론의 효능에 대하여 상당한 규모로 연구가 실시되어 왔다. 미국 암학회는 이런 연구를 위하여 1978년에 200만 달러, 1980년에 340만 달러에 달하는 막대한 연구비를 배정하면서 임상실험을 촉진시켜 왔다. 그러나 그 결과는 예상했던 것처럼 명확하고 결정적인 증거를 얻지는 못하고 있다. 즉 전반적으로 모발상 세포 백혈병(hairy cell leukemia)에 대해서는 효과가 상당히 좋았다. 또 기타 조혈계통의 암에 대해서도 유용한 효과를 나타내었지만 기타의 고형성 종양(solid tumors)에 대해서는 효과가 별로 없었다.

이와 같은 연구에서 쓰인 막대한 양의 인간 인터페론은 수혈용으로 뽑은 전혈로부터 백혈구를 분리하고 이들 세포를 유발물질로 처리하여 만들어낸 백혈구 인터페론(IFN-α)으로 양적 수요를 충족시키기가 대단히 어려운 입장이다. 또한 제품의 생산가도 상당히 비싼 편이다. 근년에 이르러 유전자 공학수기를 이용하면서 이런 난점을 극복하려는 노력이 경주되어 왔다. 크게 성공만 된다면 인간 백혈구 인터페론은 암환자 1일 투여에 약 150달러가 소요되지만, 유전자 공학으로 만들어지는 대장균생산 인터페론(*E. coli*-made IFN)은 1달러 정도면 해결될 것으로 예측되기도 했다. 바이러스의 감염증 치료에 유효한 화학요법 치료제는 세균 감염증에 비해서 매우 적으며 예방에 중점을 둔 백신 접종이 주로 행해지고 있다. 바이러스의 간섭현상을 이용하는 시험이 이루어지고 그 주체가 인터페론의 응용이다. 백신, 화학요법과 비교하여 인터페론의 이용에는 장단점이 있다.

주로 다음 세 가지 점에서 연구가 이루어지고 있다.

① 인터페론의 투여방법

② 인터페론 유도물질의 투여에 따른 인터페론의 생체 내 생산

③ 인터페론 자체의 응용법

현재, 신장암, 다발성골수종 질환에는 Hulf-α 사용이 인가되어 있으며 악성흑색종, 교아종, 만성 활동성 B형간염 등의 질환을 대상으로는 Hulf-β의 사용이 인가되어 있다.

VIII. 바이러스의 감염

바이러스의 감염은 바이러스의 증식이 세포 내에서 이루어고, 숙주세포와 개체로 분류하여 생각해야 한다. 일반적으로 바이러스의 병원성은 바이러스의 독력, 친화성, 양, 감염경로, 또한 숙주 측에서는 종, 가계, 연령, 영양, 호르몬의 균형, 면역, 환경 등의 상호관계로 결정된다고 생각된다.

1. 바이러스의 세포 감염

다음 세 가지 감염으로 구별된다.

(1) 증식감염 또는 세포용해성 반응

바이러스는 감염세포 내에서 증식하고 결과적으로 세포는 파괴되어 사멸한다.

(2) 유산감염

감염세포가 바이러스의 생산을 중단하고, 세포는 원래의 상태를 보전하는 경우를 말한다.

(3) 지속감염 또는 세포의 악성변환

바이러스가 감염한 후 숙주세포도 같이 증식하는 경우이며, 종양 바이러스에 의한 세포의 악성변환이 나타난다.

① 내재성 지속감염 : 감염세포가 바이러스 방출을 계속하면서 증식하고, 세포가 장해되지 않는 경우를 말한다. 예)레트로 바이러스

② 유지형 지속감염 : 일부 세포에서는 바이러스를 방출하고, 비감염 세포와의 사이에서 집단적으로 감염과 파괴가 균형이 잡혀 있어서, 전체적으로 무변화의 상태를 유지하는 경우를 말한다. 예)헤르페스 바이러스

2. 바이러스 배양세포의 보관

세포는 일반적으로 10% Fetal bovine serum을 첨가한 세포배양액에 특별한 보존제인 DMSO(dimethyl sulfoxide)를 10% 첨가하여 낮은 온도(-70℃ 또는 -170℃)에서 일정기간 보존이 가능하다.

일단 보관된 세포주는 특별한 처리과정을 거치지 않아도 단순히 해동시킴으로써 다시 배양을 할 수 있다. 세포보관이나 재배양시 가장 주의해야 할 점은 천천히 얼리고 재빨리 녹이는 과정이 필수적이라는 것이다. 그리고 최초 세포를 분양 받았을 때 가능한 한 적은 계대수를 거치면서 가능한 한 많은 세포를 보관하여 낮은 계대수의 세포를 다량 확보하여야 한다.

3. 바이러스 감염에 대한 세포의 변화

1) 세포병변효과(CPE)

조직, 세포 배양에서 바이러스의 증식 유무를 알아내는 가장 직접적인 방법은 바이러스 증식으로 생

기는 배양세포의 형태 변화를 관찰하는 것이다. 일반적으로 바이러스의 증식으로 생기는 배양세포의 형태 변화를 세포병변효과(CPE)라 부른다.

바이러스가 세포 내에서 증식하여 세포병변효과가 발생한 세포는 다시 원래의 형태로 되돌아 올 수 없고 세포가 사멸한다. 세포가 파괴되면서 세포 외로 방출된 바이러스는 인접한 세포에 다시 감염되어 세포병변효과를 발생시킨다. 단층배양에서 바이러스가 지속적으로 증식하면 배양용기 바닥에 세포들이 파괴되어 빈 공간이 형성된다. 이곳을 플라크(plaque)라 하며 이 플라크를 이용하여 바이러스의 역가를 정확하게 측정할 수 있다. 세포병변효과는 바이러스의 감염뿐 아니라 어떤 독성물질에 의해 나타날 수 있으며, 이는 계대배양을 함으로써 구분할 수 있다.

바이러스의 증식에 의한 특징적 세포변화를 관찰하여 바이러스의 종류를 결정하는 것도 있다. 어떤 바이러스는 세포배양액에서 특이한 형태의 세포병변효과를 나타낸다. 엔테로 바이러스의 세포병변효과는 세포배양액에 관계없이 작은 원형세포를 만든다. 보통 세포병변효과의 형태만으로 엔테로 바이러스의 형을 구별할 수는 없다. 그러나 콕사키 B 바이러스에 감염된 세포는 덩어리를 형성하기도 한다.

사람의 양막과 태아 세포배양에서 Herpes virus는 세포질에 과립이 형성되고 세포는 풍선모양으로 부풀어 거대세포가 된 다음 점점 작아지거나 괴사하고 만다. 대부분의 세포 배양에서 아데노 바이러스가 감염되면 세포는 퇴화되어 원형이 되고, 이들 세포가 모여 포도모양의 집단을 이룬다. 사람의 O형 혈구를 흡착하면서 세포병변효과가 아주 약하게 일어날 때는 멈프스바이러스로 추정할 수 있다. 다핵거대세포 모양의 세포병변효과가 나타나면 홍역바이러스 임을 알 수 있다. 레오 바이러스에 의한 세포병변효과는 세포에 과립이 형성되어 마치 비특이적 퇴화나 배양의 노화현상에서 오는 것과 비슷하므로 이를 혼동하지 말아야 한다.

바이러스의 감염에 의해 나타나는 세포병변효과는 크게 두 가지로 구분될 수 있다. 하나는 가장 일반적인 것으로 세포질에 굵은 입자들이 많이 출현하고 점차 커지다가 둥글어지고 수축되어 나타나다 사멸하게 된다. 다른 하나는 인접한 세포와 세포막 융합이 발생하여 다핵거대세포를 형성하다 결국 사멸하게 되는 것이다. 바이러스가 세포에 감염되어 세포병변효과가 나타나는 현상을 이용하여 바이러스의 역가를 측정할 수 있다. 바이러스의 역가를 측정하는 방법 중 세포배양에서 주로 사용되는 것이 TCID50(50% tissue culture infectious dose)과 PFU(plaque forming unit)를 측정하는 plaque assay이다. 바이러스가 접종된 세포의 50%가 세포 병변효과, 적혈구 흡착, 또는 간섭을 나타내는 최고의 바이러스 희석배수를 구하여 역가를 산정하는 것을 TCID50이라 하고 Plaque assay는 바이러스에 감염된 세포의 사멸에 의해 형성되는 플라크가 하나의 바이러스 입자에 의해 기원되는 원리를 이용하여 역가를 산정한다.

Plaque assay는 TCID50보다 매우 정확하게 바이러스의 역가를 측정할 수 있다.

(1) 세포 변성 효과의 특징

세포병변효과는 바이러스의 종류, 세포의 종류에 따라 특징적인 변화가 나타난다.

① 세포가 원형화, 수축, 붕괴하는 타입 (피코르나 바이러스)

② 세포가 원형화, 집합하는 타입, 포도모양 (아데노 바이러스)

③ 세포가 원형화, 팽화, 융합하는 타입 (헤르페스 바이러스)

④ 세포의 원형화, 강도의 광굴절, 핵 변화, 세포가 벽으로부터 떨어짐 (폴리오 바이러스, 콕사키 B군 바이러스)

⑤ 세포가 융합, 합포체 형성의 타입 (RS 바이러스, 홍역 바이러스)

(2) 세포 변성 효과의 메커니즘

① 감염세포의 DNA, RNA, 단백질 등의 합성 억제에 의한 세포의 변성

② 감염세포의 라이소좀 효소에 따른 세포의 변성

③ 바이러스의 단백성분이 독소로 작용하며, 세포장해를 일으킨다.

2) 플라크(plaque)

플라크는 바이러스에 의해 세포가 변하여 정상세포와는 다르게 neutral red, crystal violet 등에 의한 착색이 안 되어 '반점'으로 보이는 현상을 나타낸다. 플라크의 성상은 바이러스 종류, 사용되는 세포, 배양 조건에 따라 다르다. 바이러스를 정확히 정량할 수 있는 방법이다.

3) 대사 저지(metabolic inhibition)

세포가 활발히 대사하는 경우 배양액 중에 pH가 떨어져 phenol red가 황색을 나타내는데, 배양세포에 바이러스가 있으면 세포대사가 저지되어 배양액은 알칼리이다. 이때의 색 변화는 없다. 육안으로 구별이 가능하나 바이러스 동정, 항체의 최종적 측정용으로는 부정확하다.

4) 혈구 흡착현상(hemadsorption)

어떤 종의 바이러스는 세포병변효과를 나타내지 않거나, 세포병변효과에 상당히 시일이 요구되는 경우가 있어서 다른 방법으로 바이러스의 증식상태를 알 수 있다. 혈구 응집소를 지닌 바이러스가 출아방법으로 방출될 때 적혈구 부유액을 가하면, 세포표면에 혈구가 흡착한다. 예를 들면 파라인플루엔자 바이러스 감염에 모르모트 혈구가 흡착한다. 또, 단순 헤르페스 바이러스 감염세포는 항혈구 항체에서 처리한 혈구(감작혈구)가 흡착한다. 인플루엔자 및 파라인플루엔자 바이러스로 감염시킨 세포에 기니피그 혹은 병아리 적혈구를 가하면 세포 배양에 생성된 바이러스의 적혈구와 결합하고, 이 결합은 검경에 의해 배양세포상의 혈구 덩어리로 관찰된다. 이 방법은 검사재료로부터 바이러스의 분리, 분리 바이러스

동정 및 항체가 측정 사용된다.

5) 형광항원의 합성

바이러스 감염세포에 만들어지는 항원은 형광 항체법에 의해 검출된다. 형광 항체법에 의한 항원의 검출은 일반적으로 감염초기에 세포 병병 효과에 관계없이 항원이 검출되며 항원의 존재 위치가 직접 관찰된다.

6) 간섭현상(interference)

배양세포에 바이러스가 감염되면 그 감염세포에 2차적으로 다른 바이러스의 증식이 방해되는 일이 있다. 이를 간섭현상이라 부르며, 2차적으로 감염된 바이러스 증식이 억제되는 것으로 먼저 감염되어 있는 바이러스의 존재를 알 수 있다. 풍진 바이러스의 검출에 사용된다.

7) 봉입체(inclusion body)의 형성

바이러스가 감염하면 그 세포 내에 정상세포로 보이지 않는 염색성이 상이한 소포가 형성되는 수가 있다. 이 소포를 봉입체 또는 기본소포라고 한다.

(1) 핵내 봉입체

① A형 봉입체

: 무정형, 과립상 또는 구상흔, 호산성, 핵조직의 손상이 크다.

- 단순 헤르페스바이러스 감염세포－Lipschiitz 소체
- 수두-대상 포진바이러스 감염세포－Lipschiitz-McCarthy 소체
- 아데노 바이러스 감염세포－붕괴형 봉입체

② B형 봉입체

: 국한성, 대소부동, 호산성 또는 호염기성, 핵 조직의 손상이 작다.

- 사이토메갈로 바이러스 감염세포－대형 봉입체(Owls eyes)

(2) 세포질내 봉입체

- 라브도 바이러스 감염세포 - Negri 소체
- 폭스 바이러스 감염세포 - Guarnier 소체

(3) 기본소체

- 폭스 바이러스 감염세포 - Paschen 소체

8) 세포표면의 변화

바이러스가 감염된 세포는 비리온의 항원과는 다른 새로운 항원이 발생한다. 이 항원은 바이러스 입자가 형성되기 이전에 생기고 표면항원 이라고 부른다. 세포의 악성변환에서는 종양특이 이식항원(TSTA)과 관계가 있다고 생각되지만 확실하지는 않다. 표면항원은 감염세포가 숙주의 면역기구의 표적이 되고, 감염세포가 배제되거나 방해 작용을 받을 때, 중요한 의미를 지니고 있는 것이라고 한다. 표면세포의 변화에 의해 예를 들면, concanavalin A(식물 렉틴의 일종)를 첨가하면 세포가 응집성을 지니게 된다. 또 혈구흡착이나 Fc 수용체의 형성 등도 보이게 된다.

9) 세포융합(cell fusion)

바이러스 감염세포가 감염후기가 되면 비감염세포가 융합하는 것이 있다. 또 고농도의 불활성화 바이러스를 융합하면, 즉시 융합이 발생하는 것도 있다. 융합반응의 결과 합포체 거세포(syncytium)를 형성한다.

- RS 바이러스 감염세포 – 다핵의 거대세포(힙세포)

10) 기타 변화

① 인터페론의 생산
② 세포의 악성변환
③ 세포의 염색체 이상
④ 세포의 바이러스에 대한 감수성의 변화

4. 개체수준에서의 바이러스 감염

1) 바이러스의 감염양식

(1) 현성감염

감염에 의해서 명백한 증상을 나타나는 감염이다.

(2) 불현성감염

감염에 의해서 항체생산이 인식되지만 명백한 증식이 보이지 않은 경우이다. 바이러스성 질환의 대부분이 이런 형태의 감염이다.

(3) 국소감염

감염부위에서 바이러스가 증식하고 인접한 세포에 감염하여 병변이 일정부위에 한정되어 나타나는 감염이다.

• 단순 헤르페스 바이러스-구강 점막

(4) 전신감염

바이러스 감염이 전신에 확산되는 경우이며 다음과 같이 전파된다.

① 바이러스가 림프절에서 증식한다.

② 혈류나 림프를 매개하여 간, 비장, 심장, 타액선 등의 장기에 도달한다.

③ 장기에서 바이러스가 증식한다. 여기서는 증상이 확실하지 않은 경우도 있다.

④ 감염된 장기에서 다른 장기에 전파되고 그곳에서 증식하고 발병한다.

바이러스 혈증에는 다음 네 가지 형이 알려져 있다.

① 혈류 중에 유리상태로 되어 있는 것 : 폴리오 바이러스, 황열 바이러스

② 림프구나 단구에 감염되어 있는 것 : 홍역 바이러스, 헤르페스 바이러스

③ 적혈구에 흡착되어 있는 것 : 토가 바이러스

④ 혈소판에 존재해 있는 것 : 생쥐 백혈병 바이러스(MuLV)

(5) 지속감염

바이러스가 감염세포에서 증식하는데, 숙주세포의 장애를 받지 않고 분열을 계속하여 장기간 숙주세포와 공존하고 있는 상태를 말한다. 이런 경우, 숙주는 바이러스 보유자가 된다. 지속감염은 그 발현방법에서 다음 세 가지로 분류된다.

① 잠재감염

숙주가 무증상 상태이며 원인바이러스는 오랜 기간 동안 체내에 존재한다. 그 후 발열 외상 등의 자극에 의해 병이 발생하는 경우가 있다.

• 헤르페스 바이러스, 수두 바이러스

② 만성감염

감염이 만성적으로 이루어져 항상 바이러스의 존재가 명확하게 증명되는 경우이다. 이런 형태는 급성감염에서 회복한 후에도 장기간 바이러스가 검출되는 경우를 말한다. 넓은 의미로는 바이러스 보유 상태가 지속되고 증상이 그 이상으로 진행하지 않은 것이 보통이다.

• EB 바이러스, B형간염 바이러스

③ 지연형 감염

잠복기가 길고 바이러스는 서서히 증식하고 발병은 완만하지만 진행형으로 존재한다. 수개월에서 수년까지 지나고 나서 증상이 나타나는 경우도 있다.

- 아급성 경화성 범뇌염(홍역바이러스), 다발성 경화증, 구루병 등

(6) 선천성 감염

바이러스를 보유하고 있는 모친에게서 태아에게 감염이 옮겨지는 경우이다. 태아의 장기나 발육에 바이러스가 관여하여 선천성 기형이 나타나는 수도 있다.

- 풍진(Rubella) 바이러스, 사이토메갈로(CMV) 바이러스, B형간염 바이러스

2) 바이러스의 감염경로

(1) 수평감염 : 바이러스가 동세대의 개체 간에서 감염하는 것이다.

① 경구감염 : 입을 통하여 침투하는 감염
- 아데노 바이러스, 레오(로타) 바이러스, A형간염 바이러스

② 비말감염 : 호흡기를 통해서 감염
- 인플루엔자 바이러스

③ 접촉감염 : 바이러스가 직접 피부나 점막에 접촉함으로써 발생하는 감염
- 두창, 아데노 바이러스의 안결막 침입, 성행위 감염증

(2) 수직감염 : 부모에서 자손에게 직접 감염되는 것이다.

- B형간염 바이러스

① 태반감염 : 임산부가 바이러스성 감염증에 노출되어 바이러스가 태반을 통과하여 태아에게 옮겨지는 경우를 말한다.
- 풍진 바이러스

② 산도감염 : 임산부의 산도가 바이러스에 오염되고, 태아가 통과할 때에 발생하는 감염이다.
- 헤르페스 바이러스, 사이토메갈로 바이러스

③ 모난감염 : 모난 중에 바이러스가 배출되고, 식용에 의해서 발생하는 감염
- 레트로 바이러스(성인 T 세포 백혈병; ATL)

④ 경란감염 : 생식세포에 감염하는 경우이며, 사람에게는 보고된 바 없다.

IX. 바이러스의 면역

1. 선천면역(Innate immunity) (그림 1-33)

감염경험이나 예방접종 등에 의하지 않고, 동물이 원래 지니고 있는 바이러스의 감염에 대한 저항성을 말한다. 이것은 다음과 같은 기구를 들 수 있다.

(1) 식작용

대식세포(macrophage)가 바이러스를 둘러싸고, 바이러스의 확산을 방지하거나, 인터페론을 생산하여 바이러스의 증식을 억제하는 것 등을 예로 들 수 있다.

(2) 체온

바이러스의 증식에는 적당한 온도가 필요하여 일반적으로 체온이 상승하면 증식이 저해된다.

(3) 호르몬

부신피질 호르몬은 바이러스에 대한 감수성을 높인다.

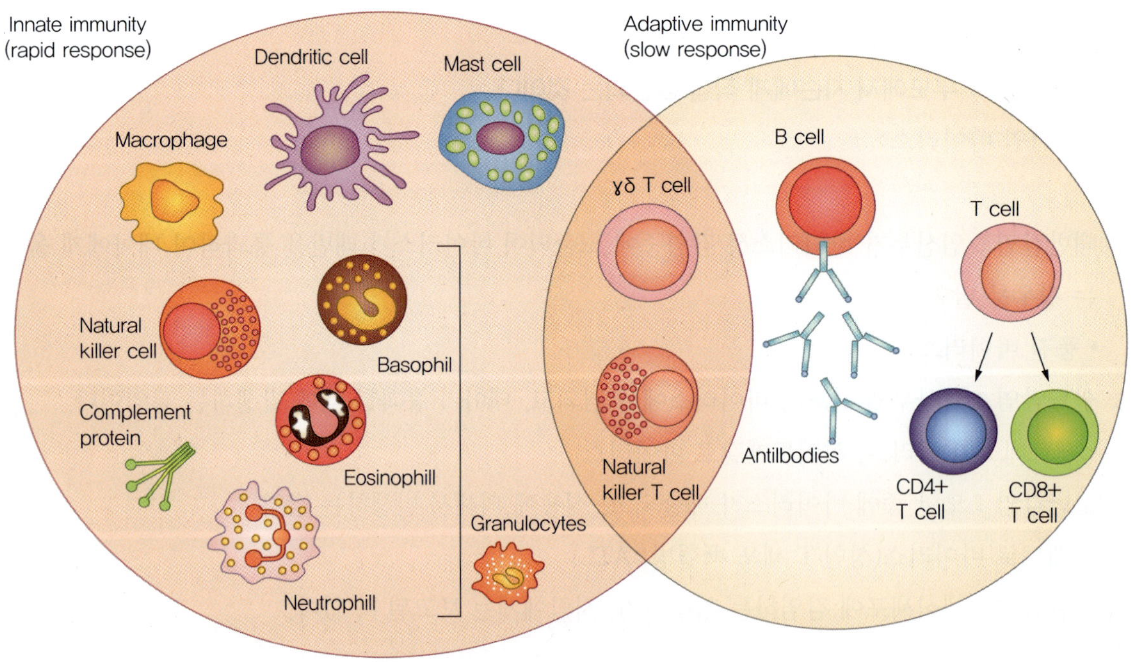

그림 1-33. 다양한 면역세포

(4) 영양상태

정상적으로 치명적이 아닌 바이러스의 감염증이 영양 불량상태에서는 치명적으로 작용하는 경우가 있다.

(5) 연령

예를 들면 풍진 바이러스의 경우는 어린아이에게 치명적이고, 어른의 경우는 가벼운 증상을 나타내며, 태아의 경우는 중증을 나타낸다.

(6) 인터페론

(7) 비특이적 억제제

점막에서 분비하는 점액 중에 특히 믹소 바이러스의 감염을 억제하는 인자가 있다. 혈액 또는 체액 중에도 억제인자가 존재한다. 예를 들면, 인플루엔자 바이러스에 대한 α, β, γ 억제제가 있고, β는 열에 안정하지 못한 인자이며, α와 γ는 내열성 인자이다.

(8) 수용체

세포 바이러스에 대한 수용체가 없다.

(9) 대사기구

세포의 고분자 합성기구가 바이러스에 적합하지 않기 때문에 바이러스가 증식하지 못한다.

(10) 유전적 감수성

계통에 의해 바이러스에 대한 감수성이 다르다.

(11) NK 세포(natural killer cell)

정상동물이 지니고 있는 세포이며, 비특이적으로 바이러스 감염세포나 종양세포를 살상한다.

(12) 자연세포상해(natural cytotoxicity)

감작 없이 바이러스 감염세포나 무감염세포를 살상한다.

2. 적응면역(Adaptive immunity)

(1) 능동면역(active immunization)

① 자연능동

② 인공능동

(2) 수동면역(passive immunization)

① 자연수동

② 인공수동

(3) 양자면역(adoptive immunity)

면역림프계 세포 자체를 이식하여 획득하는 면역을 말한다.

(4) 획득면역의 본태

① 세포성 면역(cellular immunity)

면역 림프구에 의한 것이며, 골수 유래 간세포의 일부가 흉선에 들어가고, 면역능력을 지닌 림프구가 되는 것이다. 흉선 유래세포, 흉선 의존세포 또는 T 세포라고 부르며 세포성 면역의 주역을 말한다.

② 체액성 면역(humoral immunity)

항체에 의한 것이며, 골수 유래 세포의 일부가 흉선의 영향을 받지 않고, 직접 말초 림프구에 방출하는 세포를 골수 유래 세포, 흉선 비의존세포, 혹은 B세포라고 부른다. 이것은 항체생산의 주역을 담당한다. 항체에는 혈청항체(IgM, IgG, IgA, IgD, IgE)와 분비항체(점막면에 분비되는 IgA)가 있다.

3. 항체와 혈청반응(Antibody and serological reaction)

바이러스의 감염에 의해 혈청 중에 항체가 나타난다.

(1) 1차 감염에 의한 항체의 출현(1차 응답)

우선 IgM의 항체가 나타나고, 비교적 빠른 시간 내에 없어진다. 차례로 IgG 항체가 증가하고, 비교적 오랜 시간 동안 유지된다. IgM에서 IgG로의 이동은 T 세포가 관여하고 있다.

(2) 2차 감염에 의한 항체의 출현

2차 감염 시 IgG가 신속히 증가하고, 점막계의 감염에서는 IgA 항체가 국소에서 생산되고 감염방어의 기능을 한다.

(3) 혈청반응

IgM, IgG 항체는 응집반응, 침강반응, CF 반응, 중화반응, HI 반응에 관여한다. 분비형 IgA는 중화반응에 관여한다. IgM의 중화, HI 활성은 α-mercaptoethanol 처리에 의해 활성을 잃지만, IgG는 이 처리에 저항성을 보여주어 양 항체의 구별에 이용하며, 혈청학적 진단에 쓰이고 있다.

4. 면역 방어(Immune defence)

(1) 항체에 의한 비이러스의 방어

비리온의 표면에 항체가 결합하고, 감염할 수 없게 되는 것을 중화라고 한다. 어떤 세포에는 감염할 수 없지만, 다른 별개의 세포에는 감염되는 경우도 있다. 중화에 의한 감염저해는 다음 5가지 경우가 있다.

① 흡착을 저해한다.
② 침입을 저해한다.
③ 탈외피를 저해한다.
④ 비리온과의 응집에 의한 감염역가를 저하시킨다.
⑤ 바이러스 입자를 용해한다.

(2) 항체에 의한 바이러스 감염세포의 파괴

① 보체 매개성 세포상해: 감염세포 표면에 새로운 항원이 형성되고, 이것에 대한 항체가 생산되어 항원과 항체에 보체가 결합하여 세포를 파괴한다.
② 항체 의존형 세포 매개성 세포상해(antibody dependent cell-mediated cytotoxicity, ADCC): IgG 항체가 결합한 감염세포를 Fc 수용체를 가지고 있는 살해세포(B cell, macrophage, neutrophil, null cell 등)가 결합하여 세포를 파괴한다.

(3) 세포성 면역반응에 의한 바이러스 감염세포의 파괴

바이러스 감염세포에 대하여 특이적으로 반응하는 감작 T림프구가 마크로파지 활성화 T 세포를 생산하거나, lymphokine을 생산하거나, 세포 상해성 T 세포의 출현을 초래하여 세포를 파괴한다.

5. 단일클론항체(Monoclonal antibody)

일반적으로 하나의 세포에서 분열에 의해 생긴 균일한 세포집단을 클론(clone)이라고 한다. 항원에 대응하는 B림프구를 선별적으로 자극, 증식시킨 결과, 1개의 림프구는 1 종류의 항체 분자를 생산한다. 단일클론에서 생산되는 면역글로불린을 단일클론항체라고 한다(그림 1-34). 항체를 생산하며 증식을 계속하는 세포는 세포융합 기술에 의해 얻어지며, 이와 같은 세포를 하이브리도마 세포(hybridoma cell)라고 한다. 예를 들면, 1975년에 Kohler와 Milstein은 항체생산 정상 B세포(배양증식을 계속할 수 없는 세포)와 생쥐의 형질 세포종(연속배양 가능)을 폴리에틸렌글리콜을 이용하여 세포융합을 하여 항체를 생산해가며 증식을 계속하는 새로운 세포를 만들 수 있음을 밝혔다. 그 후, 여러 가지 하이브리도마가 형성되고 항원분석, 항원변이의 해석, 단백질 화학이나 조직화학의 응용, 임상응용, 미생물의 동정, 진단, 형별 등의 응용이 연구되고 있다.

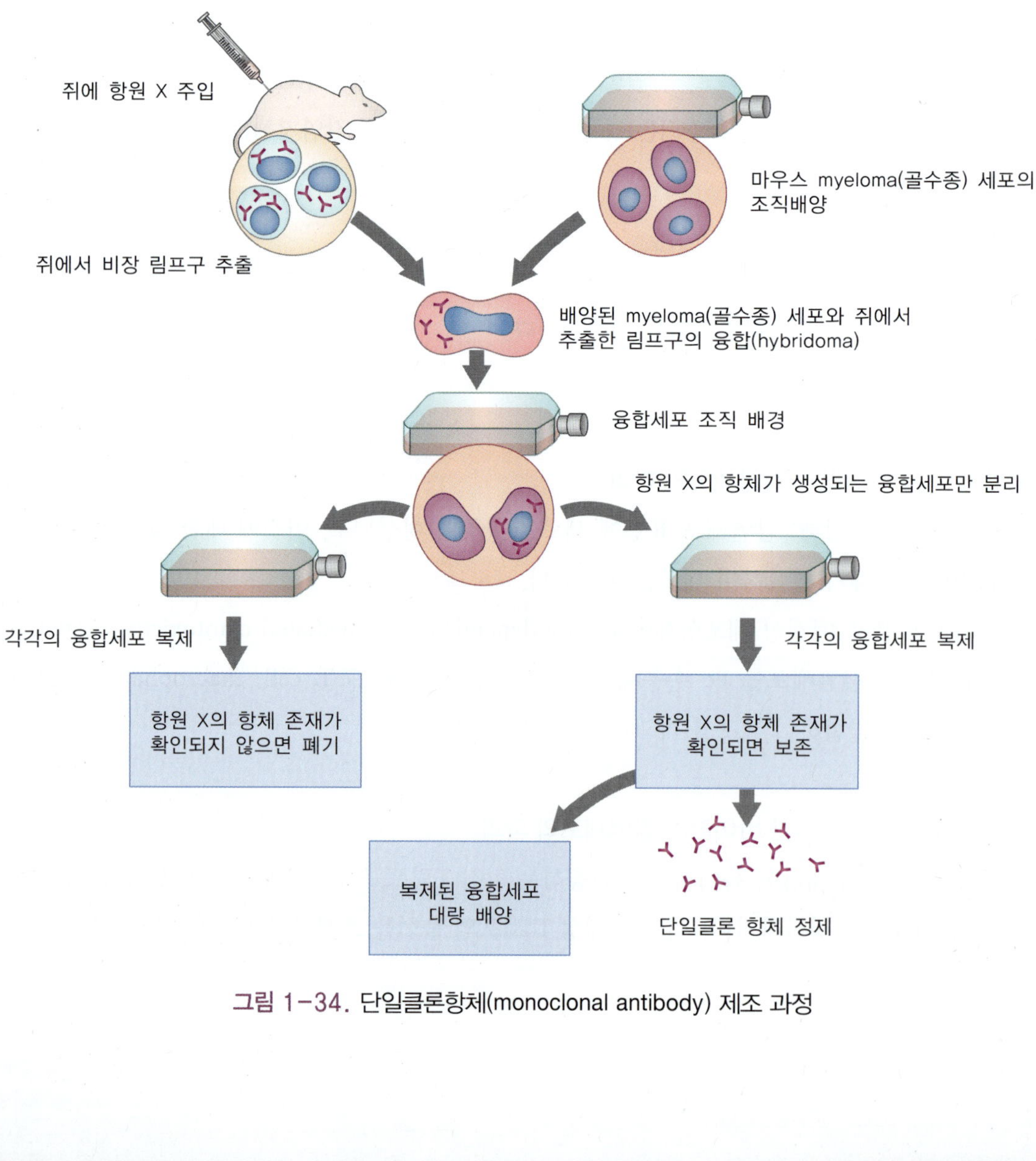

그림 1-34. 단일클론항체(monoclonal antibody) 제조 과정

X. 바이러스의 불활성화

세균에 대한 멸균 소독법에 준하는 것으로 바이러스의 감염성이 소실되는 것을 바이러스의 불활성화라고 한다.

1. 물리적 불활성화

1) 온도

일반적으로는 온도에 민감하고 100℃의 증기 처리로 사멸된다. 저온에는 상당히 안정하다. 대부분의 바이러스는 온도에 민감하며 세포 밖에서는 상온에서도 쉽게 감염능을 상실할 수 있다. 외피비보유 바이러스는 37℃에서 외피보유 바이러스보다 안정하다. 37℃에서 외피비보유 바이러스는 수 시간 동안 감염능을 보유할 수 있지만 외피보유 바이러스는 급격히 감염능을 상실한다. 바이러스를 불활화시키기 위하여 가열을 할 경우 50~60℃에서 30분간 정치하면 대부분의 바이러스는 감염능을 상실한다. 그러나 B형간염 바이러스(HBV), Papovavirus 등은 열에 비교적 안정하여 온도를 더 높이거나 정치 시간을 더 늘려야 불활성화시킬 수 있다.

저온에서 대부분의 바이러스는 감염능을 보존할 수 있으며 온도가 낮을수록 감염능을 더 오래 보존할 수 있다. 따라서 바이러스 분리용 검체를 채취하여 실험실로 운반할 때 4℃ 이하를 유지하는 것이 중요하다. 가능하다면 dry ice를 이용하여 −70℃을 유지하면 더욱 안정하다. 그러나 인플루엔자 바이러스는 CO2에 의해 불활성화되기 때문에 dry ice를 이용하여 검체를 수송할 때 밀봉해야 안전하다. 바이러스를 초저온냉동고(−70℃ 이하)나 액체질소(−160℃ 이하)에 보관하면 수개월 이상 바이러스의 감염능을 보존할 수 있다. 그러나 얼림과 녹임이 반복되면 감염능은 쉽게 상실된다.

특히 외피보유 바이러스가 민감하다. 대부분의 바이러스를 동결건조 하면 온도에 따른 감염능의 상실을 방지할 수 있다. 동결 건조한 바이러스는 4℃에서 오랜 시간 동안 심지어 상온에서도 감염능을 보존한다.

2) 수소이온농도(pH)

pH 5~9에서 안정하고, 이 이외의 pH에서는 불활성화 되기 쉽다. 대부분의 바이러스는 pH 7.0을 중심으로 pH 5.0에서 pH 9.0까지 비교적 넓은 범위에서 안정하지만, 모든 바이러스는 알칼리에서 감염능을 상실한다. 어떤 바이러스는 산성에 대해 저항성이 있지만 모두 그렇지는 않다. CMV는 산성의 pH에 매우 민감하여 불활성화되기 때문에 분리하고자 할 때 특히 pH에 주의해야 한다.

3) 방사선

γ선 이외에 X선, 자외선 등이 핵산을 상해하여 불활성화 시킨다. 자외선(UV)이나 X선(X-ray)과 같은 고에너지의 파장으로 바이러스를 불활성화 시킬 수 있다. 이러한 파장은 바이러스의 핵산에 직접적인 영향을 주기 때문에 바이러스의 감염능을 상실시킨다.

4) 삼투압 : 외피가 파괴되어 불활성화 된다.

2. 화학적 불활성화

세균의 소독에 사용되는 페놀, 크레졸, 액상비누, 계면활성제 등이며, 바이러스는 불활성화 되지 않는다.

1) 유기용매

에테르, 클로로포름 등은 바이러스를 쉽게 불활성화 시킨다. 에테르 처리는 외피보유 바이러스를 불활성화 시킨다. 그것은 외피비보유 바이러스와는 달리 외피보유 바이러스는 외피에 지질을 함유하고 있어 지질이 에테르에 쉽게 파괴되기 때문이다. 외피보유 바이러스가 외피에 손상이 있으면 숙주세포에 성공적으로 부착할 수 없게 되고 따라서 감염능을 상실하게 된다. 대부분의 외피보유 바이러스에 에테르를 처리하면 외피의 구성 성분인 지질에 손상을 받게 되고 결국 외피의 구조가 파괴된다.

따라서 외피가 파괴된 외피보유 바이러스는 숙주세포에 성공적으로 부착할 수 없음으로 감염능을 상실하게 된다. 이와 같이 에테르 처리로 감염능이 상실되는 바이러스는 에테르 감수성이 있다고 한다. 외피비보유 바이러스는 외피가 없고 따라서 지질을 함유하지 않기 때문에 대부분 에테르에 저항성이 있다. 에테르에 대한 감수성의 여부로 외피비보유 바이러스와 외피보유 바이러스를 구분할 수도 있다.

포름알데히드 처리도 바이러스의 핵산과 반응하여 바이러스의 감염능을 상실시킨다. 특히 두 가닥의 핵산을 갖는 바이러스보다 한 가닥의 핵산을 갖는 바이러스에 더 민감하게 작용한다. 그러나 감염능은 불활성화하여도 바이러스의 항원성에는 영향을 주지 않기 때문에 불활성화 백신을 제조할 때 종종 사용되어 왔다.

2) 알코올류 : 에탄올은 85~90% 이상의 것이 일반적으로 사용된다.

3) 차아염소산나트륨 : 0.1~1%, 60분 이상 침적한다.

4) 글루타르알데히드 : 2% 용액이 사용된다.

5) 에틸렌옥사이드(EO) : 바이러스가 오염된 것에는 사용하지 않는다.

XI. 바이러스 감염증의 예방과 치료

1. 예방법

감염증의 예방은 전파를 차단하면 되는 것이다.

(1) 감염원 대책

병원 바이러스 보유자와 병원 바이러스에 대한 대책이다. 전자는 조기발견과 격리가 필요하다.

(2) 감염경로 대책

중요한 대책이며, 감염경로를 숙지하는 것에서 시작해야 된다. 물, 식품의 소독, 바이러스보유자와의 접촉, 감염원에 대한 지식이 필요하다.

(3) 감수성 숙주 대책

개인별로 건강의 유지와 증진을 위한 노력과 백신접종, 전염병 유행예방사업, 감염증보험사업 등의 실시가 필요하다.

2. 예방접종

방어능이 오래 지속되지 않는 백신은 추가접종을 해야 하기 때문에 접종시기를 놓치기 쉽고 보관조건이 냉장, 냉동, 실온으로 구분될 수 있어 보관을 정확히 하지 못하면 백신이 변질될 수 있다. 백신의 면역원성 유지기간이 짧은 기간으로 한정되어 있는 경우 면역원성을 상실한 백신을 접종하게 될 가능성이 있고 유효기간이 지난 백신의 폐기 양이 많아 경제적인 손실이 따른다. 또한 생백신의 경우 백신 그 자체에 의해 가끔 질병이 발생하여 백신접종의 기피현상이 우려될 수 있으며 가격이 비싸도 백신접종의 기피현상이 따른다.

따라서 백신은 다음의 조건을 충족할 수 있는 경우가 이상적이다.

- 특정한 병원체에 대해 알맞은 면역반응을 유도할 수 있어야 한다. 결핵은 세포성 면역반응의 유도가 필요하고 대부분의 세균과 바이러스 감염은 체액성 면역반응의 유도가 필요하다.
- 병원체에 대한 방어가 오래 지속되어야 한다. 가장 이상적인 것은 일회의 접종으로 일생 동안 방어능이 형성되는 것이다.
- 안전해야 한다. 백신 그 자체의 원인으로 질병이 발생되면 안 된다.

- 안정성이 유지되어야 한다. 백신을 보관하는 과정에서 발생할 수 있는 여러 가지 불완전한 보관 조건에도 면역원성을 유지해야 한다.
- 경제적이어야 한다.

위와 같은 특징을 갖는 백신은 가장 이상적인 것이지만 현재 사용되고 있는 모든 백신이 위의 조건을 모두 충족하는 것도 있고 그렇지 않은 것도 많다. 따라서 지속적으로 이상적인 백신의 개발을 위한 연구가 요구되고 있다. 바이러스 감염증에 대한 치료약이 충분하지 못한 지금, 백신에 의해 면역능을 획득하는 것은 매우 효과적인 방법 중의 하나이다. 바이러스 백신은 바이러스 입자의 면역원성을 파괴하지 않고 독력만을 저하시킨 바이러스에 의해 만들어진다. 백신 제조법은 다음 세 가지가 있다.

1) 불활성화 백신

약독화 백신주가 개발되지 않았거나 약독화 백신주가 있어도 쉽게 독성주로 복귀될 가능성이 있는 경우 독성주 자체를 불활성화하여 숙주에 접종한다. 백신을 제조하기 위해 독성주를 대량 배양하여 propiolactone이나 formaldehyde로 불활성화한다. 불활성화 백신은 감염력이 없어 비교적 안전하지만 일반적으로 면역원성이 낮고 숙주 내에서 면역능을 유도하기 위하여 여러 번 접종해야 하며 백신 준비에 많은 비용이 소비된다.

- 일본뇌염 백신, 광견병 백신

2) 생백신

(1) 약독화 백신

배양 온도 등과 같은 배양 조건의 변화로 독성을 인위적으로 감소시킨 병원체로써 숙주 내에서 아주 약하게 증식하는 돌연변이체를 선택한다. 백신주가 숙주 내에서 증식할 때 야생형이 숙주 내에서 증식할 때와 같은 여러 특징이 나타나지만 질병으로써의 현상은 나타나지 않는다. 대부분의 바이러스 백신을 이 방법으로 제조한다. 약독화 백신을 접종하면 백신주가 숙주세포 내에서 증식하기 때문에 면역반응은 효과적으로 발생한다. 항체의 생성은 물론 세포성 면역반응도 생성되고 면역능은 오래 지속된다. 경우에 따라 일회의 접종으로 일생동안 면역능을 부여할 수도 있다. 하지만 접종한 후 숙주 내에서 독성주로 다시 복귀될 수 있는 위험이 있고 면역이 억제된 개체에서는 접종된 백신주에 의해 여러 질병이 발생할 가능성이 있다.

(2) 이종 백신

질병의 원인이 되는 바이러스와 밀접하게 연관되어 다양한 항원을 공유하고 있지만, 독성이 없거나 적은 바이러스를 백신으로 사용한다. 접종 후 백신주는 숙주 내에서 증식하여 독성이 강한 바이러스의 항원과 교차반응을 할 수 있는 면역반응이 유도된다. 이종백신으로 잘 알려진 것은 Vaccinia virus이다.

Cowpox virus와 Vaccinia virus는 천연두의 원인 체인 Variola virus와 밀접하게 연관되어 다양한 항원을 공유하고 있다. 18세기에 Edward Jenner는 Cowpox virus에 감염된 사람은 천연두에 면역능이 있다는 것을 관찰하였고, 20세기에 Vaccinia virus를 백신주로 사용하여 천연두를 박멸하였다.

(3) 재조합 백신(Vector 백신)

유전공학을 이용하여 제조한 백신으로 독성이 있는 바이러스의 특정 유전자를 독성이 없는 다른 바이러스의 유전물질에 삽입하여 발현시킴으로써 얻을 수 있다. 숙주 내에서 독성 바이러스의 특정 유전자를 삽입한 바이러스가 복제되고 단백질을 합성할 때 그 유전자도 발현되어 독성 바이러스의 특정 단백질을 합성하게 되며 숙주는 그 단백질에 대한 특이 면역반응이 유도된다.

(4) 생백신의 특징

생백신은 세포성 면역과 항체생산을 효과적으로 유도할 수 있고 일회의 접종으로 면역능이 오래 지속될 수 있지만 독성주로 다시 복귀될 수 있고 면역이 억제된 사람에게 중증의 질병을 초래할 수 있다. 발병성이 극히 낮은 변이주를 사용하는 것이 좋다. 재조합백신을 제외한 생백신은 숙주에 감염되어 증식할 수 있어야 하기 때문에 백신주가 생존력을 잃지 않게 보관에 유의해야 한다. 백신준비는 저렴한 비용으로 할 수 있지만 보관에 많은 비용이 소비된다.

3) 성분 백신

불활성화 백신의 부작용은 백신에 포함된 불순물에 의해서 발생한다. 필요한 성분만을 취하여 만들어진 백신을 성분 백신 또는 스플리트(split) 백신이라고 한다.

- 인플루엔자 HA백신, B형간염 백신

이외에도 다양한 역가를 지닌 다역가 백신이라는 것이 있다. 이것은 병원체가 여러 가지 형으로 분류되어 있는 경우 각 형을 결집하여 만들어진 백신을 말한다.

- 인플루엔자 HA백신 : A형과 B형의 2가 백신
  경구용 생폴리오 백신 : I형, II형, III형의 3가 백신

(1) 면역 증강제

불활화 백신이나 정제한 단백 백신과 같은 면역원성이 약한 백신을 접종하여 면역반응을 증강시키기 위하여 면역 증강제를 사용한다. 면역 증강제는 조직 내에서 항원이 대식세포와 T, B세포에 오래 지속적으로 노출되게 하며 대식세포를 활성화하여 cytokine을 분비하게 하고 그 결과 T 세포와 B세포가 접종부위로 모이게 한다.

(2) 백신의 종류

① B형간염 백신

㉠ 혈장유래 백신과 유전자 재조합 백신

B형간염 백신은 크게 바이러스 보유자의 혈장을 원료로 하여 제조한 백신과 유전자 재조합 방식으로 합성한 백신으로 구분된다. 현재까지의 연구 결과를 종합하여 보면 혈장유래 백신이나 유전자 재조합 백신 모두 접종 후 90% 이상에서 예방 가능한 항체를 획득할 수 있다. 유전자 재조합 백신은 혈장유래 백신과 항체가의 기하평균치, 항체양성 전환율 및 예방효과는 비슷하다. 예방 가능한 항체가는 적어도 10 mIU/mL(10 RU) 이상이 되어야 하므로 10 mIU/mL을 항체양성의 기준으로 삼는다.

㉡ B형간염 백신의 예방 효과

외국에서 조사된 B형간염 백신의 효과는 HBs Ag 양성 모체로부터 신생아 수직 감염 예방을 위하여 생후 7일 이내에 접종할 경우 65~90%에서 만성 보유자가 되는 것을 막아주며, HBIG를 출생 직후 근육 주사할 경우에는 5~20%를 더 예방할 수 있는 것으로 예상된다. 예방접종으로 유도된 항체가(anti-HBs)는 시간이 경과할수록 감소하는 것으로 알려져 있다. 그러나 항체가가 측정 가능치 이하로 감소하여도 예방효과는 10년 또는 그 이상 지속되는 것으로 밝혀졌다.

접종 후 일단 예방 가능한 항체가(10 mIU/mL) 이상을 유지하면 그 이후 시간이 경과하여 항체가 10 mIU/mL 이하로 낮아지거나 또는 음성으로 전환된다고 하여도 백신에 의해서 면역 기억이 완성되었기 때문에 HBV에 감염되어도 기억반응(anamnestic anti-HBs response)을 자극하여 항체상승을 유도하는 것으로 관찰되고 있다.

㉢ 접종 대상 및 방법(단락 번호 확인, 순서)

B형간염 예방접종은 모든 영유아를 대상으로 접종하며, HBs Ag와 anti-HBs 검사 결과가 모두 음성인 성인 중에서는 B형간염 바이러스에 노출될 위험이 높은 환경에 있는 사람이 대상이다. 특히, 다음에 해당하는 성인은 우선 접종 권장 대상이 된다.

ⓐ B형간염 바이러스 보유자의 가족

ⓑ 혈액제제를 자주 수혈 받아야 되는 환자

ⓒ 혈액 투석을 받는 환자

ⓓ 주사용 약물 중독자

ⓔ 의료기관 종사자

ⓕ 수용 시설의 수용자 및 근무자

㉣ 표준 접종 시기(신생아, 영·유아)

ⓐ 모체가 HBs Ag 양성인 경우: HBIG 0.5 mL 및 B형간염 백신을 출생 후 12시간 이내에 각각 다른 부위에 근육 주사한다.

ⓑ 모체가 HBs Ag 음성인 경우 : 생후 1~2개월에 B형간염 백신 접종 시작을 권장한다.

ⓒ 모체의 HBs Ag 검사 결과를 알지 못하는 경우 : 출산 직후 새로 검사를 하여 양성으로 밝혀지면 가장 빠른 시기(늦어도 7일 이내)에 HBIG 0.5 mL 및 B형간염 백신을 각각 다른 부위에 근육 주사한다.

ⓜ 접종 일정

접종 일정은 각 백신의 약품설명서에 기재된 접종 방법대로 접종한다. 0, 1, 6개월 방법으로 허가받은 백신은 2차 접종은 1차 접종 후 1개월 뒤(1~2개월까지 가능)에, 3차 접종은 2차 접종 후 5개월 뒤(4~14개월까지 가능)에 실시하고, 0, 1, 2개월 방법으로 허가받은 백신은 2차 접종을 1차 접종 후 1개월 뒤에, 3차 접종을 2차 접종 후 1개월 뒤(1차 접종 후 2개월 뒤에 해당)에 실시한다.

ⓐ 접종 용량은 각 백신의 제품 설명서를 참고한다.

ⓑ 접종 부위는 어느 연령에서나 삼각근에 접종이 가능하고, 신생아나 영아에서는 대퇴부전외측에 근육 주사한다.

ⓒ 둔부에 접종하는 경우에는 항체 반응이 낮으므로 추천하지 않는다.

ⓓ 피하 주사는 근육주사보다 항체반응이 낮다.

ⓔ 피내 주사는 권장하지 않는다.

ⓑ 접종전후 항체검사와 재접종

ⓐ 접종 전에 일률적인 항체검사는 추천하지 않는다.

ⓑ 현재 사용되고 있는 B형간염 백신은 바이러스 보유자에게 특별한 해를 끼치지는 않지만 아무런 효과도 없다.

ⓒ 이미 B형간염에 대한 항체를 보유하고 있는 사람에 대한 예방접종은 필요가 없지만 해를 끼치지는 않는다.

ⓓ 건강한 소아나 성인에 대해서 B형간염 예방접종 후 면역 획득 여부를 알아보기 위한 일률적인 항체 검사는 권장하지 않는다.

ⓔ 다만, 다음의 경우에는 3회 접종 후 3개월이 지난 뒤에 반드시 항체 검사를 하고 그 결과에 따라서 적절한 조치를 할 것을 추천한다.

㉮ HBs Ag 양성 모체에서 출생한 신생아

㉯ 혈액 투석을 받는 환자

㉰ HIV 감염자

㉱ 의료기관 종사자

㉲ B형간염 바이러스 보유자의 가족

㉳ 혈액제제를 자주 수혈 받아야 되는 환자

㉦ 재접종을 하는 경우

ⓐ 고위험군을 대상으로 3회 접종 후에도 음성인 경우 아래의 방법으로 재접종을 시행한다.

㉮ 한 차례 접종을 하고 1개월 뒤에 항체 검사를 실시하여 anti-HBs 수치가 10 mIU/mL 이상이면 종료한다.

㉯ 10 mIU/mL 미만이면 접종일정에 따라서 2회 더 접종한다.

ⓑ 위와 같이 재접종을 한 후에도 예방 가능한 항체가가 형성되지 않는 경우는 무반응군으로 판단하고 추가접종은 실시하지 않는다.

㉧ 추가 접종

ⓐ 건강한 소아나 성인에 대해서 일률적인 추가 접종을 권고할 만한 의학적 증거는 현재까지 제시되고 있지 못하다. B형간염의 예방에 추가 접종이 도움이 될 수 있다는 것은 이론적인 측면에 기초하여 제시된 것으로 과연 그것이 B형간염의 발생을 줄일 수 있는지에 관해서는 향후 대규모의 대조군 연구가 필요한 실정이다. 또한, 현재의 일반적인 세계 학계의 입장도 정상인들을 대상으로 하여서는 추가 접종을 추천하고 있지 않다. 따라서 모든 신생아의 예방접종과 고위험군에 대한 예방접종에 힘을 기울이면서 추가접종은 좀 더 분명한 과학적 근거가 제시될 때를 기다리는 것이 타당하다.

ⓑ 그러나 특수한 경우 예를 들어 혈액 투석 환자에게는 매년 항체 검사를 시행한 후 항체가 10 mIU/mL 이하이면 추가접종을 하여야 한다.

㉨ 특수 상황에서의 접종

ⓐ 2 kg 이하의 미숙아: 2 kg 이하의 미숙아는 출생 시 접종하는 경우 항체양성 전환율이 낮다는 보고가 있어, 모체가 HBs Ag 양성이 아닐 경우 2 kg 이상될 때 접종하는 것을 권장하고 있다.

ⓑ 임신: 임신이나 수유는 B형간염 예방접종의 금기사항이 되지 않는다. B형간염 백신은 불활성화 백신으로 전염성이 없기 때문에 태아에 영향을 미치지 않는다.

ⓒ 주사 바늘 찔림 등의 사고로 B형간염 바이러스에 노출된 경우(HBs Ag 양성인 혈액이 담긴 주사 바늘에 찔린 경우 등)이다.

㉩ 이상반응

경한 이상반응으로 접종 부위의 통증, 발열 등이 보고되고 있으나, 위약(placebo)을 주사한 경우보다 통계적으로 이상반응 발생이 많지 않았다는 보고도 있다.

혈장유래 백신의 심한 이상반응으로 귈랑바레증후군(바이러스 감염 후에 일어나는 다발성 신경염, Guillain-Barree)이 보고된 바 있다.

㉪ 금기사항 및 참고 사항

금기는 이전에 B형간염 백신 접종 후 아나필락시가 있었을 때이며 임신이나 수유는 B형간염 예방접종의 금기사항이 아니다.

② 유행성 회백수염(poliomyelitis)

폴리오 백신에는 경구용 백신(OPV)과 주사용 백신(IPV 또는 eIPV)의 두 가지 종류가 있다. 경구용 폴리오 백신은 미국을 비롯한 대부분의 나라에서 사용하고 있으며, 우리나라는 경구용 폴리오 백신만 사용하고 있다. 폴리오 주사용 백신의 경우 특히 새로 개발된 eIPV (enhanced inactivated polio vaccine)는 프랑스, 스웨덴, 네덜란드, 핀란드 등 33개 나라에서 접종하고 있다.

㉠ 경구용 폴리오 백신(OPV)

폴리오바이러스 I형, II형, III형을 모두 포함한 3가 경구용 폴리오 백신(TOPV)은 1962년 캐나다, 1963년 미국에서 각각 개발되었다. 대부분의 경우에 경구용 폴리오 백신은 1회 접종으로 면역력을 가지게 되나 폴리오바이러스 I형, II형, III형 모두에 대한 장기(long term) 면역을 획득하기 위해서 여러 차례 접종하고 있다. 경구용 폴리오 백신은 장내(intestinal) 면역을 유도하여 폴리오바이러스에 재감염되는 것을 막아준다. 그러나 드물게 백신에 의한 마비가 보고되고 있다. 미국의 연구 결과에 의하면 경구용 폴리오 백신에 의한 마비는 1년에 8~9명이 발생하고 있다. 또한, 경구용 폴리오 백신은 냉동 상태로 운반 및 보관하여야 하며, 녹인 후에는 10℃ 이하에서 보관하며 30일 이내에 사용하여야 하는 어려움이 있다.

㉡ 주사용 폴리오 백신(IPV, eIPV)

피하 주사로 접종하는 주사용 폴리오 백신은 1955년 미국에서 개발되어서 널리 쓰이다가 1963년 경구용 폴리오 백신이 개발된 이후에는 많이 사용되지 않았다. 그러나 유럽에서 효능이 강화된 주사용 폴리오 백신이 개발되고, 경구용 폴리오 백신을 접종할 수 없는 면역결핍 환자가 늘어나면서 다시 사용이 늘고 있는 추세이다. 주사용 폴리오 백신은 경구용 폴리오 백신과는 달리 피접종자나 접촉자에게 마비를 초래하지 않아 면역결핍 환아에도 안심하고 사용할 수 있는 장점이 있으나, 경구용 폴리오 백신에 비해서 가격이 비싸고 주사를 하여야 하는 문제점이 있다. 주사용 폴리오 백신에 의한 면역력의 지속 기간은 현재 연구 중에 있다.

ⓐ 접종 대상 및 시기 : 폴리오 백신은 태어나는 모든 영 · 유아를 대상으로 생후 2개월부터 3회의 기초 접종을 시작한다. 추가 접종은 4~6세에 1회로 한다. 18개월의 접종은 1997년부터 권장하지 않는다.

ⓑ 접종량 및 방법

㉮ 대부분의 경우에 경구용 폴리오 백신은 1회 접종으로 면역력을 가지게 되나 폴리오바이러스 I, II, III형 모두에 대한 장기(long term) 면역을 획득하기 위해서는 3회의 기초 접종을 하여야 한다.

㉯ 1회 접종과 2회 접종은 8주의 간격(최소한 6주)을 두고 실시하여야 하며, 2회 접종과 3회 접종은 최소 6주(8~12개월의 간격도 무방함)의 간격을 두고 실시하여야 한다.

㉰ 초등학교 입학 전(4~6세)에 한 차례 실시하는 추가 접종은 간혹 세 가지 폴리오바이러스에 대하여 완전한 면역력을 갖고 있지 못한 소아를 위하여 실시하는 것이다. 4회째 접종을 마치지 않고 초등학교에 입학한 경우에는 접종 기록을 조사하여 초등학교 1학년 중에 접종해준다.

㉱ 경구용 폴리오 백신 접종을 통한 폴리오바이러스에 대한 면역은 4회로 충분하므로 경구용 폴리오 백신의 18개월 4번째 접종은 더 이상 추천하지 않는다.

ⓒ 성인 접종

영 · 유아기에 폴리오 예방접종을 한 번도 받지 않은 성인에 대한 접종을 하여야 하는 경우 미국은 주사용 폴리오 백신 접종을 권장한다. 그 이유는 백신 관련 마비의 발생 위험이 성인에게 약간 더 높은 것으로 추정되기 때문이다. 영 · 유아기에 기초 접종을 마친 성인이 폴리오 위험지역으로 여행하여 추가로 접종이 필요한 경우에는 경구용 폴리오 백신으로, 기초 접종을 한 경우에는 경구용 폴리오 백신 1회, 주사용 폴리오 백신으로 기초 접종을 하였으면 주사용 폴리오 백신 또는 경구용 폴리오 백신 1회 접종이 추천된다.

㉢ 이상반응

ⓐ 경구용 폴리오 백신에 의한 마비성 소아마비가 일어날 수 있다. 백신 바이러스가 장내 번식과정에서 신경독성을 다시 갖게 되어 생기며, 피접종자는 type 3이, 접촉자는 type 2가 주로 관여한다.

ⓑ 미국의 경우 1년에 평균 8~9명(1명/250만 dose)의 경구용 폴리오 백신에 의한 마비가 발생하고 있으나, 아직 국내에서는 경구용 폴리오 백신에 의한 마비가 보고되지 않고 있다.

ⓒ 주사용 폴리오 백신은 아직까지 심각한 이상반응이 보고된 바 없다.

㉣ 금기사항 및 주의사항

ⓐ 임신

㉮ 경구용 폴리오 백신 또는 주사용 폴리오 백신이 임신 중의 여성이나 태아에게 영향을 미친다는 확실한 증거는 없으나 임신 중인 여성에게는 가급적 접종을 피하는 것이 좋다.

㉯ 폴리오 예방접종을 한 번도 받지 않은 임신부가 폴리오 유행 지역으로 여행해야 하는 등 즉각적인 면역력 획득이 필요한 경우에는 경구용 폴리오 백신을 접종하는 것을 추천한다.

ⓑ 면역결핍: 면역결핍 환자나 그 가족에 대해서는 경구용 폴리오 백신을 접종하여서는 안 되고, 경구용 폴리오 백신을 접종하여야 한다.

③ 홍역, 유행성이하선염, 풍진 백신(MMR)

홍역, 유행성이하선염, 풍진은 여러 가지 종류의 바이러스주가 백신 생산에 사용되고 있다. 홍역은 Edmonston B, Schwartz, Moraten, AIK-C, Edmonston-Zagreb, Tanabe 등이 사용되고 있다. 유행성이하선염은 Jeryl Lynn-B, Urabe, Hoshino, Rubini 등이 사용되고 있으나 이상반응 연구조사 결과 다수의 중증 이상반응이 확인된 Urabe, Hoshino 균주에 대해서는 2000년 2월부터 국내 접종을 중단키로 하였다. 풍진은 RA27/3, Takahashi, Matsuura 등이 사용되고 있다.

㉠ 접종 대상 및 접종시기

MMR 백신은 모든 영 · 유아를 대상으로 접종하며, 풍진 단독 백신은 2006년까지 한시적으로 여자 고등학교 1학년생을 대상으로 접종을 한다. MMR 백신은 첫 돌이 지난 후에 접종하는 것을 추천한다. 홍역이 유행하고 있을 때에는 생후 6개월 이후부터 홍역 단독 백신을 접종할 수 있다. 그러나 만 1세 이전에 접종한 홍역 백신은 항체양성 전환율이 낮으므로 홍역이 유행하지 않는 시기에 만 1세 미만의 아동에 대한 홍역 단독 백신 접종은 추천하지 않는다. 만 1세 이전에 홍역 단독 백신을 접종한 경우에는 12~15개월에 MMR 백신을 다시 접종해야 한다.

㉡ 접종량 및 접종 방법

1차 접종은 생후 12~15개월 사이에 1회 용량(0.5 mL)을 피하주사로 접종하며, 2차 접종은 4~6세 사이에 1회 용량(0.5 mL)을 피하주사로 접종한다. 2차 접종은 초등학교 입학 전에 마치는 것을 원칙으로 하고 초등학교에서는 미접종자에 대해서만 접종할 것을 추천한다.

※ 홍역 단독 백신 또는 MMR 백신접종 전의 투베르클린 반응검사는 추천하지 않는다.

• 9개월 홍역 단독 접종을 추천하지 않는 이유

모든 신생아는 출생 시에 모체로부터 받은 홍역 항체(경태반 수동항체)를 가지고 있다. 모체로부터 받은 수동 항체는 성장하면서 소실되기 때문에 예방접종을 통한 능동 면역이 필요하다. 그러나 홍역은 체내에 수동 항체가 있을 경우에 항체양성 전환율이 떨어지므로 예방접종을 시작하는 시기는 모체로부터 받은 경태반 홍역 수동항체가 소실된 이후가 된다. 모체로부터 받은 경태반 홍역 수동항체의 소실 시기는 나라마다 다른데, MMR 접종은 충분한 항체가 생길 수 있는 최소 연령에 접종하는 것이 바람직하다.

㉢ MMR 접종을 생후 15개월에서 12~15개월로 변경한 이유

MMR 접종의 시기별 항체양성 전환율은 모체로부터 받은 경태반 수동항체의 지속 기간과 관련이 있다. 미국의 경우 1989~1990년에 홍역이 유행하였을 때 환자의 25%가 생후 15개월 미만, 9%가 12~15개월이었다. 또한, MMR을 12개월에 접종할 경우 항체양성 전환율이 93%, 15개월에 접종할 경우 항체양성 전환율이 98%로 조사되어서, 미국은 1994년부터 MMR 접종 시기를 생후 15개월에서 12~15개월로 앞당긴 바 있다.

우리나라도 '89~'90년, '93~'94년의 홍역 유행 때 15개월 미만의 홍역 환자가 많이 보고된 바, 홍역 유행 시에는 생후 6개월부터 조기 접종을 실시하고 비 유행시기에는 12개월부터 접종한다.

따라서 생후 9개월에 홍역 단독접종을 지양하는 대신에 MMR 접종을 12~15개월로 앞당길 것을 1997년부터 권장하고 있다.

㉣ 4~6세 재접종을 추가한 이유

홍역, 유행성이하선염, 풍진은 전염성이 높아서 MMR에 대한 예방접종률이 높은 경우에도 소규모 유행은 생길 수 있다. 또한 MMR 백신을 12~15개월에 접종한 경우 5~15%에서 항체가 생기지 않는 무반응자가 발생하는 것으로 추정되어 이들에 대하여 재접종을 시행하는 경우 항체양성을 유도하여 유행을 차단할 것으로 예측된다. 1989년부터 MMR 2차 접종을 초등학교 입학 전(4~6세, ACIP) 또는 중학교 입학 전(11~12세, 소아과학회)에 추천하였으며, 스칸디나비아 국가들은 MMR을 4~6세에 재접종하여 홍역, 유행성이하선염, 풍진의 유행을 근절시켰음을 보고한 바 있다. 우리나라도 학동기 아동들에게 유행하는 홍역, 유행성이하선염, 풍진의 유행 예방을 위해서 1997년부터 초등학교 입학 전(4~6세)에 MMR 재접종을 추천하고 있다.

㉤ 이상반응

ⓐ 예방접종 후의 가벼운 이상반응으로 발열, 일과성 발적(rash), 가려움증, 자반증(purpura) 등이 있다.

ⓑ 풍진 단독 백신을 성인에게 접종할 경우 소아의 경우보다 관절통, 일과성 관절염이 자주 나타나는 것으로 알려져 있는데, 남자보다 사춘기 이후의 여자에게서 더 흔하다.

ⓒ 과거에 홍역, 유행성이하선염, 풍진을 앓았거나, 예방접종을 받은 경우에 이상반응 발생이 증가한다는 보고는 없다.

㉥ 금기사항 및 참고사항

ⓐ 임신 : 임신 초기(3개월 이내)에는 MMR, 홍역, 풍진 백신을 접종하여서는 안 된다. 그러나 임신 초기에 예방접종을 하였다고 반드시 임신 중절을 할 필요는 없고 전문가의 관찰에 따른 개별적인 판단이 필요하다.

ⓑ 열성 질환 : 가벼운 상기도 감염이나 미열이 있는 경우, 예방접종의 금기사항이 아니다. 중등도나 심한 열성질환의 경우, 회복될 때까지 예방접종을 연기하는 것이 바람직하다.

ⓒ 알러지 : MMR 백신에는 미량의 neomycin, streptomycin, erythromycin, kanamycin이 포함되어 있으므로, 이들 항생제에 아나필락시스를 경험한 경우에는 접종의 금기사항이 된다. 그러나 접촉성 피부염의 형태로 나타나는 알러지는 금기사항에 해당하지 않는다. MMR 백신에는 penicillin이 포함되어 있지 않으므로 penicillin 알러지는 금기사항에 해당하지 않는다. 계란에 아나필락시 반응을 보이는 경우에도 MMR 접종의 금기사항이 된다.

ⓓ 면역글로불린 투여 : 최근에 면역글로불린을 투여한 경우에는 홍역 단독 백신 또는 MMR 백신의 접종을 연기하여야 한다.

ⓔ 결핵과 투베르쿨린 반응검사 : 홍역은 결핵 감염의 증상을 악화시킨다. 그렇지만 홍역 백신이

결핵을 악화시키는 효과는 관찰되지 않는다. 따라서 홍역이나 MMR 접종 이전에 투베르쿨린 반응 검사를 실시하는 것은 필요하지 않다. 다른 이유에서 투베르쿨린 반응 검사를 한다면 예방접종과 같은 날 실시하도록 하고, 그렇지 않은 경우에는 홍역 백신이 투베르쿨린 반응력을 약화시키므로 MMR 접종 후 4~6주가 지난 뒤에 투베르쿨린 반응 검사를 하여야 한다.

ⓕ 면역결핍 : 면역결핍 환자나 면역억제제를 사용하는 경우에는 MMR 백신의 금기사항이 된다. 그러나 최근 3개월 동안 항암제 치료를 받지 않은 백혈병 환자는 예방접종을 하여도 된다. 소량 또는 중등도의 용량으로 단기(2주 이내) 스테로이드 요법을 받는 경우, 국소 스테로이드요법을 사용하는 경우 등은 금기사항이 아니다. 무증상 또는 유증상 HIV 감염자는 금기사항이 아니므로 MMR 접종을 위해서 HIV 항체 검사를 할 필요는 없다. HIV 감염자에게 MMR 접종을 하여도 심각한 이상반응이 발생한다는 보고가 없으며, HIV 감염자가 홍역, 유행성이하선염, 풍진에 감염되면 증상이 심하므로 MMR 접종을 하는 것이 좋다. 그러나 HIV 감염자의 항체양성 여부나 항체가는 예측하기 힘들다.

④ 일본뇌염 백신(Japanese encephalitis)

세계적으로 일본뇌염 백신은 2종류의 불활성화 백신(쥐 뇌조직 유래 백신, 햄스터 신장세포 유래 백신)과 약독화 생백신이 있다. 백신에 사용되는 바이러스주는 Nakayama주, Beijing주, P3주와 SA14-14~2주가 있다. 우리나라에서는 Nakayama주를 이용한 불활성화 쥐 뇌조직 유래의 백신을 사용하고 있다.

㉠ 불활성화 쥐 뇌조직(mouse brain) 유래 백신

불활성화 쥐 뇌조직 유래 백신은 백신주를 쥐 뇌조직에서 배양하여 뇌 조직액을 균질화한 다음 원심분리, 황산프로타민 침전, 포르말린 불활성화, 초여과(ultrafilter) 과정, 황산암모늄 침전, 고속원심 처리 등의 과정을 거쳐서 정제하여 제조한다.

㉡ MBP(myelin basic protein)

쥐의 뇌조직에 함유되어 있는 중추신경계의 단백질인 MBP는 동물 실험에서 실험적 알러지성 뇌척수막염(experimental allergic encephalitis)을 일으키는 항원 물질로 밝혀져 있다. MBP는 중추신경계 전체 단백질 중 약 30%를 차지하고 있는데 백신 제조과정에서 정제과정을 거치지만 미량의 MBP가 포함될 가능성 때문에 일본뇌염 백신의 경우 MBP와 같은 뇌조직 유래 이종단백질 항원의 유입에 대한 기준을 두어 최대 허용 총단백량 80 μg/mL 이하, MBP는 2 ng/mL 이하로 하고 있다.

㉢ 접종 대상 및 시기

일본뇌염 백신의 접종 대상은 만 1~12세의 아동으로 생후 12~24개월에 기초 접종을 시작하며,

연중 접종을 권장한다.

㉣ 접종량 및 접종 방법

매회 접종 시 1.0 mL를 피하 또는 근육 주사한다. 3세 미만의 영아에게 접종하여야 하는 경우에는 0.5 mL를 접종한다. 기초 접종은 생후 12~24개월 기간 중 1주일 간격으로 2회의 기본접종을 시작하고, 기본 접종 후 12개월 뒤에 1회 추가 접종하여 기초 접종을 완료한다. 기초 접종을 마친 자는 만 6세와 만 12세에 각 1회 추가접종을 실시한다.

㉤ 이상반응

일본뇌염 백신과 관련된 중추신경계 이상반응은 1965~1973년 동안 일본에서 조사한 결과에 의하면 뇌염, 뇌질환, 경련, 말초신경병변 등이 2~3백만 접종에 1예 정도로 발생하였으며, 사망하는 경우는 1천만 명 접종에 1명으로 나타나 있다. 1992년 일본에서 백신을 접종한 6세 된 여아와 5세된 남아에게 접종 후 14일, 17일에 각각 급성 파종성 뇌척수막염이 발병한 예가 있다.

국내에서 일본뇌염 백신의 전반적인 이상반응을 조사한 인용할 만한 자료는 없다. 1994년 5월에 일본뇌염 백신 접종 후 과민반응에 의하여 2명이 사망한 사건이 발생하였고 이후로 전국적인 일본뇌염 백신 접종과 관련된 이상반응 사례가 보고되었다. 이 중 3예는 접종 후 3~7일이 경과한 다음 뇌병증의 임상경과를 보이다가 2명이 사망하였으며, 1예는 자기공명촬영상 급성파종성 뇌척수막염 소견이 나타났다.

⑤ 인플루엔자 백신

세계적으로 1940년대 말부터 인플루엔자 백신을 사용하기 시작했다. 초기의 백신은 계란의 요막강내에 바이러스를 증식시킨 후 원침 또는 염투석법으로 바이러스를 정제한 뒤 포르말린으로 처리한 불활성화한 백신이었으며, 한 가지 아형의 바이러스만 포함하였다. 초기 백신은 피접종자의 발열, 경련 등 이상반응이 많았으나, 1972년부터는 바이러스 구성 성분 중에 열성 발열물질이 있음을 알고 이를 에테르로 처리하여 발열성 물질을 제거한 소위 HA 백신이라고 하는 아단위급 백신이 개발되어 보급되었다. 이로써 백신의 부반응은 대폭 감소되었다. 그러나 매년 접종해야 하는 불편함이 있어서 약독화 생백신 개발이 연구 중이다.

㉠ 접종 대상 및 시기

ⓐ 나라마다 인플루엔자 예방접종 권장 대상은 약간씩 다르지만 인플루엔자에 의한 합병증이 많이 생기는 위험군이 우선 접종 대상이 된다. 이런 환자들에게 인플루엔자 바이러스를 전파시킬 위험도가 높은 의료인과 환자 가족들도 접종 권장 대상에 포함되기도 한다. 그러나 생후 6개월 이하 영아는 백신으로 인플루엔자를 예방할 수 없으므로 적용되지 않는다.

ⓑ 인플루엔자 예방접종은 나이가 6개월 이상인 사람 중에서 다음의 순서대로 권장한다.

㉮ 폐 질환자, 심장 질환자

㉯ 만성질환으로 사회복지시설 등 집단 시설에서 치료, 요양, 수용 중인 사람

㉰ 병원치료가 필요한 만성질환을 앓고 있는 사람 : 대사질환(당뇨병)자, 신장질환자, 만성간 질환자, 악성 종양자, 면역저하 환자, 아스피린 복용 중인 6개월~18세 소아, 혈색소병증(hemoglobinopathy) 환자.

㉱ 65세 이상의 노인

㉲ 의료인, 환자 가족

ⓒ 이외에도 본인이 원할 때, 인플루엔자 유행지역으로 여행할 때도 접종대상이 될 수 있으나 단체 예방접종사업의 대상은 아니다.

ⓓ 접종은 늦어도 인플루엔자 유행 2주 전에 받아야 하는데, 9~10월에 사이에 접종을 시작하는 것이 현실적이다.

㉡ 접종량 및 방법

인플루엔자 예방접종의 연령구분과 용량 및 접종방법은 제품설명서를 따른다.

㉢ 이상반응

대개 경증이다. 전세포 백신은 접종부위 동통, 발열 등의 이상반응이 많았으나 아단위 HA 백신이 개발되면서 많이 감소하였다. 과거의 백신은 10만 명당 1명의 빈도로 Guillain-Barre 증후군이 발생하고, 200만 명당 1명의 빈도로 사망하였으나, 1976년 이후로는 이러한 보고가 없어서 현재 사용하는 백신은 치명적인 합병증은 일으키지 않을 것으로 생각된다. Warfarin이나 Theophylline을 복용하는 환자에 약물 농도가 높아져 이상반응이 높아진다는 보고가 있었으나, 증명되지 않아 문제되지 않을 것으로 생각된다. 1% 정도의 환자에게서 HIV, HTLV-1, HCV에 대해 위양성 반응이 나타나나 일시적이며 시간이 지나면서 없어진다.

㉣ 금기사항

ⓐ 이전에 인플루엔자 백신을 받고 심한 과민반응을 보인 사람은 인플루엔자 백신을 접종하지 말아야 한다. 계란에 심한 과민반응을 보인 사람도 접종하지 않는 것이 안전하며 병력상 계란을 먹고 심한 과민반응이 없었다면 안심하고 투여할 수 있다.

ⓑ 이전 인플루엔자 백신을 받고 6주 이내에 Guillain-Barre 증후군이나 다른 신경 이상이 생긴 사람에게는 투여하지 않는 것이 좋다.

ⓒ 발열이 있는 사람은 열이 없어지기 전까지는 접종하지 않는 것이 좋다. 열이 없는 상기도감염은 금기가 아니다.

ⓓ 임신부도 인플루엔자 합병증의 위험인자가 있으면 접종이 필요하다. 그러나 위험인자가 없는 임신 초기의 임신부는 태아 이상이 생길 가능성을 배제할 수 없으므로 접종을 피하는 것이 바람직하다.

⑥ 유행성출혈열 백신

우리나라의 유행성출혈열 백신은 1988년에 유행성출혈열 환자의 감염 초기 혈액에서 분리된 Hantaan virus를 Vero E-6 세포에 접종 후 젖먹이 생쥐 또는 쥐의 뇌에서 계대 배양한 다음 포르말린으로 불활성화시켜서 개발하였는데, 아직 야외 시험을 통한 백신의 예방 효과가 완전히 입증되어 있지 않다.

이외에 일본, 중국, 북한, 미국 등에서 백신 개발이 진행 중이다.

㉠ 접종 대상 및 시기

ⓐ 유행성출혈열 백신의 접종 권장 대상은 성인 중에서 다음에 해당하는 사람으로 한다.

㉮ 군인 및 농부 등 직업적으로 유행성출혈열 바이러스에 폭로될 위험이 높은 집단

㉯ 신증후출혈열(유행성출혈열) 바이러스를 다루거나 쥐 실험을 하는 실험실 요원

ⓑ 고위험군 이외에 야외활동이 빈번한 사람 등 개별적 폭로 위험이 크다고 판단하는 경우, 접종은 가능하지만 단체 예방접종사업의 대상은 아니다.

㉡ 접종량 및 방법

ⓐ 1회 0.5 mL을 1개월 간격으로 2회 근육 또는 피하주사로 투여하며, 2차 접종 후 12개월 뒤에 근육 또는 피하에 1회 접종한다.

ⓑ 3회 접종 후의 추가 접종 : 아직 정해진 지침이 없다.

㉢ 이상반응

국소 이상반응은 가려움증, 색소침착, 발적, 통증, 근육통, 부종 등이 관찰되었으며, 전신 이상반응은 발열, 권태감, 근육통, 구역질 등이 관찰되었다. 일본뇌염 백신과 마찬가지로 MBP가 함유되어 있으므로 이론적으로 예방접종 후 뇌염 발생이 가능하지만 아직 확인된 사례는 없다(표 1-6).

ⓐ 생후 4주 이내 접종한다.

ⓑ 모체가 HBs Ag 양성인 경우에는 출생 후 12시간 이내에 백신과 B형간염인 면역글로불린(HBIG)을 동시에 주사하고, 음성인 경우에도 생후 2개월 이내에 첫 접종을 시작한다. 이후의 접종 일정은 약품설명서에 기재된 접종방법(0, 1, 6 방식 또는 0, 1, 2 방식)대로 실시한다.

ⓒ 폴리오 3차 접종은 6개월에 시행하나 18개월 이내에만 접종하면 된다.

ⓓ 홍역 유행 시 생후 6개월에 홍역 단독 백신으로 조기접종하며 이 경우 생후 12개월에 다시 MMR로 접종한다.

ⓔ 일본뇌염 백신은 전염병 예방법에 의한 임시예방접종으로 생후 12~24개월에 1~2주 간격으로 2회 접종한 다음 12개월 후 3차 접종하는 기초접종을 시작하며 만 6세, 12세 되는 해 각각 1회씩의 추가접종을 실시한다.

표 1-6. 예방 백신의 부작용

예방 접종 종류	국소 이상반응	전신 이상반응
BCG	국소 궤양, 국한성 화농성 림프절염	매우 드물게 파종성 결핵, 골염
개량 디프테리아 파상풍 · 백일해(DTaP)	통증, 발적, 압통, 경결	어지러움, 식욕부진, 구토, 발열, 일시적 저긴장, 경련, 드물게 과민성 쇽, 뇌증
폴리오	–	드물게 마비
B형간염	통증, 종창, 경결	발열, 권태, 구토, 관절통, 피부 발진
홍역	–	발열, 발진, 중추 신경계 이상반응(뇌염, 뇌증)
홍역 · 유행성이하선염 풍진(MMR)	–	발열, 발진, 중추신경계 이상반응(경련, 뇌염, 뇌증), 혈소판 감소증, 소양감, 무균성 뇌막염, 드물게 이하선염, 림프절종창, 관절통, 드물게 뇌증, 과민성 쇽
일본뇌염	통증, 종창, 발적	발열, 두통, 권태감, 드물게 중추신경계 이상반응(뇌염, 뇌증)
인플루엔자	통증, 발적	발열, 근육통, 관절통, 불쾌감, 드물게 과민성 쇽
장티푸스		
약독화 생백신	–	–
비경구용 아단위	통증, 발적, 경결	발열

표 1-7. 생균 백신과 불활화 백신의 특성 비교

특성	생균 백신	불활성화 백신
투여경로	구강, 주사	주사
바이러스 역가	낮음	높음
보조제 필요성	없음	있음
면역기간	수 년~평생	대체로 짧음
항체반응	IgG, IgA	IgG
세포 매개성 면역반응	높음	낮음
열 안정성	불안정	안정
독성전환	드묾	없음
간섭작용	드묾	없음
부작용	약함	가끔 팔 통증

3. 치료법

(1) 면역요법

항체를 주사하는 수동적인 면역법에 의한 치료법이다.

- 회복기 환자혈청 또는 면역글로불린 제제
- A형간염, B형간염, 마진, 수두 등의 치료 및 발병예방 면역부전환자 (γ글로불린이 없거나 낮은 혈증, 백혈병)
- IgM, IgG 항체. 다만 주사된 IgM의 반감기는 5일, IgG는 23일 정도라고 하며, 장기투여는 하지 않는다.

(2) 화학요법

바이러스 감염증의 화학요법은 바이러스의 증식이 숙주세포의 대사기구를 빌려서 행하게 됨으로 바이러스에 대한 선택적 독성을 가진 약제의 개발을 매우 어렵게 하고 있다.

- 염산아만타딘 l-amantadine(바이러스 탈외피 저해제): 인플루엔자 바이러스 A형

  리팜핀(rifampin) (전사 저해제): 폭스, 허피스, RNA 종양바이러스 및 감염세포의 악성 변환

  2-(α-하이드록시벤질)-벤지미다졸(HBB)2-(α-hydroxy-benzyl) benzimidazol 핵산복제 저해제: 피코르나 바이러스

  5-요오드-2데옥시우리딘(IUdR)5-iode-deoxyuridine 핵산복제 저해제 : 허피스 바이러스(각막염, 구진허피스)

  아데닌아라비노시드(Ara-A), 시토신아라비노시드(Ara-C) 핵산복제 저해제 : 헤르페스 바이러스(각막염)

  아시크로린(Acyclorin): 허피스 바이러스, 수두 · 대상포진 바이러스

  아지드티미딘(AZT: azidthymidine): HIV

(3) 인터페론

인터페론은 α, β, γ의 세 종류가 있으며 α와 β는 바이러스가 감염된 세포가 분비하며 인접한 세포에 작용하여 바이러스 감염에 대한 방어 기작을 활성화시킨다. 또한 직접적인 항바이러스 작용과 함께 감염된 세포에서 MHC class I의 표현을 증가시킴으로써 Tc 세포가 바이러스의 항원을 인식할 수 있는 기회를 더욱 증가시키며 NK 세포를 활성화하여 세포살해능이 증대되게 한다. γ는 Th 세포가 분비하며 직접적인 항바이러스 작용은 없지만 T 세포가 매개하는 면역기능을 향상시킨다. 세포에서 MHC 분자의 표현을 증가시키고 탐식세포와 NK 세포를 활성화하여 항원의 표현을 증대시키고 항원을 표현하고 있는 세포를 살해하는 능력을 향상시킨다.

XII. 바이러스 감염증의 역학

역학이란, 인간 집단을 대상으로 하여 인간의 증상 및 이상의 원인을 숙주, 병인, 환경의 각 측면에서 포괄적으로 연구하고, 그 증진과 예방을 이끌어내는 학문이라고 정의한다.

1. 전파경로와 배출로

바이러스가 인간의 신체에 침입하는 것은 다음 5가지 기관을 통해서이다.

(1) 호흡기

비말(핵)감염이 보통이다. 감염원으로서 비말의 크기가 중요하며, Knight씨 등에 의하면 무풍, 3 m 높이의 실내에서 먼지가루가 낙하하는 시간은 다음과 같다고 한다.

먼지의 직경: 100 μm~10초

40 μm~1분

20 μm~4분

10 μm 이하~17분

따라서, 20 μm 입자가 문제가 되며, 통상 1 m 이하의 사람 사이에서 비말감염이 발생한다. 기침, 재채기 등에 의해서 가장 많은 입자가 배출되고, 1 μm 이하의 입자가 가장 많이 차지하고 있다. 또, 재채기에서는 기침의 약 20배의 입자가 배출된다.

(2) 소화기

일반적으로 대변에서 유래한다. 침을 삼키는 것에 의해 인두에서 감염하는 수도 있다. 위산, 십이지장의 담즙산에 의해서 불활성화되지 않는 바이러스가 있으며, 이것들은 소장 점막의 상피세포와 소속 림프절에 감염하고, 십이지장, 소장 융모 상피세포에서 증식하여 흡수장애를 일으키고, 설사를 일으킨다. 소화관에서 배출된 바이러스는 손, 음식, 물, 파리 등에 의해서 매개되고, 감염된다. 위생환경의 개선으로 비교적 용이하게 전파를 방지할 수 있다.

(3) 피부

피부에서의 감염은 외상, 절지동물에 의한 전파, 동물에게 물린 상처, 인공적 접종 등에 의해 발생한다. 인공적 접종에는 수혈, 혈액제제, 마약 등에 의한 경우가 있고, B형간염 바이러스, 에이즈 바이러스가 그 예이다.

(4) 눈, 비뇨기, 생식기

눈의 점막이나, 손가락, 타올, 기구, 수영장 물에 의해서 전파된다. 비뇨기, 생식기의 감염은 성행위 감염증으로 주목되고 있다.

2. 바이러스의 생태

바이러스가 살아 있으려면 숙주가 살아 있어야만 한다. 바이러스에는 한 종의 생물만을 숙주로 하는 것과 다종류의 생물을 숙주로 하는 것이 있다.

(1) 한 종의 바이러스 – 한 종의 숙주

한 종의 바이러스가 한 종 밖에는 감수성이 없는 경우를 말한다. 대유행과 소유행, 산발을 반복하여 바이러스는 종자를 유지하고 있다. 그러나 집중화, 과밀 환경(단지), 사람의 이동 등에 의해 항상 작은 유행을 반복하고, 매년 유행이 되고 있다.

(2) 한 종의 바이러스 – 다 종의 숙주

사람과 가축의 공통전염병이 여기에 해당된다. 동물이 바이러스를 보유하고 사람은 최종 감염자가 된다. 바이러스는 사람과 동물 사이에 종자를 유지하고, 사람은 이들 동물에 접촉함으로써 감염하는 것이 보통이다. 대표적인 경우로는 토가 바이러스, 인플루엔자 바이러스 등이 있다.

(3) 다 종의 바이러스 – 한 종의 숙주

호흡기계 바이러스, 엔테로 바이러스 등의 혈청학적으로 상이한 형이 동시에 감염된 경우를 말한다. 이미 감염된 바이러스가 있는 경우, 뒤에 오는 바이러스는 일반적으로 간섭을 받는다.

3. 역학에서 면역의 중요성

항체는 바이러스 재감염의 예방에 중요한 역할을 수행하고 있으므로, 개체만이 아니고 집단으로서의 지역의 면역도, 환자발생의 규모에도 관계된다.

(1) 전신감염에서의 면역

일반적으로 죽을 때까지의 면역이 얻어진다. 예로 홍역, 풍진, 멈프스, 수두 등이 있다.

(2) 바이러스에서의 유지

바이러스가 종자를 유지할 수 있는가의 여부는 지역집단의 감수성자가 보충되는 비율과 감염자에서의 배출 바이러스의 지속여하에 따라 결정된다. 또 기온 등의 기상여건과도 관계된다. 예를 들면, 풍진 바이러스의 경우 기온이 높은 대만에서는 종자를 유지하기가 어려우나, 아이슬란드에서는 바이러스의 유지가 용이하다고 한다.

(3) 표재감염에서의 면역

분비형 IgA의 방어에 관여한다. 추가면역이 없으면 2~3년밖에 지속하지 못한다.

(4) 혈청 역학

유행예측조사 : 혈청 중의 항체조사에서 그 지역의 면역도(항체보유율)를 알고 있음으로서 유행을 예측한다. 일반적으로는 특이성이 높은 중화시험, 감도가 좋은 간편한 혈구응집억제반응 등이 쓰인다.

(5) 불현성감염

바이러스 감염의 대부분은 불현성감염이며, 감염이 현성감염으로 나타나는 경우는 예외적인 것으로 보아도 별무리가 없다. 예를 들면, 폴리오 바이러스의 경우, 정형적 마비형 1~2%, 비마비형 4~8%, 불현성 90~95%이라고 한다. 또, 연령에 따라서 불현성감염의 비율이 상이한 것도 있다. 일반적으로 소아에게 자주 발생하며, 학교 등의 집단적인 환경에서 유행하며, 어린아이가 가정으로 병을 옮기는 매개자가 된다.

XIII. 박테리오파지

특정의 세균을 숙주로 하여 살아가며, 숙주에 병원성을 발휘하는 바이러스이며, Bacterial 바이러스를 박테리오파지 또는 파지라고 한다.

1. 형태

다음의 6가지 형태로 이루어져 있다(그림 1-35). 대부분 두부(head)와 비부(tail)로 구성되며 두부는 평면적, 길쭉한 육각형으로 보인다. 때로는 섬유상으로 되어 있는 것도 있다. 미부는 미부 core, collar, 미부 sheath, 미부 plate, 미부 pin, 미부섬유 등으로 구분된다. 크기는 다양하여 두부는 22 nm에서 65×95 nm 섬유상의 것으로는 1,300 nm까지 달하는 것도 있다.

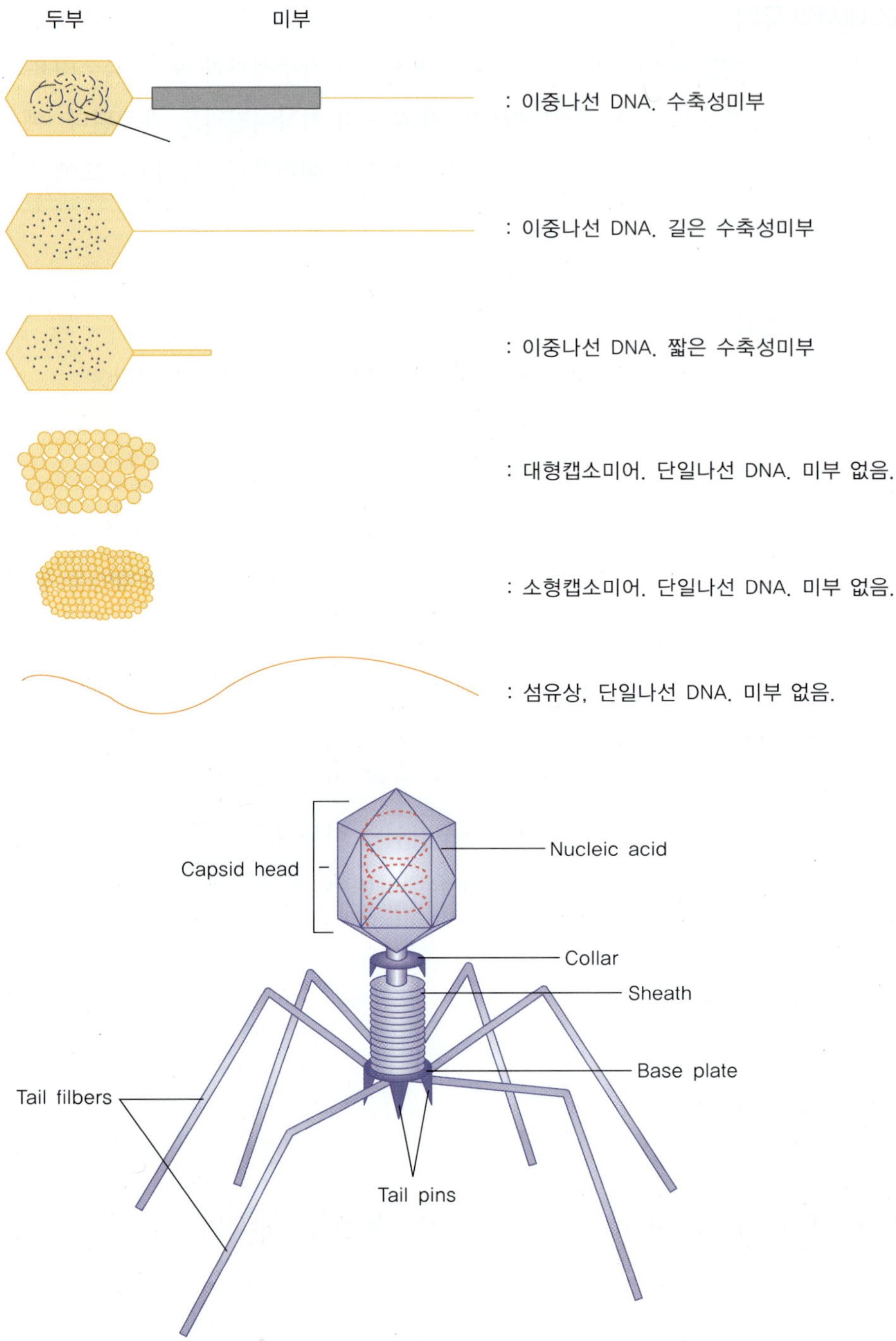

그림 1-35. 박테리오파지의 구조

2. 생화학적 성상

핵산은 두부에 존재하며 외피와 미부의 각 기관은 단백으로 이루어져 있다.

3. 항원성

동물혈청에 의한 중화반응으로 박테리오파지의 형별, 혈청학적 교차성에 의해서 구별된다.

4. 감염과 증식

미부가 있는 것이나 없는 것이나 숙주세균 세포와의 충돌, 흡착, 핵산의 주입 후 두 가지 양태를 보인다.

첫째, 세포 내에서 외피합성, 성숙, 숙주세포를 용해, 자손파지를 방출하는 양식으로 병독성 파지(virulent phage)라고 한다(그림 1-36).

둘째, 파지의 핵산이 숙주세균 세포 내에서 숙주 DNA에 섭취되어 있는 용원화의 과정을 취하는 양식이며 용원성 파지(temperate phage)라고 한다.

5. 용균현상

발표자의 이름을 따서 d'Herelle 현상이라고도 한다. 파지에 감염되었다고 해서 모든 숙주균이 다 용균되는 것은 아니다. 어떤 파지는 감수성이 있는 숙주균에 감염되어 그 파지 유전자 전체를 발현시키는 전사계획에 의하여 조절되는 전형적인 증식주기인 용균현상을 일으키는 것도 있고 숙주균의 염색체에 삽입되거나 세포질 내에 플라스미드와 같은 형태로 존재하면서 한 유전자 외의 모든 파지 유전자의 발현이 억제된 반응을 나타내기도 한다.

6. 박테리오파지의 생활사(Life cycle)

1) Lytic cycle (용균성 생활사)

세균에 침입한 파지가 숙주에 흡착, 침투, 복제, 용균, 방출을 통해 세균을 완전 용해시키는 생활사. Virulent phage(병독성파지)가 관여한다(그림 1-36).

2) Lysogenic cycle (용원성 생활사)

세균에 침입한 파지의 유전자가 숙주의 genom과 통합하여 공생하는 생활사. Temperate phage(잠재성파지)가 관여한다(그림 1-37).

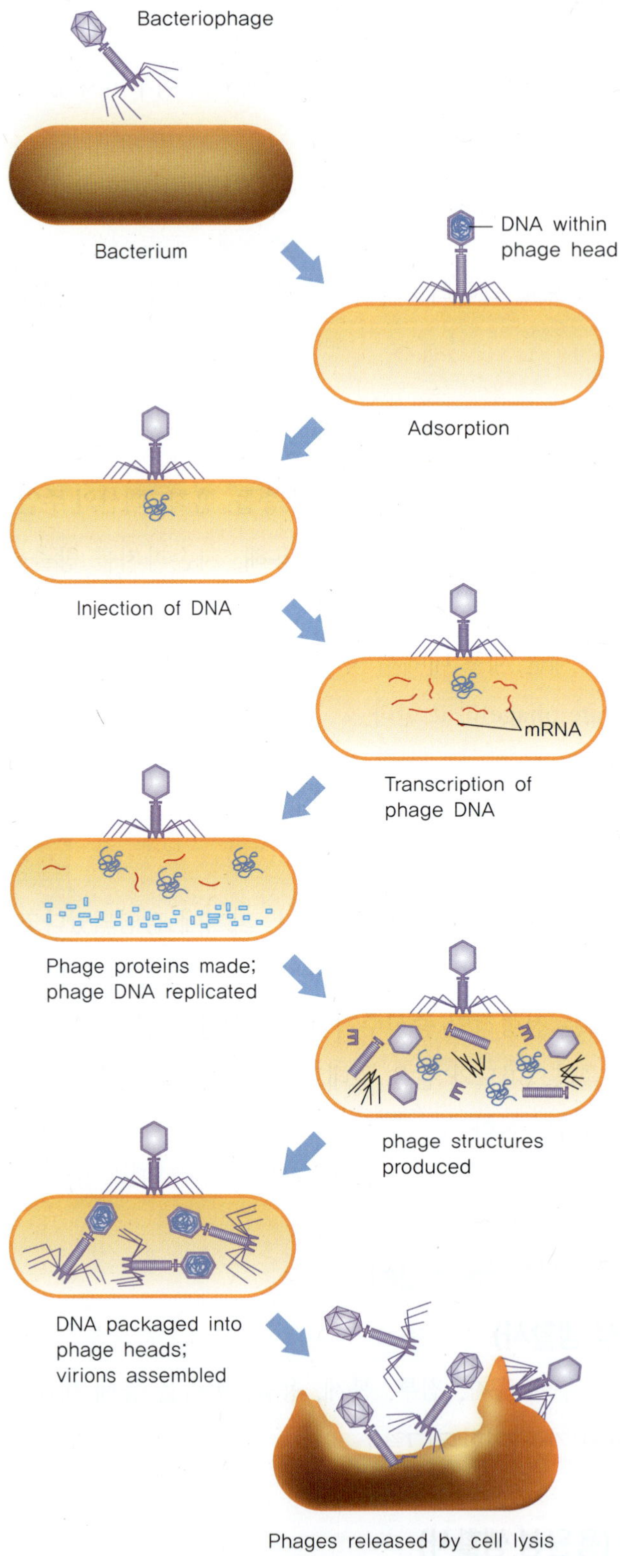

그림 1-36. 병독성 DNA 파지의 생활사

파지 유전자는 숙주균 염색체의 일부처럼 행동하는 프로파지(prophage)를 가지며 세균도 완전히 정상생활을 한다. 그런데 프로파지는 때때로 숙주균의 DNA에서 잘려 나온다. 이러한 프로파지를 용원성 파지 또는 잠재성 파지라고 한다. 동물바이러스 중에서도 이와 비슷한 현상을 나타내는 바이러스가 있는데 이런 동물바이러스와 용원성 파지와의 유사성이 알려졌다. 종양 바이러스와 용원성 파지 사이에는 그들의 숙주세포와의 반응양식에 차이가 있지만 용원 파지에 대한 연구 결과들이 종양 바이러스에 관한 연구에 많은 영향을 미치고 있다.

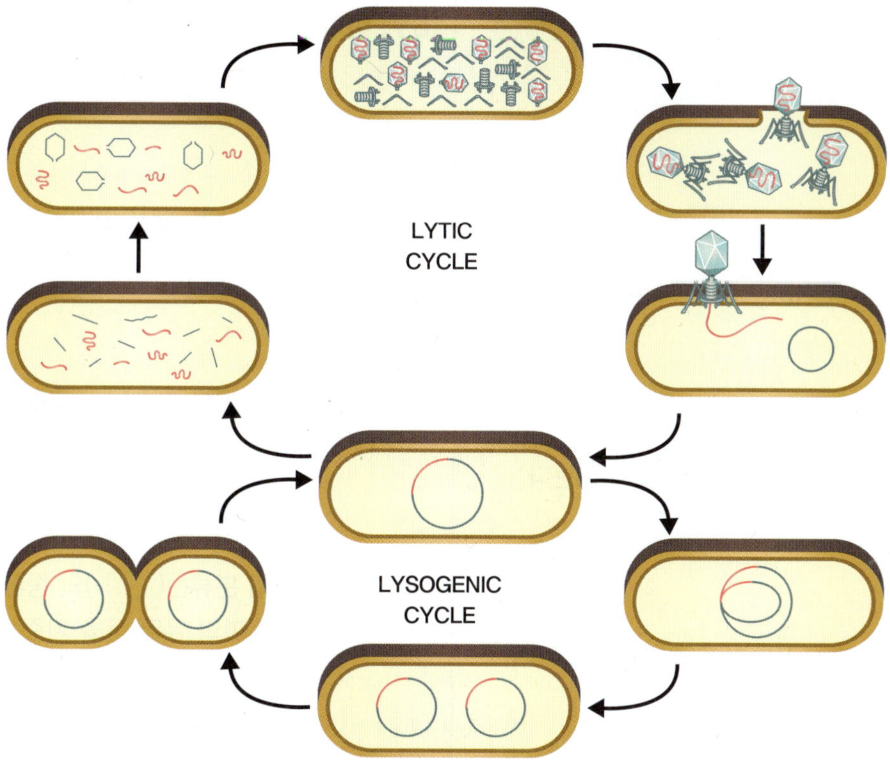

그림 1-37. 박테리오파지의 생활사(Life cycle)

핵/심/문/제

01. 바이러스는 RNA 또는 DNA 하나를 가지고 있다.
(○, ×)

02. Virus의 외피는 에테르 감수성이 있다.
(○, ×)

03. 바이러스는 인공배지에서 증식한다.
(○, ×)

04. 바이러스는 에너지 합성계를 갖지 않는다.
(○, ×)

05. 바이러스는 미토콘드리아 소기관을 갖는다.
(○, ×)

06. 바이러스는 리보솜을 갖는다.
(○, ×)

07. 바이러스는 광학현미경으로 관찰이 가능하다.
(○, ×)

08. Virus는 항생제 감수성이 있다. (○, ×)

09. 바이러스 입자는 (　　)과 (　　)로 구성된다.
(　　　　　　)

10. 핵산과 캡시드로 virus 입자를 구성한다.
(○, ×)

11. 바이러스의 기본 구조는 뉴클레오캡시드이다.
(○, ×)

12. 바이러스의 분류는(　　)의 종류와 비리온의 형태, 외피의 유무 등을 기준으로 한다.
(　　　　　　)

13. A에 해당하는 구조물의 명칭은?

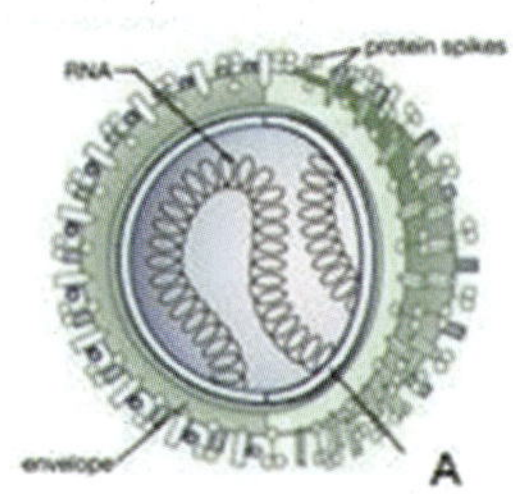

(　　　　　　)

정답

1. ○ 2. ○ 3. × 4. ○ 5. × 6. × 7. × 8. × 9. 핵산, 캡시드 10. ○ 11. ○ 12. 핵산 13. Capsid

14. 바이러스 감염의 세포변화는 세포병변효과(CPE)를 통해 확인한다.
(○, ×)

15. 바이러스 배양용 검체 수송에 dry ice를 사용한다.
(○, ×)

16. 바이러스용 검체를 6일 이상 보관하려면 (　　)℃에 보관한다.
(　　　　　)

17. 바이러스 배양용 검체의 보관은 －70℃에 보관한다.
(○, ×)

18. 바이러스 배양을 위해 검체를 즉시 처리하지 못할 때 2~6℃ 보관이 가능하다. 그러나 검체를 6일 이상 보관해야 할 경우의 보관 온도는?
(　　　　　)

19. 바이러스 배양용 배지는 CCFA이다.
(○, ×)

20. 바이러스 진단 시 혈청 검체의 채취 시기는 (　　)와 (　　) 때 모두 2번 채취한다.
(　　　　　)

21. 바이러스의 증식 과정 중 처음 단계는 (　　) 이다.
(　　　　　)

22. 박테리오파지는 DNA, RNA를 모두 갖는다.
(○, ×)

23. 박테리오파지는 축사를 갖는다.
(○, ×)

24. Bacteriophage는 (형질전환)의 매개체이다.
(○, ×)

25. 세균에 바이러스 감염을 매개로 유전자가 도입되는 것을 무엇이라 하는가?
(　　　　　)

26. 박테리아(bacteria)에 기생(감염)하는 박테리오파지(bacteriophage)에 의해 그 박테리아의 유전형질(유전물질)이 다른 생물에 옮겨지는 현상을 형질도입이라 한다. (○, ×)

정답
14. ○ 15. ○ 16. −70℃ 17. ○ 18. −70℃ 19. × 20. 급성기, 회복기 21. 흡착 22. × 23. × 24. ×
25. 형질도입 26. ○

1 진단바이러스학 총론

27. 박테리오파지는 항생제 내성이다. (○, ×)

28. 박테리오파지의 구조물에는 core, sheath, tail pin, 축사를 갖는다.
(○, ×)

29. 용균환을 방출하는 순서 중 (   )에 해당하는 과정은?
(   ) – 침입 – 복제 – 단백합성 조절 – 용균방출

(   )

30. 인터페론은 바이러스의 증식을 촉진한다.
(○, ×)

31. Interferon γ세포는 lymphocyte(림프구)에서 생산된다.
(○, ×)

32. 알파(α) 인터페론은 백혈구에서, 베타(β) 인터페론은 섬유아세포에서, 감마(γ) 인터페론은 T 세포에서 생산된다.
(○, ×)

33. Polio (Sabin)은 약독화 백신이다.
(○, ×)

34. DNA 바이러스는 POX, 파필로마바이러스, 단순포진바이러스가 해당된다.

(○, ×)

35. 폭스(Pox), 헤르페스(Herpes)는 외피보유 DNA 바이러스이다.

(○, ×)

36. 헤파드나 바이러스(hepadna virus)의 HBV는 외피보유 DNA 바이러스이다.

(○, ×)

37. HSV(herpes simplex virus)는 외피보유 DNA 바이러스이다.

(○, ×)

38. 바이러스 중 가장 작은 것은 파르보 바이러스이다.
(○, ×)

39. Herpesviridae과에는 HSV–1, HSV–2, Varicella zoster virus, Cytomegalo virus, (   )이 있다.

(   )

정답
27. × 28. × 29. 흡착 30. × 31. ○ 32. ○ 33. ○ 34. ○ 35. ○ 36. ○ 37. ○ 38. ○
39. Epstein–Barr virus

40. Rhinovirus는 일반 감기 바이러스이다.

(○, ×)

41. Poliovirus는 피코르나 바이러스과 (picornaviridae)에 속한다.

(○, ×)

42. Enterovirus에는 폴리오 바이러스와 콕사키바이러스가 있다.

(○, ×)

43. 엔테로 바이러스(enterovirus)는 외피비보유 RNA 바이러스이다.

(○, ×)

44. RNA바이러스과 중 가장 작은 것은 피코르나 바이러스이다.

(○, ×)

45. 수레바퀴 모양을 하는 외피비보유 RNA 바이러스는?

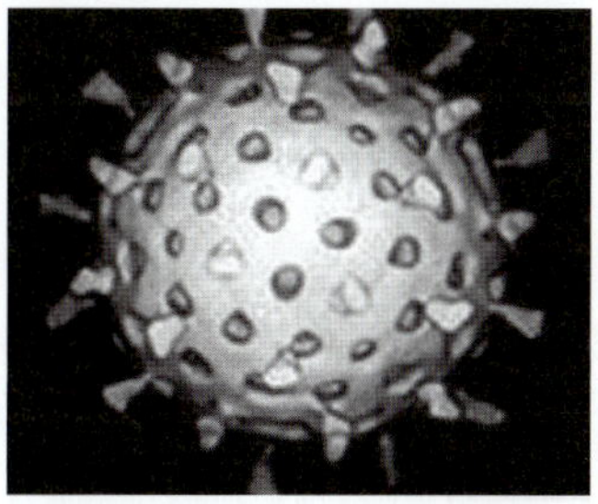

(   )

46. 한타 바이러스(Hanta virus)는 번냐 바이러스과(Bunyaviridae)에 속한다.

(○, ×)

47. 신증후출혈열, 한타 바이러스는 외피(보유, 비보유) (DNA, RNA) 바이러스이다.

(   )

48. Influenza 바이러스는 외피(보유, 비보유) (DNA, RNA) 바이러스이다.

(   )

49. 인플루엔자바이러스(influenza virus)는 올소믹소바이러스과(orthomyxovirus)이다.

(○, ×)

50. 랍도 바이러스과(Rhabdoviridae)는 외피 보유 RNA 바이러스이다.

(○, ×)

51. RSV는 외피비보유 RNA 바이러스이다.

(○, ×)

52. Corona virus는 태양모양의 외피보유 RNA virus이다.

(○, ×)

정답
40. ○ 41. ○ 42. ○ 43. ○ 44. ○ 45. 로타 바이러스 46. ○ 47. 보유, RNA 48. 보유, RNA 49. ○ 50. ○ 51. × 52.. ○

53. 구제역바이러스는(foot and mouth disease virus) DNA바이러스이다.

(○, ×) 해답 ×

54. Hepatovirus에는 A형간염 바이러스가 해당된다.

(○, ×) 해답 ○

55. HBV는 외피보유 단일가닥 RNA 바이러스이다.

(○, ×) 해답 ×

56. Corona virus는 RNA 바이러스 중 가장크다.

(○, ×) 해답 ○

57. 홍역, 이하선염 바이러스는 Paramyxovirus에 속한다.

(○, ×) 해답 ○

58. rabies(공수병) 바이러스는 Paramyxovirus에 속한다.

(○, ×) 해답 ×

59. HAV는 단일가닥 DNA 이다.

(○, ×) 해답 ×

60. 코로로나 바이러스는 외피보유 RNA 바이러스로 중동호흡기 증후군, 중증급성 호흡기증후군을 유발하는 원인 바이러스이다.

(○, ×) 해답 ○

61. 에볼라 바이러스는 Class Ⅲ BSC에서 취급한다

(○, ×) 해답 ○

정답

53. × 54. ○ 55. × 56. ○ 57. ○ 58. × 59. × 60. ○ 61. ○

제2편

진단바이러스학 각론

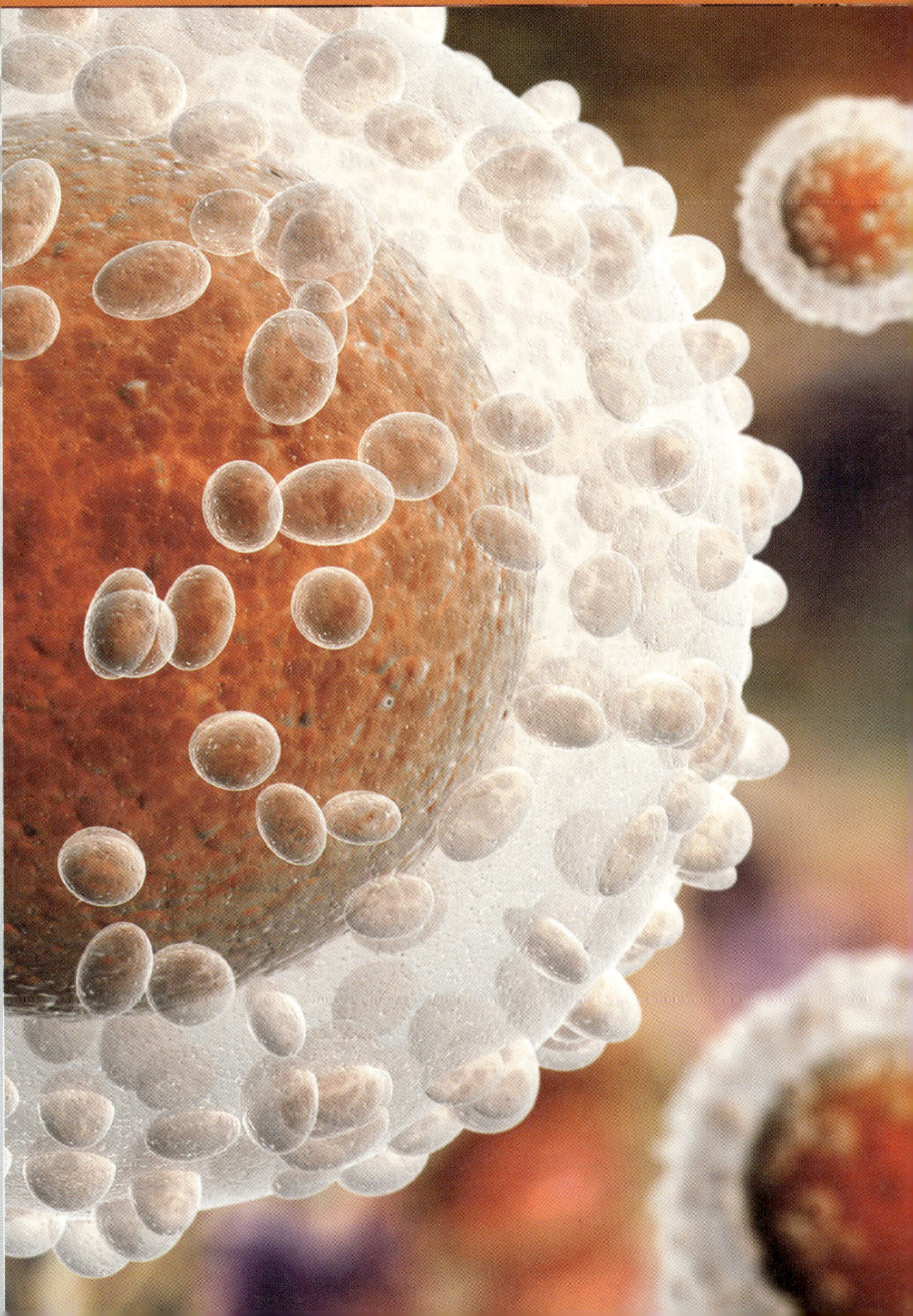

용어정리

중증 급성 호흡기 증후군(Severe Acute Respiratory Syndrome: SARS)
중동 호흡기 증후군(Middle East Respiratory Syndrome: MERS)
중합효소연쇄반응(polymerase chain reaction; PCR)
외피(envelope)
적혈구 응집소(hemagglutinin; HA)
뉴라미니다아제(neuraminidase; NA)
내부가용성 S 항원(ribonucleoprotein)
항원원죄설(original antigenic sin)
세포병변효과(cytopathic effect; CPE)
혈구응집시험(hemagglutination test)
CF 반응(complement fixation reaction)
HI 테스트(hemagglutination-inhibition test; 닭의 혈구를 이용)
NT 시험(neutralization test)
형광항체법(fluorescent antibody method)
ELISA (enzyme-linked immunosorbent assay)
PHA (passive hemagglutination test)
RIA (radioimmunoassat)
불연속 변이(incontinuous variation)
항원 대변이(antigenic shift or major antigenic change)
유전적 재배열(recombinant)
연속 변이(continuous variation)
항원 소변이(antigenic drift or minor antigenic change)
융합세포(syncytium)
뉴클레오캡시드(nucleocapsid)
아급성 경화성 범뇌염(subacute sclerosing panencephalitis, SSPE)
아과(subfamily)
비말(droplet)
캡소미어(capsomere)
범친화성(pantropic)
뎅기 출혈열(dengue hemorrhagic fever, DHF)
뎅기열 쇼크 증후군(Dengue shock syndrome, DSS)
역학(epidemiology)
뇌파(electroencephalograph, EEG)
신증후군 출혈열(hemmorrhagic fever with renal syndrome, HFRS)
한타바이러스 폐증후군(hantavirus pulmonary syndrome, HPS)
한국형 출혈열(Korean hemorrhagic fever, KHF)

종양 바이러스(Tumor virus)
세포전환(cell transformation)
종양유전자(oncogene)
세포자멸사(apoptosis)
부분적 돌연변이(point mutation)
특정 유전자의 증폭(specific gene amplification)
염색체의 전좌(chromosomal translocation)
부분적 DNA 재배열(local DNA rearrangement)
삽입 돌연변이(insertional mutagenesis)
전암유전자(Protooncogene)
지발형 바이러스(slow virus)
아급성 경화성 범뇌염(Subacute sclerosing panencephalitis, SSPE)
진행성 다초점 백질뇌병증(Progressive multifocal leukoence-phalopathy, PML)
프리온(Proteinaceous infections particle, Prion)
크로이츠펠트-야콥병(Creutzfeldt-Jacob Disease, CJD)
구제역 바이러스(Foot-and-mouth disease virus, FMDV)
소해면상뇌증(광우병)(Bovine spongiform encephalopathy, BSE)
전염성해면상뇌증(Transmissible Spongiform Encephalopathy, TSE)
에볼라 바이러스(Ebola virus)
에볼라 출혈열(Ebola hemorrhagic fever)
라싸 바이러스(Lassa virus)
라싸 출혈열(Lassa hemorrhagic fever)
지카 바이러스(Zika virus)

Chapter 01 외피 비보유 DNA 바이러스

I. 파르보바이러스과(Parvoviridae)

Family: Parvoviridae Subfamily: Parvovirinae, Desovirinae	
Genus: Amdoparvovirus	Dependoparvovirus
Artiparvovirus	**Erythroparvovirus**
Aveparvovirus	Loriparvovirus
Bocaparvovirus	Protoparvovirus
Copiparvovirus	Tetraparvovirus

라틴어의 parvus 또는 parvum는 '작은' 의미로 Parvovirus(파르보바이러스)는 척추동물 바이러스 중에서 가장 작은(바이러스 직경 23~28 nm; 핵산크기 4~6 kb) 바이러스로서 외피비보유, 정20면체이며 선형 단일가닥(ssDNA)바이러스로 온혈동물에 널리 분포하고 있다. Parvoviridae에는 Densovirinae와 Parvovirinae 등 두 개의 아과(subfamily)가 있다. 이중 Densovirinae는 주로 곤충에 감염되고 Parvovirinae에 속한 바이러스는 척추동물에 감염된다. Parvovirinae에는 Amdoparvovirus, Bocaparvovirus, Erythroparvovirus 등의 속이 있다. 사람에게 질병을 유발하는 바이러스는 Erythroparvovirus속 Human parvovirus B19(사람파르보바이러스, B19V)와 Bocaparvovirus 1(보카파르보바이러스)이다(표 1-1 참조).

Bocaparvovirus 1는 급성호흡기 감염의 흔한 원인이며 특히 어린아이들에게 쌕쌕거림이 흔한 증상이다.

표 1-1. 의학적으로 중요한 외피비보유 DNA 바이러스의 병원성

과(Family)	속(Genus)	종(Species)	병원성
Parvoviridae	Erythroparvovirus	Human parvovirus B19	전염성 홍반(Erythema Infectiosum) 일과성 재생불량성 빈혈(Transient aplastic crises)
	Bocaparvovirus	Human bocavirus 1	급성호흡기 감염 (acute infection disease)
Papillomaviridae	Papillomavirus	Human papillomavirus	피부사마귀, 유두종, 회음부사마귀
Polyomaviridae	Polyomavirus	JC virus	진행다초점백색질뇌증(PML)
		BK virus	악성종양의 원인체
		SV 40	종양 형성의 원인체
Adenoviridae	Mastadenovirus	Human adenovirus	상부호흡기감염병(인두염, 결막염, 폐렴), 유행성각결막염(EKC), 인두결막염(PCF), 급성 출혈성방광염, 위장관염

1. Human parvovirus B19

1) 특성

B19 비리온은 정 20면체로 직경은 약 23~26 nm이며 외피 비보유 단일가닥 DNA 바이러스이다. 완전한 비리온의 분자량은 5.5×10^6~6.2×10^6 dalton이다(그림 1-1). 하나의 혈청형이 있으며 비말과 태반통과를 통해 감염된다. 전 세계적으로 분포하며 4~10세 아동에서 흔히 감염되며, 15세 이하 아동의

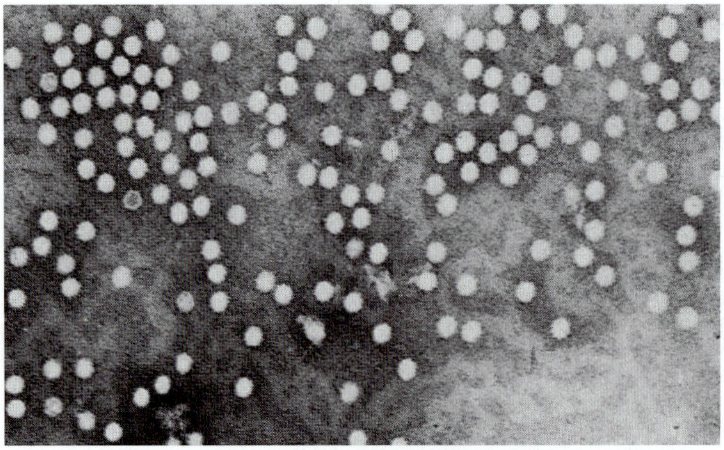

그림 1-1. 파르보바이러스의 전자현미경적 형태. 직경 23~26 nm의 매우 작고, 외피비보유, 정20면체 DNA바이러스이다.

40%, 노인의 90% 이상이 혈청 양성반응이다. 생물학적 특성으로는 열, 용매, 기타 세척제에 저항성이 있다.

생체 내에서 B19V의 숙주는 제한적이며 복제하기 위하여 유사분열 하는 활동성 세포가 필요하기 때문에 B19의 표적 세포는 사람의 적혈구(human erythroid) 세포이다.

2) 병원성

B19V는 1975년 Cossart 등이 CIE(역면역 전기 영동법) 법으로 B형간염 항원 공혈자를 검색하던 중 처음 발견되었으며 주로 소아에게 특징적인 발진을 동반하는 전염성 홍반, 일과성 재생불량성 빈혈을 일으킨다.

(1) 전염성 홍반증(Erythema infectiosum, EI)

B19V에 의한 전염성 질환으로 발진이 손바닥으로 뺨을 때려서 생긴 변화와 비슷하다고 하여 'slapped cheek'이라고도 한다(그림 1-2). 주로 겨울과 봄에, 2~15세 정도의 영유아나 어린이에게서 자주 발생하며 잠복기는 5~16일 정도이고, 호흡기계를 통해 전파된다. 전형적인 발진은 세 단계로 나눈다.

① 1단계: 안면에 홍반이 나타나다가 1~4일 후 없어짐

② 2단계: 얼굴 발진, 1일 후에는 구진상 홍색점 발진이 1주이상 지속

③ 3단계: 발진이 사라지거나 햇빛, 열, 한냉 마찰, 운동 등으로 다시 나타나기도 함

진단은 임상 증상을 보고 진단할 수 있으며 혈액에서 IgM assay, Dot blot hybridization, 중합효소연쇄반응(PCR) 등으로 PV-B19로 확진할 수 있다.

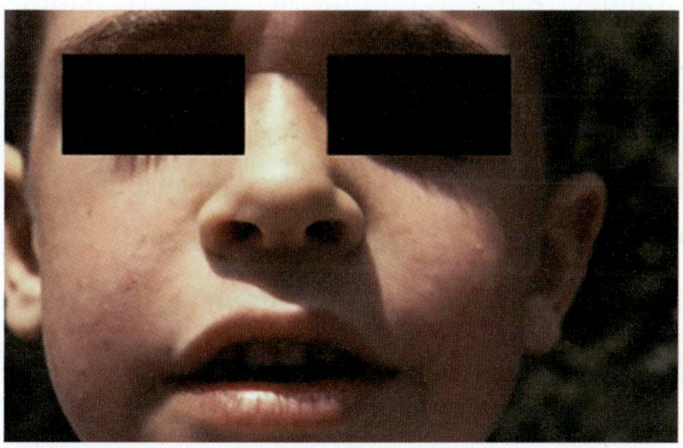

그림 1-2. 사람파르보바이러스 B19 에 의해 발생하는 어린이 감염병. 2~15세 사이의 어린이들에게서 종종 일어나는 선염성 홍반증 중 5번째로 분류되었기 때문에 5번째 감염병(fifth disease)이라고도 불린다. CDC/PHIL

(2) 일과성 재생불량성 빈혈(Transient aplastic crises, TAC)

골수 안에서 모든 세포의 모체가 되는 줄기세포를 만들지 못해 혈액세포가 줄어들어 생기는 질환이다. 원인은 정확히 밝혀지지 않았으나 자가면역기전의 이상, 판코니빈혈, 항암제, 벤젠과 같은 화학물질, 방사선 동위원소, 바이러스 감염이후에도 발생된다. 증상으로는 가장 흔한 초기 증상은 혈소판 감소로 인한 출혈 증상이며 쉽게 멍들거나 잇몸 출혈, 코피, 월경과다, 점상 출혈(petechiae), 얼룩출혈(ecchymosis)의 증상이 있을 수 있다. 재생불량성 빈혈 진단을 위해서는 말초혈액검사와 골수검사가 필수적이나 혈청학적 방법으로 IgM assay, Dot blot hybridization, 중합효소연쇄반응(PCR) 등으로 PV-B19로 확진할 수 있다.

II. 유두종바이러스과(Papillomaviridae)

Family: Papillomaviridae Subfamily: Firstpapillomavirinae	
Genus: **Alphapapillomavirus** Betapapillomavirus Gammapapillomavirus	Deltapapillomavirus Mupapillomavirus Nupapillomavirus

유듀종바이러스과는 과거에는 Papovaviridae(파포바바이러스)에 속해 있었지만 현재는 Papillomaviridae와 Polyomaviridae로 분리되었다. 유두종바이러스(Papillomavirus)는 외피비보유 DNA바이러스로 72개의 캡소미어(capsomere)로 구성된 정 20면체 바이러스이다. 크기는 55~60 nm로 분자량은 5×10^6 dalton이다(그림 1-3). 이중나선으로 된 DNA 염기는 6.8~8.4 kb이다.

사람유두종바이러스 에는 5개의 속으로 나누어지는데, Alphapapillomavirus, Betapapillomavirus, Gammapapillomavirus, Mupapillomavirus, Nupapillomavirus가 있다. 이 중에서 Alphapapillomavirus만이 임상적으로 중요하며 가장 많이 분리된다. Papillomavirus의 자연숙주는 사람과 토끼이다. Papillomavirus가 처음 분리되었을 때 주목을 받은 것은 이 바이러스가 종양원성(tumorigenicity)을 갖고 있다는 것이었다.

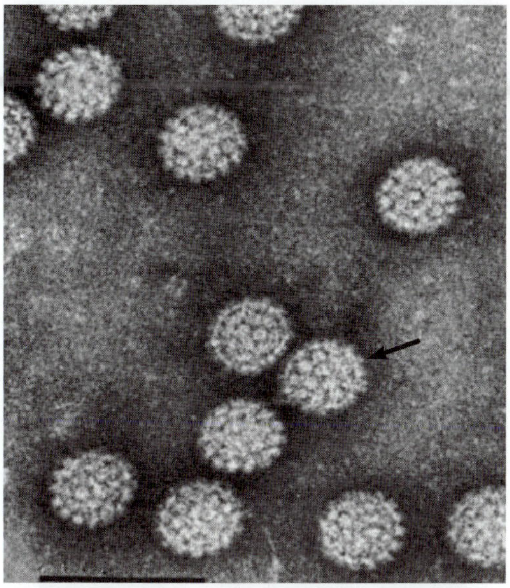

그림 1-3. 사람유듀종바이러스의 전자현미경 구조(×240,000).
모든 바이러스입자에서 캡소미어가 관찰된다(bar=0.1 μm).

1. 사람유두종바이러스(human papillomavirus, HPV)

1) 특성

Papilloma는 라틴어 '유두(papilla)'와 그리스어 '종양(-oma)'의 합성어로 양성종양인 사마귀(wart)를 유발하는 바이러스이다. HPV는 환상의 이중나선 DNA(dsDNA)와 정 20면체의 뉴클레오캡시드를 가지는 외피 비보유 바이러스이며 분자량은 5×10^6 dalton이다. 이 바이러스는 포유동물 유두종 바이러스와 유사하지만 바이러스 입자와 유전체가 더 크며 항원에도 차이가 있다. 두 개의 초기 유전자인 E6와 E7은 발암과 관련이 있다. 이들은 사람 세포에 있는 종양 억제 유전자인 p53 유전자와 망막아세포종(retinoblastoma) 유전자에 의해 생성된 단백질의 성장을 억제하고 활성을 저해하는 단백질을 생성한다. HPV는 약 80여 개의 subtype이 알려져 있으며 일차적으로 제한효소절편분석(restriction fragment analysis)에 기초하여 분류된다.

피부 사마귀는 HPV-1과 HPV-4가 원인체이고, 생식기의 사마귀는 대부분 HPV-6과 HPV-11에 의해 유발되는 등 대부분은 양성종양의 원인체이지만 HPV-16, HPV-18은 자궁경부암을 유발하는 것으로 보고되면서 집중적으로 연구되고 있다.

2) 병원성과 임상증상

HPV는 피부의 사마귀 같은 편평상피세포의 양성 종양인 유두종을 일으킨다. 피부와 발바닥의 사마귀는 HPV-1~HPV-4에 의해 발생하는 반면, 생식기의 사마귀(뾰족콘딜로마; condylomata acuminata)는 HPV-6과 HPV-11에 의해 발생된다(그림 1-4).

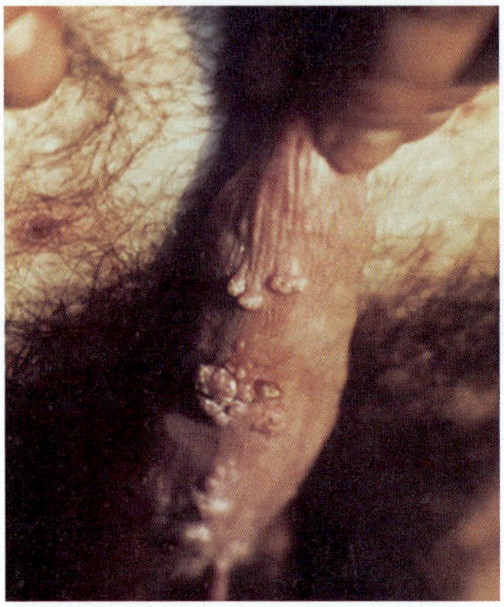

그림 1-4. 사람유두종바이러스에 감염된 남성 생식기에 소위 뾰족콘딜로마(condylomata acuminata)로 알려진 생식기 사마귀. CDC/Stuart Brown

HPV는 가장 일반적인 바이러스성 성행위 전파 감염병(viral sexually transmitted disease, viral STD)로 알려져 있었으며 1976년 HPV가 자궁암을 유발하는 원인체임이 규명되면서 주목을 받고 있는 바이러스이다.

모든 자궁경부암의 주요 원인체는 HPV-16과 HPV-18로 감염의 70%을 차지하는 것으로 알려져 있으며 특히 HPV-16이 관련성 높아 자궁경부암 환자의 약 80%을 차지하는 것으로 알려져 있다. HPV는 편평상피세포를 감염시키고 원반세포증(koilocytosis)로 불리는 특징적인 세포질성 액포를 생성한다. 원반세포(동굴세포; koilocyte)는 이들 바이러스에 의한 감염의 현저한 특징이다(그림 1-5). 대부분의 사마귀들은 양성 종양이며, 악성종양으로 전이되지 않는다. 그러나 HPV감염은 자궁 경부와 음경의 암과 관련이 있는데 바이러스 유전자 E6와 E7에 의해 암호화된 단백질은 종양 억제 유전자에 의해 암호화된 단백질의 성장 억제와 활성을 방해하고 종양 생성의 원인을 제공한다. 세포매개성 면역과 항체는 모두 바이러스 감염 시 유도되고 사마귀의 자연 소실을 유도한다. AIDS환자와 같은 면역이 저하된 환자들은 광범위한 부위에 사마귀가 발생한다(표 1-2). 뾰족콘딜로마와 항문과 생식기에 발생하는 사마귀는 HPV 11, 16이 주로 60~90%을 차지하는 것으로 알려져 있다.

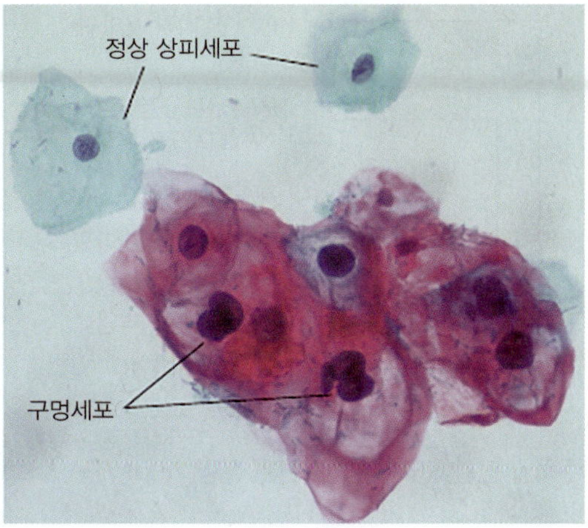

그림 1-5. HPV에 감염된 원반세포(동굴세포; koilocyte)는 아래 빨간색으로 염색된 세포, 위의 파랗게 염색된 2개의 세포는 정상 편평상피세포이다. Ed Uthman

표 1-2. Human papillomavirus(사람유두종바이러스, HPV)와 관련된 임상증상

임상증상	HPV types
피부 사마귀	
발바닥 사마귀(plantar wart)	2, 4, 27,29형
일반적인 사마귀(common wart)	2, 4, 27, 29형
편평 사마귀(flat wart)	3, 10, 28, 49형
사마귀표피이형성증 (epidermodysplasia verruciformis)	5, 8, 17, 20, 36, 9, 12, 14, 15, 19, 21, 25, 38, 46형
유두종(papilloma)	
후두유두종	6, 11형
구강유두종	6, 11, 2, 16형
안구결막유두종	11형
회음부 사마귀	
뾰족 콘딜로마 (성기,항문주위에 자라는 사마귀)	6, 11, 16, 18, 31, 33-35, 39형
자궁경부암, 악성종양	16, 18(최고위험군), 11, 18, 31, 33, 35, 42, 43, 44형

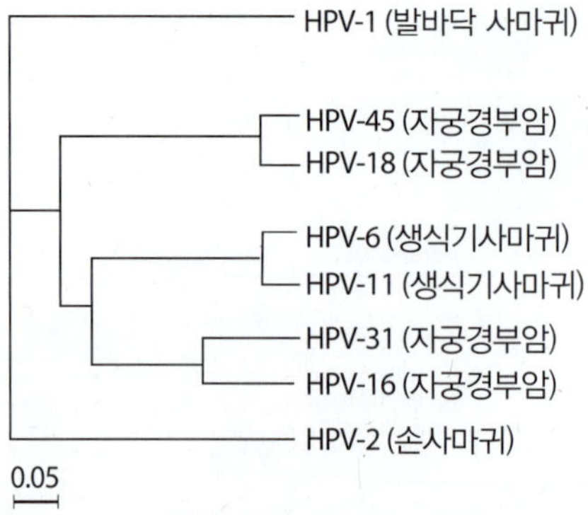

그림 1-6. 주목할 만한 HPV유형 및 관련 질병. https://en.wikipedia.org/

3) 복제과정

복제의 특징은 이 바이러스가 세포 배양에서 잘 증식되지 않기 때문에 잘 알려져 있지 않다. HPV는 분화된 상피세포(differentiated epitherial cell)에서만 유전체의 복제가 가능하기 때문에 그 연구가 매우 제한적이다. 사람의 조직 내에서는 감염성 바이러스 입자들이 기저세포 보다는 말단에 분화된 편평상피세포(differentiated squamous cell)에서 발견된다. 악성 세포에서도 바이러스의 DNA는 세포성 원형 종양유전자(proto-oncogene)에 근접한 숙주세포의 DNA로 통합되고 E6와 E7은 과도하게 발현된다.

4) 감염과 역학

HPV는 일차적으로 피부와의 접촉과 생식기의 접촉에 의해 감염된다. 생식기 사마귀는 가장 일반적인 것으로 성적 접촉으로 감염되는 감염병 중 하나이다. 피부 사마귀는 어린이와 10대 후 반의 청소년들에게 일반적으로 나타나며, 성인에게는 잘 발생되지 않는다. 여러 종의 동물들은 이들의 고유한 유형의 유두종바이러스에 감염된다.

5) 검사실 진단

감염은 대개 임상적 증상과 자궁경부세포검사를 통해 진단한다. 질경을 질 내부로 삽입하여 자궁경부를 노출시킨 다음 작은 면봉을 이용해 자궁경부 표면의 세포를 채취하여 현미경으로 세포 이상 유무를 확인한다. 이때 정상 편평상피세포와 세포질의 크기와 형태가 변화된 원반세포를 확인하며 이때 혈청학적 검사는 시행되지 않는다.

HPV DNA의 존재를 검출하기 위한 DNA 교잡 시험(in situ hybridization)이 유용하게 이용된다(표 2-3).

표 1-3. Papillomavirus 감염의 검사실 진단

실험 방법	검출 대상
세포학적 검사	원반세포(koilocyte)
전자현미경 검사	바이러스
면역형광법과 면역과산화효소 염색	바이러스 구조항원
Southern blot hybridization	바이러스 핵산
세포배양	유용하지 않음

6) 예방과 치료

일반적인 피부 사마귀의 예방책은 없으나 생식기 사마귀는 성적 접촉을 피함으로써 예방될 수 있다. 임상적 연구와 노력을 통하여 1990년 초 HPV-16/18 바이러스 유사입자(VLP)를 포함하는 백신이 개발되어 예방접종을 실시하고 있다. 효과를 위해 9세~13세 사이에 예방접종을 하는 것을 추천하고 있다.

일반적인 사마귀의 치료법은 여러 가지가 있는데, 사마귀의 위치, 크기, 숫자, 환자의 나이, 면역 상태에 따라 선택할 수 있다. 각질 용해제나 살리실산과 5-플루오로우라실(5-FU)의 혼합물을 바르는 방법, 냉동치료, 전기 소작법과 레이저, 포도필린(podophyllin)을 바르는 것이 뾰족콘딜로마에는 효과가 있지만 크기가 크거나 점막이 맞닿는 입, 질 및 항문 안의 병변과 임산부, 유아에서는 사용이 금기이다. 포도필린의 치료에 저항하는 경우에 이미퀴모드(imiquimod) 연고를 바를 수 있다.

III. 폴리오마바이러스과(Polyomaviridae)

Family: Polyomaviridae	
Genus: Alphapolyomavirus	Epsilonpolyomavirus
Betapolyomavirus	Gammapolyomavirus
Deltapolyomavirus	Zetapolyomavirus

폴리오마바이러스과는 과거에는 파포바바이러스과(Papovavirus)에 속해 있었다. 이 바이러스는 외피비보유 바이러스로서 정20면체의 바이러스이다. 크기는 40~50 nm이며 환상의 이중나선으로 된 DNA(dsDNA) 염기는 4.7~5.4 kb 이다. Polyomavirus(폴리오마바이러스)의 자연숙주는 사람, 마우스, 원숭이 등이다.

1. Polyomavirus(폴리오마바이러스)

1) 특성

사람폴리오마바이러스인 JC polyomavirus(JCPyV)와 BK polyomavirus(BKPyV)는 1971년에 보고되었으며, 이들 두 바이러스 모두 신장에 잠복하고 있다가 증상을 유발하는데 대부분 면역 기능이 저하된 사람에서 나타난다. JCPyV와 BKPyV는 사람의 O형 적혈구를 응집할 수 있다. 비리온은 캡시드 단백인 VP1, VP2, VP3로 핵내에서 조립된다. DNA 염기에서 JCPyV와 BKPyV는 DNA 수준에서 75%의 상동성을 보이며, 아미노산 수준에서는 68%의 상동성을 나타낸다. 이들 두 바이러스 유전체의 가장 현저한 차이는 DNA 복제와 전사에 반응하는 비암호화 뉴클레오티드염기서열(noncoding nucleoeotide sequence)이다.

(1) JC polyomavirus(JCPyV, Human polyomavirus 2)

뇌의 탈수초성 질환으로 주로 면역기능이 저하되어 있는 후천면역결핍증후군(AIDS), 만성백혈병, 임파종, 유육종증, 장기 면역 억제 치료를 받는 환자들에서 호발한다고 알려져 있다.

JCPyV는 진행다초점백색질뇌증(progressive multifocal leukoencephalopathy, PML)을 가진 Hodgkin 림프종 환자의 뇌 조직에서 사람태아신경교세포를 이용하여 1971년에 처음 분리하였다. 그동안 polyomavirus와 유사한 바이러스 입자가 PML환자의 백질에 있는 병변과 관련되어 왔지만 PML환자의 뇌조직에서 JCPyV를 분리하기 전까지는 JCPyV를 PML의 원인체로 생각하지 않았다. 진행다초점백색질뇌증은 JC 바이러스 감염에 의해 발생하는 뇌의 탈수초성 질환으로 주로 면역기능이 저하되어 있는 후천면역결핍증후군(AIDS), 만성백혈병, 임파종, 유육종증, 장기 면역 억제 치료를 받는 환자들에서 호발한다고 알려져 있다.

JCPyV는 시험관내에서는 잘 증식하지 않아 사람의 양막세포, 혈관내피세포 등에서만 증식하며, 대부분 세포에 결합되어 존재한다. 핵 내에서 증식할 경우 핵 내 봉입체를 형성한다. PML은 매우 드문 감염병이지만 JCPyV 항체 보유자는 매우 많으며 주로 소아기에 감염된다.

진단은 임상병력과 신경방사선학적 증후(neuroradiological sign)을 확인하고 면역세포화학이나 *in situ* hybridization을 이용하여 뇌 조직 내의 JCPyV의 존재를 확인하여 일치하면 PML로 진단할 수 있다. 또한 JCPyV DNA는 PCR을 이용하여 말초혈액림프구와 뇌척수액에서 검출할 수 있다.

(2) BK Polymavirus(BKPyV, Human polyomavirus 1)

BKPyV는 신장 감염과 골수 이식을 받은 환자의 신장 감염과의 관련성이 의심되어 오다가 1971년 신장 이식을 받은 환자의 오줌에서 처음 분리되어서 BKPyV는 건강인과 골수이식 또는 신장 이식을 받은 환자의 오줌에서 검출할 수 있다. BKPyV DNA가 선종(adenoma), 췌장 소도 세포(pancreatic islet cell), 도선종(insulinoma)과 다른 뇌종양세포에서 발견되어 왔지만 암 이외의 다른 감염증과의 관계에 대해서는 잘 밝혀지지 않았다. 또한 BKPyV가 악성종양의 원인체로서 어떤 역할을 하는지도 아직 잘 알려져 있지 않다.

(3) Simian virus V40(SV40, Macaca mulatta polyomavirus 1)

SV40은 붉은털 원숭이의 신장세포를 사용하여 제조된 poliovirus 배양에서 분리된 바이러스이다. 아프리카 녹색털 원숭이 신장세포(African green monkey)에서 잘 증식되며, 세포에 증식할 때 세포질에 공포(vacuole)를 형성하여 처음 분리되었을 때 공포형성 바이러스라고 하였다. SV40의 종양원성에 대하여는 햄스터에 피하접종하면 육종을 형성하며, 시험관내에서는 햄스터, 마우스, 쥐, 사람 등의 배양세포를 세포전환 시킨다. SV40의 감염 초기에 나타나는 large T와 small t 단백 중 large T가 암의 생성에 관여하는 것으로 알려져 있다. 원숭이에게 불현성 감염을 일으키며, 사람에게도 역시 불현성 감염을 일으킨다.

JCPyV와 BKPyV의 진단은 소변, 혈액, 뇌척수액, 뇌생검조직에서 검출되며 JCPyV는 사람태아의 뇌(human fetal brain) 배양에서 잘 증식되고, BKV는 사람배아신장(human embryo kidney) 세포와 상피세포에서 잘 증식시켜 확인하고 하며 혈청학적 방법으로 혈구응집 저지반응이 JCPyV와 BKPyV에 대한 항체의 검출에 이용된다. 또한 EIA가 IgM 항체의 검출에 이용된다. 분자생물학적 검사로는 CPyV를 진단하기 위하여 DNA 교잡법(hybridization)을 이용한다. 소변에서 JCPyV와 BKPyV는 배출되기 때문에 PCR로 DNA를 검출하거나 혈액과 뇌척수액에서 JCPyV의 DNA를 검출할 수 있다.

IV. 아데노바이러스과(Adenoviridae)

Family: Adenoviridae	
Genus: Atadenovirus	**Mastadenovirus**
Aviadenovirus	Siadenovirus
Ichtadenovirus	Testadenovirus

아데노바이러스과에는 포유동물을 감염시키는 Mastadenovirus와 조류에 감염되는 Aviadenovirus등 2종의 속이 있으며 사람에게 감염을 일으키는 것은 Mastadenovirus 속의 Human adenovirus(인간아데노바이러스, HAdV)이다. 인간아데노바이러스는 현재 A~G까지 7종에 50여종의 혈청형이 알려져 있다.

1. Adenovirus (HAdVs; Human adenovirus)

1) 특성

아데노바이러스는 정 20면체의 뉴클레오캡시드로 된 외피 비보유 바이러스로서 크기는 90 - 100 nm이다. 선상의 이중나선 DNA (dsDNA)를 보유하고, DNA 염기는 25~45 kb, DNA의 분자량은 $2 \sim 3 \times 10^7$ dalton이다. 이들의 캡시드는 12개의 정점에서 각각 돌출된 섬유를 가진 유일한 바이러스이다(그림 1-7). 이 섬유는 부착 기관으로 혈구응집소의 기능을 갖고 있다. 이 섬유는 비리온에서 유리되어 정제될 때 사람 세포에 독성을 나타낸다. 섬유 단백질은 주된 형 특이(type-specific)항원이다. 모든 아데노바이러스는 hexon 단백질에 위치하는 보통의 군 특이(group-specific)항원을 가지고 있다. 사람 아데노바이러스는 A~F까지 7개의 종(species)으로 분류되어 있다.

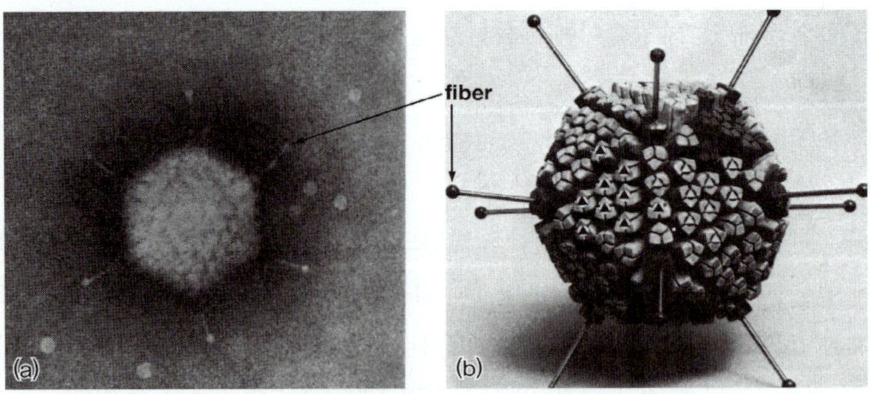

그림 1-7. 아데노바이러스의 형태
(a) Adenovirus 입자의 전자현미경 사진(fiber관찰)
(b) Adenovirus의 모형 (fiber의 위치가 12개의 정점에 존재하는 것이 특이하다)

혈청형은 현재까지 51종이 알려져 있으며 가장 일반적인 혈청형은 1~8, 11, 12, 21, 31, 35, 37, 40, 41이다(표 1-4). HAdVs의 어떤 혈청형(12, 18, 31)은 갓 태어난 햄스터 같은 실험용 설치류에 주입된 자리에 육종을 일으키고, 아속 B와 E는 몇 종의 동물에 육종을 일으킨다. 그러나 HAdVs가 사람에게 종양을 유발한다는 증거는 없다. HAdVs는 1953년에 처음 분리된 소아의 선양조직(adenoid tissue)의 이름을 따서 명명된 것이다.

표 1-4. Adenovirus와 관련된 임상증상

임상증상	혈청형	주요 감염대상
급성 열성 인후염	1, 2, 3, 4, 5, 7, 7a, 14, 15	어린이
급성 호흡기 질환 (발열, 기침, 인후염, 자궁경부염, 피부발진)	2, 3, 4, 5, 7, 8, 11, 14, 21	군인집단
기타 호흡기 질환	1, 2, 3, 4, 5, 7	어린이와 성인
인두 결막염	1, 2, 3, 4, 5, 6, 7, 7a, 8, 14, 37	청소년
유행성 각막 결막염	2, 3, 4, 5, 7, 8, 11, 13, 14, 15, 16, 17, 19, 29, 37	어린이와 성인
유아설사	3, 7, 11, 15, 17, 32, 33, 40, 41	유아
급성 출혈성 방광염	11, 21,	어린이
면역 약화 환자에 전신성감염	1, 2, 4, 5, 6, 7, 7a, 11, 31, 32, 34, 35	어린이와 성인

2) 병원성과 임상증상

HAdVs는 호흡기질환(인두염, 급성상기도염)과 여름에 수영장에서 감염되는 유행성결막염(epidemic keratoconjunctivitis, EKC), 인두결막염(pharyngoconjunctivitis) 등 안질환을 유행시키거나 급성출혈성방광염(acute hemorrhagic cystitis), 소아의 위장관염(gastroenteritis), 악성종양 등을 유발한다.

(1) 위장관염은 영아와 미학동기 어린이의 5~15%에서 발생되며 원인 혈청형은 40, 41이다.

(2) 급성상기도염(인후염, 편도선염)은 주로 영아와 어린이에서 발생되며 혈청형 1~7이 원인 체이고, 하기도 감염증(기관지염, 폐염)중 일차적으로 열, 기침, 경화(patchy consolidation)가 특징인 이형 폐렴이 나타나는데 특히 영아와 어린이에 나타나는 중증 폐렴은 혈청형 3, 4, 7과 21이 원인체이다.

(3) 유행성결막염은 혈청형 8, 19a, 37이 원인이다. 급성출혈성방광염과 급성출혈성 각막염은 혈청형 11이 원인체인데, 드물게 22형도 원인이 된다(그림 1-8).

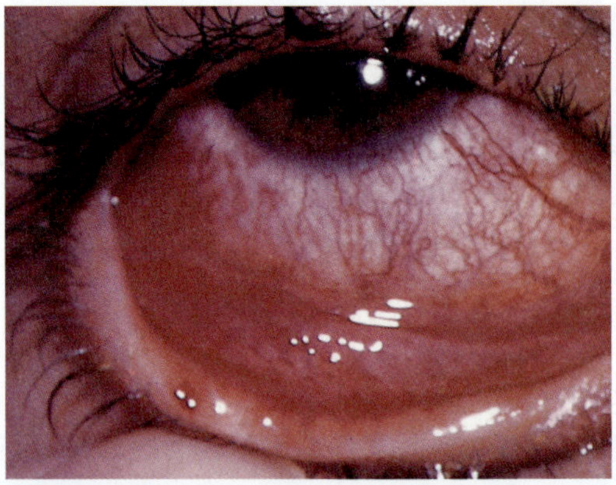

그림 1-8. Adenovirus에 감염된 결막염.
안검과 결막점막에 낭포성 결막염을 일으킨다.

(4) 인두결막염은 수영장이나 여름 캠프 같은 곳에서 집단적으로 발생되며 B군의 혈청형 3, 7, 14가 주요 원인체이다.

(5) 소아에 드물게 나타나는 Reye 증후군은 혈청형 3이 원인체이다.

(6) 뇌척수액과 뇌조직에서는 혈청형 1, 3, 6, 7, 12와 32가 분리된다.

(7) 어떤 아데노바이러스는 설치류에서 육종을 일으키기도 하는데, 동물에서 종양원성이 강한혈청형은 12, 18, 31이다.

(8) 혈뇨(hematuria)와 배뇨동통(dysuria)은 출혈성 방광염에서 나타난다. 혈액이 없는 설사를 동반한 위장염은 두 살 이하의 어린이에게 주로 발생한다. 대부분의 아데노바이러스 감염은 증상이 없이 경과되며 자연적으로 치유된다.

3) 복제과정

바이러스 섬유를 통해 세포 표면에 부착한 후, 침투와 탈외각 후 바이러스의 DNA가 감염된 숙주 세포의 핵으로 이동한다. 숙주세포 DNA의존 RNA 중합효소는 초기 유전자를 전사하고 재접합 효소(splicing enzyme)가 인트론(intron)을 나타내는 RNA를 제거함으로써 기능적 mRNA가 생성된다. 초기 mRNA는 세포질 내에서 비구조 단백질로 번역된다. 핵에서 바이러스의 DNA가 복제된 후 후기 mRNA가 전사되고 구조 비리온 단백질로 번역된다. 바이러스의 조립은 핵에서 이루어지고 숙주 세포의 파괴에 의해 방출된다.

4) 면역

HAdVs의 재감염에 효과적인 중화항체에 기초한 면역성은 형 특이적이고 평생 지속된다. 그러나 중화항체가 모든 HAdVs감염증을 방어하는 것은 아니다. 모체로부터 중화항체를 받은 유아는 HAdVs에 의한 호흡기 감염으로부터 보호되며, 6~11개월 된 유아의 약 50%에서 중화항체가 발견된다. 군 특이 항원은 감염에 대한 방어 효과가 없으며 시간이 갈수록 감소한다.

5) 감염과 역학

HAdVs는 비말, 분변-구강(fecal-oral), 그리고 안압계나 손가락-결막에의 직접 접촉 등의 경로로 감염된다. 분변-구강 감염경로는 소아와 가족들 간에 전파되는 가장 일반적인 형태이다. 세포의 사멸을 유도하는 급성 감염과 함께 특히 목의 선양조직(adenoid tissue)과 편도 조직(tonsillar tissue)에서 잠복 감염을 유발한다. 많은 동물 종들이 HAdVs에 감염되지만 사람에게는 병원성이 없다. HAdVs 감염은 전 세계적으로 발생되지만, 전파를 촉진하는 폐쇄된 생활 조건 때문에 군대의 신병들 사이에서 많이 발생된다. 어떤 혈청형들은 특이한증후군과 관련이 있으며, 특히 군대의 신병들에게 있어서 3, 4, 7형은 호흡기 감염병을 유발하며 8과 19형은 유행성 각결막염을 유발한다. 11과 21형은 출혈성 방광염을, 40과 41형은 유아기의 위장염을 일으킨다(그림 1-9).

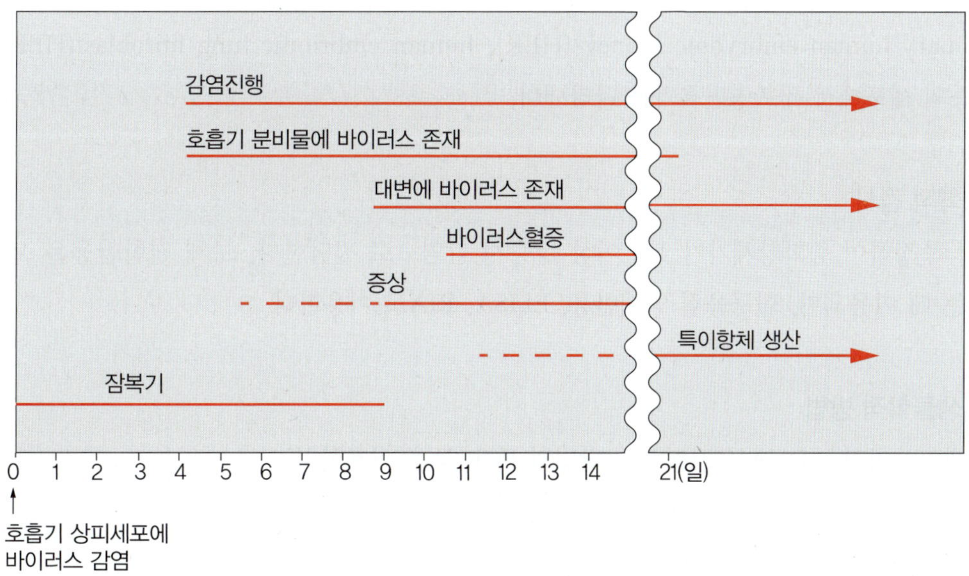

그림 1-9. Adenovirus의 호흡기 감염의 과정

6) 검사실 진단

(1) 검체

인두분비물, 상기도 세척물, 눈의 세척물, 대변, 직장면봉, 질 분비물, 조직 등이 있으며 혈청학적 검사용 혈액은 발병 직후와 2~4주 후 등 2회 채취한다.

혈청은 −10℃~−20℃에 보관한다.

(2) 현미경적 관찰

전자현미경으로 입자의 관찰 또는 간접면역형광법으로 관찰할 수 있다(표 1-5).

표 1-5. Adenovirus 감염의 검사실 진단

실험방법	검출대상
전자현미경법, 면역 형광 염색법, 효소 면역법	검체에서 Adenovirus 항원이나 virion 검출
HEK cells과 HEP-2 cells	세포 배양에서 Adenovirus 검출
보체 결합반응, 효소 면역법	4배 이상의 바이러스 특이 항체 역가 측정
혈구 응집 억제시험 및 중화반응시험	

(3) 바이러스의 분리

가장 많이 이용되는 진단 방법으로 혈청형 40과 41을 제외한 모든 혈청형의 바이러스가 HeLa, KB, A549, primary human embryonic kidney (HEK), human embrionic lung fibroblast(HELF, W138, MRC-5) 등의 세포에서 세포병변효과를 나타낸다.

(4) 혈청학적 검사

2회 이상 측정하여 중화항체가가 4배 이상 상승시 감염으로 진단한다. 보체 결합반응은 그룹 특이성을 결정하는 데 이용되며, 혈구응집 억제반응, ELISA, RIA도 이용한다.

(5) 분자생물학적 방법

직접 아데노바이러스 DNA를 검출하는 방법과 PCR 등을 이용한다.

7) 예방과 치료

약독화되지 않은 생백신(4와 7형)은 관장용 캡슐(enteric-coated capsule)로 된 것으로 군대신병들의 예방용으로 이용된다. 관장용 캡슐은 위산에 의한 불활성으로부터 살아있는 바이러스를 보호한다. 이 바이러스는 위장을 감염시키는데, 이곳에서 무증상 감염과 호흡기 질환에 대한 면역을 유도한다. 이 백신은 민간용으로는 사용되지 않는다. 유행성 각막결막염은 환자의 치료로 인하여 발생되는 의원성감염병(iatrogenic disease)으로 방부제의 사용과 손의 청결로 예방할 수 있으며, 항바이러스성 치료는 없다.

외피 비보유 DNA바이러스 핵심정리

1. Human parvovirus B19

- 정20면체, 단일나선, 척추동물 바이러스 중 가장 작다.
- 전염성홍반증(감염홍반증), 용혈성빈혈(재생불량성빈혈; aplastic anemia)

2. Human papillomavirus(사람유두종바이러스, HPV)

- 정20면체, 이중나선, 직접접촉 및 성접촉(Sexually trasnmitted disease)
- 유두종(사마귀), 자궁경부암, 음경암, 선편평상피암종
- 여성자궁경부암의 80%에서 바이러스 분리

3. Polyomavirus(폴리오마바이러스) 중에는 JCPyV와 BKPyV가 있으며 신장잠복, 면역저하

1) JC polyomavirus(JCPyV, Human polyomavirus 2): 진행다소짐백색질뇌증(PML)

2) BK Polymavirus(BKPyV, Human polyomavirus 1): 악성종양의 원인체

4. Adenovirus(아데노바이러스; Human adenovirus, HAdVs)

: 정20면체(입방대칭), 이중나선

- 캡소미어에 12개의 정점에서 각각 돌출된 긴 섬유가 있어 숙주세포에 부착가능
- 호흡기질환(급성상기도염, 인두염), 안질환(유행성결막염), 소아위장염, 악성종양

핵/심/문/제

1. 호흡기 감염병 및 유행성 결막염을 일으키는 바이러스는 Adenovirus이다
(○, X).

2. Parvovirus에 대한 설명으로 맞으면 ○, 틀리면 X 를 선택하시오
(○, X).

3. 외피비보유 DNA 바이러스로 12개의 섬유를 가진 것은 아데노바이러스이다
(○, X).

4. 사람파르보바이러스 B19는 외피보유 DNA바이러스로 전염성홍반을 일으킨다
(○, X).

5. 아데노 바이러스는 결막염, 호흡기질환(인두염, 상기도염) 및 출혈성 방광염의 원인체이다
(○, X).

6. 폴리오마바이러스는 Papillomaviridae에 포함하며 사람에게 감염을 일으키는 바이러스는 JC 바이러스와 BK 바이러스이다
(○, X).

7. 생식기에 사마귀를 형성하는 원인 바이러스는 인간폴리오바이러스 JC이다
(○, X).

8. 다섯 번째 감염병을 일으키는 바이러스는 Parvovirus B19이다.
(○, X).

9. 사람유듀종바이러스(HPV)는 일반적으로 사마귀을 일으키는데 냉동치료, 레이저치료를 통해서 제거할 수 있다
(○, X).

10. 결막염 및 호흡기 감염을 유발하는 DNA 바이러스로 입자가 정이십면체(icosahedron)인 바이러스는 아데노바이러스(adenovirus)이다
(○, X).

정답

1. ○ 2. X 3. ○ 4. ○ 5. ○ 6. X 7. X 8. ○ 9. ○ 10. ○

Chapter 02 외피 보유 DNA 바이러스

학습 목표

헤르페스바이러스과의 병원성과 진단법을 설명할 수 있다.
폭스바이러스과의 병원성과 진단법을 설명할 수 있다.

표 2-1. 외피 보유 DNA 바이러스 분류

과(family)		속(Genus)	종(Species)
Hepadnaviridae		Orthohepadnavirus	Hepatitis B virus
Herpesviridae	Alpha-herpesvirinae	Simplexvirus	Heman herpesvirus 1(herpes simplex virus 1)
			Heman herpesvirus 2(herpes simplex virus 2)
		Varicellovirus	Heman herpesvirus 3 (Varicella-zooster virus, VZV)
	beta-herpesvirinae	Cytomegalovirus	Heman herpesvirus 5 (Human cytomegalovirus, CMV)
	gamma-herpesvirinae	Lymphocryptovirus	Heman herpesvirus 4 (Epstein-Barr virus, EBV)
Poxviridae		Molluscipoxvirus	Molluscum contagiosum virus
		Orthopoxvirus	Cowpox virus, Monkeypox virus
			Vaccinia virus
			Variola virus(Smallpox virus)
		Parapoxvirus	Orf virus
		Yatapoxvirus	Yaba monkey tumor virus

I. 헤파드나바이러스과(Hepadnaviridae)

헤파드나바이러스과는 간염바이러스에서 설명한다.

II. 헤르페스바이러스과(Herpesviridae)

Herpesviridae과에는 대표적으로 simplexvirus와 vericellovirus가 속해 있는 alpha 헤르페스아과와 cytomegalovirus가 속해 있는 beta-헤르페스아과, Epstein-Barr virus (EBV)가 속해 있는 gamma-헤르페스아과로 구분한다. 구순(입술)포진과 생식기 포진 등의 단순포진을 유발하는 Simplexvirus속에는 Human herpesvirus 1 또는 2(HHV-1, HHV-2)종이 속해 있다. Vericellovirus속에는 수두 및 대상포진을 유발하는 Human herpesvirus 3(HHV-3)으로 Varicella-zoster virus (VZV)종이 있다. 전염성 단핵구증(infectious mononucleosis)과 버킷림프종(Burkitt's lymphoma)을 유발하는 EBV는 크게 A, B형(또는 1, 2형)으로 구분하며 Human herpesvirus 4에 해당한다. 또한 거대세포를 형성하며 전신 증상과 선천기형을 유발할 수 있는 거대세포 바이러스(Cytomegalovirus)는 Human herpesvirus 5에 속하며 이들 바이러스가 사람에게 감염증을 유발하는 중요한 원인체로 작용한다.

헤르페스바이러스과에 속해 있는 바이러스들은 구조적으로 유사한 형태를 지니며, 지단백성 외피로 둘러싸인 정20면체 캡시드와 선상의 이중나선 DNA로 이루어져 있다. DNA 유전체의 크기는 110~240 kb이며, 바이러스의 크기는 120~260 nm 정도로 Poxvirus 다음으로 크다. 이 바이러스들은 핵에서 복제되며, 핵 내 봉입체를 형성하고 핵막으로부터 출아 된 외피를 얻는 유일한 바이러스이다.

헤르페스바이러스가 일으키는 임상 증상은 다양하나, 숙주의 신경절에 잠복 감염해 있다가 환자의 면역력이 저하되었을 때 재발되는 잠복감염을 나타낸다. 바이러스에 감염되면 무증상의 잠복기간 뒤에 급성 질환이 나타나며, 단순포진바이러스는 지속적인 반복 증상이 최초의 증상과 동일하지만, 수두-대상포진바이러스는 최초 감염 증상과 다른 증상을 유발한다. 또한 Epstein-Barr virus와 같이 암을 유발하는 헤르페스 바이러스로 버킷트 임파종(Burkitt's lymphoma)과 비인두암(nasopharyngeal carcinoma) 등을 유발시키기도 한다.

1. 단순포진바이러스(Herpes simplex virus, HSV)

단순포진바이러스(Herpes simplex virus)에 의한 감염은 몇 가지 임상적 형태를 취한다. 감염은 불현성인 경우가 가장 많고 통상의 임상소견은 피부나 점막에 수포를 형성한다. 감염은 때로 중증 각막염, 수막뇌염 및 신생아의 전신성 질환으로 나타나기도 한다. 주로 상피세포에 감염된 후 신경절에 잠복하여 반복감염을 지속하는 특징을 나타낸다.

표 2-2. Herpesvirus의 분류와 특성

아과(subfamily)		종(species)	1차 표적세포	잠복세포	감염경로
alpha-herpesvirinae	Human herpesvirus 1	Herpes simplex virus 1(HSV-1)	점막상피세포	신경세포	밀접 접촉
	Human herpesvirus 2	Herpes simplex virus 1(HSV-2)	점막상피세포	신경세포	밀접 접촉
	Human herpesvirus 3	Varicella-zoster virus (VZV)	점막상피세포	신경세포	밀접 접촉, 호흡기
gamma-herpesvirinae	Human herpesvirus 4	Epstein-Barr virus(EBV)	B림프구, 상피세포	B 림프구	밀접 접촉, 호흡기(kiss)
beta-herpesvirinae	Human herpesvirus 5	human cytomegalovirus (CMV)	단핵백혈구, 림프구, 상피세포	단핵백혈구, 림프구 ?	밀접 접촉, 수혈, 조직이식, 선천 감염

표 2-3. 단순 헤르페스 바이러스 1형과 2형의 비교

성상	1형	2형
DNA : 분자량(달톤)	96×10^6	96×10^6
GC 함량(%)	66~68	68~70
항원구조	A · C	B · C
자외선 감수성	작다	크다
열 감수성	작다	크다
외피입자	많다.	작다
CPE	밀집 · 늦다	드묾, 빠름
닭의 태아세포플라크 형성	없거나 작다	있거나 크다
핵내 섬유상 구조	없다	있다

1) 성상

- 핵산: 선형의 이중가닥 DNA로서, 분자량이 $92 \sim 100 \times 10^6$ dalton이며, guanine+cytosine (G+C) 함량은 66~70%이다. 1형과 2형은 염기배열의 순서가 50% 상동(homology)이다.
- 크기: 바이러스는 단백질 캡시드(capsid)로 둘러싸인 DNA를 함유한 core로 이루어져 있으며, 이것은 외막(outer membrane)에 둘러싸여 있다. core에 포함된 바이러스 DNA는 캡시드(capsid) 내부에서 원기둥 모양의 물질 주위에 감겨 있다. Core는 162개의 형태학적 subunit로 이루어진 (capsomere는 5:3:2 축 대칭성 배열을 하고 있다). 100 mm의 정20면체 캡시드(capsid)로 둘러

싸여 있다. Capsomere는 12.5 nm, 지름 8.5 nm로써, 중앙에 4 nm의 구멍이 있다. 캡소미어(capsomere)와 외피(envelope) 사이에는 tegument라 불리는 층이 있으며 그 두께는 herpes virus의 종류에 따라 차이가 크다. 외피 표면에는 연속적으로 spike가 나와 있으며, 외피는 지질, 탄수화물, 단백질을 함유하며, 감염 시에 반드시 필요하고, ether 처리로 신속히 제거된다. Herpes simplex virus의 외피 구성 단백질들은 polyacrylamide gel 전기영동에 의하여 30종 이상의 polypeptide로 구분되고 있다.

- 1형과 2형의 감별: Herpes simplex virus 1형과 2형은 혈청학적으로 교차하나, 여러 가지 검사로 이들을 감별할 수 있다. ① 바이러스 항혈청을 다른 형의 바이러스 항혈청을 다른 형의 바이러스 감염 세포로 흡수하거나 개개의 형 특이적 단백질을 토끼에게 주사하여 얻은 항혈청을 사용하는 방법 ② 2형의 감염성은 온도 감수성 ③ 서로 다른 형의 세포에 대한 증식성 ④ 바이러스 DNA 입자의 제한효소 양상 ⑤ 1형과 2형에 의해 생산된 polypeptide의 차이.
- 종양원성 검사: HSV 1형 및 2형은 세포 융해능을 불활성화하면(자외선 조사) hamster 배양세포를 형질전환 하며, 이것을 새로 태어난 hamster에 접종하면 종양을 유발하는지 확인할 수 있다.

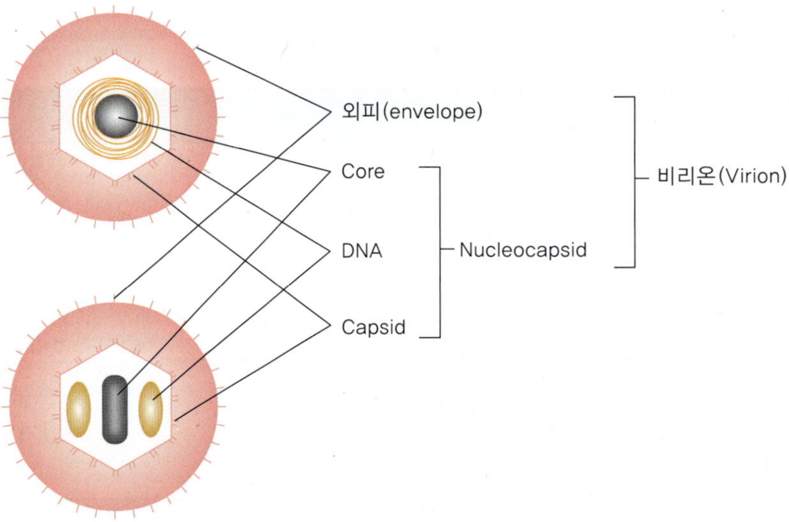

그림 2-1. 단순헤르페스 바이러스 구조

2) 임상증상

Herpes 바이러스가 일으키는 임상증상은 다양하며, 감염은 첫 감염인 경우와 재발성인 경우가 있다. 첫 감염은 항체를 보유하지 않은 사람에서 일어나며, 바이러스가 숙주의 감각신경절 내에 잠복하는 결과를 초래하는 경우가 있다. 잠복감염은 항체를 보유한 사람에게도 지속되며, 감염의 재발이 나타나는 것이 일반적이다. 대부분의 개체에서 신규 감염은 임상적으로 불현성감염이더라도 반드시 항체를 생산한다. 바이러스 중화항체 존재 시 재발은 대개 직사광선에 과도하게 노출되었을 때, 어떤 종류의 감염에 의한 발열, 월경 또는 정신적 동요 등의 비특이적 자극에 의해 일어난다.

(1) 헤르페스 바이러스 1형(Human herpesvirus 1, herpes simplex virus 1, HSV-1)

Herpes simplex virus 1(HSV-1)이라고도 불리는 Human herpesvirus 1은 구순헤르페스(구순포진)를 비롯한 단순포진을 유발한다. 이 바이러스는 전체 성인의 70~80%에 이미 감염하여 있으며, 현성감염을 보이는 경우는 1% 이하이다. 구순헤르페스는 키스나 구강성교 등과 같은 성행위를 통하여 전염될 수 있고, 주요 감염부위는 구강점막이다. 감염 숙주에서 구내염, 각막염 등의 현성감염을 일으키는데, 한 번 감염한 HSV-1은 감염 초기에 감각신경의 axon을 따라 이동하다가 목이나 가슴 부위에 분포하는 척수의 후근 신경절(dorsal root ganglion)에 도달하여 숙주에 평생 잠복감염하고, 숙주의 면역력이 감소하면 재발을 반복하는 경향을 나타낸다. 일단, 잠복감염을 확립하고 나면, 게놈 복제와 바이러스 입자의 증식은 하지 않는다. 이 기간에는 DNA를 에피솜(episome: 구조적 안정을 유지하는 염색체 이외의 DNA) 형태로 유지하면서 생존에 필수적인 극히 일부의 유전자만 전사시킨다. 그리다가 바이러스가 증식하기 좋은 상황을 숙주로부터 제공받으면 잠복감염을 종료하고 다시 용균 감염의 형태로 전환한다. 이러한 현상을 재활성(reactivation)이라고 한다. 이러한 현상을 '기회감염'이라고도 부르고 있다. 용균 감염이 시작되면 활발하게 바이러스 게놈의 복제가 일어나고 바이러스 입자의 증식이 일어나며, 숙주에서도 포진 등의 증상이 나타나게 된다.

① 급성 헤르페스성 치육 구내염(acute herpetic gingivostomatitis)

이 질환이 헤르페스 바이러스 1형의 첫 감염 시 일어나는 질환 중 가장 흔하며, 증상은 구강점막의 광범위한 수포성 궤양 병변, 발열, 자극에 대한 과민성 및 국소 림프절 종창이다. 잠복기는 짧고(약 3~5일), 병변은 2~3주 경과하는 동안에 치유된다.

② 헤르페스성 습진(eczema herpeticum)

이 질환은 대개 만성 습진을 가진 사람의 herpes virus 1형의 첫 감염에서 나타난다. 이 병에서는 피부 헤르페스 바이러스의 광범위한 수포화와 고열을 볼 수 있다. 드물게 사망하는 경우도 있다.

③ 각막염

Herpes virus 첫 감염이 눈에 일어나서 중증 각결막염을 일으키는 경우가 있다. 재발성의 안병변은 수지상각막염(dendritic keratitis), 각막궤양(corneal ulcers) 또한 안검부의 수포를 나타낸다. 재발성 각막염인 경우에는 각막 기질이 차례로 침범되어 각막혼탁이 영구히 남아서 실명하게 된다.

④ 수막뇌염

중증 뇌염이 herpesvirus 감염으로 발생하는 예도 있다. 성인의 경우, 신경학적 소견은 흔히 측두엽 병변으로 관찰된다. 뇌파검사 또는 뇌동맥 촬영으로 국소 뇌 병변의 존재를 확인할 수 있다. CSF(cerebrospinal fluid) 검체에서는 세포 과다증(주로 림프구성)을 볼 수 있다. 단, 확정진단은 사망 후에 적출한 뇌 조직으로부터의 바이러스 검출(또는 형광항체법에 의한 바이러스 항원의 확인)에 의해서만 가능하다. 이 병의 치사율은 상당히 높으며, 생존자도 다양한 신경학적 결핍증상(neurologic defects)을 후유증으로 남긴다.

⑤ 구순헤르페스

구순헤르페스는 1형에 의해서 일어나는 가장 보편적인 질병이다. 국재성의 밀집된 수포가 주로 구순(입술)의 점막과 피부 접합부에 나타난다. 수포는 터져서 동통성 궤양을 남기지만, 이것은 반흔을 형성하지 않고 치유된다. 병변은 구순의 동일 부위에 반복해서 재발할 수 있다(그림 2-2). 잠복 HSV의 상재 부위는 삼차신경절이다.

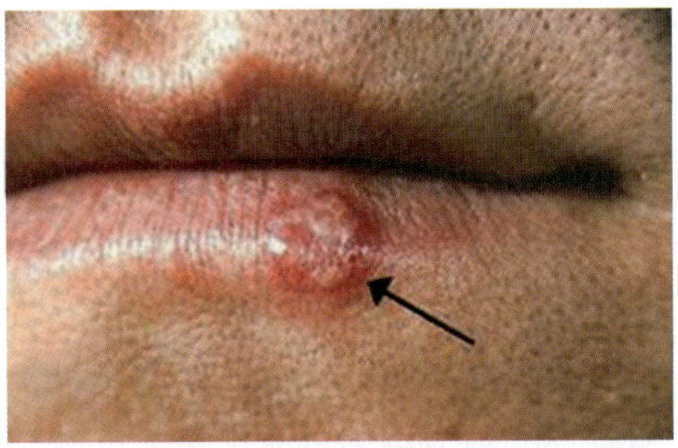

그림 2-2. 구순헤르페스(헤르페스 바이러스 1형). 입술 주위에 수포형성

(2) 헤르페스 바이러스 2형(Human herpesvirus 2, herpes simplex virus 2, HSV-2)

Herpes simplex virus 2(HSV-2)라고도 불리는 Human herpesvirus 2는 생식기헤르페스를 일으킨다. 감염 시 성기에 작은 수포(물집)가 생기는 증상을 동반하며, 주로 성적 접촉을 통하여 전파된다. 가려움을 유발하는 등의 증상이 있다.

생활사는 HSV-1과 거의 유사하나, 잠복감염 부위가 다르다. HSV-2는 생식기 감염 병원체인 만큼 sacrum level에 해당하는 척수의 후근 신경절에 잠복감염한다.

① 생식기헤르페스(herpes progenitalis)

생식기 herpes의 특징은 남자의 음경, 여자의 자궁경부, 음순, 질, 회음부의 수포성 궤양성 병변이다. 병변은 첫 감염일 때가 더욱 심하며, 발열, 전신권태, 서혜부 림프절 종창을 나타내는 경우도 있다. Herpes virus에 대한 항체를 보유한 여자인 경우에는 자궁경부 또는 질에만 침범되며, 따라서 무증상으로 통과하는 경우도 있다. 병변의 재발이 흔히 있다(그림 2-3 A, B). 또한 구강성교를 통해 구강 부위에 주로 감염하는 1형 바이러스가 생식기 감염에서 검출된다는 보고가 늘고 있다.

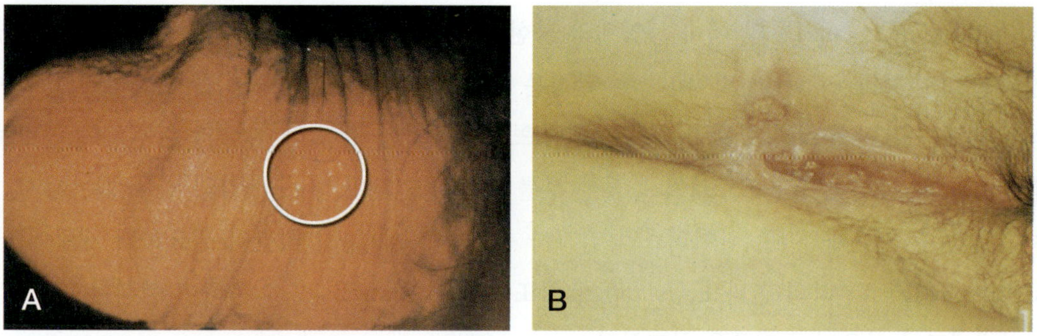

그림 2-3. A. 생식기(헤르페스 바이러스 2형). 남성 성기 부위에 수포형성.
B. 생식기 헤르페스(헤르페스 바이러스 2형). 어성음부 부위에 수포형성

② 신생아헤르페스

출산 중에 신생아가 질산도에 분포하는 헤르페스 병변과 접촉함으로써 herpes virus 2형이 신생아에게 전염되는 경우가 있다. 신생아에 나타나는 증상은 무증상부터 국소적인 것, 치명적 결과를 가져오는 중증의 전신질환에 이르기까지 그 범위가 넓다. 중증의 소아는 생존하더라도, 뇌 손상이 영구히 남는다. 신생아 감염을 피하기 위해, 성기에 herpes 병변이 있는 산모는 출산 시 제왕절개가 요구된다.

출산 과정에서 산모의 병변으로부터 유래한 1형 혹은 2형의 헤르페스 바이러스에 노출된 신생아는 출생 후 심한 전신적 질환을 획득하게 된다. 1형 및 2형의 herpes simplex virus에 의한 태아의 경태반감염(transplacental infection)은 선천성 기형을 유발한다고 보고되고 있으나 이런 현상은 매우 드물다. 신생아는 아직 면역체계가 확립되지 않은 상태이므로 가족 중 활동성 병변을 가진 사람이나, 특히 병원 근무자들에 신생아가 노출되는 것을 방지하는 노력이 필요하다.

③ 기타

신체의 상처가 이 바이러스에 의해서 오염되어 피부에 1형 또는 2형 감염에 의한 국재성의 병변이 생기는 경우가 있다(외상성 헤르페스). 이와 같은 병변은, 치과의사나 병원 근무자의 손가락(herpetic whitlow), 성기에 병변이 있는 사람, 또는 레슬러의 피부에서 볼 수 있다. 원발성 및 재발성 herpes가 비강에 발생하는 경우도 있다(급성 herpes 비염). 또 이 바이러스에 의해서 경증의 무균성 수막염이 일어나는 경우도 있으며, 재발성 수막자극증상이 나타나는 경우도 있다.

3) 검사법

(1) 바이러스의 배양

바이러스는 herpes 병변(체표면의 수포 누출액 또는 뇌)으로부터 분리가 가능하다. 바이러스는 첫 감염기간 중 또는 무증상의 시기에 인두, 타액, 대변에서도 발견되니 검사업무에 참고한다. 세포배양액에 검체를 접종하면 바이러스를 배양(바이러스 입자의 증식)할 수 있다. 배양세포에서 전형적인 세포병변효과(cytopathic effect, CPE) 및 핵내 봉입체의 출현은 검체 내 herpes virus의 존재를 시사한다. CPE가 확인되고 나면, herpes virus 바이러스의 판정은 항원 특이적 항혈청(항체)을 사용하거나, 바이러스에 감염된 세포에 특이적 형광 항체 염색을 시행함으로써 검사할 수 있다. 항혈청은 검체에 곧바로 항체를 포함한 항혈청을 떨어뜨려 봄으로써 응집 여부를 판정하게 되고, 세포배양의 경우에는 24시간이 경과해야 판정할 수 있는데, 이는 바이러스의 입자가 증가하는 데 일정 시간이 필요하기 때문이다. 초기 herpes 병변의 기저로부터의 찰과표본(scrapings) 또는 분비액(swabs)을 이용하여 검사할 때는 검체 내에 다핵거대세포가 함유되어 있음을 참고한다.

(2) 혈청학적 진단

세포배양, 계태아(닭의 발육란 이용) 접종, 마우스에 접종하는 실험을 통하여 바이러스를 배양한 뒤에 특이적 항체를 투입함으로써 항체 중화반응을 일으키게 하고, 이를 정량적으로 측정한다. 실제, 헤르페스 바이러스에 의해 첫 번째 감염을 겪은 환자에게 나타나는 초기 면역반응에서는 보체의 존재하에서만 검출되는 중화항체가 나타난다. 일정 시간이 경과하면, 그 중화항체는 사라지고 보체 없이도 활성을 나타내는 중화항체와 출현한다. 실험실에서 이러한 체내 현상을 시험관 내에서 재현하는 것이다. 이 '바이러스-중화항체' 혼합물에 보체를 첨가해 주면 antibody titer(항체가)는 4~8배 증가하게 되는데, 이 여부를 검사하는 것이다.

Herpes simplex virus 감염에 의한 뇌염은 매우 위중한 질환으로, 조기 진단과 조기 치료가 중요하므로, 신속 진단법이 필요하다. CSF 검체에서 측정할 수 있는 수동적혈구응집항체가(passive hemagglutination antibody titer)는 혈청 중의 항체가 보다 감염성 바이러스의 존재 여부를 판정해 주는 지표로써 더욱 유용하다는 사실이 최근 데이터에서 밝혀지고 있다. 수동적혈구응집반응에서는 herpes virus를 탄닌으로 처리한 양(lamb) 적혈구에 고정하는데, CSF 검체가 herpes virus에 대한 항체를 함유하고 있다면, 양 적혈구가 이것에 의해서 응집하게 된다. 이 방법은 몇 시간 이내에 결과를 얻을 수 있는 신속 진단법인 데다가, 항체 검출 민감도(sensitivity)가 높아 유용한 검사법이다.

보체결합항원 또한 검사 지표인데, 이는 바이러스를 접종한 발육란의 장뇨막 또는 세포배양에서 확인할 수 있다. 이 herpes virus의 보체결합항원은 과거 감염 병력이 있는 사람의 진단에서 유용하다. 이 방법으로 피부과민증을 진단할 수 있다. 동시에 항체가 증가가 증명되어야 하는데, 첫 감염 후 4~7일 사이에 중화항체 및 보체결합항체가 나타나며, 2~3주에 최고치에 도달하기 때문이다. 간혹, 높은 항체가가 평생 지속하는 경우가 있는데, 이것은 바이러스의 잠복감염 또는 재감염의 결과이다. 진단을 확정하기 위해서는 항체가의 '상승'을 확인하는 것이 필수적이다. 대다수 성인은 혈중 항체를 보유하고 있기에 단순히 혈청 내 항체 검출 여부는 진단상 가치가 없다.

2. 헤르페스 바이러스 3형(수두-대상포진 바이러스, Varicella-Zooster virus, VZV)

수두(varicella; chickenpox)는 주로 소아에게 일어나는 전염성이 매우 강한 질환이며, 피부 및 점막에 수포성 발진이 나타난다. 단, 면역체계에 결함이 있는 어린이는 증세가 위독하다. 병원체는 대상포진의 원인 바이러스와 동일하다.

대상포진(zoster; shingles)은 산발성이며, 일상생활을 방해할 만큼 심한 통증을 유발하는 성인의 질병이며, 그 특징은 후근 신경(posterior nerve roots) 및 신경절(ganglion)의 염증성 변화이며(환자가 등의 통증을 호소하기도 함), 그 감각신경 다발이 맞닿아 있는 피부에는 수포(수두 수포와 비슷함)를 동반한다.

수두는 VZV와의 첫 접촉(감염)에 의해 일어나는 급성 소아 질환이며, 대상포진은 과거 수두 병력을 보유한 성인의 척수 후근 신경절(감각신경절)에 잠복 감염해 있던 VZV의 재활성화 때문에 발생하는 성인 질환이다. 이는 환자의 면역력 감소가 원인이다.

1) 바이러스의 성상

수두 및 대상포진 바이러스(varicella-zoster virus, VZV)는 형태학적으로는 herpes simplex virus (HSV-1, -2)와 동일하다. 바이러스는 사람의 태아 조직배양을 통하여 증식시킬 수 있으며, 배양한(감염된) 세포에서 전형적인 핵내 봉입체 형성을 확인할 수 있다. 감염 조직배양의 상층액에는 보체결합항원이 검출되지만, 감염성 바이러스일 경우에는 검출되지 않는다.

이 바이러스의 유일한 자연 숙주는 인간이므로, 실험동물에서는 증식하지 않고, 인체 유래 세포주에 감염시켜서 배양해야 한다. 바이러스는 대상포진 환자의 수포 누출액, 대상포진성 무균성 수막염 환자의 CSF 및 소아 수두 환자의 수포로부터 분리할 수 있다.

대상포진의 수포액을 소아에게 접종하면 약 10일 후에 접종 부위에 수포를 만든다. 그리고 이어서 수두가 전신에 발생하는 피부병변이 일어난다. 또 어떤 경우에는 극소의 수포형성 없이 전신성의 수두가 일어나는 경우가 있다. 또 이들 어린이와의 접촉에 의해서 2주간의 잠복기 후에 전형적인 수두가 생긴다. VZV에 의한 감염에서 회복된 어린이는 수포에 대해서 저항성을 나타내며, 수두의 경력이 있는 사람은 VZV 재감염에 대해서도 감수성을 나타내지 않는다.

VZV에 대한 항체는 CF, gel 내 침강반응, 중화 또는 바이러스에 의해 유발된 막항원 사이의 간접형 광항체법에 의해 측정된다. VZV는 herpes simplex virus와 적어도 1개의 공통항원이 있다.

이 바이러스는 사람의 세포에서 분열 중기에는 세포분열의 정지, 염색체의 과잉수축, 염색체의 파열 및 미소핵의 형성이 흔히 나타난다.

2) 병원성

(1) 수두

감염경로는 상기도 점막이라 생각된다. 바이러스는 혈류를 따라 순환하다가 피부에 국재하는 것으로 여겨진다. 상피세포의 종창, 공포 변성, 세포액의 저류에 의해 수포가 형성된다. 감염 세포의 핵 내, 특히 감염 초기에는 호산성의 봉입체가 보인다.

(2) 대상포진

피부병변의 조직병리학적 소견은 수두와 동일하나, 후근신경 및 감각신경절에 염증성 변화가 차이점이다. 흔히 단 1개의 신경절만이 침범된다. 피부 병변의 분포는 각 후근신경절로부터의 신경지배영역과 일치하며, 세포침윤, 신경세포의 괴사, 신경절초(ganglion sheath)의 염증이 관찰된다. VZV는 후근 신경절에 침입하여 장기간에 걸쳐 잠복감염 한다. 그리고 몇 년 후에 여러 가지 침범(신경의 압박)이 후근 신경섬유의 분포를 따라서 나타나며, 바이러스에 의한 대상포진의 수포가 증상으로 나타나는 것이다. 이처럼 VZV와 herpes simplex virus는 질병의 임상적 재발을 동반하는 잠복감염을 사람에게 일으킨다는 점에서 비슷하다. 단, 대상포진이 한 번 이상 일어나는 경우는 드물다.

3) 임상증상

(1) 수두

잠복기는 일반적으로 14~21일이다. 초발증상은 전신권태와 발열이며, 이어서 발진과 수포가 몸통에 먼저 나타나고 다음에 얼굴과 팔다리, 때로는 인두점막에 나타난다. 이후 3~4일에 걸쳐서 새로운 수포가 차례로 무리를 지어 출현하므로 한 환자에서 구진, 수포, 가피 등의 모든 병변을 동시에 볼 수 있다. 발진은 발열을 동반하며 중증도와 비례한다. 합병증은 흔치 않으나 때로 발진이 일어난 후 약 5~10일에 뇌염이 일어나는 경우가 있다. 합병증을 동반하지 않는 경우, 사망률은 1% 이하이다. 수두성 뇌염의 사망률은 10%이며, 다른 10%가 중추신경계의 손상을 후유증으로 평생 가지게 된다. 원발성 수두성 폐렴은 소아에서는 드물지만, 성인의 경우 20~30%에서 일어나서 저산소혈증을 초래하여 치명적으로 되는 경우가 있다.

신생아 수두(출생 직전 또는 직후에 모체로부터 감염)는 사망률이 20%에 달한다. 가임여성은 수두가 잘 발생하지 않지만, 임신 3개월 이내에 모체에 수두가 발생하여 출생한 어린이가 선천성 기형이 된 보고가 있다. 면역결핍증이 있는 소아나, 백혈병, 기타 악성종양 때문에 면역억제제 또는 세포독성이 있는 약제를 투여하고 있는 소아는 매우 치명적인 수두 또는 산포성 대상포진이 될 위험성이 크다. 이것은 기저질환인 백혈병 등에 의한 것인지 또는 백혈병 치료에 사용되는 약제가 면역반응을 저해하기 때문인지 알 수 없다.

(2) 대상포진

잠복기는 일정하지 않다. 이 질환은 전신권태와 발열로 시작되며, 이어서 하나 또는 그 이상의 감각신경 및 신경절의 지배를 받고 있는 피부 · 점막의 영역에 심한 통증이 나타난다. 통증의 정도는 산통과 유사한 것으로 알려져 있다. 발병 후 수일 이내에 침범된 신경이 지배하는 영역의 피부에 한 무리의 수포가 나타난다. 발진은 주로 편측성이며, 몸통, 머리 및 목이 가장 많이 발생하는 부위이다. CSF의 림프구성 세포 증가가 보이는 경우도 있다. 국한성 대상포진 환자로서 기저질환이 없는 경우에는 수포 중의 인터페론(interferon)의 수준은 감염 후 곧 최고치에 도달한다(6일 이전). 그러나 범발성 환자는 이보다 늦게 최고치에 도달한다. 인터페론의 수준이 최고치에 도달하면 48시간 이내에 임상적 개선이 나타난다. 수포는 농포화 한 다음 가피를 형성하고 산포는 정지된다. 기저질환이 있는 경우, 특히 환자가 면역억제제의 치료를 받고 있는 경우 또는 림프종이 있어 방사선 치료를 받고 있는 경우에는 대상포진은 범발성 임상상을 나타내는 경향이 있다.

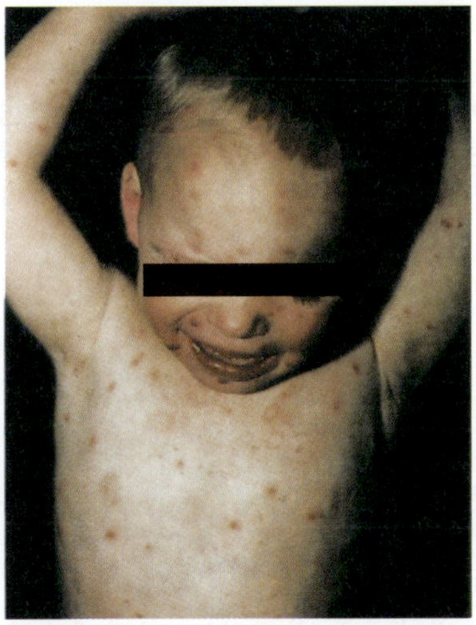

그림 2-4. 수두 환자의 전형적 증상

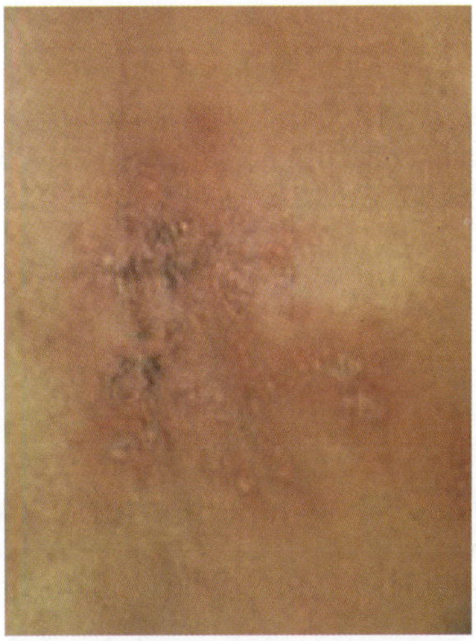

그림 2-5. Varicella-zoster. 감각신경에 침입한 VZV에 의한 발진

4) 검사법

수포 기저부의 찰과표본(scrapings) 또는 분비액을 hematoxylin-eosin 염색하여 검경하면, 다핵세포를 볼 수 있다. 또 이 분비액 중의 형광항체에 의해서 세포질 내의 바이러스 항원을 확인할 수 있다.

바이러스는 배양한 세포에 수포 누출액이나 상피 병변 분비액 검체를 접종함으로써 배양할 수 있다.

대상포진 바이러스는 주로 섬유아세포에서 증식하며, 증식에 3~5일을 요한다. 어떤 바이러스라도 세포 병변의 형태나 형광항체 염색으로 판정된다. 분리된 바이러스의 판정은 특이항혈청을 사용한 중화시험에 의해서 확인된다.

Herpes simplex virus는 사람 유래의 세포주 외에도 토끼의 각막, 마우스의 뇌, 계태아의 장뇨막에서 병변을 만들지만, 수두 및 대상포진 바이러스는 이들에 감염되지 않는다. 유일한 숙주가 인간이기 때문이다.

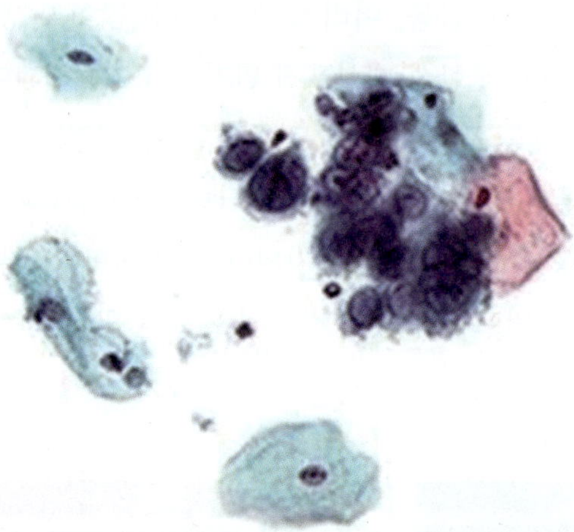

그림 2-6. Herpes simplex virus를 세포에 감염시켜서 배양한 후에 Pap 염색하여 현미경 검경을 실시함으로써 CPE(–cytopathic effect)를 확인하였다. HSV 감염 시 관찰되는 CPE는 전형적으로 배양한 세포의 핵이 쪼개지고, 염색체가 흩어져서 세포 주변이 뿌옇고 어둡게 관찰된다. 이러한 관찰상을 'ground glass appearance' 라고도 한다.

3. 사람 거대세포 바이러스(Human cytomegalovirus, HCMV)

CMV 감염은 전체 인구의 50~80%가 40세 이전에 경험한다. CMV 감염증 자체는 그만큼 흔하고 무증상인 경우가 대부분이다. 그러나, 면역력이 없는 신생아에게 발생하는 거대세포성 봉입체병(cytomegalic inclusion disease)은 선천성 이상을 초래할 수 있으므로 주의해야 한다. 이 질환은 CMV의 자궁 내 또는 출생 후 감염으로 흔히 일어난다. 소아의 전신성 감염인 이 질환은 미국에서 매년 약 10,000 예의 소아에서 중증의 선천성 이상을 일으키고 있다. 거대세포성 봉입체병은 타액선, 폐, 간, 췌장, 신장, 내분비선 및 뇌에 일어나는 대형의 핵내봉입체가 특징이다. 대부분의 사망 예는 2세 이하에서 일어난다. 소아기 및 사춘기의 불현성감염도 드물지 않다. 중증의 CMV 감염은 면역억제요법을 받고 있는 성인에게 가끔 나타난다.

1) 바이러스의 성상

(1) 일반적 성상

형태학적으로 CMV는 herpes simplex virus 및 VZV와 구별되지 않는다. 바이러스는 DNA 바이러스로서, DNA의 분자량은 $80\sim90\times10^6$ dalton이며 240 kb, G+C함량은 58%이다. 바이러스 입자는 감염된 사람의 섬유아세포 핵 내에서 형성된다. 바이러스의 외피는 핵막 내층 유래이다. 증식 주기는 herpes simplex virus보다 느리며, 감염성 바이러스는 herpes simplex virus보다 견고하게 세포와 결합되어 있다.

(2) 물리적 · 화하적 인자에 대한 반응

CMV는 불활성화가 용이하다. 이 virus는 증류수에 부유하고 있을 때가 식염수에 부유하고 있을 때보다 안정하다. 또, 35% sorbitol 존재하에서 -90℃로 보존하면 비교적 안정하다.

(3) 동물의 감수성

사람거대세포바이러스를 동물에 감염시켜서 배양할 수는 없으며, in vitro에서 사람의 섬유아세포에 감염시켜야 증식 가능하다. 바이러스는 대개 숙주의 상피성 세포로부터 분리된다. 감염 비허용성 사람 상피세포(nonpermissive human epithelial cells)는 CMV에 대해 감염을 유도 배양할 수 있다. 그러나 생체 내에서 종양원성이 있는지에 대해서는 분명치 않다.

2) 병원성

대부분의 소아 거대세포성 봉입체병은 임신 중인 모체가 CMV 감염 상태일 때, 태중에 감염되어 선천적으로 획득하게 된다. 감염아 출산 시에 모체의 요로부터 바이러스를 분리할 수 있다. 그리고 감염 태반의 융모 중에는 25~40 μm 크기의 전형적인 거대세포가 출현한다.

치명적인 증례에서는 거대세포성 병변이 간, 폐, 신장, 위장관, 이하선, 췌장, 흉선, 갑상선, 부신 및 기타 장기의 상피조직에서도 나타나며, 바이러스도 검출된다. 거대세포는 건강한 소아의 요 또는 adenoid 조직에서 발견되고 있다. 소년 및 성인의 감염경로는 분명치 않다.

일반적인 소아 타액선 생검의 10~33%에서 전형적인 봉입체가 발견되고, 건강한 소아의 요 및 adenoid 조직배양에서 바이러스가 분리되는 것은 어렸을 때 불현성감염이 있음을 강하게 시사하는 것이다. 바이러스는 여러 장기에 잠복된 또는 만성 감염된 형으로 장기간에 걸쳐서 존속하는 것 같다.

봉입체가 성인의 타액선에서 발견되는 경우는 드물며, 또 성인의 구강에서 바이러스가 분리되는 일도 있다. 만약 성인에게서 봉입체가 광범위하게 발견된다면 이것은 다른 위독한 질환을 동반하고 있는 경우이다.

3) 임상증상

선천성 감염은 자궁 내 태아가 사산되거나 조산, 간비종을 동반하는 황달, 혈소판 감소형 자반병, 간질성 폐렴 및 중추신경계의 손상(소두증 : microcephaly, 뇌실 주위의 석회화, 맥락망막염, 시신경 위축, 지능 운동 발육부전) 등의 증상을 동반하는 거대세포성 봉입체병의 임상증상을 나타낸다. 선천성 거대세포성 봉입체병은 과거에는 이렇게 치명적인 것으로 생각되었으나, 이러한 질병을 앓는 소아도 감염에서 회복하여 오랫동안 생존한다는 사실이 밝혀지고 있다. 안타깝게도 이런 유아 1,000명 중 1명은 CMV의 선천성 감염으로 인해 중증의 지능발육 부전을 나타낸다.

자궁 내의 불현성감염 또한 높은 빈도로 일어나고 있다. 증상이 없는 아이의 2%에서 CMV에 대한 IgM 항체의 상승이 관찰되거나 요로부터의 바이러스가 분리되고 있기 때문이다. 임신 중에 CMV에 감염되는 경우에 태아를 선천 감염시킬 가능성이 가장 높지만, 임신 전의 감염도 간과할 수는 없다. 임신 전에 CMV에 감염된 산모 대부분은 임신 마지막 3개월간에 자궁경부로부터 바이러스를 배출하는데, 태아는 태반을 매개로 하여 획득한 모체 이행 항체(IgG)를 보유하고 있음에도 불구하고, 분만 중에 감염된다. 이런 감염 상태로 태어난 유아는 8~12주가 되면 요 중에 바이러스를 배출하기 시작하여 수년간 지속되어도 다행히 무증상인 경우가 많다.

후천성의 CMV 감염은 극히 보편적으로 볼 수 있으며, 대개 불현성이다. 소아에게는 후천성 감염의 결과, 간염, 간질성 폐렴, 후천성 용혈성 빈혈이 일어난다.

바이러스는 감염된 사람의 타액이나 요에서 배출된다. 후천적 감염 후 성인은 타액에서 4주, 요에서 2년간에 이르기까지 바이러스가 배출된다. 소아에 있어서는 타액으로의 배출이 몇 개월간 계속되며 요에서도 몇 년간 배출된다.

CMV는 이호성 항체(heterophilic antibody)를 동반하지 않는 감염성 단핵구증 유사(mononucleosis like) 질환의 원인이 되는 경우가 있다. 'CMV 단핵구증'은 수혈을 받은 후에(수혈 후 증후군; post-transfusion syndrome) 일어난다. 잠복기는 약 30~40일이다. CMV에 대한 항체가 상승이나 바이러스뇨증을 볼 수 있다. CMV는 이들 환자의 말초 백혈구로부터 분리된다.

4) 검사실 진단

CMV 검출에 적당한 검체는 환자의 나이와 면역 상태 및 임상증상에 따른다. 요 또는 침과 같은 검체는 선천적 감염이나 분만 전후 감염의 진단을 위해 채취된다. 성인의 단핵구증이나 간염 진단을 위한 검체는 요 또는 혈액이 가장 좋은 검체이다. 검체의 보관은 48시간 이내는 4℃ 보관, 장기간 보관을 할 때는 −70℃에 보관한다.

생검 조직과 요에서 거대세포의 핵내 봉입체(inclusion body)를 관찰할 수 있으며, 올빼미 눈을 닮아 "owl's eye"라고 한다. 그 외에도 면역형광염색을 통해 항원을 검출할 수 있다.

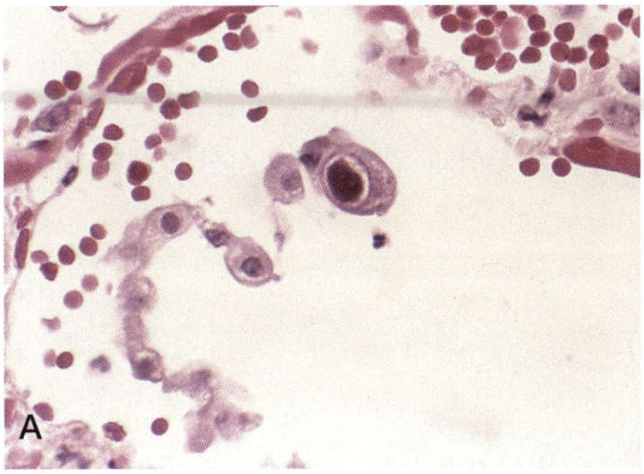

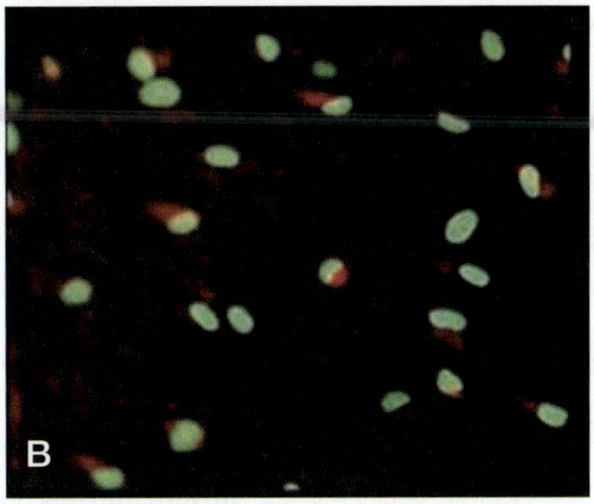

그림 2-7. '올빼미 눈' 이라고 하는 봉입체
A. AIDS 환자의 폐포세포에 CMV가 감염되었을 때 전형적으로 나타나는 현상이다. CDC/Dr. Edwin P. Ewing.Jr.
B. MRC-5 세포에 CMV 감염 배양 후 형광염색 사진

CMV 분리는 사람의 섬유아세포, MRC-5, WI-38, IMR-90 세포주가 배양에 이용되며, 세포병변효과는 검체 속 바이러스양에 따라 빠르면 24시간 이내에 나타나며, 대부분은 배양 1~2주 후에 나타난다. 일반적으로 4주까지 배양하며 백혈구로 배양한 것은 6주까지 배양하면서 관찰한다. 간접면역형광염색법으로 동정할 수도 있다. 또한 혈청학적 검사로 IgG 항체가를 측정, 중화항체, 보체결합반응, EIA 등을 이용해서 검사할 수 있다. CMV 항원 혈증검사는 백혈구의 핵 내에 존재하는 65 kDa의 lower-matrix 단백을 면역세포화학적 방법으로 측정하는 것으로 CMV 감염증을 신속하게 진단할 수 있다. 특히 무증상 감염자거나 증상이 나타나기 전에 검출이 가능하다. 최근에는 표준검사로 PCR 방법을 이용한다.

5) 예방

특이한 예방법은 없다. 전신성 거대세포성 봉입체병의 신생아는 다른 신생아와 격리시키는 것이 바람직하다. CMV 항체에 대하여 장기이식 공여자와 수여자의 예비조사는 1차의 CMV의 전파를 다소 막을 수 있다. CMV의 혈청검사 항체 보유 음성인 장기 수여자는 다른 치명적인 중복감염자와 마찬가지로 CMV 감염에 대해 매우 높은 위험을 갖고 있으며, 이들은 백신을 주사할 표적 집단이 된다.

CMV 생백신이 발견되어 임상에서 예비적으로 약간 시행하고 있다. 왜냐하면 CMV는 다른 herpes 바이러스와 마찬가지로 잠복적 지속감염의 위험이 있어서 집단 전체에 대해 생백신을 사용하는 것은 주의해야 하기 때문이다. 생백신 접종 후에 오히려 감염되는 사례가 발생할 수 있기 때문이다. CMV의 선천성 감염을 방지하기 위한 백신 프로그램 연구가 요구된다.

4. Epstein-Barr virus (EBV)

Epstein-Barr virus (EBV) 바이러스에는 A, B형이 있는데, 이 중에서 A형이 감염성 단핵구증의 병원체이며, B형은 버킷 림프종(Burkitt's lymphoma)이나 비인두암과 림프세포증식성 장애와 관련이 있다고 알려져 있다.

1) 바이러스의 성상(properties of the virus)

(1) 형태와 크기

EBV는 크기와 형태가 다른 human herpes virus와 구별되지 않는다. DNA의 분자량은 $85 \sim 10^5 \times 10^6$ dalton이며 172 kb로 G+C 함량은 58%이다.

(2) 항원의 성상

보유 항원에서 EBV는 다른 human herpes virus와 다르다. EBV 특이 항원은 원심침전법, 면역확산법 또는 면역형광시험법으로 검사가 가능하다. Lymphocyte determined membrane antigen (LYDMA) 항원은 가장 먼저 검출되는 바이러스 결정 항원이며, Epstein-Barr nuclear antigen (EBNA)는 보체결합핵 항원이다. 감염 초기에 검출되는 항원인 early antigen (EA)은 바이러스 외피 항원이다. 검출 지연형 항원인 viral capsid antigen (VCA)은 캡시드항원이다. 이중 가장 중요한 항원은 VCA로 진단을 위한 검사 표적으로 자주 이용된다.

2) 병원성

EBV는 감염성 단핵구증(infectious mononucleosis), 모 백반증(hairly leukoplakia), Bukitt 림프종, B 세포 림프종, 비인두암(nasopharyngeal carcinoma)를 유발하는 것으로 알려져 있다. 초기 감염은 구강인두에 감염된 후 혈액으로 전파되고 이곳에서 B 림프구를 감염시킨다. EBV가 B 림프구 내에서 잠복하며 일부 복제된 EBV DNA들은 세포의 유전자로 통합되어 많은 환형 EBV DNA copy가 세포질 내에서 발견된다. EBV 감염에 대한 면역반응은 바이러스캡시드항원(VCA)에 대한 IgM 항체로 이루어지며 VCA에 대한 IgG 항체는 평생 지속된다. 따라서 EBV에 대한 IgM 반응은 급성 감염을 진단하는 데 유용하며, IgG 반응은 원발성 감염을 진단하는데 유용하다. 감염성 단핵구증의 재발에 대한 평생 면역은 바이러스 외피 항원의 항체에 기반한다. EBV-특이적 항체와 비특이적 이호성항체들이 발견되며, 이호성항체는 이들을 유도한 항원과는 다른 항원에 의해 검출된 항체를 말한다. 감염성 단핵구증에서 형성된 이호성항체들은 양이나 말의 적혈구를 응집시킨다. 이호성항체는 EBV의 어떤 성분과도 반응하지 않으며, EBV 감염이 세포막의 구성 성분을 변형시켜 항원성을 갖게되고 이호성항체를 유도하는 것으로 판단된다. 이호성 항체는 대개 회복 후 6개월 내에 사라지며, EBV 감염에 비특이적이다.

3) 임상증상

(1) Epstein–Barr virus A(EBV A형)

타액이나 성적 접촉을 통하여 전파되기 때문에 EBV 감염증은 'kissing disease'라는 별칭을 가지고 있다. 드물게는 장기이식이나 수혈을 통해 전파되기도 한다. 위생 상태가 나쁘면 출생 후 수년 내에 감염되며 선진국에서는 사춘기 전에 약 60%가, 40대 이전에 90% 이상이 감염을 경험한다고 알려져 있다. 사실 이 질병은 성인에게 매우 흔하다. 이 때문에 대부분의 사람들은 EBV에 대하여 후천 면역을 보유하고 있을 가능성이 있는데, 환자의 면역 상태에 따라 현성감염의 재발이 반복되기도 한다.

EBV는 주로 B 림프구에 잠복 감염한다(그림 2-8). B 림프구에는 보체 수용체인 CD21 세포막 단백이 존재하는데, 이것이 EBV에게도 수용체로 작용한다. EBV는 놀랍게도 감염 시, 침투를 용이하도록 '면역회피 전략'을 펼치는데, 그것은 바로 EBV에 의한 B 림프구의 미성숙 유도이다. 그럼으로써 B 림프구는 활성을 띠지 못하게 되고, 형질세포나 메모리 B 림프구의 형성이 저해되어 항체 생산이 어려워진다. 게다가 도움 B 림프구의 형성도 저해되기 때문에 T 림프구에 항원을 제대로 제시하지 못하게 되어 EBV는 체액성 면역뿐 아니라, 세포성 면역체계까지 교란시킬 수 있다. 그러나 EBV에 감염되지 않은 일부 B 림프구들은 정상적으로 T 림프구에 항원을 제시하게 되고, 이에 따라 세포독성 T 림프구(CD8+ T 세포)가 활성화되어 더디게 EBV를 제거한다. 이 상황에서도 EBV는 B 림프구 안에 잠복감염 상태로 존재하게 된다. 이러한 면역학적 저항의 과정에서 감염을 인지한 단핵구(monocyte)도 증가하는 현상이 나타날 수 있다.

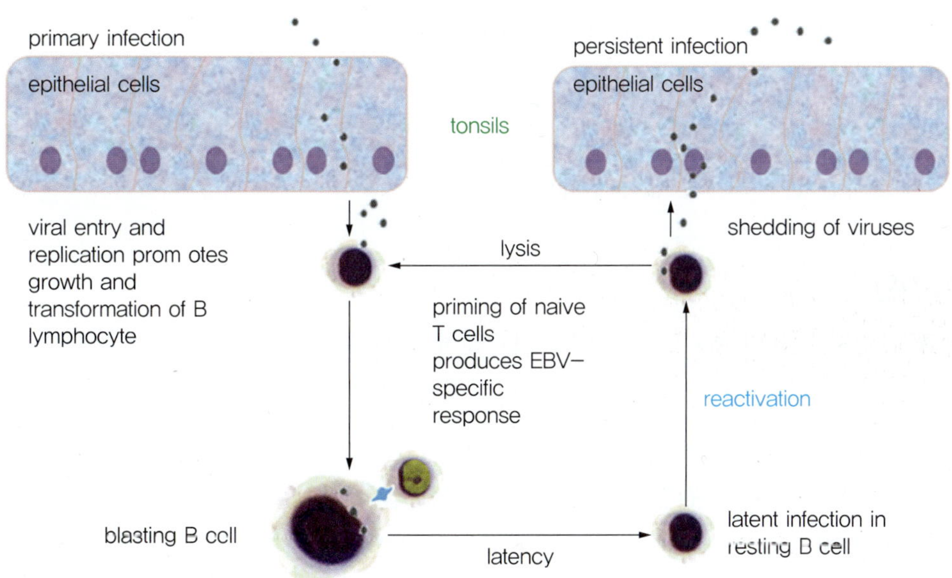

그림 2-8. 건강한 사람의 EBV 감염 주기

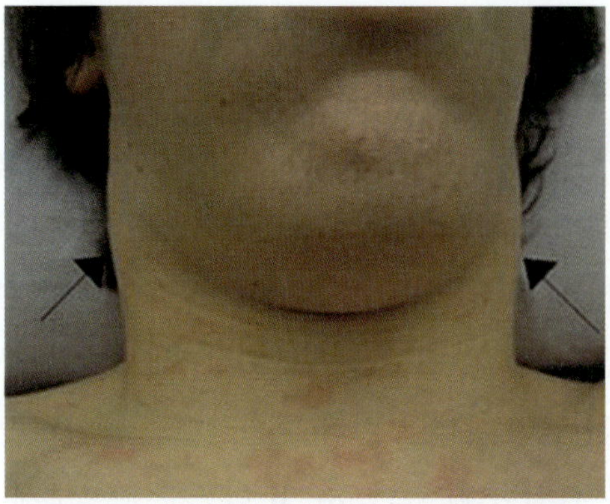

그림 2-9. 전염성 단핵구증이 발생한 환자의 목

EBV는 B 림프구에 잠복 감염할 뿐, 실제 바이러스 입자의 증식은 편도선 등의 점막 상피세포에서 일어난다(그림 2-9). EBV 감염은 대개 무증상이지만, 나이가 들수록 감염 증상이 나타나는 비율이 높아져서 노년기에는 50%가 증상을 나타낸다. 간혹 증상이 심한 경우도 있다.

(2) 버킷림프종(Burkitt's lymphoma)

Epstein-Barr virus B (EBV B형)는 중앙아프리카, 남아메리카, 뉴기니 등 말라리아 감염이 만연한 열대지역에 거주하는 소아 감염자에서 버킷림프종을 유발한다고 보고된 바 있다. 이 외에도 남중국, 동남아시아 지역에서 발생하는 성인의 비인두암과도 EBV B가 밀접한 관련이 있다고 보고되었다.

EBV에 의한 암 발생은 위에서 언급한 이외의 지역에서는 보고되고 있지 않으므로, 해당 지역에 존재하는 다른 암 발생 인자(carcinogen)와 EBV 감염이 함께 작용한 결과라고 추정된다. 말라리아 감염이 버킷림프종 발생의 보조인자로 작용할 수도 있을 것이고, 남중국 지역의 음식문화 때문일 수도 있을 것이다. 지금까지 정확한 연구 보고는 없는 상태이다.

4) 검사실 진단

혈청은 보통 급성기 때 1회 채취한다. 혈청은 4℃에서 수개월간 보관할 수 있고, 장기간 보관할 때는 -20℃에서 보관한다. 바이러스 분리용 검체로 인후세척물은 혈청이 없는 조직배양배지 또는 Hank's balanced salt solution(BSS)에 넣어 보관한다. 림프절, 비장, 간, 종양, 생검 등의 조직, 뇌척수액, 혈액 등을 채취하여 핵산 검출이나 항원검사에 이용한다. 일반 임상 검사실에서 바이러스 분리는 거의 시행하지 않으며, 혈액학적 방법으로 림프구증이 발병되고 30%의 비정상적인 림프구들이 면역형광염색 도말 표본에서 관찰된다. 비정형 림프구들은 크고 소엽상 핵과 공포성, 호염성 세포질을 가지는 세포독성 T 세포들이다(그림 2-10).

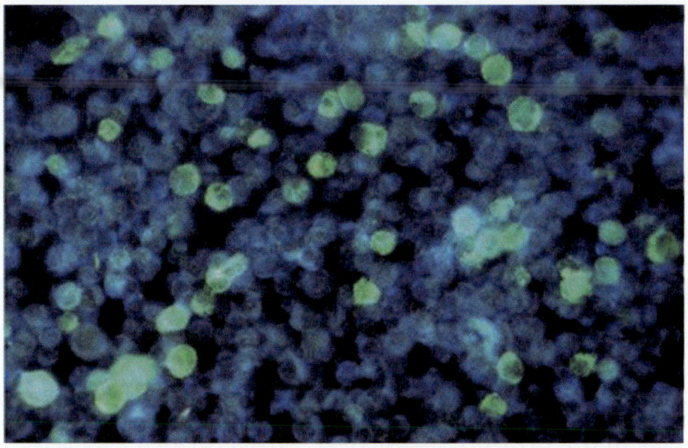

그림 2-10. 형광항체염색에서 Epstein-Barr virus(EBV)를 포함하고 있는 백혈병 세포를 보여준다(녹색)

혈청학적 방법으로 이호성 항체 검사를 실시한다. 이호성 항체 검사는 일반적으로 발병 한 뒤 2주 동안은 양성으로 나타나기 때문에 감염성 단핵구증의 초기 진단에 유용하다. Monospot 검사는 이호성 항체를 검출하는데 자주 이용되며, 민감하고 특이성이 높다(그림 2-11). EBV 특이 항체 검사는 진단이 어려운 경우에 일차적으로 이용하며 IgM VAC 항체 반응은 초기 감염 진단에 유용하다.

5) 예방 및 치료

알려진 예방법과 치료법은 존재하지 않는다.

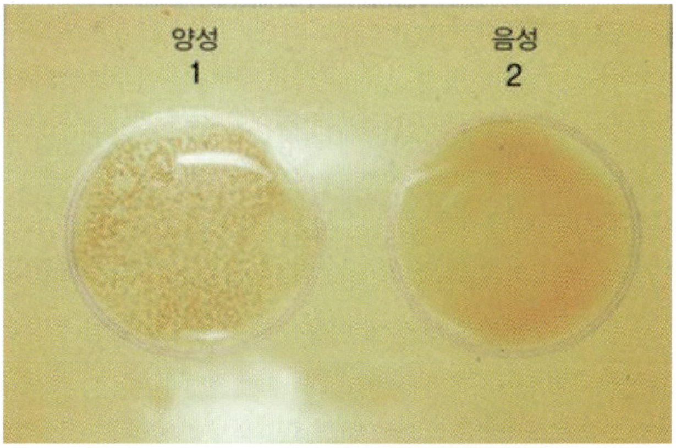

그림 2-11. Monospot test
환자 혈청과 양 혈구의 응집시험으로 EBV를 신속히 진단할 수 있다. 1) 응집(양성)

III. 폭스바이러스과(Poxviridae)

폭스바이러스(Poxvirus)는 말 그대로 '수포(pox)를 일으키는 바이러스'라는 의미를 가지며, 현재까지 알려진 가장 크고, 구조가 복잡하며 외피를 보유한 이중가닥 DNA 바이러스이다. 크기가 200~400 μm로 광학현미경으로 관찰 가능한 거의 유일한 바이러스이다.

폭스바이러스과에는 Molluscipoxvirus, Orthopoxvirus, Parapoxvirus, Yatapoxvirus 속이 있다. 사람과 관련된 종으로 variola virus, cowpox virus, vaccinia virus, monkeypox virus, molluscum contagiosum virus(감염성 연우종바이러스) 등이 있다. 천연두바이러스(variola virus)는 예방접종이 실시된 이후 환자 수가 급감하여 1979년 이후 전 세계적으로 천연두 환자는 발생하지 않았으며, 1980년에 세계보건기구(WHO)에서 천연두가 지구상에서 박멸되었음을 선포하였다. 감염성연우종은 유일하게 사람에게만 감염되고 나머지 Orphopoxvirus, Parapoxvirus, Yatapoxvirus에 속한 바이러스는 인수공통감염을 나타낸다. vaccinia virus는 천연두 백신 생산을 위해 이용된다.

표 2-4. Poxvirus과 바이러스와 관련 질환

바이러스	감염병	감염원
Variola virus	천연두	사람
Molluscum contagiosum virus	다양한 피부병변	사람
Orf virus	국소 병변	인수공통감염병: 양, 염소
cowpox virus	국소 병변	인수공통감염병: 설치류, 소, 고양이
Psuedocowpox virus	우유짜는 사람에 감염	인수공통감염병: 소
Monkeypox virus	일반적인 감염병	인수공통감염병: 원숭이
Bovine papular stomatitis virus	국소 병변	인수공통감염병: 소, 송아지
Vaccinia virus	천연두 백신에 이용	실험실

1. 천연두바이러스(Smallpox virus)

'천연두'은 인체에서 일어나는 poxvirus 감염증으로써, 영어로 'smallpox'라 부르고, 라틴어로는 'variola'라고 한다. Variolavirus는 천연두의 원인체로 지구상에서 근절된 유일한 감염병이다. 병변의 형태가 콩을 닮아 천연두(두창)라고 부르게 되었다.

1) 바이러스의 성상

Poxvirus는 가장 크고, 복잡한 구조로 선상의 이중나선 DNA와 디스크(disk) 모양의 핵심부(core)와 지단백성 외피로 된 벽돌모양의 입자로 되어 있다. DNA의 분자량은 $8.5\times10^7\sim2\times10^3$ dalton이며 비리온은 DNA 의존 RNA 중합효소(DNA dependent RNA polymerase)를 함유하고 있다. 폭스바이러스는 세포질에서 복제되기 때문에, 핵내에 존재하는 세포성 RNA 중합효소(cellular RNA polymerase)에 접근할 수 없어 이 효소가 요구된다. Poxvirus는 세포 내로 침투하여 탈외각된 후, 비리온 DNA 의존 RNA 중합효소가 초기 mRNA를 합성하여 바이러스 복제 때 요구되는 주 효소인 비구조 단백질(nonstructure protein)로 번역된다. 바이러스 DNA는 전형적인 반보존적인 양식에 의해 복제되고, 후기 구조 단백질이 합성된 후 progeny 비리온이 형성된다. 이 비리온들이 조립되어 세포로부터 방출될 때 세포막으로부터 출아되어 외피를 획득하게 된다. 천연두 바이러스의 복제는 DNA 바이러스에서는 특이하게 모든 과정이 세포질에서 일어난다.

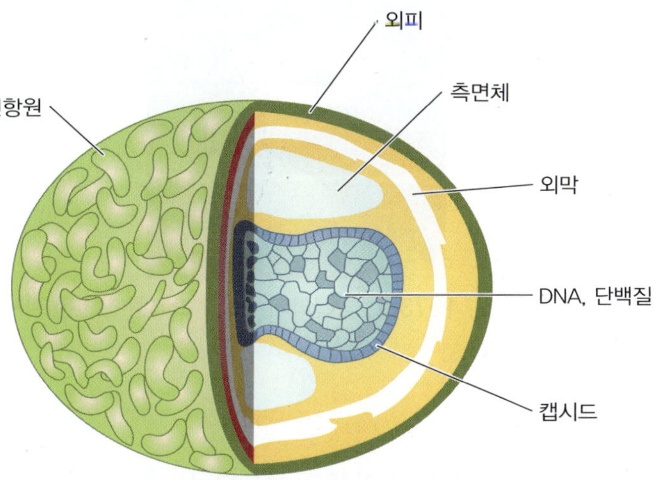

그림 2-12. 폭스바이러스의 형태

Core안에 있는 DNA와 여러 개의 단백질은 핵 단백질을 이룬다. Core는 큰 측면체의 영향으로 아령모양을 이룬다. 비리온의 외피에는 숙주세포의 지방층과 여러 가지 바이러스 특이 폴리펩티드와 혈구응집소를 포함하고 있는데 이것들은 감염력을 가지고 있다.

2) 병원성

천연두 바이러스는 비말, 피부 병변, 침구 같은 매개물에서 직접 접촉에 의해 전염된다. 천연두는 상부 호흡기와 국소 림프절에 바이러스가 감염되어 혈액으로 전파되는 일차 바이러스혈증이 나타나고, 그 후 내부 기관들이 감염된다. 이 바이러스는 다시 혈액 내로 들어가서(이차 바이러스혈증) 피부로 전파된다. 이러한 과정은 환자가 건강할 때인 잠복기간 동안 발생된다. 숙주 전신에 병소가 확산되어 사망하거나 후유증을 동반하거나 후유증 없이 회복된다. 천연두의 면역은 평생 지속되며, 백신접종에 의한 면역성은 약 10년 동안 지속된다. 천연두 바이러스는 사람만이 유일한 숙주이다. 감염되면 잠복 단계나 무증상 감염을 유발하지 않으며 동일한 증상을 유발하고 하나의 안정된 혈청형을 갖고 있어 쉽게 백신을 제조할 수 있었으며 성공적인 예방이 가능했다.

3) 임상증상

Poxvirus에 감염되면, 7~14일의 잠복기 이후, 열이나 불쾌함 같은 전구 증상이 발생된 후 얼굴과 손발을 포함한 전신에 발진이 퍼져나가기 시작한다. 발진은 반점에서 구진, 수포, 농포를 수반하며 마지막으로 가피가 2~3주 동안 발생된다.

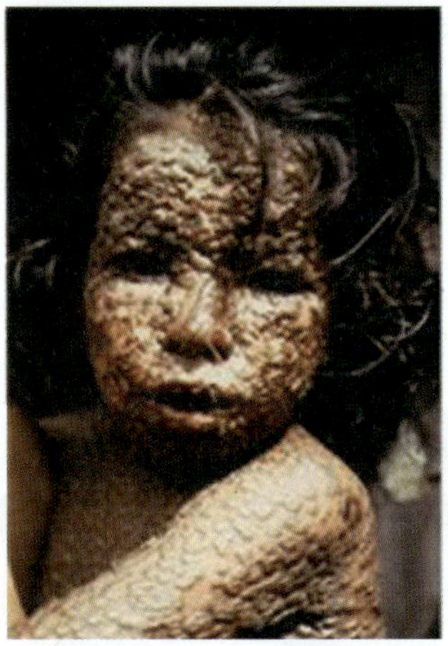

그림 2-13. 1973년, 방글라데시에서 보고된 천연두 환자

4) 검사실 진단

수포, 발진, 농포액, 딱지, 부검조직 등이 검체로 이용되며, 검체 채취와 수송 과정에서 감염되지 않도록 주의해야 한다. 검체는 4℃에서 보관하며, 장기간 보관할 때는 −20℃ ~ −70℃에 보관한다. Poxvirus는 세포배양과 태아세포 배양에 의해 바이러스를 분리할 수 있다. 혈청학적 진단 방법으로 중화시험에 의한 항체 검출이 가장 많이 이용되며, 혈구응집저지반응(HI), Western blot 등도 이용된다. 중화시험에서 급성기와 회복기 혈청 항체가가 4배 이상 차이가 있을 때 감염으로 진단한다. 수포액 내의 바이러스 항원을 검출하는 방법으로 면역형광법을 이용한다.

5) 예방

천연두는 약독화 생백신으로 예방할 수 있다.

2. 감염성 연우종바이러스(Molluscum contagiosum virus)

감염성 연우종바이러스는 Molluscipoxvirus 속에 속하는 유일한 바이러스로 사람에게만 감염을 나타내며 배양에서 잘 증식되지 않는다. 이 바이러스는 직접적인 피부 접촉으로 감염되며 손바닥과 발바닥을 제외한 피부에 작은 분홍색의 사마귀 같은 양성 종양이 나타난다. 그러나 사람유두종바이러스(human papillomavirus)에 의해 발생되는 사마귀와는 다르다. 사람유두종바이러스와 같이 성적 접촉을 통해 성인의 생식기에도 사마귀를 형성한다. 최근에는 후천성면역결핍증(AIDS)환자에서 기회감염이 보고되었다. 병리조직학적 검사에서 상피세포가 정상세포보다 두꺼우며 전형적인 세포질의 큰 호산성 봉입체(molluscum 또는 Henderson-Paterson bodies)가 말피기층(malpighian layer)의 세포에서 관찰된다. 이 바이러스 생활환은 거의 알려져 있지 않다. 병변 부위는 외과적으로 전기 소각기 또는 한랭요법에 의해 제거하여 치료하며, 치료하지 않아도 병소는 몇 년 후에 자연적으로 소실된다.

3. 종두바이러스(Vaccinia virus)

자연계에서 종두바이러스에 의한 감염은 발생되지 않는 것으로 간주되며, 천연두 백신 생산과 다른 Orthopoxvirus의 예방에 이용된다.

외피보유 DNA 바이러스 핵심정리

헤르페스과(Herpesviridae)

: 외피보유 ds DNA virus, 잠복감염 특징

■ Herpes simplex virus, HSV(단순포진바이러스)

- HSV-1(구순헤르페스바이러스) : 구순형, 어린이와 젊은 성인에서 치은구내염 유발, 각막염과 헤르페스 뇌염 유발
- HSV-2(생식기헤르페스바이러스) : 음부형, 생식기 헤르페스, 신생아 헤르페스 유발

■ Varicella-zooster virus, VZV(수두-대상포진바이러스)

- 수두와 대상포진의 원인체
- 어린이에게 chickenpox(수두)를 유발하며 감염성이 매우 강함
- 수두에 감염되었던 성인에게 대상포진을 유발

■ Human cytomegalovirus, HCMV(사람거대세포바이러스)

- 무증상인 경우가 많고, 백혈구(호중구나 림프구)에 잠복 감염
- 타액과 혈액으로 전염, 수직감염, 조직이식, 수혈, 선천 감염
- 올빼미 눈 모양의 핵 내 봉입체가 관찰됨

■ Epstein-Barr virus, EBV

- 감염성 단핵구증 유발
- 버킷림프종, 비인두암과 관련
- 이호성항체 형성

폭스바이러스과(Poxviridae)

: 외피보유 dsDNA virus, 바이러스 중 가장 큼, 가장 복잡한 구조, DNA 바이러스 중 유일하게 세포질에서 복제, 천연두는 예방접종으로 지구상에서 유일하게 근절된 감염병

핵/심/문/제

1. Herpes 바이러스는 수두를 유발한다.
(○, ×)

2. 구순포진 바이러스 HSV-1이다.
(○, ×)

3. Herpes virus는 구순포진, 생식기 포진을 유발한다.

(○, ×)

4. Buckitt 림프종은 E-B virus가 유발한다.
(○, ×) 해답 ○

5. CMV는 거대세포봉입체를 가지며 장기이식 환자의 전신성 감염을 유발하며 OWL'S eye 봉입체를 형성한다.

(○, ×)

6. HSV type I은 구내염을 유발하며 vero cell을 이용해 배양한다.
(○, ×)

7. VZV는 어린이에게는 수두, 성인에게는 대상포진을 유발한다.
(○, ×)

8. EBV는 감염성 단핵구증, 악성림프종을 유발한다. (○, ×)

정답

1. × 2. ○ 3. ○ 4. ○ 5. ○ 6. ○ 7. ○ 8. ○

Chapter 03 외피비보유 RNA 바이러스

외피 비보유 RNA 바이러스의 분류

핵 산	캡시드 대칭형	에테르감수성	핵산의 구조	과명	주요 바이러스
RNA	정 20면체	내성	단일가닥	피코로나 바이러스	엔테로 바이러스 폴리오 바이러스 콕사키 바이러스 에코 바이러스 엔테로 바이러스 68~72 라이노 바이러스 A형간염 바이러스(E72)
			단일가닥	칼리시 바이러스	칼리시 바이러스
			2중가닥	레오 바이러스	레오 바이러스 로라 바이러스 로타 바이러스

I. 피코르나 바이러스과(Picornaviridae)

'피코(pico)'는 크기가 작음을 의미하고, '르나(rna)'는 안에 있는 RNA를 의미하는 피코르나 바이러스(picorna virus)는 피코르나 바이러스과(Picornaviridae)에 속하는 지름이 20~30nm 정도 되는 작은 바이러스이다. 피코르나 바이러스과에는 폴리오 바이러스(Poliovirus, PV), 에코 바이러스(Echo virus, ECHO), 콕사키 바이러스(Coxsackie virus,CV), 사람라이노바이러스(Human rhinovirus, HRV), 구제역 바이러스(Foot and mouth disease virus, FMDV), A형간염 바이러스(Hepatitis A virus, HAV) 등 사람과 동물에게 다양한 질병을 일으키는 바이러스가 속해 있다. 이들 바이러스의 유전자는 11개의 단백질을 암호화하고 있는 약 7.4kb의 단일가닥 (+) RNA로 이루어져 있고, 유전자의 양쪽 말단에는 단백질로 번역되지 않는 비구조유전자(untranslated region, UTR)가 존재한다. 다른 RNA 바이러스들과 마찬가지로 전체 유전자를 포함하는 cDNA clone, 또는 이로부터 만들어진 (+) RNA를 이용하면 세포배양체계(cel l cu lture system)에서 감염력을 가지는 바이러스를 만들 수 있다.

1. 엔테로바이러스

엔테로바이러스의 종류로는 매우 다양한 형이 존재하며, 그 증상 또한 다양하고, 발열이 주증상인 것이 많다. 발진을 나타내기도 하는데, 이는 주요 증상이기보다는 수반 증상이다.

Enterovirus는 항문-구강 감염경로(feco-oral route)를 통하여 전파되는 병원체 중에서 가장 흔하게 분리되며, 일으키는 질환도 다양하기 때문에 중요하다. Enterovirus는 병원성에 따라 4개의 그룹으로 분류하기도 한다. Poliovirus, Coxsackie virus A, Coxsackie virus B, Echo virus가 그것이다(그림 3-1). 근래에 발견된 엔테로 바이러스의 종류가 워낙 많기 때문에 Enterovirus 뒤에 숫자를 붙이는 방식으로 72종을 구분하고 있다(예: Entero virus 68, Enterovirus 69, Enterovirus 70, Enterovirus 71). 또한, 엔테로 바이러스의 항원형 또한 워낙 다양하기 때문에 혈청형에 따른 분류 체계(A, B, C, D)도 존재한다(표 3-1).

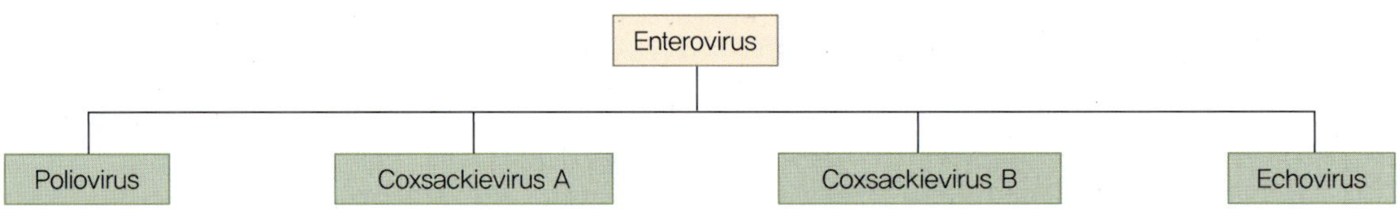

그림 3-1. 병원성에 따른 엔테로 바이러스의 네 가지 그룹

표 3-1. 엔테로 바이러스의 혈청형별 분류

종명(혈청형 수)	혈청형
Human enterovirus A(17형)	H coxsackievirus A2–8, A10, A12, A14, A16 Enterovirus 71, 76, 89–92
Human enterovirus B(56형)	H coxsackievirus A9, B1–6 H echovirus 1–7, 9, 11–21, 24–27, 29–33 Enterovirus 69, 73–75, 77–88, 93, 97, 98, 100, 101
Human enterovirus C(13형)	H coxsackievirus A1, A11, A13, A17, A19–22, A24 Enterovirus 95, 96, 99, 102
Human enterovirus D(3형)	Enterovirus 68, 70, 94

이러한 엔테로 바이러스들은 호흡기 질환, 위장염, 등의 여러 가지 국소감염이나 전신감염을 일으킬 수 있으며, 모든 연령대에 걸쳐 환자가 발생한다. 엔테로 바이러스에 의하여 유발되는 질환 중에서 가장 중요한 것은 poliovirus에 의한 poliomyelitis(회백질척수염)이며, 현재까지의 연구결과로는 폴리오 바이러스 외에 23종류의 Coxsackie virus A, 6종류의 Coxsackie virus B, 33종류의 echovirus가 인체에서 질환을 유발한다고 보고되었다.

엔테로 바이러스에 해당하는 poliovirus, Coxsackie virus A, Coxsackie virus B, echo virus는 모두 항문-구강 감염경로(Feco-oral route)를 통하여 감염하는 것으로 생각되는데, 일반 감기, 수족구병, 급성 출혈성 결막염, 무균성(바이러스성) 수막염, 심근염, 신생아 패혈증 등 다양한 질환을 유발한다. 그런데, 엔테로 바이러스 감염에서 특이한 점은, poliovirus를 제외하면 어떠한 질환이 특정 혈청형에 의해서 발생하지 않기 때문에 한 종의 바이러스가 굉장히 광범위한 질환의 발병과 관련이 있다는 사실이다. 간혹 특정 연령군의 소아에서 수막염이나 뇌염과 같은 중증 감염을 일으키는 경우가 드물게 있다.

엔테로 바이러스 감염은 대부분 무증상이고, 현성감염이더라도 대부분 경미한 증상을 동반한다. 그러나, 간과하지 말아야 할 부분은 전체 바이러스성(무균성) 수막염의 80%가 이 바이러스 감염에 의하여 일어난다는 사실이다. 미국에서는 1년에 3만~5만 명에서 enterovirus에 의한 수막염이 발생하고 있다. 우리나라에서는 1993년에 바이러스성 수막염이 대유행하여 5,000여 명의 환자가 발생하였고, 분리된 바이러스는 모두 echo virus 9형이었다.

Coxsackie virus A형은 수족구병과 관련이 있고, Coxsackie virus B형은 일반 감기 증후군을 유발하는데, 이 둘은 간혹 심근염이나 수막염, 췌장염과 같은 중증 질환을 유발하기도 한다. Echo virus는 특정하기 힘든 다양한 바이러스성 질환을 유발하는데, 다양한 신경학적 질환과 관련이 깊다. 수막염을 일으키기도 한다.

Enterovirus 68는 지난 40년 동안 감염 사례는 드문데, 주로 영유아에 감염하여 일반 감기증후군과 같은 호흡기 질환을 유발한다. 간혹 중증으로 발전하여 호흡곤란을 일으키기도 한다.

Enterovirus 71은 수족구병의 주요 병원체이다. 때로는 중추신경계 감염증을 일으키기도 하는데, 질환은 주로 뇌수막염이다.

Poliovirus는 캡시드(capsid) 단백의 종류에 따라 PV1, PV2, PV3의 혈청형군으로 분류한다. 세 가지 혈청형군 모두 대단히 감염력이 높고, 감염 시에는 척수에 침투하여 회색질척수염(poliomyelitis)을 유발한다.

폴리오(Poliovirus) 또는 급성 회색질척수염(acute poliomyelitis) 또는 소아마비 원인 바이러스는 Enterovirus 속, Picornaviridae 과에 해당하는 poliovirus 감염에 의한 질환이다. Poliovirus는 구강을 통하여 감염되는 것이 일반적인 전파경로이며, 주로 운동신경 다발의 하행로가 분포하는 척수의 전각(anterior horn)에 감염하기 때문에 사지의 이완성 마비를 주요 특징으로 하는 것이다. 가끔 유행성을 보이며 예전에 주목된 바 있다. 현재는 유효한 백신이 개발되어 1960년대 이후에는 큰 문제가 되지 않고 있다. 단, 여전히 아프가니스탄, 인도, 파키스탄, 나이지리아에서는 환자 발생이 다수 보고되고 있으며, 이들 국가에서 국내로 환자가 유입되는 경우가 있을 수 있으니 예의주시해야 한다. 또한, 백신을 접종하고 있는 우리나라에서도 vaccine-derived poliovirus infection(백신 투여를 통한 폴리오바이러스 감염, VDPV) 사례가 발생할 수 있다. VDPV 감염은 약독화 폴리오바이러스 백신(Sabin vaccine)에 포함되어 있는 바이러스가 독력을 회복하여 감염을 일으키는 경우인데, 현재까지 국내에서 단 1건이 보고된 바 있다.

1) 폴리오 바이러스(Poliovirus)

폴리오의 병원체는 백신의 개발로 인해 유행을 볼 수 없게 되었다. 이 바이러스는 동물 바이러스 중에서 가장 단순하며, 안정한 성상을 지니고 있어 분자생물학적 연구에서 많이 이용되고 있다.

(1) 성상

- 크기: 직경 28 nm
- 형태: 외피가 없는 정20면체, 캡소미어(capsomere) 32개
- 핵산: 단일가닥 (+) RNA형
- 저항성: 외피가 결여되어 있으므로 에테르 내성이지만, 열에 불안정하고 50~56℃/30분 처리로 불활화된다.
- 분류: 혈청형 1, 2, 3형으로 분류된다.
- 원형주: 1형 Brunhild주, 2형 Lansing주, 3형 Leon주 등의 독성이 강한 주이다. 이밖에도 독성이 약한주의 대표주(Sabin 백신주)로써는 1형에 LSc, 2ab가 있고 2형에는 P8712 ch 2 ab, 3형 Leon 12 alb가 있다. CF 항원으로써 N(Native) 항원과 H(heated) 항원이 있다. N 항원은 형특이성, H 항원을 형간의 교차(군특이성)을 보인다.

(2) 병원성 및 임상증상

바이러스는 경구적으로 투여되며, 인두, 장관 내에서 증식한다. 림프전파, 혈액전파, 신경내 전파를 하는 것으로 본다. 임상증상으로는 다음의 네 가지로 구별된다.

① **불현성간염(inapparent infection)**: 항체 상승은 있지만 증상이 나타나지 않는 것이며, 감염자의 90~95%는 이 형을 보인다.

② **부전형(abortive type)**: 여름 감기와 비슷함. 발열, 두통, 권태감, 구토, 복통 등의 증상을 보인다. 혈청학적 진단이 필요하다.

③ **비마비형(non-paralytic type)**: 부전형 증상에 수막자극 증상이 가해지고, 수액에 변화가 나타나고, 사지 근육의 과민성과 동통이 있지만, 마비까지는 가지 않는다. 약 1~2%가 이런 형으로 보인다.

④ 마비형(paralytic type) : 일반적으로 소아마비라고 하는 것으로, 마비증상이 발현 후 해열과 동시에 마비가 일어난다. 감염자의 1~2%가 마비형에 속한다(그림 3-2).

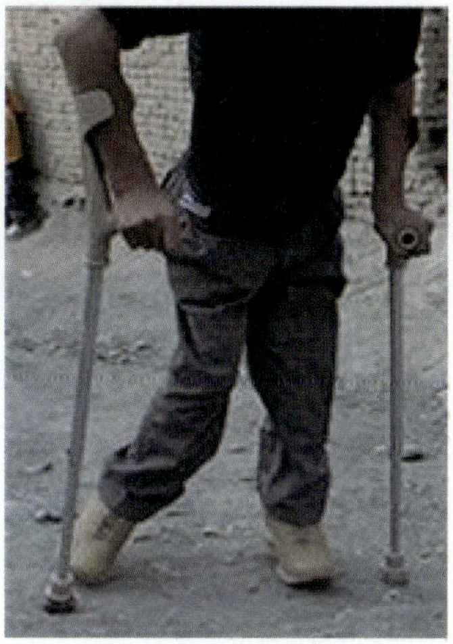

그림 3-2. 소아마비 환자의 모습

(3) 검사법

① 바이러스 배양: 분변 또는 직장액, 기타 인두액, 세포배양을 주로 하며, HeLa, FL 등의 배양세포주를 이용하며, CPE를 지표로 하여 판독한다. 동정은 항혈청을 이용한 중화반응법으로 결정한다.

② 혈청학적 방법: CF 반응, 중화시험

2) Coxsackievirus

수족구병(Hand foot and mouth disease, HFMD) 어린아이에서 발생하는 수족구병(hand foot and mouth disease)은 Enterovirus 속에 속하는 coxackievirus A16형과 enterovirus 71형에 의한 감염이 가장 흔하다. 기타 복수의 coxackievirus A군 바이러스에 의해서도 발생한다. 수족구병은 사람의 손과 발에 발진이나 수포, 구강점막에 점막진과 수포를 수반하는 질환이며, 신생아나 유아에게서 주로 여름에 유행한다. 수족구병과 수족구병 바이러스는 소나 돼지와 같은 발굽이 두 개인 동물에만 감염하는 질환인 FMD(구제역, foot and mouth disease)나 FMDV(foot and mouth disease virus)와 구별되며, 이는 인간에게는 병원성을 나타내지 않는다. 콕사키 바이러스(Coxackie virus)는 뉴욕시 콕사키 지역에서 분리된 바이러스이며, 어린 생쥐에 감염한 병변 차이에 의해 A군과 B군으로 구분되어 있다. 분류상, Enterovirus의 일종이다(그림 3-3).

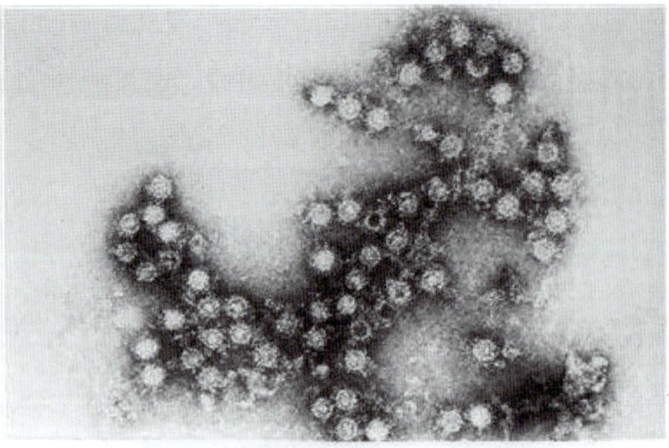

그림 3-3. 콕사키바이러스 B4의 면역전자 현미경 사진

(1) 성상

- 크기: 직경 28 nm, 폴리오 바이러스와 동일한 성상
- 형태: 외피가 없는 정 20면체
- 핵산: 단일가닥 (+) RNA형

(2) 병원성 · 임상증상

바이러스의 타입 구분을 위하여 신생 마우스, 햄스터에 감염시켜 병변의 차이를 확인함으로써 A, B군으로 구분한다. 질환은 다양한 병상을 보이지만, 경증인 것이 많다. 사람은 어린 아이에게서 수족구병을 비롯하여 다양한 질환이 일어난다(표 3-2)(그림 3-4).

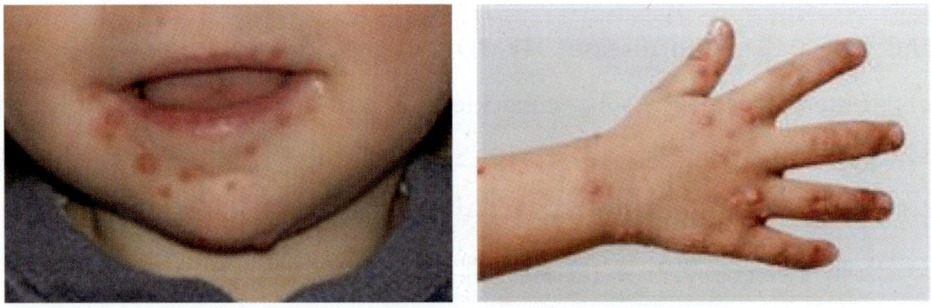

그림 3-4. 수족구병에 걸린 입 주위와 손의 모습

표 3-2. 콕사키 바이러스의 중요 임상질환

임상질환	A 군 콕사키	B 군 콕사키
무균성수막염	2, 4, 7, 9, 10	1~5, 6
수족구병	16	
마비질환	4, 7, 9	2~5
뇌염	7, 9	1, 2, 3, 5
보행실조증	4, 9	
발증성질환	4, 5, 9, 16	1, 3, 4, 5
헤르판기디	2, 4, 5, 6, 8, 10, 22	
전염성근통증	4, 6, 10	1~5
심막염		1~5
심근염	4, 9, 16	1~5
역구염		1~5
하리증		2
열성질환	여러 가지 형이 많다.	1~5
상기도질환	21, 24	2, 3, 5
뇌염	9	5
간염	4, 9	5

(3) 검사법

① 바이러스의 배양: A군의 생후 48시간 이내의 신생 마우스의 피하, 근육내 뇌내 접종하고, 마비 증상을 지표로 한다. B군은 세포배양이 가능하고, BGM Hera, FL, Hepz 등에 접종하여 CPE를 지표로 한다.

② 혈청학적 방법: 중화 테스트 또는 보체결합 반응에 의해서 혈중항체의 증가를 확인한다.

3) Echovirus

에코바이러스는 경미한 열성 질환에서 심각하고 잠재적으로 치명적인 상태에 이르기까지 무균성 뇌수막염, 뇌염, 마비, 심근염 등 다양한 질병을 유발하는 일반적인 인체 병원체이다. 에코 바이러스 감염은 거의 저절로 치유되며 IVIG라고 불리는 면역 체계 치료는 면역 체계가 약해진 심각한 에코 바이러스 감염을 가진 환자에게 도움이 될 수 있다. 침, 코의 점액, 또는 대변과 같은 감염된 사람의 호흡기 액체 또는 물질에 접촉해 감염될 수 있으며, 포옹, 악수, 또는 키스와 같은 감염된 사람과의 직접적인 접촉으로부터 전파될 수 있다.

4) Human rhinovirus

(1) 특성

라이노바이러스는 일반 감기의 가장 흔한 원인이다. 대부분의 라이노바이러스 감염은 경미하지만, 특히 면역력이 약해진 사람들, 천식이나 다른 기저질환을 앓고 있는 사람들에게 심각한 질병을 일으킬 수 있습니다. 라이노바이러스는 호흡기질환으로 입원한 어린이들에게서 흔히 발견된다. 라이노바이러스의 종류에는 여러 가지가 있는데 라이노바이러스는 Non-polio Enterovirus와 같은 바이러스군에 속하며, Enterovirus D68과 비슷한 성질을 가지고 있다. 라이노바이러스는 보통 일년내내 발생하지만 초가을과 봄에 상승하는 경향이 있으며 아데노바이러스, 인플루엔자, RSV 등 다른 호흡기 바이러스와 같이 유행하기도 한다.

(2) 임상 증상 및 병원성

증상은 많은 사람들에서 무증상이지만 증상이 나타나는 사람들 중에서, 그들은 보통 7일 정도 지속되고 최대 2주까지 지속될 수 있으며 기침, 재채기, 콧물, 코막힘, 인후염, 두통, 몸살, 열 등이 나타 날 수 있으며, 일부 드물게 천식 악화, 기관지염, 중이염, 부비동염, 기관지염 또는 폐렴을 보이기도 한다.

5) Hepatovirus

(1) A형간염 바이러스(Hepatitis A virus, HAV)

HAV는 외피가 없으며, 20면체이고, 입자의 크기는 27 nm이며, 전자현미경 하에서 속이 꽉 차거나 또는 빈 것으로 보인다. RNA 게놈은 선형이고, 분자량이 1.9×10^6의 단일가닥 이다. 지질은 HAV의 내용물로 포함하지 않으며, 산, 에테르, 열(56℃, 30분)에 안정하며, 감염력은 20℃에서 보관해도 수년간 지속된다. A형간염은 여러 가지 소독법에 저항이 강하므로 간염환자 및 그 배설물의 취급에는 특히 주의해야 한다. HAV는 분자량 34,000, 25,000, 23,000의 세 가지 주요 polypeptide를 가지고 있다. 이것은 HVA와 가장 유사한 entero virus의 분자량과 비슷하다. 감염된 marmoset(명주원숭이)의 전자현미경 소견에서는 바이러스 입자가 세포질에 존재하고 있다. 단지 한 가지 혈청형이 알려졌고 HBV와 교차반응이 없다. HAV는 환자의 분변으로 배출되는 경향을 보이므로, 대개 오염된 음식이나 음료수에 의해서 전파된다. 이는, 한편으로 개인위생을 철저히 하면 감염을 피할 수 있다는 이야기이다. 우리나라에서는 A형간염이 항상 발생하고 있으며, 1998년에는 1,000여 명이 발생한 적이 있다. 근래에 젊은 연령대에서 환자 발생이 증가하고 있는데, 이는 항체 보유율의 감소와 관련이 깊다. 1979년 20대의 HAV 항체 보유율이 97%였으나, 그 후 계속 감소하여 1999년에는 16~28%로 낮아졌고, 2007년에는 0.6%로 낮아졌다. 우리나라가 경제적으로 윤택해지면서 위생환경이 개선되고, 국민들의 위생 관념이 선진화되어 전반적인 감염증의 발생빈도는 감소한 것은 사실이나, 이 통계에서 볼 수 있는 것처럼 지나치게 미생물에 노출되지 않음으로 인하여 항체보유율이 감소한 것은 일종의 부작용이라고 할 수 있다.

A형간염 바이러스는 면역 전자현미경법을 사용하여 간염 환자의 분변과 간을 검사하던 중 확인되었다. 잠복기간 내의 빠른 시기에 황달이 나타나기 전에 환자로부터 채취한 분변 재료에 회복환자로부터 채취한 A형간염 특이항혈청을 가하면 항원항체 결합물이 생겨서 바이러스 입자가 응집되어 전자현미경으로 관찰할 수 있게 된다(그림 3-5).

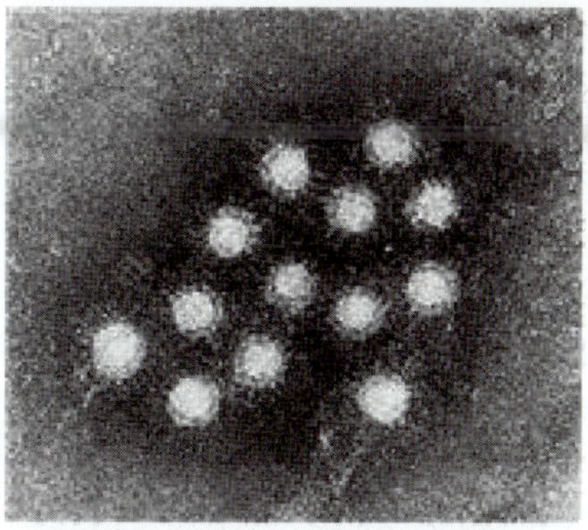

그림 3-5. Electron micrograph of Hepatovirus A virions

마이크로타이터 고상면역방사측정법이나, 면역부착과 같은 보다 감도가 높은 혈청 시험에 의해서 분변, 간유제, 담즙 중의 A형간염 항원의 검출이나 혈청 중의 특이 항체를 측정할 수가 있게 되었다. HAV 감염에서 회복된 환자는 완전히 회복한 경우, 평생 면역이 지속된다.

간염 바이러스 항원, 항체의 명칭은 표 2-18과 같다.

II. 칼리시바이러스과

1. Norovirus

1) 노로 바이러스(Norovirus)

주로 겨울철에 위장관염을 유발하는 바이러스이다. 주로 감염되는 대상은 소아이지만, 어느 연령층이나 감염되어 설사증이 발생할 수 있다. Norovirus 장염의 증상은 rota virus의 경우보다 경미하다. Noro virus는 오염 분변에 노출된 음식이나 물의 섭취, 감염자와의 접촉, 공기 전파를 통하여 감염되는 것으로 알려져 있다. 노로바이러스 감염 증상의 특징은 메스꺼움과 구토, 물 같은 설사, 복통이다.

노로바이러스는 전염성이 대단하여 개발도상국뿐 아니라 선진국에서도 세균을 제외하면 가장 중요한 위장관염의 병원체로 간주한다. 전 세계적으로 개발도상국에서는 노로바이러스에 매년 이억육천칠백만 명이 감염되고, 이 중에서 이십만 명이 사망하고 있다. 노로바이러스 감염은 흔히 어린이집, 유치원, 병원, 학교, 양로원, 군대 등 집단생활을 하는 장소에서 발생한다. 노로바이러스는 저항성이 약하기 때문에 손을 비누로 자주 씻고, 음식물이나 식기를 충분히 가열하여 소독하고, 염소 또는 4가 암모늄을 이용하여 소독하는 등 개인위생을 철저히 하면 감염은 피할 수 있다.

(1) 노워크 바이러스(Norwalk virus)

Norwalk virus는 *Norovirus* 속, *Caliciviridae* 과에 해당하는 종이다. Norwalk virus는 유행성 비세균성 위장염을 유발하는데, 그 특징은 ① 세균성 병원체가 없고, ② 발증과 회복이 빠르고 전신증상이 비교적 경미하고, ③ 역학적으로 볼 때 전염성이 매우 강한 질병의 형태를 취하여 연령 및 지역과 특별한 관계없이 급속히 확대되는 점이다.

다른 유행에 관한 보고에서, 주요 징후의 임상증상에 의해 여러 가지 병명이 사용되고 있으나(예를 들면, 유행성 바이러스성 위장염, 바이러스성 설사증, 겨울철 구토증, 유행성 설사증 및 구토증) 지금까지 보고된 별개의 증후군 모두 동종 병원체에 의한 감염이며 나타난 증상이 다를 뿐이다.

바이러스 입자는 면역전자현미경법(IEM)에 의해 위장염 환자의 대변재료에서 발견되고 있다. 미국 Norwalk와 Ohio 지역에서 일어난 유행에서 급성기 환자의 대변재료에서 바이러스가 검출되었고, 이 바이러스는 지름 약 27 nm이며, 부상밀도는 1.38~1.41 g/mL였다.

'Norwalk' 병원체를 세포배양에서 증식시키려는 모든 시도는 실패로 끝났다. 그러나 지원자 실험에 의해서 바이러스의 출현이 임상증상과 매우 일치한다는 것은 확실하다. 질병의 경과 중에 항체가 생산되며, 이것은 동일한 병원체의 재감염에 대해 방어적으로 작용한다(그림 3-6).

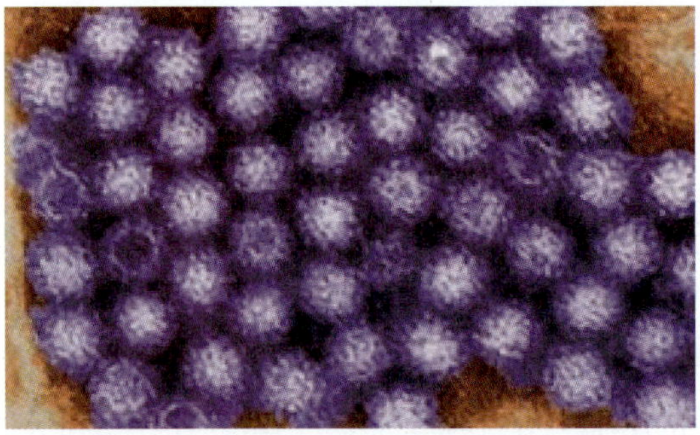

그림 3-6. 노로바이러스의 전자현미경 사진

(2) 병원성

Norwalk 원인체와 로타바이러스에 대한 비교는 표 3-3에 나타내고 있다. 바이러스성 위장염은 16~48시간의 잠복기를 갖는다. 발병은 급진적이며 임상 경과는 24~48시간 지속된다. 전염성이 매우 강하므로, 노로바이러스의 확산을 제한하기 위해서는 비눗물과 따뜻한 물로 손을 철저히 씻고 아플 때 음식을 준비하거나 다른 사람과 가까이 접촉하는 것을 피하는 것이 좋다. 임상증세는 설사, 구역, 구토, 약간의 발열, 복부경련, 두통, 권태감을 동반한다. 그러나 후유증은 없는 것으로 알려지고 있다.

(3) 검사법

면역전자현미경법으로 분변내 바이러스를 검출하는 방법을 사용하고 있었으나, 최근에는 혈청학적 진단법을 이용하여 검사하기도 한다. 방사면역측정시험과 면역혈구응집반응도 Norwalk 바이러스 전구형에 대한 항체 검출에 사용되고 있다. 2년 사이에 성인의 50%에서 항체양성이 나타나고 있다. 치료는 증상을 호전시키는 것(대증요법) 뿐이다. 분변 내에 감염성 바이러스가 존재하기 때문에 분변처리시에 조심해야 한다.

표 3-3. 확인된 사람의 위장염 바이러스의 비교

분류기준	Norwalk virus	Rotaviruses
Clinical syndromes	Epidemic diarrhea All age groups	Sporadic seasonal gastroenteritis Infants and young children
Physical properties		
Diameter(nm)	27	60~70
Nucleic acid	?	Double-stranded segmented RNA +
Acid-stable	+	+
Heat-stable	+	+
Ether-stable	+	−
Stable to 50 C in 1 M MgCl2	?	1.36 double-shelled particles
Density in CsCl	1.38~1.41	1.38 single-shelled particles
Biologic properties		± †
Growth in tissue culture	−	+
Experimental animal infection	±(chimpanzees)	Type-specific and type-common antigens
Antigens	?	
Serotypes	3	4
Miscellaneous	−	Virion hemagglutinin Virion RNA dependent RNA polymerase

* From Estes and Graham : Am J Med 66 : 1001, 1979.
† Bovine, porcine, and simian isolates adapted to growth in vitro.

III. 레오바이러스과(Reoviridae)

1. 인간 로타바이러스(human rota virus)

로타바이러스는 사람뿐 아니라 소, 쥐, 돼시, 말, 토끼, 사슴, 개, 양, 원숭이, 면양 등의 이런 동물에서 설사 질환을 일으키는 주요 병원체이다. 이 바이러스는 설사 분변으로부터 흔히 분리되기 때문에 '장염 바이러스'로 구분되며, 설사를 주증상으로 한다. 미생물학에서 공부한 바와 같이, '코흐의 가설(Koch's postulate)'에 따라 질환자로부터 분리한 병원체를 건강한 동물에 감염시켰을 때에도 동일한 증상과 질환을 유발하고, 동일한 미생물이 재분리됨을 확인한 바 있다.

Rota virus는 Reoviridae 과에 속하며, 이중가닥 RNA 바이러스이다. 2세 미만의 소아에 주로 감염하는 이 바이러스는 설사로 인한 심한 탈수증을 동반하여, 개발도상국에서 영아 사망의 주된 원인이다. 선진국에서는 사망률은 낮지만, 오히려 발병률은 높아서 미국에서도 1년에 270만 명이 감염된다고 보고되고 있다. 2004년에는 70~100%의 유효성을 가진 백신 제품이 승인되어 인체에 접종되고 있다. 이 바이러스 감염은 10월~4월의 겨울과 봄 사이에 많다.

(1) 성상

① 크기와 성분

Rotavirus의 이름은, 바이러스 입자를 전자현미경으로 관찰한 결과(그림 3-7), 외측 캡시드(capsid) 가장자리 모양이 중심으로부터 살이 뻗어 나온 수레바퀴 모양을 닮았다고 하여, 라틴어로 '수레바퀴'를 뜻하는 rota를 virus 앞에 붙여 명명한 것이다. 이 바이러스 입자는 두 층의 캡시드(capsid) 껍질을 가지고 있으며, 크기는 약 60~75 nm이다. 단층 껍질을 가지고 있는 이 바이러스의 입자는 바깥쪽의 캡시드(capsid)가 없으며, 바깥쪽의 가장자리는 거칠며 직경 50~60nm이다. 입자의 내부 중심체는 직경이 30~40nm이다. 이중껍질과 단층껍질을 가진 입자들은 CsCl 구배 원심법에 의해 분리할 수 있으며, 이들은 각각 부력 비중이 1.36 및 1.38 g/mL로 나타난다. 이중껍질을 가진 바이러스 입자가 감염성 입자이다. 바이러스 입자는 분자량이 $0.2 \sim 2 \times 10^6$인 이중가닥 RNA의 11개 분절로 되어 있으며 전체의 분자량은 10.7×10^6이다. RNA 분절의 이동양상은 분리된 종에 따라 다르며 이러한 성상은 분리된 rotavirus를 생물물리학적으로 구별하는 데 유용하다. 바이러스 입자는 9개 혹은 10개의 구조 polypeptide를 갖고 있다. 이들 중 4개 혹은 5개의 polypeptide는 바깥쪽의 캡시드(capsid)에 존재하며 혈구 응집소와 glycoprotein을 포함하고 있다. 5개의 polypeptide는 단층 껍질을 가진 입자에서 분리할 수 있으며, 여기에는 내인성 RNA-dependent RNA polymerase를 포함하고 있다. Polypeptide는 분리된 바이러스를 착화제로 처리하므로 활성화되며, 바이러스 RNA 전사를 합성하는 데 이용된다.

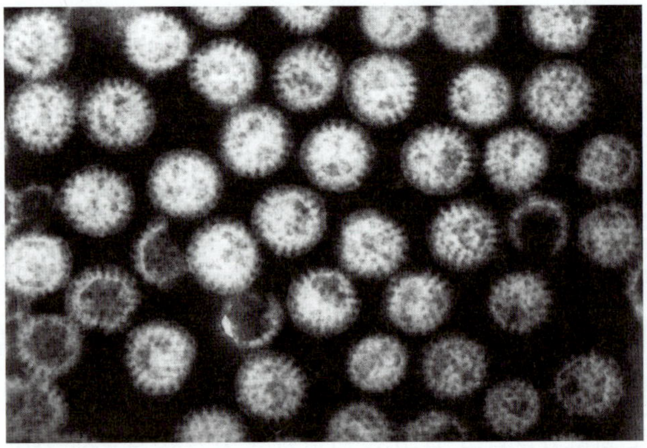

그림 3-7. 로타 바이러스의 전자현미경사진

② 핵산

이중가닥 RNA형(그림 2-8)

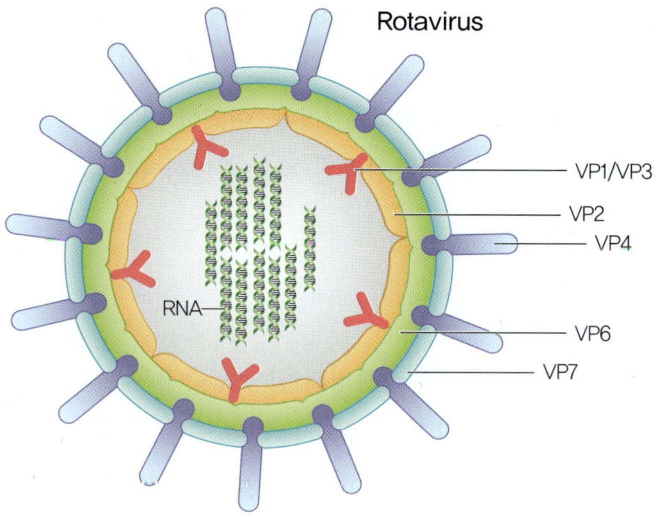

그림 3-8. 로타 바이러스의 구조

③ 저항성

Rota virus는 비교적 안정하기 때문에 분변 내의 바이러스는 실온에서 무려 7개월간 감염성을 유지한다. 50℃에서의 열처리나 혹은 1 M $MgCl_2$ 존재하에서 동결 처리하면 감염력은 상실된다. 또한, 감염성은 낮은 농도(5 mM)의 EDTA 혹은 EGTA를 처리해도 파괴된다. 그러나, $MgSO_4$ 존재하에서는 안정하다. 반면, 단백질 분해효소인 polypeptide이나 trypsin을 처리하면 감염력이 오히려 증강된다. 이러한 기법들은 꽤 까다로운 이 바이러스의 시험관 내 배양을 실시하는데 있어 참고할 만하다.

(2) 병원성과 임상증상

① 병원성

동물시험 감염에서는 동종간 교차감염을 일으키나 자연계에서도 이러한 교차감염이 일어나는지는 증명되지 않고 있다. 사람 유래의 rota virus의 감염 실험을 초유를 못 먹게 한 신생동물을 대상으로 실시해 보면 설사 질환을 일으키는 것을 확인할 수 있다. 반면, 성체에는 감염이 성립되어도 동일한 증상이 나타나지 않는다. 즉, 이러한 실험을 통하여 면역체계가 형성되지 않은 어린아이에게 로타바이러스 감염이 자주 일어나는 이유를 이해할 수 있겠다. 로타 바이러스 감염에 의한 장염은 간혹 무증상 감염을 나타내기도 하는데, 이는 모체이행항체(IgG) 또는 초유항체(IgA)에 의하여 감염이 저하되기 때문인 것으로 생각된다.

바이러스 감염의 병리학적 양상은 소장융모 세포의 감염과 괴사인데, 로타바이러스는 이들의 세포질에서 증식하여, 감염한 세포에서 손상을 유발하고, 그 결과로 소화와 흡수기능을 저하 시킨다. 감염된 세포에서 세포융해(바이러스 입자의 방출)가 일어나면, 소장 내로 바이러스가 확산되므로 분변 내에서 다량의 바이러스를 검출할 수 있게 된다. 최근, 로타 바이러스에 감염된 송아지를 부검하여 조직학적 조사를 실시한 결과, 소장 상피의 융모세포에서 심한 괴사 및 조직 박리가 일어난 것을 확인할 수 있었다. 이는, 사람에게도 소견이 일치한다고 알려져 있다. 그러나, 이러한 연구는 로타바이러스 감염이 소장에서 glucose-sodium 흡수 장애의 원인으로 작용한다는 것을 증명할 뿐, 수분 흡수 장애와 관련이 깊은 설사증의 원인을 규명하지는 못하였다.

② 임상증상

유아와 소아의 경우 로타바이러스에 의한 위장관병의 임상적 특징은 설사 · 구토 · 열 · 복통을 동반한다. 설사가 주증상이므로, 병원에 입원한 환아의 40~60%는 탈수를 경험한다. 면역체계가 확립된 성인 접촉자에서는 가벼운 증세만 나타낸다. 간혹, 분변으로부터 로타바이러스를 분리하지 못하는 경우가 있는데, 로타바이러스 입자 자체가 구조적으로 매우 안정하므로, 검출 방법을 개선한다면 쉽게 분리할 수 있을 것이다. 임상 증세는 일반적으로 3~5일간 지속되며 질환은 보통 합병증을 동반하지 않으며, 완전히 회복된다.

(3) 검사법

로타바이러스 감염의 실험실진단은 병원에 입원 즉시, 혹은 질병 초기에 분변검체(설사변)를 채취해서 실시해야 한다. 현재는 주로 PCR 기법을 이용한 진단이 주를 이룬다. 혈청 검사 시에는 혈청전환을 증명하기 위해 채혈을 두 번 실시해야 하며, 혈청전환을 검사하는 방법으로서는 동종 또는 이종 항원을 사용하는 보체결합법, 간접면역형광법, ELISA 방법 등이 있다. 감수성을 다양화하거나 응용이 편리한 여러 가지 방법을 사용하면 장관액이 하는 분변을 검체로 하여 바이러스를 정확하게 동정하는데 있어서 매우 유용하다. 이런 방법은 전자현미경적 방법, 면역현미경적 방법, 면역확산법, 보체결합법, 면역형광법, 면역점착, 혈구응집, ELISA, 방사면역측정법 등이 있으며, 바이러스 감염력을 측정하기 위한 plaque 분석법이 있다.

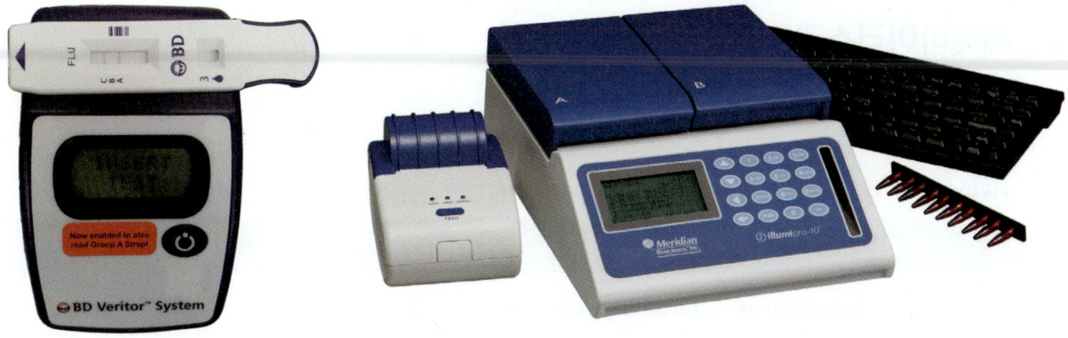

그림 3-9. 설사변과 종합효소연쇄반응(PCR) 원리를 이용한 진단장비(Meridian Bioscience Illumipro-10)

2) Colorado tick fever virus (CTFV)

콜로라도 진드기 열(CTF)은 미국 서부와 캐나다 서부에서 발견되는 감염된 록키 마운틴 나무 진드기에 물려 퍼지는 희귀한 바이러스 질병이다. CTF를 예방할 백신이나 약은 아직 없으며 진드기를 피함으로써 감염 위험을 줄일 수 있다. CTF의 가장 흔한 증상은 열, 오한, 두통, 몸살, 피곤함이다. 일부 사람들은 인후통, 구토, 복통, 또는 피부 발진을 경험할 수도 있다.

증상은 진드기에 물린 후 5일에서 10일 사이에 시작되는데 진드기에 물린 부위는 검은색이 되고 주변에 붉은 부분이 생길 수 있다. 종종 하나 이상의 물린 부위가 보이지만 때때로 물린 부위는 보이지 않을 수도 있으며 사람들에서 광범위한 발진이 생긴다.

IV. 헤페바이러스과(Hepeviridae)

표 3-4. Hepviridae 과의 분류

Family	Genus	Species	Genotype	Source
Hepeviridae	*Orthohepevirus*	*Orthohepevirus A*	1	Human
			2	Human
			3	Human, swine, mongoose, rabbit, deer, rat
			4	Human, swine
			5	Wild board
			6	Wild board
			7	Camel
		Orthohepevirus B	–	Avian
		Orthohepevirus C	C1	Greater bandicoot, Asian musk shrew
			C2	Ferret, mink
		Orthohepevirus D	–	Bat
	Piscihepevirus	*Piscihepevirus A*	–	Cutthroat trout

헤페바이러스과(Hepeviridae)는 인간, 돼지, 멧돼지, 양, 소, 낙타, 원숭이, 일부 설치류, 박쥐, 닭이 자연 숙주 역할을 합니다. 이 과에는 Orthohepevirus와 Piscihepevirus의 2개 속이 있다. 이 과와 관련된 질병으로는 간염, 임신 중 사망률이 높고 조류 E형 간염 바이러스가 닭의 비장비대증 증후군의 원인입니다.

외피 비보유 RNA 바이러스 핵심정리

1. 피코르나바이러스과 : 폴리오바이러스, 에코바이러스, 콕사키바이러스, 라이노바이러스, 구제역 바이러스, A형간염 바이러스

2. Enterovirus : Poliovirus, Coxsackie virus A, Coxsackie virus B, Echo virus

1) 폴리오 바이러스(Poliovirus) : 소아마비를 일으키는 바이러스 백신의 개발로 인해 유행을 볼 수 없게 되었다.

2) Coxsackievirus : 수족구병(Hand foot and mouth disease, HFMD)

3) Human rhinovirus : 라이노바이러스는 일반 감기의 가장 흔한 원인.

4) Hepatovirus : A형간염 바이러스(Hepatitis A virus, HAV)

3. 칼리시바이러스과 : Norovirus – 주로 겨울철에 위장관염을 유발하는 바이러스.
노워크 바이러스(Norwalk virus)는 유행성 비세균성 위장염을 유발.

4. 레오바이러스과(Reoviridae) : 인간 로타 바이러스(human rota virus) 사람뿐 아니라 소, 쥐, 돼지 등의 어린 동물에서 설사 병원체. '수레바퀴'를 뜻하는 rota를 virus 앞에 붙여 명명한 것이다.

5. 헤페바이러스과(Hepeviridae) : Orthohepevirus와 Piscihepevirus의 2개 속.
관련된 질병으로는 간염, 임신 중 사망률이 높고 조류 E형 간염 바이러스 등.

핵/심/문/제

1. 폴리오바이러스 바이러스는 수두를 유발한다.
(○, ×)

2. Coxsackie virus는 외피비보유 RNA 바이러스이다.
(○, ×)

3. Coxsackie virus는 구순포진, 생식기 포진을 유발한다.
(○, ×)

4. A형간염 바이러스(Hepatitis A virus, HAV)는 주로 수직감염한다.
(○, ×)

5. Rhinovirus에 감염되면 주증상이 감기이다.
(○, ×)

6. Coxsackievirus는 수족구병(Hand foot and mouth disease, HFMD)의 원인체이다.
(○, ×)

7. 헤페바이러스과는 성인에게 헤르페스를 유발한다.
(○, ×)

8. Rota virus는 전자현미경 상으로 수레바퀴 모양이다.
(○, ×)

정답

1. × 2. ○ 3. × 4. × 5. ○ 6. ○ 7. × 8. ○

Chapter 04 외피보유 RNA 바이러스

I. 호흡기 바이러스

호흡기 감염증은 주로 비말감염에 의하여 전파되고, 기도점막 등에서 미생물이 증식하여 제반 증상을 나타내는 질환을 일컫는다. 일반적인 잠복기는 1~3일이고, 호흡기 점막에서 분비형 IgA 항체가 형성되는 특징을 나타내는데, 이러한 질환의 원인 미생물이 바이러스인 경우가 매우 흔하다. 독감을 일으키는 인플루엔자 바이러스를 제외하면 호흡기 감염성 바이러스들은 대부분 경미한 증상을 동반한다.

임상세균학을 공부한 사람이라면, *Haemophilus influenzae*라는 세균을 기억할 것이다. 사실, *H. influenzae*는 독감의 원인 미생물이 아님에도 불구하고, 학명이 influenza(독감)의 원인 미생물이라는 뉘앙스를 풍긴다. 이는, 바이러스의 존재를 알지 못 하던 과거 연구자들이 독감 합병증을 앓고 있는 환자로부터 분리된 병원성 세균인 *H. influenzae*를 독감의 원인 미생물로 잘못 알고 붙인 학명이었다. 환자에게 인플루엔자 바이러스가 감염한 후에 *H. influenzae*가 2차 혼합감염을 일으킨 것인데, 당시 과학 수준으로는 원인 바이러스의 존재를 알지 못하여 벌어진 헤프닝인 것이다. 이처럼 호흡기 병원체인 인플루엔자 바이러스(Influenza virus)는 인류의 건강 증진을 위하여 노력하고 있는 의생명과학자들의 주관심사 중 하나이다.

호흡기 바이러스 감염증은 일반적인 감기증후군과 비슷한 증상을 나타내지만, 이는 명확한 바이러스 감염증이며, 원인 바이러스가 매우 다양하다(표 4-1). 호흡기 감염증 중에서 감기(cold)와 독감(flu)을 혼동하는 경우가 많은데, 독감의 원인 미생물은 감기와 달리 인플루엔자 바이러스(type A, B, C)이다. 약 6년을 주기로 유행하는 독감 바이러스(인플루엔자 바이러스)의 아형이 크게 변화하고 있으며, 이는 본 서적의 1장 총론에서 학습한 바와 같이 인플루엔자 바이러스가 RNA 바이러스로서, 유전적 변이가 발생할 가능성이 높기 때문이다. 놀라운 점은 2016년 2월에 국내에서 집계된 독감 환자 중 약 20%가 일명

'신종플루(A형 독감이라고도 불림)'로 진단되고 있다는 점이다. '신종플루'는 이미 2009년 겨울에 대유행하여 수많은 환자들의 목숨을 빼앗아간 바 있는데, 이는 A형 인플루엔자 바이러스의 H1N1 아형이 원인 미생물인 질환이다. 불과 5년 만에 신종플루는 흔한 계절성 독감이 되어가고 있으며, 그 치료제인 타미플루(Tamiflu; Oseltamivir를 주성분으로 하는 뉴라미니다아제 스파이크 단백합성저해제)를 처방받는 환자가 흔해졌다.

인플루엔자 바이러스의 명명법

- 바이러스(Nucleoprotein 항원성/분리유래숙주(인간의 경우는 생략)/분리지명/분리주번호/분리 연도, 또한 이후에 HA와 NA의 항원형을 괄호 내에 기입한다.

예 A/Swine/New Jersey/8/1976 (H1N1)
A/quail/Vietnam/36/2004 (H5N1)

인플루엔자 바이러스는 오르토믹소 바이러스과에 속하는 RNA 바이러스로서, 외피를 보유한다. 구조단백질인 matrix protein(M)과 nucleoprotein(N)의 항원성 차이를 근거로 인플루엔자 바이러스의 type을 A, B 및 C로 구분한다. A형은 다시 적혈구 응집소와 뉴라미니다아제에 따라서 아형을 구분하게 된다. 이러한 A형 인플루엔자 바이러스가 전염성이 대단히 높으며, 비정기적 대유행을 일으키는데, 이는 앞서 언급한 바와 같이 RNA 바이러스가 유전적 변이를 빈번하게 일으키기 때문에 인체는 바이러스의 대유행 때마다 새로운 바이러스에 감염되는 꼴이다.

A형 인플루엔자 바이러스는 돼지 등의 동물에서도 분리되지만, 사람에게서는 주로 H1, H2, H3 형이 분리되는 것으로 알려져 있다. B형 인플루엔자 바이러스는 사람에게서만 분리되며, 아직까지 변이는 관찰되지 않았지만, 세계적으로 유행하고 있다. C형은 대유행을 하지 않으며 증상 또한 가볍게 나타난다. A형 인플루엔자 바이러스는 끊임없이 항원형을 변형시키면서 대유행을 반복하고 있다. 약 100년 전인 1918~1919년, '스페인 독감(항원형 : H1N1)'이 창궐하였을 때, 전 세계적으로 2,000만명 이상이 인플루엔자 바이러스 감염 및 그로 인한 합병증으로 사망하였고, 1957년 대유행했던 H2N2 항원형과, 1968년의 H3N2 항원형의 바이러스로 인하여 미국에서만 10만 명이 사망하였다. 2009년에는 돼지 감염에서 유래한 새로운 A/H1N1 항원형의 인플루엔자 바이러스가 멕시코와 미국에서 사람으로 전파되었다. 이 바이러스의 HA 항원은 계절독감 인플루엔자의 것과 항원형이 달랐고, 소아와 청소년이 보유한 이 바이러스에 대한 항체가가 낮아서 성인보다 감염에 취약했었다. 이 바이러스는 "pandemic H1N1/09 virus"라고 명명하여 계절독감의 원인이 되는 항원형인 H1N1 주 및 1918년의 스페인 독감 원인이었던 H1N1 주와 구분한다. 우리나라에서도 같은 해인 2009년에 '신종플루'가 대유행한 바 있는데, 이와 같은 항원형을 보유한 바이러스가 원인 주였다(끊임없이 신종 바이러스가 등장할 것으로 예상되므로, '신종플루'라는 용어는 적합한 표현이 아니다). 이처럼 인플루엔자 바이러스는 앞으로도 지속적인 유전적 변이를

통하여 새로운 바이러스 감염병을 양산하여 인류를 괴롭힐 것으로 예상된다.

조류 인플루엔자 바이러스(Avian influenza virus, AIV)는 말 그대로 조류에 감염하는 바이러스인데, 고병원성인 H5, H7 항원형과 저병원성인 H9N2 항원형으로 구분한다. 고병원성 바이러스에 감염된 조류는 거의 대부분 폐사한다. 우리나라를 포함한 아시아에서 주로 검출되는 조류 인플루엔자 바이러스는 A/quail/Vietnam/36/2004 (H5N1)이다.

이러한 조류 인플루엔자 바이러스는 감염된 가금류와 사람의 직접 접촉을 통하여 인체에 감염할 수 있다. 2003년, 중국에서 발생한 인체 감염이 삽시간에 동남아, 유럽, 아프리카, 중동 등으로 전파된 바 있다. 소수이기는 하지만 사람과 사람 사이에서도 전파가 가능하다는 보고 또한 있다.

파라인플루엔자 바이러스(Parainfluenza virus 1, 2, 3, 4)는 파라믹소바이러스과에 속한다. 이 과에는 파라인플루엔자 바이러스뿐 아니라, 홍역 바이러스(Measles virus), 유행성이하선염 바이러스(Mumps virus), 호흡기세포융합 바이러스(Respiratory syncytial virus) 등이 속한다. 파라인플루엔자 바이러스는 선형의 1가닥 negative sense를 가지는 RNA 바이러스이다. 이는 겨울철에 특히 빈발하며 사람 파라인플루엔자 바이러스 1, 2, 3(Human parainfluenza virus; HPIV -1, -2, -3)는 영유아, 소아, 성인에게 경미한 상기도 감염을 일으킨다. HPIV-4 감염은 드물다. HPIV는 상기도 폐색으로 인한 쉰 목소리와 호흡곤란의 흔한 원인으로 알려져 있다.

사람호흡기세포융합 바이러스(Human respiratory syncytial virus)는 유아의 기관지염, 폐렴 등 주로 하기도 감염을 일으키며, 겨울에 빈발한다.

코로나 바이러스(Coronavirus, 약어로 'CoV'라고 표기하기도 함)는 일반적으로 흔한 불현성감염을 일으키며 병원성이 높지 않은 종이다. 그러나 이 역시 RNA 바이러스로 유전적 변이가 나타날 수 있으며, 실제로 유전자 변이로 인하여 고병원성 아종이 발생한 바 있다.

2002년에 중증 급성 호흡기 증후군(Severe Acute Respiratory Syndrome: SARS), 2015년에 중동 호흡기 증후군(Middle East Respiratory Syndrome: MERS), 2019년 코로나 바이러스 감염증 19 (Coronavirus disease 2019; COVID-19)와 같이 유전적 변이를 일으킨 코로나 바이러스의 고병원성 변종에 의한 감염이 전 세계적으로 유행하여 수많은 사망자를 내기도 하였다. 이들 코로나 바이러스의 전 세계적 유행 사건은 감염관리의 주체인 보건의료인들에게 감염관리의 중요성을 일깨워준다. 사스 코로나 바이러스는 본래 박쥐가 보유 숙주로, 홍콩 국적의 바이러스 연구자가 최초 감염된 뒤에 가족과 친척에게 전파하면서 전 세계적으로 감염자가 확산되었고, 메르스 코로나 바이러스는 낙타가 보유숙주로, 중국의 요리사가 중동지역을 여행하면서 감염된 뒤에 적절한 조치 없이 홍콩에서 열린 국제요리경연대회에 참가하면서 80여 명의 대회 참가자에게 감염을 전파하여 전 세계적으로 대유행하게 된 사례이다. 사스 코로나 바이러스는 2002~2003년에 약 20개국에서 약 8,000명이 감염되어 이 중 약 700명이 사망하여 약 10%의 치사율을 기록하였고, 메르스 코로나 바이러스는 2016년 2월 국내에서만 추산한 치사율이 무려 19.3%이다. 결핵으로 인한 치사율이 1~2%인 것과 비교해 보면 매우 심각한 수준임을 알 수 있다.

이와 같이, 변종 호흡기 바이러스 감염증은 증상이 위중한 환자를 다수 발생시키기 때문에 신속진단이 중요하다. 임상에서는 이와 관련된 중합효소연쇄반응(polymerase chain reaction; PCR)을 원리로 하는 신속진단 키트가 도입되어 이용되고 있다. 호흡기 바이러스 감염증은 세균 등의 미생물과 혼합감염을 일으키는 사례가 많기 때문에 ENT (ear, nose, throat) 검체로부터 질환을 진단할 때, 원인 미생물의 종류를 구분하는 것이 매우 중요하다. 검사실에서의 진단 결과에 따라 세균 감염 환자에게는 항생제를, 바이러스 감염 환자에게는 항바이러스제를 처방해야 하기 때문이다. 그러나, 바이러스 감염증 치료제가 RNA 바이러스의 유전적 변이 속도를 쫓아가지 못 하고 있기 때문에 치료제가 적시에 개발되어 환자에게 처방되기는 쉽지 않다. 이 때문에 임상에서 바이러스 감염증 치료 시 증상 완화 약물 요법으로 일관하는 경향이 있다.

표 4-1. 호흡기 바이러스와 임상증상

병원 바이러스	항원형의 종류	임상증상
인플루엔자 바이러스	A, B, C	인플루엔자, 인두염, 기관지염, 폐렴
파라인플루엔자 바이러스	4	보통감염, 인두염, 크루프, 폐렴, 인플루엔자
RS 바이러스	1	폐렴, 기관지염, 인두염
아데노 바이러스	100 이상	보통감기, 인두염, 인플루엔자
레이노 바이러스	40	인두염, 인두결막염, 이형폐렴, 인플루엔자
콕사키 바이러스 콕사키 바이러스	A군 23	
	B군 6	
에코 바이러스	31	상동
코로나 바이러스	3	
레오 바이러스	3	
멈프스 바이러스	1	인두염, 항아리손님
뉴모 바이러스	1	모세기관지염, 폐렴

1. 오르토믹소 바이러스과(Orthomyxoviridae)

오르토믹소(Orthomyxo)라는 이름은 "정확한, 표준"을 의미하는 그리스어 "Ortho"와 "점액"을 의미하는 "Myxo"라는 두 단어로 구성되었다. 이는 바이러스가 동물의 점막 조직에서 잘 자라는 특성을 반영한다. 인플루엔자 바이러스는 오르토믹소 바이러스과에 속하는 대표적인 바이러스로 급격한 발열을 동반하여 발병하고, 동시에 환자는 두통, 요통 및 전신 각 부위의 동통, 전신권태, 식욕부진 등을 호소하는 경우가 일반적이다. 이러한 전신증상과 함께 콧물, 인두통, 객담 등의 호흡기 증상이 나타나고, 설사, 복통 등을 동반하기도 한다.

인플루엔자 감염증은 대개 십수 년 간격으로 세계적인 대유행을 반복하고 있다. 병원 바이러스는 인플루엔자 바이러스로서, 현재 A형(H1N1, H2N2 등), B형, C형의 3형 2항원(H, N)으로 분류된다.

1) 인플루엔자 바이러스(Influenza virus)

(1) 성상

- 크기: 비리온의 직경 약 80~120 nm
- 형태: 구형, 필라멘트상, 때로는 섬유상, 외측에 스파이크가 배열되어 있다(그림 4-1).
- 외피(envelope): A형, B형에는 HA와 NA의 스파이크가 있지만 C형에는 NA가 없으며, HA 활성과 수용체 파괴 활성 기능을 지닌 당단백을 지니고 있다.
- 핵산: 단일가닥 (−) RNA형, A, B형은 8분절로 구성되어 있지만, C형은 7분절인 것으로 여긴다.

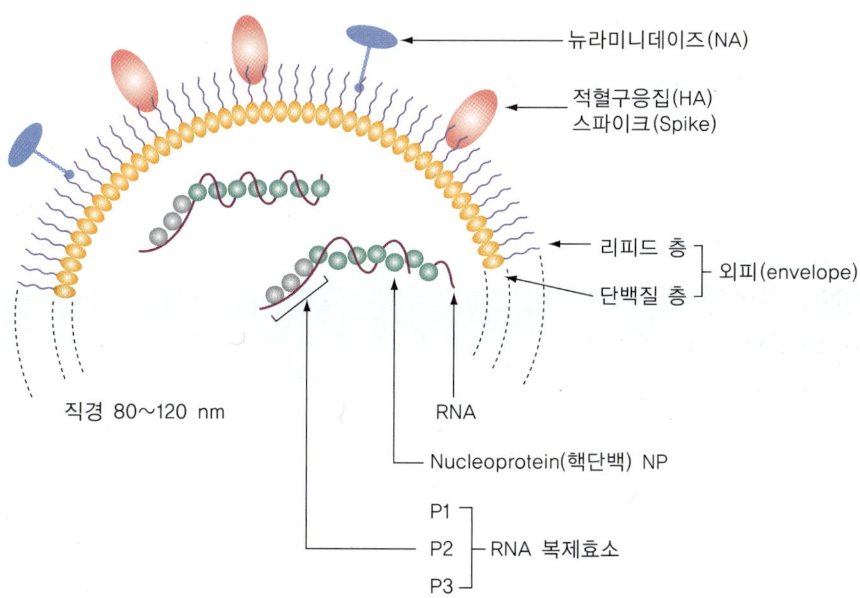

그림 4-1. 인플루엔자 바이러스의 구조

(2) 분류와 명명

내부가용성 S 항원과 HA 항원 종류에 따라 A형, B형, C형의 3종으로 분류하며, 적혈구 응집반응(HA)과 뉴라미니다아제(NA)의 항원성에 의해 아형으로 분류된다. HA는 16종류, NA는 9종류로 분류되며, 이 중에서 사람에게 감염된 인플루엔자 바이러스는 HA가 3종류 NA가 2종류이다(표 4-2, 2-3). 혈청형의 분류에 따라 그림 4-2와 같다.

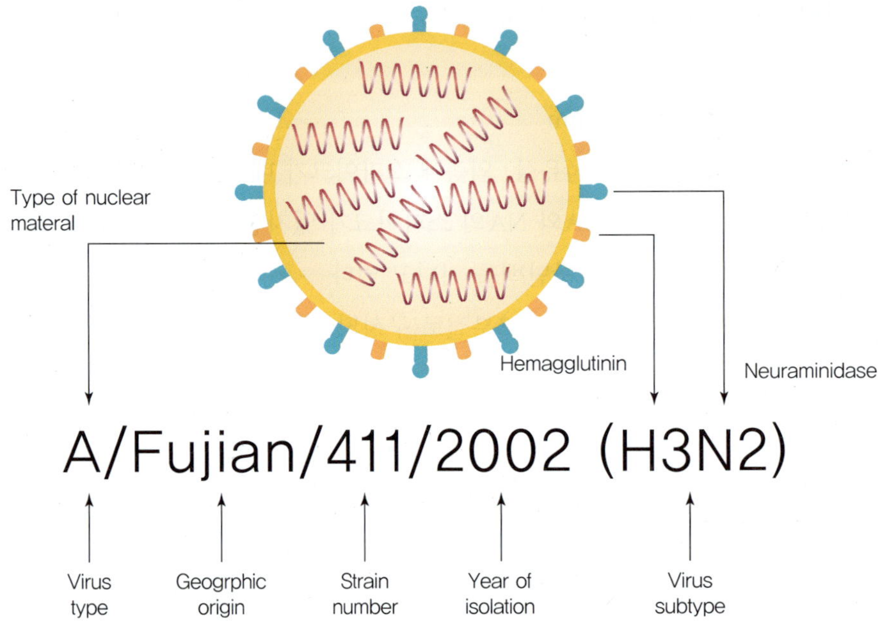

그림 4-2. ICTV 혈청형 분류

표 4-2. 인플루엔자 바이러스

형		A	B	C
혈구응집성		4℃~실온에서 닭, 모르모트 등의 적혈구 응집	A형과 거의 같다.	4℃에서만 응집하고, 실온에서는 응집 없음
자연계에서의 숙주		사람, 돼지, 말, 닭, 오리 등	주로 인간	인간만
배양		발육계란(10~11일), 양막강과 요막강, 33~36℃, 2~4일	A형과 거의 같다.	7~9일 난의 양막강, 32~33℃, 4~5일
세포배양		MDCK(개의 신장세포주)	좌와 동일	원숭이의 신장세포주
임상	잠복기	1~4일	4일	
	발열	30~40℃	38~40℃	거의 없음
	전신증상	+++	++	±
	합병증	폐렴, 쿠루프	Reye's 증후군	없음

표 4-3. 인플루엔자 바이러스 A형의 HA 및 NA 항원에 의한 분류

숙주	혈구 응집소(HA)	뉴라미니다아제(NA)
사람	H1, H2, H3	N1, N2
돼지	H1	
말	H3, H7	N7, N8
새	H3, H4, H5, H6, H7, H8, H10, H11	N3, N4, N5, N6, N9

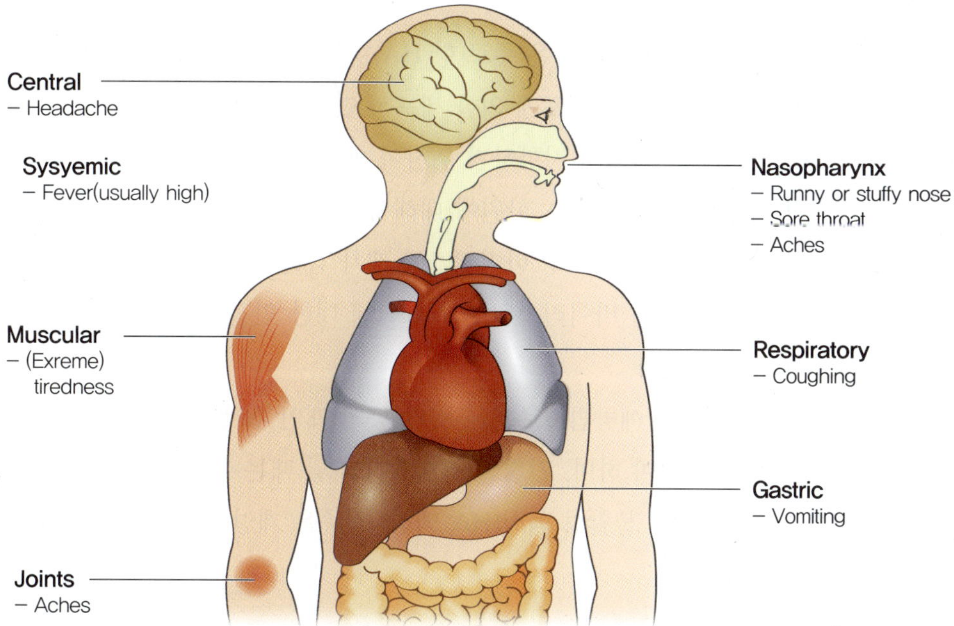

그림 4-3. 인플루엔자의 증상

(3) 병원성 · 임상증상

호흡기 바이러스 감염의 중간숙주는 인간 외에도 돼지, 새, 등의 동물인 경우도 있다. '돼지 독감', '조류 독감'의 사례가 그러하다. 인간에 감염하는 인플루엔자의 경우는 대개 1~3일의 잠복기 이후에 발열하며, 오한, 발열, 권태감, 구토, 두통, 관절염, 근육통을 수반한다(그림 4-3). 불현성감염도 있으며, 예후는 대개 양호하지만 유아, 노인, 기타 기저질환을 가지고 있는 경우에는 예방백신 접종 등의 주의가 필요하다.

대체적으로 매년 가을에서 겨울에 걸쳐서 대소의 집단발병이 보고된다. 비말 또는 비말핵전염이 일반적인 전파 경로이지만 일상생활에서 흔히 접촉하는 문 손잡이, 의류, 잡지 등의 간접접촉에 의한 전염도

가능하다는 보고가 있다. 지역 사회에서의 집단 감염이 자주 일어나는 장소는 어린이집, 유치원, 학교, 사업장, 대중교통수단 등 집단생활을 하는 장소이며, 교통수단의 발달에 따라 전파 속도도 빨라지고 있다.

B, C형 인플루엔자의 유병률은 A형 대비 매우 낮은 것으로 보고되고 있다. 그러나, B형 유행시에 주목해야 할 것은 15세 이하의 소아에게 뇌의 부종, 간의 지방변성, 라이증후군의 발병이다. C형은 B형보다도 발병률이 낮으며, 어린 아이에게 경미한 증상만 나타내는 것이 일반적이다. 이는 5세 이상에서 C형 항체보유율이 약 80%인 것으로 보고된 것과 무관하지 않다.

(4) 면역 · 예방

인플루엔자 바이러스에 대한 면역학적 저항은 주로 항 HA 항체, 항 NA 항체, 기도점막에서 분비하는 IgA 항체에 의해서 활성화되며, CD8+ T 세포에 의한 세포성 면역도 이에 관여한다.

인간의 면역체계는 A형 바이러스 감염에 저항하기 위하여 매우 적극적으로 대응하는데, 인간이 출생 후 최초로 감염을 경험한 A형 바이러스의 HA 항원에 대해서는 거의 영구적인 면역학적 기억을 지속하게 된다. 한 번 형성된 면역체계는 동일한 A형 바이러스에 재차 감염될 때마다 항 HA 항체가 대량으로 생산될 수 있도록 돕는다. 이러한 A형 바이러스의 HA 항원에 대한 인간의 면역학적 반응을 '항원원죄설(original antigenic sin)'이라고 한다.

인플루엔자 바이러스 감염에 대한 예방법으로는 손씻기 등의 개인 위생이 첫 번째이다. 수시로 손을 씻고, 손으로 코나 눈을 만지지 말아야 하며, 기침이나 재채기를 할 때는 손이 아니라 팔꿈치나 휴지, 손수건 등으로 입과 코를 가려야 한다. 불활성 백신(HA 백신) 접종은 개인위생 그 다음으로 중요한 예방법이다.

(5) 검사법

① 형태학적 검사: 환자의 비점막 섬모상피세포를 채취하여 세포 중의 바이러스 항원을 형광항체법이나 PCR을 이용하여 검사한다.

② 바이러스의 배양법: 양치액, 비인후 분비물을 공극 크기가 0.2 μm인 필터를 이용하여 여과하여 호흡기 상재세균을 제거한 뒤, 여액을 발육계란(8~10일란)의 양막강, 장뇨막강에 접종하여 배양한다. 세포배양법을 실시하는 경우에는 MDCK 세포주 배양 배지에 검체 여액을 첨가하여 배양한 뒤에 세포병변효과(cytopathic effect; CPE), 혈구응집시험을 이용하여 검사한다. 바이러스의 동정에는 주로 혈청학적 검사를 이용한다.

③ 혈청학적 방법: CF 반응(complement fixation reaction), HI 테스트(hemaggulutination-inhibition test; 닭의 혈구를 이용) 등을 이용하여 혈청 중의 항체가 유의한 상승(4~8배 이상)을 검사한다. 그 외에도 NT 시험(neutralization test), 형광항체법(fluorescent antibody method), ELISA (enzyme-linked immunosorbent assay), PHA (passive hemaggulutination test), RIA (radioimmunoassat) 등의 기법을 이용하여 바이러스를 검사할 수 있다.

(6) 변이

비리온의 RNA는 7개 또는 8개의 분절로 되어 있으며, 변이하기 쉽고, 변이에 의해서 비리온의 형태, 숙주역, 항원성 등이 다양하다.

① O-D 변이: A형 바이러스는 환자로부터 분리한 직후에 인간 O형이나 모르모트의 적혈구와 잘 응집한다(O상: original phase). 발육계란에서 배양하고 나면 닭의 적혈구에 대해서도 응집이 같은 정도로 강해진다(D상: dervative phase). O-D 변이는 돌연변이에 따른 것이다. 홍콩형 A형(H3N2)이나 B형 바이러스는 최초부터 D상을 나타낸다.

② PQR 변이: 인플루엔자 바이러스의 항체에 대한 반응성의 불량과 항체생산의 불량으로 구별되는 변이이다. HI 반응에서 혈구응집이 바이러스에 대한 특이항체에서 잘 억제되는 경우를 P상 바이러스라 하고, 특이항체에서 억제가 곤란한 경우를 Q상 바이러스라고 한다. 그리고 특이항체나 다른 바이러스에 대한 항체라도 억제되기 쉬운 경우를 R상 바이러스라 한다. 그러나 PQR 변이는 증명되어 있지 않은 점이 많다.

③ 항원 변이: A형 바이러스에 생기는 큰 변이로써 불연속변이가 있고, A형이나 B형에 생기는 작은 변이로써 연속변이가 있다.

㉠ 불연속 변이 또는 항원 대변이: 이 변이는 자연계에서 유전적 재배열에 기인하는 것이라고 하지만, 불확실한 점이 많다.

㉡ 인플루엔자는 약 10년에서 십수 년마다 대유행이 발생한다. 이것에는 항원순환설 H2 → HSW → H1 → H2형과 같은 유행이 순환한다고 하는 것이다. 그러나 1968년의 홍콩 독감에서 H2형이 나타나, 그전의 스페인 독감의 HSW형과의 사이의 연속이 나타나지는 않았다. 그 후의 1978년의 소련 독감 H1형과의 연속이 문제로 되고 있다.

㉢ 연속 변이 또는 항원 소변이: A형에서는 2~3년 간격으로 현저한 HA 항원구조의 차이가 보이고, B형에서는 3~5년 간격으로 발생한다. 이러한 변이는 인플루엔자 바이러스 항원형에 대한 면역력을 보유한 숙주 집단에 바이러스가 전파될 때 일어나게 된다.

㉣ 인체 면역력에 의하여 특정 항원형을 보유한 바이러스는 숙주 체내에서 집단 소멸하게 되고, 이 과정에서 일부 생존한 바이러스가 보유하고 있는 새로운 항원형에 대해서는 인체 면역력이 반응하는 데 시간이 필요하기 때문에 증식과 전파가 가능해진다. 즉, '선택을 통한 변이'가 일어나는 것이다. 이는 마치 항생제 남용으로 인하여 항생제 내성균이 양산되는 원리와 같다.

2. 파라믹소 바이러스과(Paramyxoviridae)

파라믹소 바이러스는 가까이, 대체의 뜻을 가지는 'Para', 점액을 의미하는 'Myxo'에서 유래하였다. 파라믹소 바이러스과는 오르토믹소 바이러스과와 유사한 점을 가지고 있지만, 바이러스 입자 크기, 유전자 구성, 감염 범위 등에서 차이점을 보인다. 파라믹소 바이러스과에 속하는 대표적인 바이러스로는 파라인플루엔자 바이러스(Parainfluenza virus)가 있다. 이 과에는 파라인플루엔자 바이러스뿐 아니라, 홍역 바이러스(Measles virus), 유행성이하선염 바이러스(Mumps virus), 그리고 사람호흡기세포융합 바이러스(Human respiratory syncytial virus) 등이 포함된다.

1) 파라인플루엔자 바이러스(Parainfluenza virus)

(1) 성상

• 크기: 150~200 nm, 때로는 600 nm

• 형태: 구상, 지질을 함유한 외피를 둘러싸고 있는 3종의 스파이크가 있다. HA 활성, NA 활성을 보이는 스파이크 이외에 세포융합으로 활성을 보이는 스파이크(F spike: fusion protein spike)가 그것이다.

• 핵산: 단일가닥 (−) RNA형

(2) 분류

네 가지 혈청형으로 분류된다(표 4-4).

표 4-4. 파라인플루엔자 바이러스의 분류

형	인간형	동물형
1	hemadsorption type 2(HA2)	hemagglutinating virus of Japan(HVJ, Sendai virus_생쥐, 돼지)
2	croup-associated(CA)	simian virus 5(SV5_원숭이) simian virus 41(SV41_원숭이)
3	hemadsorption type(HA1)	shipping fever(SF) virus(소)
4	subtype A(M25) subtype B(CH19503)	

(3) 병원성 · 임상증상

인간 이외에도 생쥐, 돼지, 소, 원숭이등의 접촉에 의하여 감염될 수 있다. 우리나라에서는 1형이 주로 인간을 통해서 전파되며, 2형은 가을에서 겨울에 걸쳐서 발병하고, 3형은 5~7월에 발병한다. 전염력은 3형이 가장 강하고 1, 2형은 약하다.

소아 호흡질환의 원인이며, 80% 이상이 1~3세 감염이다. 인후염을 수반하는 상기도 감염증을 일으키며, 기관지염을 거쳐서 폐렴, 급성 폐쇄성 후두염으로 발전하는 수도 있다. 재감염을 일으키는 것이 이 바이러스의 특징이며, 고학년 학생일수록 증상은 경미해진다.

(4) 면역 · 예방

어느 정도의 면역은 잔존하나 혈중 항체보다도 호흡기 점막에서 분비하는 IgA 항체가 방어의 주역이다. 소아청소년과 진료 시 불활화 백신을 코에 분무하는 치료를 병행하는데, 이로 인하여 분비형 IgA 생산이 촉진되어 감염 방어효과를 보일 수 있다.

(5) 검사법

① 바이러스의 배양법: 인후분비물을 원숭이 신장세포주(MDCK)에 감염시킴으로써 배양한다. 세포병변효과, 적혈구응집현상(모르모트나 닭 적혈구), 융합세포출현 등을 지표로 하여 바이러스를 확인한다.

② 혈청학적 방법: HI 테스트(모르모트 적혈구 이용), CF 반응, 중화시험(NT) 등이 이루어진다. 각형 간의 교차반응, 비특이적 반응에 주의가 필요하다.

2) 호흡기세포융합 바이러스(Respiratory syncytial virus, RS 바이러스)

(1) 성상

- 크기: 90~130 nm
- 형태: 구형으로 크기가 균일적이지만, 관상도 보이는 경우가 있다. 이 바이러스가 감염한 세포가 융합세포를 형성한다는 점에서 RS 바이러스의 명칭이 유래하였다. 스파이크를 지닌 외피에 둘러쌓여, 파라믹소 바이러스와 형태학적으로는 유사하지만, 일부 차이점이 있다(그림 4-4).

  ① HA, NA 및 용혈능을 가지고 있지 않다.

  ② 구형 이외에 관상이 존재한다.

  ③ 크기가 작고, 균일하다.

  ④ 뉴클레오캡시드의 폭이 좁다.

  ⑤ 불안정하고 활성을 잃기 쉽다(56℃, 30초). 또 발육계란에 증식하지 않고, 세포배양(Hep2, MK 세포 등)으로 증식하며, 융합세포를 형성한다.

  - 핵산: 단일가닥 (−) RNA

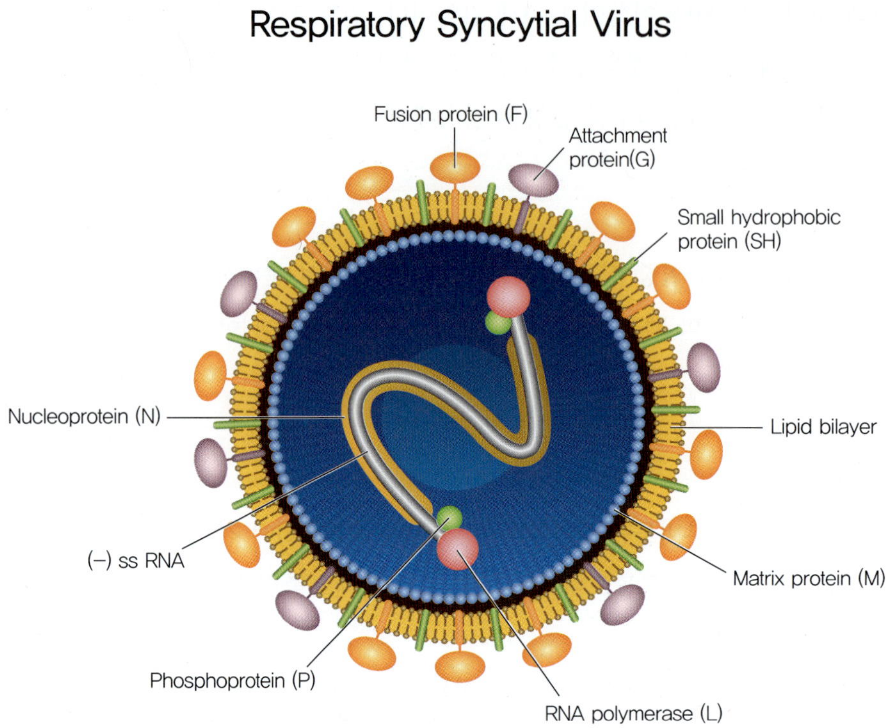

그림 4-4. 인플루엔자의 증상

(2) 병원성 · 임상증상

매년 전 세계적으로 유행한다. 우리나라에서는 가을에서 봄에 걸쳐서 유행하는데, 주로 젖먹이 유아에게서 발생하며, 생후 첫 월동기에는 거의 50%가 발병하고, 취학 아동기까지 대부분의 어린이가 감염을 경험한다. 재감염을 반복하는 것이 특징이며, 경증으로 경과하게 된다.

경증감염을 나타내는 다른 호흡기 감염 바이러스의 경우와 별 차이는 없지만, 급성기도감염증으로 입원하는 소아의 약 30%는 RS 바이러스 감염이라는 보고가 있다. 1~4일의 잠복기를 거쳐 증상이 나타나며 상기도 점막에 국한하여 증식하고, 바이러스 혈증을 일으키지 않은 것이 특징이며, 8개월 이하의 유아의 경우에는 폐까지 감염이 진행되어 중증이 되기도 한다.

(3) 면역 · 예방

모친에게서 이행한 IgG 항체는 감염방어에 별 도움이 되지 못한다. 감염방어의 주역을 이루는 것은 기도점막국소의 IgA 항체라고 생각되며, 재감염을 반복하면서 항체가가 상승하여 보유율은 취학 아동기에는 80~90%이다.

간혹 RS 바이러스가 폐렴을 일으키는 경우가 있는데, 이는 모체이행 항체(IgG 항체)가 바이러스와 항원항체복합체를 형성하고, 이것이 모세기관지상피에 침착되어 조직을 장해(알레르기 유발)한다고 추정된다. 현재, 유효한 백신은 개발되어 있지 않고, 대증요법 이외에 치료법은 없는 실정이다.

(4) 검사법

① 바이러스 배양법: 인후분비액, 양치액을 배양한 세포에 접종한다. 세포병변효과나 특유한 융합세포형성을 지표로 하여 검사한다. 바이러스 증식 유도 시 발육계란은 사용하지 않는다.

② 혈청학적 방법: CF 반응에 의한 혈중항체를 검사한다. 혈구응집능이 없으므로 HI는 실시할 수 없다.

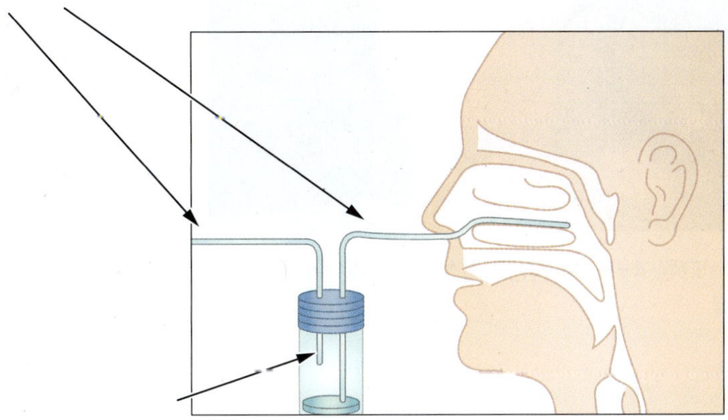

그림 4-5. 급성기 감염증 바이러스 RSV 검체 채취방법

3) 유행성이하선염 바이러스(Mumps virus)

(1) 성상

- 크기: 90~180 nm
- 형태: 구형 또는 난단형이며 스파이크를 지닌 외피가 있고, 특히 다형성을 보인다.
- 핵산: 단일가닥 (−) RNA형

mRNA로써의 기능을 가지고 있지 않다. 에테르 감수성, 여러 가지 동물혈구를 응집하여 뉴라미니데이즈 활성이 있으나 비교적 약하다.

(2) 분류

혈청형은 하나이고, 아형도 없다.

(3) 병원성 · 임상증상

자연의 숙주는 인간뿐이며, 비말감염으로 기도에 침입하여 8~21일의 잠복기를 거쳐 상기도, 경부국소 림프절에서 증식한 후, 바이러스 혈증에 의해 전신의 장기를 침범한다. 발병률은 60~70%, 오한, 발열, 두통, 사지통을 수반하여 발병한다.

특히 이하선의 감염이 현저하다(그림 4-6). 고환과 난소염을 동반하여 불임증의 원인이 되는 수도 있다.

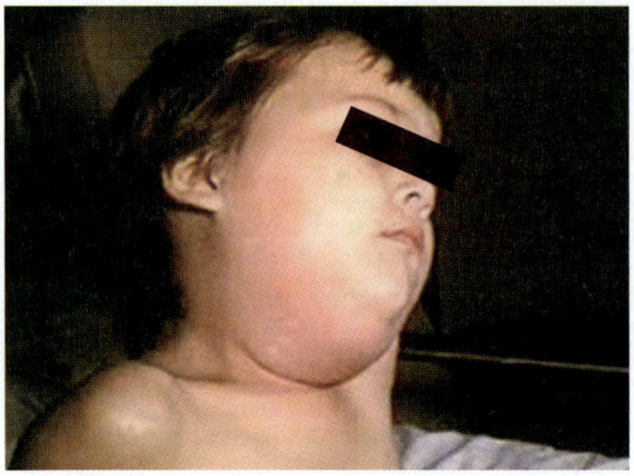

그림 4-6. 유행성이하선염 감염된 어린이

(4) 면역 · 예방

5~10세에 발증하며, 15세에는 항체보유율 90% 정도이다.

감염 초기에 IgM, 다음에 IgG 항체가 출현한다. 세포성 면역이 성립하고 영구면역이 얻어진다. 예방에는 약독생백신이 개발되어 있다. 치료법은 오로지 대증요법이지만, 예후는 일반적으로 양호하다.

(5) 검사법

① 바이러스 배양법: 타액, 인두분비액, 수액, 혈액, 뇨 등이 검사가 된다. 발육계란 배양에서는 7~8일 난의 양막강내 접종에 의해 행하며, 세포배양법에서는 MK(원숭이신) 세포주, HeLa, Vero 세포주 등을 이용한다.

② 혈청학적 방법: HI 테스트(닭의 적혈구, 피검혈청은 RDE 처리), CF 반응 등에 의해 혈중항체의 상승을 확인한다.

4) 홍역 바이러스(Measles virus)

홍역은 파라믹소 바이러스과에 속하는 홍역 바이러스 감염에 의한 질환이며, 전염성이 매우 강하여 면역부전인 사람은 홍역 환자와 접촉하면 90% 이상에서 감염이 성립한다. 가을에서 봄에 걸쳐서 생후 6개월 이후의 소아에게 주로 유행한다. 증상은 카타르기, 발진기, 회복기로 구분되지만, 발병 3~4일로 구강 점막에 소백반(코플리크반)이 나타나는 특징을 가진다(그림 4-7). 이 사이에 기관지성 폐렴을 유발할 위험이 있다. 이 바이러스는 회복기에 이행한다. 합병증으로써 공포의 대상이 되는 것은 마진뇌염이다. 아급성 경화성 범뇌염은 홍역의 합병증으로, 감염자 100만 명당 5~8명으로 나타난다. 홍역바이러스에 감염된 후 2~10년이 경과하여 증상이 나타난다. 정신장애증상이 나타나기 시작되고 서서히 진행하여 말기에는 뇌경직화 상태가 되고, 3년 이내에 90%가 사망한다. 홍역 바이러스가 뇌 안에 지속적으로 기생하여 지속성 감염증에 해당한다. 이 외에도 홍역은 중이염, 뇌염 등의 합병증을 동반하는 경우가 있다.

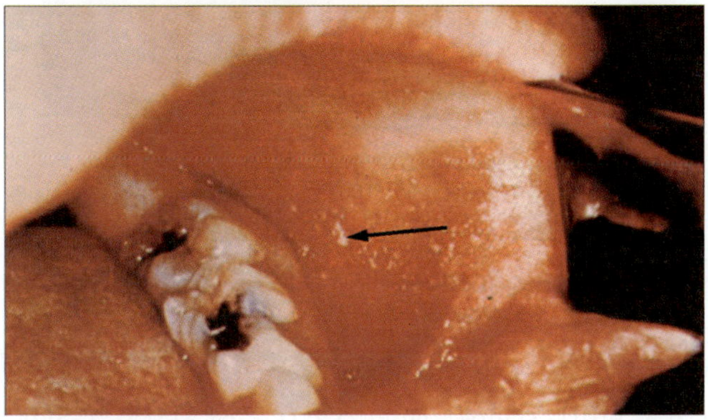

그림 4-7. Measles(홍역) 바이러스는 외피보유 RNA 바이러스이며 구강점막에 koplik spor(소백반)을 나타내며 감염 수년 후 SSPE(아급성 경화성 범뇌염)을 발생한다.

(1) 성상

- 크기: 직경 약 120~250 μm
- 형태: 구상으로 같은 과의 다른 바이러스와 유사하며 스파이크를 지니고 외피에 쌓여져 있다.
- 핵산: 단일가닥 (−) RNA형
- 적혈구 응집성: 아프리카 녹색 원숭이의 적혈구를 응집한다(최적온도 37℃).
- 뉴라미니다아제: 같은 과의 RS 바이러스와 같은 양식으로 활성이 없다.
- 다핵거대세포(융합세포): 인간 유래 배양세포주나 동물 세포에서 형성된다.
- 혈청형: 1종이라고 여겨진다.

(2) 병원성 · 임상증상

홍역 바이러스의 숙주는 인간뿐이며, 감염자 중 90%는 현성감염 증상을 나타낸다. 홍역의 병원체이지만, 출혈성 마진, 순환기 장애, 합병증으로써 중이염, 기관지염, 폐렴, 크루프, 마진뇌염 등의 질환을 일으키기도 있다. 홍역은 MMR 백신(measles, mumps, rubella 백신) 접종을 통하여 예방할 수 있다(그림 4-8).

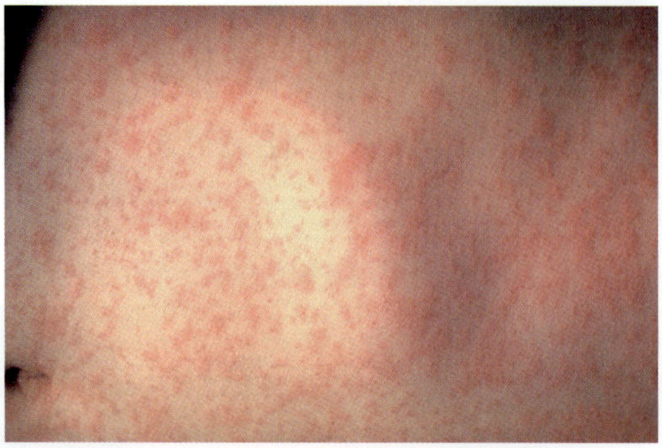

그림 4-8. 홍역 바이러스감염 3일 후의 피부사진

(3) 검사법

홍역은 임상적으로 진단이 용이하므로 실험실적 검사를 하지 않는 경우가 많다.

① 형광항체법: 발진 초기의 비인두분비액, 객담, 요침사 중에 함유한 상피세포 내의 바이러스 항원을 검출한다.

② 바이러스의 배양: 검체(인두부비액, 양치물, 결막분비액, 요 등)를 HeLa, HEK, Vero 세포주 등에 접종한다. 세포병변효과, 다핵의 융합세포형성, 호산성 봉입체 등을 지표로 한다.

③ 혈청학적 방법: IgM 항체가를 측정하여 검사한다. 카오린 분리혈청과 아프리카 녹색원숭이 적혈구를 이용하여 HI 테스트를 행하며 항체가 상승을 검사할 수 있다. 또한 CF 반응도 이용한다.

3. 코로나 바이러스과(Coronaviridae)

코로나 바이러스는 1960년대, 상기도에 감염하여 감기를 일으키는 새로운 감기 바이러스를 찾던 중 발견되었다. 매우 드물게 장염, 뇌염을 유발하지만, 비교적 증상이 경미한 호흡기 질환을 유발하므로 임상적으로 그 중요성은 낮았다. 그러나, 2002~2003년 중증 급성 호흡기 증후군(SARS), 2015~2016년 중동 호흡기 증후군(MERS), 2019년 코로나 바이러스 감염증 19 (COVID-19)가 발병하며 그 원인 바이러스가 고병원성인 유전적 변종 코로나 바이러스임이 규명되면서 재조명 받고 있다.

코로나 바이러스과(Coronaviridae)에 속하는 아과(subfamily)는 레토바이러스아과(Letovirinae), 코로나바이러스아과(Orthocoronavirinae 또는 Coronavirinae)가 있다. 이 중 코로나바이러스아과는 현재 알파코로나바이러스속(Alphacoronavirus), 베타코로나바이러스속(Betacoronavirus), 감마코로나바이러스속(Gammacoronavirus), 델타코로나바이러스속(Deltacoronavirus) 으로 나뉜다. 이 중 알파와 베타코로나바이러스속은 포유류와 설치류를 통해 감염된다. 2002년 유행했던 사스와 2015년 유행했던 메르스, 2019년 코비드19의 원인바이러스는 모두 베타코로나바이러스속에 속한다.

1) 코로나 바이러스(Corona virus)

(1) 성상

- 크기: 75~160 nm
- 형태: 단형 때로는 다형성, 길이가 약 20 nm의 꽃변모양의 스파이크를 지니고, 흡사 태양의 코로나 상으로 보이는 경우가 있다(그림 4-9).
- 핵산: 단일가닥 (+) RNA형
- 에테르 감수성, 산, 열에 약하다.

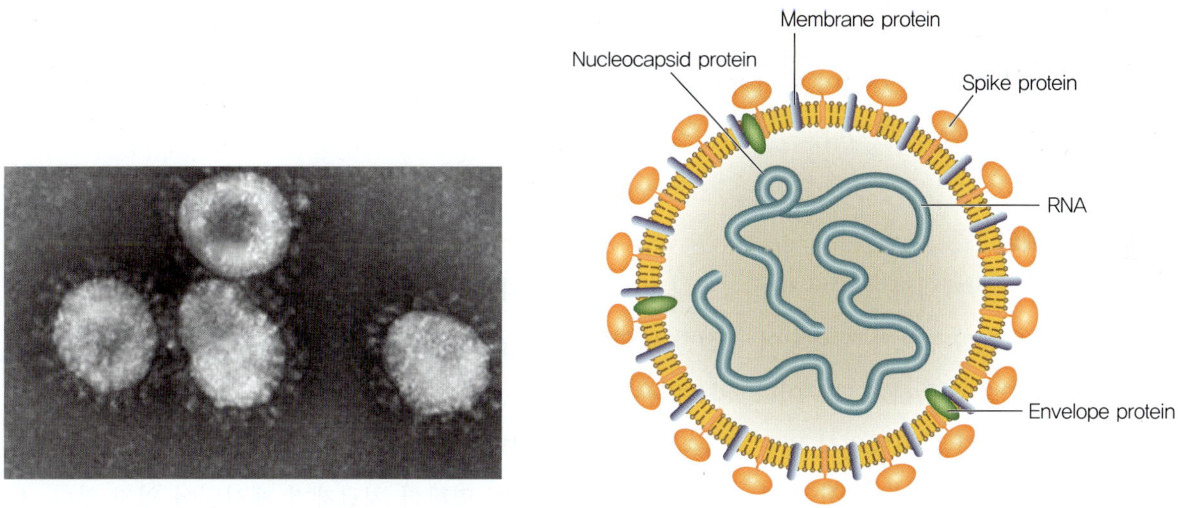

그림 4-9. Coronavirus의 전자현미경사진과 구조

(2) 분류

인간의 코로나 바이러스는 혈청량에 따라 I, II, III형 및 IV형으로 분류된다. 일반적으로 코로나 바이러스 감염증은 가벼운 코감기 증후군을 유발하는 것이 일반적이지만, 이는 RNA 바이러스에 해당하기 때문에 유전적 변이의 발생빈도가 높다.

최근 사스 코로나바이러스, 메르스 코로나바이러스, 코로나 바이러스-19와 같이 유전적 변이를 일으킨 코로나 바이러스의 고병원성 변종에 의한 감염이 전 세계적으로 유행하여 수많은 사망자를 내기도 하였다.

(3) 병원성 · 임상증상

사스, 메르스, 코로나19 등의 고병원성 변종 코로나 바이러스를 제외하고 대부분의 코로나 바이러스는 겨울에서 봄에 걸쳐서 성인에게 가벼운 감기를 일으키는 것이 일반적이다. 약 3일간 잠복기 뒤에 코감기, 객담, 인후두통, 두통 등을 호소한다. 라이노 바이러스에 의한 감기와 구별이 되지 않는다. 회복

후기 중화 항체가 증가된다. 이 바이러스에 대한 항체 보유율은 10세 아이는 20~25%, 성인은 100%이기 때문에 빈번히 재감염이 있는 것이라고 생각된다.

사스, 메르스, 코로나19 등의 고병원성 변종 코로나 바이러스는 인체 감염 시 38℃ 이상의 고열을 동반한 급성 호흡기 질환을 유발한다.

메르스는 2016년 2월, 국내에서 추산한 치사율이 무려 19.3% 내외이다. 2015년 국내에서 큰 문제가 되었던 메르스의 경우, 2015년 5월 20일 첫 환자가 확진되면서 질병관리본부에 보고되었고, 전국민이 감염 확산을 방지하고자 노력하는 가운데에서도 총 186명의 확진 환자가 발생하였으며(확진자 중 최연소자는 16세, 최고령자는 87세) 이들 중 사망자는 총 38명이었다. 격리 대상자였다가 격리 해제된 환자의 수는 무려 12,208명에 달하여 전국민을 공포로 몰아넣었던 사건이었다. 첫 확진환자 발생일로부터 218일 후인 2015년 12월 23일이 되어서야 공식적으로 메르스 코로나 바이러스 감염증은 대한민국에서 종식된 것으로 발표할 수 있었다.

(4) 면역 · 예방

고병원성 아종을 제외하고 일반적인 코로나 바이러스에 대한 성인의 항체보유율은 90% 이상이다. 감염 초기에 IgM, IgG 항체가 생산되어 적절한 면역체계가 형성되어 저항이 가능하다. 세포성 면역이 성립하고 영구면역을 획득하기 때문이다. 치료법은 오로지 대증요법이지만, 예후는 일반적으로 양호하다.

사스, 메르스와 같은 고병원성 변종 코로나 바이러스의 경우에는 아직 연구가 충분하지 않아서 면역에 대한 정보가 거의 없다. 백신 또한 개발되어 있지 않으며, 명확한 치료제가 제시되어 있지 않다. 다만, 이와 같은 신종 감염병의 확산을 방지하려면 예방적 화학치료를 고려해볼 수 있다. 이는, 확진환자가 아니더라도 잠재적 환자군 전원(감염의심격리자는 물론, 격리자의 가족을 비롯하여 모든 병원체 접촉 가능자)에게 항바이러스제 또는 환자 혈청을 선제적으로 투여하는 조치이다. 2016년 2월까지 고병원성 코로나 바이러스 치료제가 확립되지 않은 상황이므로, 범RNA 바이러스 감염 치료제인 ribavirin(리바비린)이나, tamiflu(타미플루)를 잠재적 환자에게 선제적으로 투여하면, 잠복기 중에 바이러스가 증식하지 못하여 바이러스의 확산을 예방할 가능성이 있다. 환자 혈청 내에 포함된 항체에 의하여 유도되는 간접 면역 유도를 통하여 환자의 면역학적 저항을 기대해 볼 수 있는 것이다.

(5) 검사법

① 바이러스 배양법: 일반적으로 타액, 인두분비액 등을 발육계란 양막강 내에 접종하며, 세포배양법에서는 HeLa, HEK 세포주에 접종한다.

② 혈청학적 방법: HI 테스트, CF 반응 등에 의해 혈중항체의 상승을 검사한다. 고병원성 변종에 대한 검사법으로는 PCR (polymerase chain reaction)이 있다. 고병원성 검체를 다룰 때에는 실험실 생물안전 수칙에 따라 Biosafety level III 이상의 적절한 검사실 환경을 구축하고, 방호복을 착용하

는 등, 검사자에게 철저한 주의를 당부한다.

2) 중증급성호흡기증후군 코로나 바이러스 (Severe Acute Respiratory Syndrome Corona virus: SARS-CoV)

중증급성호흡기증후군(SARS)은 중증급성호흡기증후군 코로나 바이러스(SARS-CoV)에 의해 발생하는 호흡기 질환이다. 흔하게 '사스'라고 부르고 있다. 2002년 11월부터 2003년 7월까지 전 세계적으로 유행하여 8,096명의 감염자를 발생시켰고, 774명이 사망하여 치사율은 약 9.6%이다.

(1) 병원체 및 숙주

중증급성호흡기증후군 코로나 바이러스의 보유숙주는 본래 박쥐이지만, 바이러스 입자의 스파이크 단백질 변이를 통해 인간에게 감염 가능하게 되었을 것으로 예상된다. 인체 수용체는 ACE2로 규명되었다.

(2) 임상 증상

평균 2~7일의 잠복기를 거치지만 최대 10일까지 걸릴 수도 있다. 가장 흔한 증상은 38℃ 이상의 발열, 기침, 호흡곤란이며, 일부 환자는 두통, 오한, 인후통, 콧물, 근육통, 구토, 복통, 설사, 식욕부진 등의 증상을 보일 수 있다. 심각한 경우 호흡부전, 패혈성 쇼크, 다발성 장기 부전 등의 합병증을 일으킬 수 있으며, 사망에 이를 수도 있다.

(3) 치료 및 예방

현재 중증급성호흡기증후군 코로나 바이러스에 대한 예방 백신이나 치료제는 없다. 치료는 주로 증상 완화 및 지지 치료에 초점을 맞춘다. 여기에는 충분한 휴식, 수분 섭취, 진통제, 항염증제, 산소 치료 등이 포함된다. 중증 환자는 인공호흡기 또는 체외막 산소화 치료가 필요할 수 있다.

세계보건기구(WHO)에서는 중증급성호흡기증후군 코로나 바이러스 감염을 예방하기 위해서는 개인위생을 철저히 실천하고 감염 의심 접촉자는 10일 동안 격리하는 것을 권장하고 있다.

3) 메르스 코로나 바이러스 (Middle East Respiratory Syndrome Corona virus: MERS-CoV)

중동호흡기증후군(Middle East Respiratory Syndrome, MERS)은 MERS-CoV에 의한 바이러스성 호흡기 감염증이다. 2012년 사우디아라비아에서 최초로 메르스 감염환자가 발견되었고, 주로 중동지역(사우디아라비아, 아랍에미리트 등)을 중심으로 유행하여 '메르스'라는 이름이 붙여졌다. 메르스 코로나 바이러스는 박쥐에서 유래한 베타코로나 바이러스이고, 낙타나 박쥐 등의 동물이 바이러스의 주요 매개체로 추정된다.

국내에서는 2015년 5월 20일, 메르스 최초 감염자가 확인되었고, 세계보건기구(WHO) 기준에 따라 1번 환자에서 시작된 메르스 상황이 12월 23일(수) 24시(자정)부로 종료되었다. 메르스 사태로 감염된 사람은 총 186명이며, 그중 38명이 사망하여 치사율은 20.4%로 기록되었다. 유럽질병통제센터(ECDC)에 따르면 2012년 4월부터 2015년 5월 30일까지 총 25개국에서 1,172명의 메르스 감염환자가 발생했으며 그중 479명이 사망하였다.

(1) 병원체

메르스 코로나 바이러스는 단일가닥의 (+) RNA를 유전자로 가지고 있는 신종 베타코로나 바이러스로, 외피를 갖고 있다(그림 4-10).

(2) 임상증상

메르스에 감염되면 평균 5일(2~14일)의 잠복기를 거쳐 증상이 나타난다. 발병하면 38℃ 이상의 발열과 기침, 호흡곤란 등의 호흡기 증상을 보이는 것이 일반적이다. 대부분은 중증 급성하기도질환과 같은 증상을 일으키나, 일부는 증상이 전혀 나타나지 않거나 가벼운 감기 증상을 보인다. 사람에 따라 두통이나 오한, 인후통, 콧물, 근육통과 함께 구토, 복통, 설사, 식욕부진 등의 소화기 증상을 보이는 경우도 있다. 메르스 환자의 증세가 심해지면 호흡부전이나 패혈성 쇼크, 다발성 장기 부전 등 여러 합병증을 일으킨다.

(3) 역학

메르스의 감염경로는 아직 명확하게 밝혀지지 않았다. 그러나 사우디아라비아에서 단봉낙타 접촉에 의한 감염전파가 보고되어, 낙타에서 사람으로 전염된 것으로 추정한다(그림 4-11). 또한, 메르스 코로나 바이러스의 유전자 염기서열이 박쥐 코로나 바이러스와 유사해 박쥐를 원인 동물로 보기도 한다.

메르스의 전염 방식은 침이나 콧물 등의 체액으로 전파되는 비말감염으로 알려져 있다. 기침이나 재채기를 하지 않더라도 대화를 하거나 친밀한 접촉을 할 경우, 기관기경 검사 과정 등에서도 전염될 수 있다. 일반적으로 감염자의 2~3 m 이내에 있으면 감염의 위험이 있다고 본다. 또한, 우리나라의 경우, 감염자와 같은 병실이 아닌 사람들도 감염되어, 공기감염 가능성을 의심하기도 하였다.

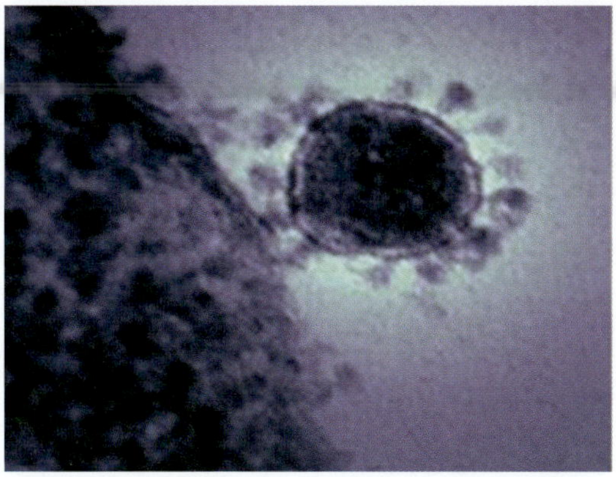

그림 4-10. 메르스 코로나 바이러스의 전자현미경 사진 [출처 : CDC]

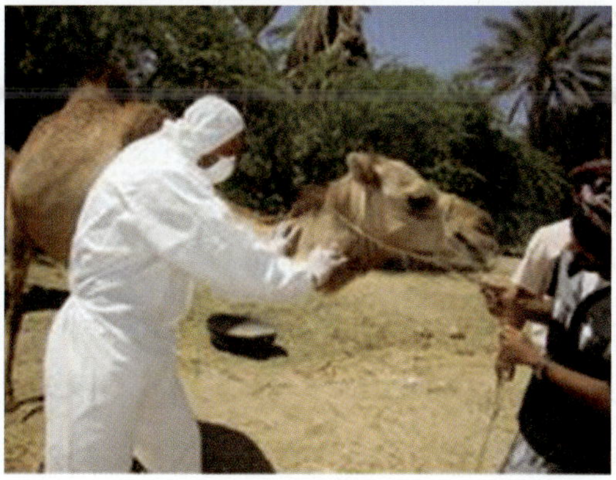

그림 4-11. 메르스 코로나 바이러스의 주요 매개체

(4) 예방 및 관리

현재까지 메르스에 대한 예방 백신이나 치료제는 없다. 메르스 감염 예방을 위해서는 일반적인 감염병 예방 수칙을 준수해야 한다. 물과 비누로 손을 자주 씻고, 비누가 없으면 알코올이 함유된 손 세정제를 사용한다. 씻지 않은 손으로 눈이나 코, 입 등을 만지지 않아야 하며 사람이 많이 모이는 곳은 되도록 피하는 것이 좋다. 또한, 발열이나 호흡기 증상이 있는 사람과의 접촉을 피해야 한다. 만약 불가피하게 중동지역을 방문해야 한다면 낙타와의 접촉은 피한다.

(5) 실험실 진단

메르스 코로나 바이러스의 진단을 위해, 객담, 기관지 폐포세척액, 폐조직과 혈액 등이 검사시료로 사용된다. 현재 국내에서는 Real-time RT-PCR을 이용한 메르스 코로나 바이러스 특이 유전자 검출 또는 ELISA와 IFA, 중화항체검사법 등이 메르스 코로나 바이러스 검출방법으로 이용되고 있다.

4) 코로나바이러스-19

(1) 병원체

코로나바이러스 감염증-19(COVID-19)의 원인 병원체는 중증급성호흡기증후군 코로나바이러스-2(Severe Acute Respiratory Syndrome Corona virus-2: SARS-CoV-2)이다. 국제바이러스분류위원회(ICTV)는 코로나 19의 병원체를 SARS-CoV의 변종으로 보고 2020년 2월 SARS-CoV-2라는 이름을 제안하였다. 국내 질병관리청에서는 COVID-19의 한글표기를 코로나바이러스-19(약칭 코로나19)로 명명하였다. 사스, 메르스와 마찬가지로 코로나-19 역시 베타코로나바이러스속에 속하며 자연숙주로 박쥐에서 기원한 것으로 보고 있다.

(2) 감염경로

감염경로는 비말에 의한 사람 간 전파가 기본이며, 에어로졸 발생시 공기전파가 가능하다. 바이러스가 묻어있는 표면을 만진 후 눈, 코, 입을 만지면 감염될 수 있다.

(3) 임상 증상

증상은 일반적으로 노출 후 5~6일 후 시작되어 최대 14일 동안 지속된다. 다양한 증상을 유발하며, 무증상인 경우도 있다. 가장 흔한 증상은 발열, 기침, 목의 통증이다. 일부 환자는 후각이나 미각의 손상, 설사, 구토와 같은 소화기 증상을 경험하기도 한다. 중증으로 진행될 경우 폐렴, 호흡부전 및 사망에 이를 수 있다. 특히 고령자나 기저질환을 가진 사람은 위험이 더 높다.

(4) 예방 및 치료

예방 차원에서는 마스크 착용, 손 세정, 사회적 거리 두기와 같은 개인 위생 관리가 중요하다. 또한 코로나-19에 대한 백신 접종도 전염 확산을 제어하는 데 도움이 된다. 현재까지 몇 가지의 코로나-19 치료를 위한 치료약과 백신이 개발되었으며, 대부분의 치료는 증상 완화와 적절한 지원 치료에 초점을 맞추고 있다.

II. 절지동물 매개성 바이러스

절지 동물매개 바이러스를 일컬어 아르보 바이러스(Arbo virus)라고 한다. 용어 자체가 'arthropod-borne virus'에서 온 것이다. 아르보 바이러스는 생물학적으로 흡혈성 절지동물의 흡혈을 통하여 감수성이 있는 척추동물숙주에 감염, 전파하는 전염성 병원 바이러스이다. 이들 바이러스는 감수성이 있는 절지동물의 체내에서 외견상 전혀 질병이나 손상을 일으키지 않고, 증식하는 능력을 가지고 있다. 자연계에서는 척추동물 → 절지동물 → 척추동물의 바이러스 감염 사이클이 끊임없이 유지되고 있다.

바이러스학이 처음 확립되던 시기에는 각 바이러스의 명칭을 병원체가 유발한 병명과 연관하여 붙이는 것이 보통이므로 오늘날에도 그 명칭을 그대로 사용하고 있다(예, yellow fever, dengue). 근래에는 분리지명과 병명의 복합 명칭도 많이 사용되었고(예, St. Louis encephalitis, Colorado tick fever, West Nile fever), 최근에는 최초에 바이러스 분리가 이루어진 지역 명칭을 분리주에 명명하는 관례가 생겼다(예, Hantan, Hart Park, Kern Canyon, Cache vally 등).

1. 플라비바이러스과(Flaviviridae)

1) 일본뇌염 바이러스(Japanese encephalitis virus, JE 바이러스)

일본뇌염 바이러스는 플라비바이러스과에 속하며 제2군 법정감염병으로 분류되는 일본뇌염의 원인이 된다. 20세기 중반에는 우리나라에서 많은 소아가 일본뇌염 바이러스에 감염되었고, 사망률이 5~25%에 달했던 적이 있다. 예방접종이 시행된 이후 환자수가 급감하여 2013년에는 국내에서 연간 1~14명의 환자만 보고되고 있다. 일본뇌염은 빨간 집모기(*Culex tritaeniorhynchus*)에 의해 바이러스 감염이 전파되는데, 빨간 집모기가 감염 숙주로부터 흡혈시 모기의 침샘이나 장에 바이러스가 분포하다가 모기의 먹이활동 과정에서 새로운 숙주로 전파된다. 일본뇌염의 원인이 되는 바이러스는 주로 *Japanese encephalitis serocomplex* 9인데, 이는 사람뿐 아니라 돼지에게 감염하는 경우도 있다. 그러므로 돼지-빨간 집모기-돼지의 감염 사이클 또한 나타내게 되며, 인간에서의 일본뇌염 유행도 돼지의 감염 현황을 조사함으로써 그 여부를 예측할 수 있다.

일본뇌염의 유행은 모기가 주로 활동하는 여름에서 가을철 사이에 집중되며, 대부분의 경우는 불현성 감염으로, 2013년에는 증상을 나타내는 경우가 1,000명에 1~2명이라고 보고되고 있다. 일본뇌염은 전구증상이 없고 급격하게 발열 · 두통 · 구토 증상을 나타내며 의식 장애, 신경장애 등이 나타나는 중증의 경우에는 치사율은 20~30%까지 나타난다. 자가 치유되는 경우는 발병 1개월 후 증상이 소실되지만, 간혹 운동마비, 언어장해, 성격이상, 기능저하 등의 후유증을 남기는 경우가 있다.

(1) 성상

- 크기: 직경 약 40 nm
- 형태: 캡소미어가 약 32개의 입방대칭성, 구상 바이러스이며, 스파이크를 가지고, 외피로 피복되어 있다.
- 분류: 항원적으로 1종류이다.
- 핵산: 단일가닥 (+) RNA형
- 저항성: 에테르 감수성, 열에 불안정, 트립신 감수성(동과의 알파 바이러스는 내성), pH 5 이하, 10 이상에서는 불활화된다.
- 적혈구 응집성: 닭, 병아리, 거위의 적혈구를 응집한다.

(2) 병원성 · 임상증상

사람, 돼지 등 다양한 숙주에서 여러 가지 증상을 나타낸다. 주요 증상으로는 발열, 발진, 출혈열, 신장염, 간염을 수반하는 출혈열 뇌염 등이 있다.

(3) 면역

감염에 대한 방어능을 지닌 항체는 감염 1주 후부터 나타나며 약 5년 정도 지속된다. 적혈구 응집억제 항체는 조기에 상승되고, 약 반년 정도 지속되며, 보체 결합항체는 늦게 출현하고 빨리 소실된다.

(4) 검사법

① 바이러스 배양법: 혈액에서의 바이러스 배양은 쉽지가 않다. 사람에서는 부검시의 뇌 이외는 분리가 어렵다. 역학적으로 빨간 집모기, 돼지 혈액 등에서 분리 가능한데, 이 경우에는 신생 생쥐의 뇌내 접종 또는 세포배양법을 이용하면 된다. 적합한 배양세포주는 BHK, BAK-21 등이며, 세포병변 효과를 지표로 한다. 동정에는 적혈구 응집억제(HI) 시험, CF 반응을 활용한다.

② 혈청학적 방법: 아세톤 또는 카올린 처리한 피검혈청(pair 혈청), 거위 또는 부화 1일 하루 지난 병아리 적혈구를 이용하여 적혈구 응집억제(HI) 테스트를 한다. 기타 역학 조사에서는 CF 반응, 중화시험(NT) 등을 사용한다.

2) 황열 바이러스(Yellow fever virus)

황열(yellow fever virus, YF)은 급성의 모기 매개성 열성 질환으로 황달, 단백뇨 및 출혈의 특징을 나타낸다.

(1) 바이러스의 성상

① 크기 및 물리적 화학적 요인에 대한 반응

황열 바이러스는 지름이 약 22~38 nm이다.

물리적 화학적 요인에 대한 반응 : 바이러스는 4℃의 혈액 중에서 1개월, 0℃의 50% 글리세롤 중에서 3개월, -70℃에서 수년간 보존된다. 동결 건조 후 0℃에서 수년간 생존한다. 바이러스는 60℃, 10분간의 가열에 의해 불활화되며, 또 0.1% 포르말린에 의해 0℃, 48시간에 활성을 잃는다.

② 동물의 감수성과 바이러스의 증식

황열 바이러스는 모기(Ades aegypti) 매개성 감염증이다. 각종 동물(원숭이, 쥐) 및 모기의 체내에서 증식한다. 바이러스 주는 모두 뇌 속에 직접 접종에 의해 생쥐에 뇌염을 일으킨다. 젖먹이 생쥐는 피하 접종이나 복강내접종에 의해서도 뇌염을 일으킨다.

사람, 원숭이 또는 모기에서 새로 분리한 주는 범친화성이다. 예를 들면, 바이러스는 이들 3종의 배엽을 모두 침범한다. 신선한 주는 보통 비경구 접종한 원숭이의 간에 뚜렷한 파괴를 동반하는 위독한(때때로 사망한다) 감염을 일으킨다. 교차면역이 범친화성 주와 향신경 바이러스 주 사이에 존재한다. 황열의 범친화성 주를 조직배양에서 연속계대하는 동안에 비교적 약독화된 17D 주가 분리되었다. 이 주는 원숭이와 사람에게 내장 및 신경친화성 질환을 일으키는 힘을 상실하고 있어 백신으로써 현재 사용하고 있다. 백신 속의 바이러스는 10,000배로 희석되어 있으나, 그것으로 생쥐에게 뇌내 접종하면 뇌염을 일으켜 사망케 한다.

③ 항원성

혈청학적인 시험에 의하면 황열 바이러스는 아르보 바이러스 B군으로 분류된다.

(2) 병원성

황열의 병원성에 관한 우리의 지식은 원숭이에 대한 실험적 감염을 기본으로 한다. 바이러스는 피부로부터 침입하며, 국소림프절에 퍼져 거기에서 증식한다. 림프절로부터 바이러스는 혈류로 들어가서 간, 비장, 신장, 골수 및 림프절에 국한해서 수일간 존속한다. 황열의 병변은 특정한 장기에 바이러스가 국한되어 증식함으로써 일어나게 된다. 간이나 신장의 괴사성 변화가 죽음을 유발하는 것으로 생각된다.

간에서 괴사의 분포는 반점 모양으로 산재하는데, 가장 뚜렷한 것은 소엽의 중심부에서 보인다. 괴사는 유리 모양이며 세포질에 국한되어 있다. 이들 고르지 못한 유리 모양의 덩어리는 에오진 색소에 염색이 잘 되며, 이를 카운실만 소체라 한다. 핵내 호산성 봉입체도 존재하므로 진단적 가치가 있다. 괴사되었던 간 실질세포는 시간이 경과함에 따라 제 위치를 찾아가고, 간은 완전히 회복된다. 신장에서는 출혈로 인한 2차적 변화로써 세뇨관 상피의 지방변성이 관찰된다. 퇴행성 변화는 비장, 림프절 및 심장에도 일어난다. 핵내 호산성 봉입체는 뇌의 신경세포나 아교 세포에 존재한다. 단핵세포의 혈관 주위의 침윤을 뇌에서 볼 수 있다.

(3) 임상증상

잠복기는 3일에서 6일이다. 발병하면 환자는 발열, 오한, 두통, 배근통이 오며, 계속해서 오심, 구토가 일어난다. 전구증상 후 자주 짧은 진정기가 보인다. 4일 가량 되어 고열과 느린 맥박(90~100), 중정도의 황달을 동반하는 중독기가 시작된다. 이후 뚜렷한 단백뇨와 출혈증상이 나타난다. 토한 물질은 파괴된 혈액에 의해 검게 되고 림프구 감소도 보인다. 질병이 중증(검은 토물과 황달) 단계로 진행되면 치사율은 높아진다. 한편 감염이 무증상으로 나타날수록 가벼운 경우가 있다. 증상의 정도에 관계없이 후유증은 없으며 환자는 죽거나 아니면 완전 회복되거나 한다.

(4) 검사법

① 바이러스의 배양

바이러스는 질병 5일째까지의 혈액을 생쥐의 뇌에 접종하면 배양 가능하다. 배양된 바이러스는 특이적인 항혈청에서의 중화에 의해 동정된다.

② 혈청학

중화항체는 중증이나 사망증례에서도 빨리(발병 5일째 정도에) 나타난다. 감염에서 살아남은 환자의 혈류 중의 항체는 일생 동안 지속된다. 보체결합항체는 경중 감염 후 또는 약독성 바이러스 17D 주의 백신 접종 후에는 거의 볼 수 없다.

중증 감염인 경우에 보체결합항체는 중화항체보다 늦게 나타나며, 급속히 소실된다. 황열의 혈청학적 반응에는 두 가지 형이 있다. 황열에 의한 최초의 감염에서는 특이적인 적혈구 응집억제항체가 먼저 나타나고, 그 후에 계속해서 다른 B군 바이러스에 대한 항체가 나타난다. 일반적으로 동일한 종류의 적혈구 응집억제항체가가 다른 종류의 항체가보다 높다. 첫 번째 감염에서는 보체결합항체가 서서히 상승하며, 중화항체와 마찬가지로 종특이적이다.

2차 감염의 경우에는(다른 B군 아르보 바이러스에 이미 감염되어 있는 상태에서 환자가 황열 바이러스에 감염) 적혈구 응집억제항체와 보체결합항체는 급속히 높은 항체가를 나타낸다. 이 경우에는 종특이성을 나타내지는 않는다. 일반적으로 강한 적혈구 응집억제항체와 보체결합항체는 이종반응성이다. 이 이종반응성 검사 결과는, 양성대조군 대비 그 차이를 볼 수 없을 만큼 강하게 나타난다. 사망증례에 대한 간의 조직병리학적 검사는 연구목적으로 실시해두는 것이 좋다.

3) 뎅기열 바이러스(Dengue fever virus)

뎅기열 (breakbone fever)는 열, 근육통, 관절염, 임파선증과 발진의 특징을 가진 모기 매개성 감염증이다. 뎅기열은 아르보 바이러스 감염 중에 가장 흔하여 1년에 1억 명 이상의 감염이 추정된다. 뎅기열은 열대 및 아열대 지방에서 주로 생기는데, 모기(Ades aegypti)가 감염을 전파한다. 뎅기열 백신은 아직 존재하지 않는다.

(1) 성상

① 크기

이 바이러스의 지름은 약 50 nm이며, 25 nm의 core를 가지고 있다.

물리학적, 화학적 요인에 대한 반응 : 이 바이러스는 -70℃로 동결하거나 동결건조상태에서 5℃로 유지하면 적어도 5년간은 안정하다. 사람의 혈액을 5℃에서 보존하면 몇 주일간 감염성이 남아 있다.

② 동물감수성

뎅기열 바이러스에 감염되면 보체결합항체와 중화항체가 나타나며 수개월간 지속된다. 뎅기열 바이러스를 가진 사람의 혈청을 마우스 뇌에 접종하면 이완성 마비를 일으키는 경우가 있다. 뎅기열 바이러스는 몇 가지의 세포 배양에서 증식하고 높은 감염가에 도달하여 세포병변효과를 일으킨다. 뎅기열 바이러스의 분리는 흰줄 숲모기(Aedes albopictus)의 세포배양을 사용해서 보고되고 있다.

③ 항원성

적어도 네 가지의 별개의 항원형이 있으며 1~4형으로 명명되어 있다. 뎅기열와 황열 바이러스는 군내 근연관계를 나타내지만, 교차면역이 성립하는 경우는 전혀 없다. 황열에 대해서 면역이 있는 사람이라도 소량이 뎅기열 바이러스에 대해서 충분히 감수성이 있다.

(2) 병원성

바이러스 혈증은 발열 초기에 볼 수 있으며 3일간 지속된다. 조직병리학 병변으로는 혈관내피의 종창, 혈관 주위의 수종이나 단핵구의 침윤이 소혈관에서 발견된다.

(3) 임상증상

발열은 갑자기 일어나며, 불쾌감, 오한 및 두통 등의 전구증상이 있다. 곧 이어서 동통이 일어나며, 특히 배근, 관절 근육 및 안구의 통증이 강하다. 5~6일 후에 체온이 정상으로 돌아오는 경우와 발병 후 약 3일째에 열이 내렸다가 약 5~8일째에 다시 열이 오르는 경우가 있다. 발진(대구진 또는 성홍열형)은 3일 또는 4일째에 나타나서 24~72시간 계속된 후에 피부 박리 없이 소실된다. 림프절이 종창을 형성하는 경우가 많다. 상대적으로 림프구 증가를 동반하는 백혈구 감소증이 일어난다. 속발증이나 사망은 드물지만 회복에는 수주가 걸린다. 특히 어린이의 뎅기열은 1~3일간 계속되는 가벼운 열성질환을 일으킨다고 생각된다.

더욱 무거운 증상－뎅기 출혈열－은 항체를 수동적으로 획득하거나(모성 항체로써) 또는 자기가 생산한 다른 형의 뎅기열 항체를 가진 개체에서 일어난다고 생각된다. 초기증상은 보통은 뎅기열와 비슷하지만, 환자와 상태가 갑자기 악화되어, 저단백혈, 혈소판 감소, 출혈시간 연장 또는 혈액응고시간의 연장이 나타난다. 쇼크가 혈액농축의 특징을 갖는 뎅기열 쇼크 증후가 병발한다. 이러한 뎅기열의 변형된 증상은 몇 가지 항원형이 항상 존재하는 필리핀, 동남아시아, 인도 등에서는 가끔 유행성으로 나타나며, 사망률은 5~10%이다. 아시아에서의 뎅기열 연구에 의하면 쇼크를 동반하는 뎅기 출혈열 또는 동반하지 않는 뎅기 출혈열는 뎅기열 2형이 2차적으로 감염된 경우에 가장 빈번하게 일어나며, 환자는 3세 이상의 여아가 많다는 것이 알려져 있다.

쇼크는 다분히 과민성 반응의 한 가지 표현이라고 생각된다. 바이러스-항체 복합물이 제 2의 뎅기열 감염의 수일간에 형성되며 그 복합물에 의해서 보체계가 활성화되고, 그 보체산물이 출혈증 후에서 볼 수 있는 혈관의 기능장애를 일으킨다고 가정된다.

(4) 검사법

바이러스의 분리는 쉽지 않다. 환자로부터의 바이러스 배양에서, 숲모기의 세포배양이 충분히 인정될 때까지는 다음과 같은 진단검사가 행해진다.

① 추정시험

마우스의 1군에 급성기의 신선한 혈청을 접종하고, 또 다른 1군에는 가열(56℃ 30분)한 혈청을 접종한다. 1개월 후에 두 군에 미리 알고 있는 마우스의 순화(mouse-adapted) 뎅기열바이러스 100을 이용하여 LD50을 검사한다. 신선한 혈청을 접종한 마우스는 공격에 견디고, 가열한 혈청을 접종한 마우스가 사망했을 경우, 그 혈청은 뎅기열 바이러스를 함유하고 있다.

② 혈청학

중화 항체 및 적혈구 응집억제항체가 발병 후 7일 이내에 나타나고, 보체결합항체는 7~14일 늦게 나타난다. 모든 시험에서 동종항체가가 이종항체가 보다 높은 경향이 있다. 그 지방에 존재하는 혈청형이 항원을 항체 시험에 사용하는 것이 중요하다.

4) 지카 바이러스(Zika virus)

지카 바이러스는 뎅기열와 치쿤구니야열을 유발하는 바이러스와 동일한 플라비바이러스과에 속하고, 1947년 우간다의 지카(Zika) 숲에 사는 붉은털 원숭이에게서 바이러스가 처음 발견되어 '지카 바이러스' 라고 이름이 붙여졌다. 지카 바이러스 감염증은 모기의 흡혈 과정을 통해 옮겨지는 감염병으로, 인체감염 사례는 1952년 우간다와 탄자니아에서 처음 보고되었다. 주로 아프리카와 동남아시아에서 유행하는 것으로 알려진 질병이었으나, 최근 태평양 섬으로 유행지역이 확대되었고, 2015년에는 중남미 국가에서 많은 감염 사례가 보고되었다(그림 4-12).

(1) 병원체

지카 바이러스는 단일가닥의 (+) RNA를 유전자로 가지고 있고, 캡시드는 정 20면 체형이며 외피를 가지고 있다(그림 4-13).

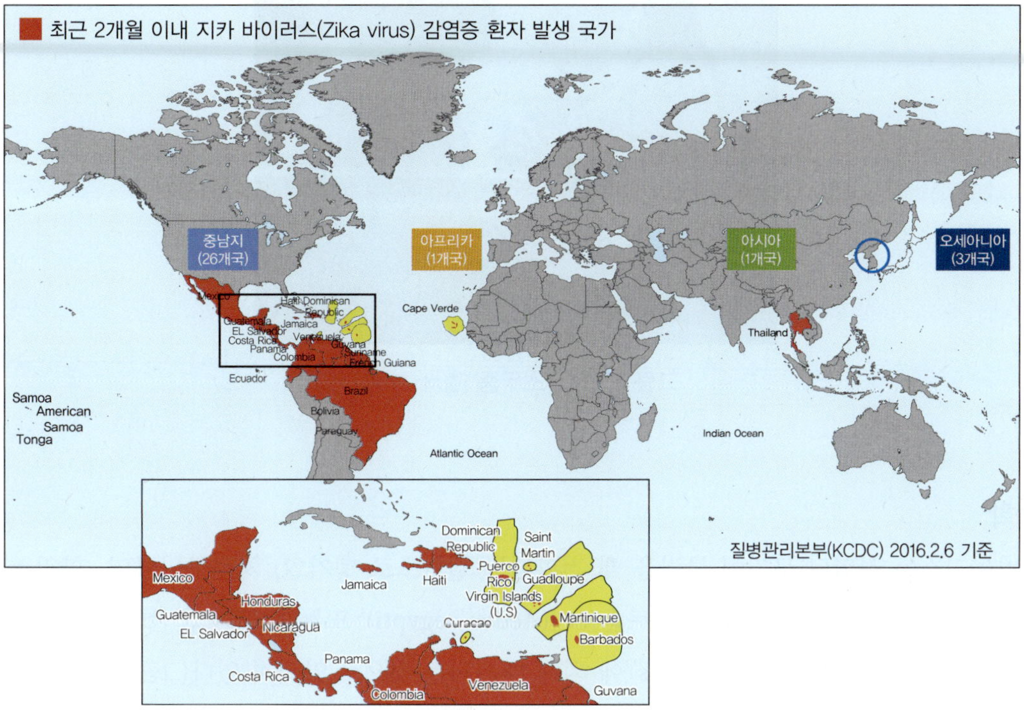

그림 4-12. 지카 바이러스 감염증 환자 발생 국가 현황(2016년 2월 6일 기준) [출처 : 질병관리본부]

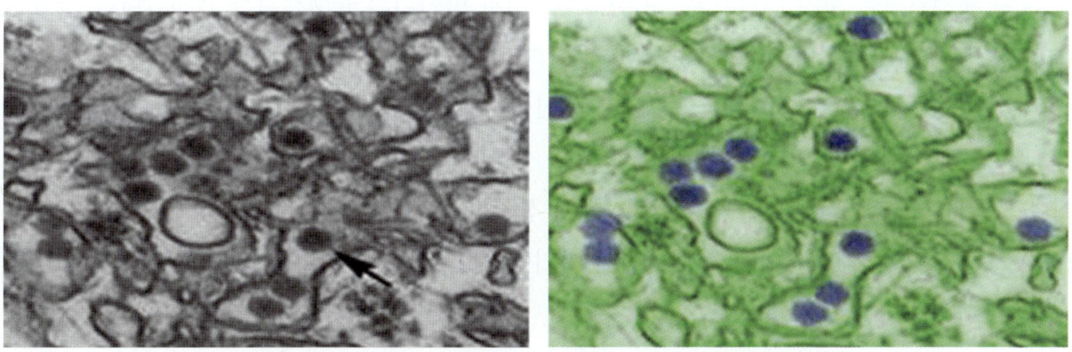

그림 4-13. 지카 바이러스의 전자현미경 사진 [출처: CDC]

(2) 임상증상

지카 바이러스 감염증의 잠복기는 2~14일이며, 주요 증상은 발열, 발진, 출혈성, 근육통, 두통 등이 나타난다. 대부분의 경우, 증상이 비교적 가벼우며, 감염자 5명 중 1명 꼴로 나타난다. 그러나, 최근 들어 지카 바이러스 감염의 증가로 인한 소두증 신생아 출산 증가와 길랑바레증후군 증가 경향이 보고되어, 원인 여부에 대해 조사가 진행 중이다(그림 4-14).

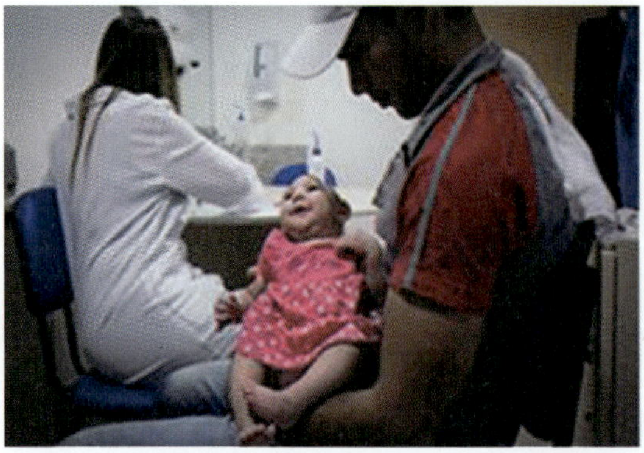

그림 4-14. 소두증 [출처: WHO]

(3) 역학

지카 바이러스는 감염된 모기에 물렸을 때 전파되는 질환으로 뎅기열, 치쿤구니야열, 황열 바이러스를 옮기는 아열대기후에 서식하는 '이집트숲모기(Aedes aegypti)' 또는 비교적 온난한 기후에서도 서식할 수 있는 '흰줄숲모기(Aedes albopictus)'에 의해 매개되는 것으로 알려져 있다(그림 4-15). 우리나라에도 흰줄숲모기 서식이 확인되고 있지만, 최근 연구에 따르면 우리나라 서식 모기의 0.2% 정도의 낮은 비율로 서식하는 것으로 알려져 있다. 모기 외에 사람과 사람 간 전염 경로로는 수혈과 성접촉에 의한 사례가 있으나 감염자와의 일상적인 접촉으로는 감염되지 않는다. 2015년 10월 브라질에서 소두증 아기들이 많이 태어난다는 것이 인지되고, 지역적으로 지카 바이러스 유행지역과 일치한다는 사실이 알려지면서 조사가 계속되고 있다. 현재까지 연구에 따르면, 2명의 소두증 신생아의 임산부의 양수에서 지카 바이러스가 검출되었으며, 소두증으로 사망한 신생아에게서 지카 바이러스가 검출된 사실이 확인되었다. 그러나, 지카 바이러스가 어떻게 태아의 두뇌 성장에 영향을 주는지 아직 명확하게 밝혀내지 못한 상황이다. 또한, 성인은 길랑바레 증후군 환자에서 신경학적 증상이 나타나기 전에 지카 바이러스 감염에 합당한 증상이 있는 환자 사례가 늘어나면서 여기에 대한 연관성도 현재 조사가 진행 중에 있다.

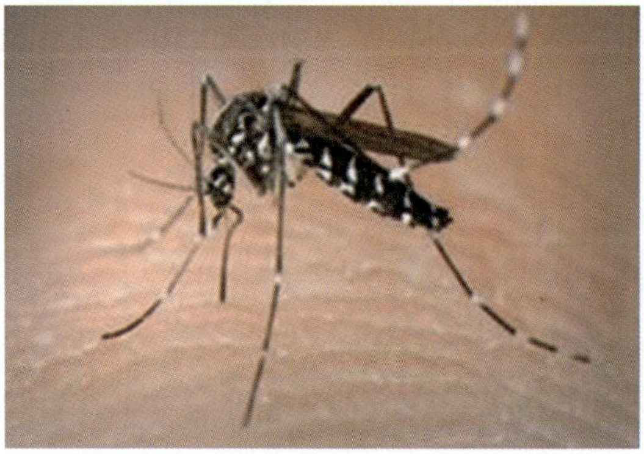

그림 4-15. 흰줄숲모기 [출처: WHO]

(4) 예방 및 관리

지카 바이러스는 아직 예방 백신은 없기 때문에 현재로서는 모기에 물리지 않도록 하는 것이 가장 중요하다. 에어컨이 있는 실내에 머물거나 모기장을 쳐놓은 상태에서 자는 것이 좋으며 외출 시에는 모기 기피제를 바르고 긴 소매 옷과 긴 바지 등을 입는 것이 필요하다. 하지만 모기를 완전히 피할 수 없으므로 임신부는 위험 지역에 가는 것을 피하는 것이 좋다. 만약 지카 바이러스 감염증 발생 국가를 방문한 임신부가 고열, 발진 등의 증상을 보이면 의사를 찾아 정확한 진단을 받아보는 것이 필요하다. 또한, 지카 바이러스에 감염이 되더라도 충분한 휴식을 취하고 수분을 섭취하면 대부분 회복되고, 현재까지 전 세계적으로 지카 바이러스로 인해 사망한 사례는 보고된 바 없으며 중증 합병증도 드문 편이다.

(5) 실험실 진단

환자의 혈액에서 바이러스 유전자를 검출하여 진단이 가능하다. 현재 질병관리본부 국립보건연구원에서 바이러스 검사를 시행하고 있다. 우리나라는 지카 바이러스 감염증의 선제적 대응을 위해 제4군 법정 감염병으로 지정했으며 확진 · 의심 · 추정 환자를 진료한 의사는 지역 보건소에 신고하여야 한다.

2. 분야 바이러스과(Bunyaviridae)

분야 바이러스과에 속하는 대부분은 모기, 진드기, 모래파리와 같은 절지동물에 의해 전파되고 있지만 분야 바이러스과 한타바이러스속의 한탄바이러스는 설치류에 의해 전파된다.

1) 캘리포니아 뇌염 바이러스(California encephalitis virus)

(1) 성상

바이러스 입자는 지름 80~100 nm의 구형이며, 에테르에 의해 불활화된다. 적혈구응집소가 존재한다. 이 바이러스는 젖먹이 생쥐와 햄스터 및 동물의 배양세포에 각종 병원성을 나타낸다.

(2) 임상증상

캘리포니아 뇌염 바이러스 감염의 발병은 돌발적으로 일어나며, 38~40℃의 발열 직전에 전형적인 증례에서는 극심한 양측성의 전두통을 동반한다. 구토, 혼수상태 및 국부적, 때로는 전신에 경련이 일어난다. 드물게는 무균성 수막염만 일으키는 경우도 있다. 감염시 숙주에서 다핵백혈구 증가가 흔히 일어나며, 말초혈액의 백혈구수가 1 μl당 10,000 이상, 때로는 29,000 정도로 높아진다. 척수액 세포 증가는 주로 림프구의 증가에 의하며, 1 μl당 30~1,000의 범위에 있다.

뇌파(electroencephalograph, EEG) 검사결과에서는 커다란 진폭과 완만한 움직임을 나타내며, 전체적인 뇌의 기능장애를 나타낸다. 예후는 양호하다. 그러나 회복은 오래 걸리며, 사망하는 경우는 드물다. 뇌파 검사에서 이상한 파형이 때때로 1~2년 이상 지속되기도 하지만, 신경학적 후유증은 드물다.

(3) 검사법

임상의들은 환자에 대하여 적당한 간격을 두고 적혈구 응집억제, 보체결합 또는 중화시험에 의한 혈청학적 확인을 행할 필요가 있는데, 급성기와 회복기 전체에 걸쳐 실시해야 한다.

(4) 역학

캘리포니아 뇌염 바이러스는 1943년에 캘리포니아에서 모기로부터 최초 분리되었다. 그러나, 1964년까지는 큰 발생이 확인되지 않고 연구도 되지 않았다. 캘리포니아 뇌염의 증례는 미국에서는 주로 농촌지역에 7월 말부터 9월 초에 걸쳐 일어났으며, 그 이후에 미시시피 강, 상류지방, 오하이오 강 계곡, 특히 인디애나, 위스콘신 및 오하이오 주에서도 관찰할 수 있는 질환이 되었다. 산발적인 예는 노스캐롤라이나, 미네소타, 아이오와, 뉴욕, 플로리다, 루이지애나, 미시시피 및 캘리포니아에서 보고되었다.

사람에게 임상증상을 나타내는 감염은 대개 21세 이하, 그리고 4~14세 사이에서 가장 많이 발병한다. 생태학적 조사에 의하면 이들 바이러스는 여러 종류의 삼림 모기나 다람쥐, 토끼와 같은 작은 포유동물들 사이에서 전파되고 있다고 생각된다. 사람으로의 감염 전파는 이러한 야생의 전파 사이클 밖에 있음에도 불구하고 지속된다. 추정 가능한 유일한 매개체는 모기이기 때문에, 겨울 동안 바이러스가 유지되느냐가 관건이었다. 연구 결과, 캘리포니아 바이러스 그룹의 다른 한 멤버인 라크로세 바이러스는 매개 모기의 휴면란 속에서 월동한다는 것이 증명되었다. 모기에 감염한 바이러스가 모기의 알에 침투하여 다음 세대에 전달되며, 성숙한 모기는 새로운 감염의 매개체로서 흡혈 시 바이러스를 전파할 수 있다는 것이다. 캘리포니아 뇌염 모기도 이와 같은 생활사를 가지는 것으로 생각된다.

2) 한탄 바이러스(Hantan virus)

들쥐를 매개로 인체에 발생하는 한탄 바이러스 감염은 본 단원에서 다루는 절지동물 매개성 감염은 아니다. 이 바이러스는 한타바이러스(Hantavirus)속, 분야 바이러스과에 속하며 종명이 한탄 바이러스이다. '한탄'이라는 이름에서 알 수 있듯이, 이 바이러스는 한국인 이호왕 박사가 최초 발견하였고, 한국의 지명을 따서 명명한 것이다. 이호왕 박사는 경기도 동두천의 야산에서 포획한 등줄 쥐로부터 이 바이러스를 최초 발견하였고, 그 인근에 있는 한탄강의 이름을 바이러스에 붙인 것이다.

한탄 바이러스는 한국뿐 아니라, 중국 등 아시아에 널리 분포한다. 한탄 바이러스 감염증은 들쥐를 매개로 발생하기 때문에 오늘날 우리나라처럼 대다수 국민이 아파트에 거주하는 상황에서는 질환이 거의 발생하지 않는다. 그러나, 전 세계적으로는 여전히 매년 약 20만 명이 감염되고, 이 중에서 약 7%가 목숨을 잃는 치명적인 감염증이다.

한타바이러스속에는 23종의 바이러스가 있는데, 그 중에서 11종이 사람에게서 신증후군 출혈열(hemmorrhagic fever with renal syndrome, HFRS)이나 한타바이러스 폐증후군(hantavirus pulmonary syndrome, HPS)을 유발한다. 한탄 바이러스에 의한 신증후군 출혈열 환자는 그 증세가 심하며, 고열을 동반한 점막과 피부 출혈, 그리고 단백뇨, 배뇨량 감소를 동반한 급성신부전을 나타낸다. 대개의 사망 원인은 신증후군 출혈열 환자는 저혈압 쇼크이고, 한타바이러스 폐증후군 환자는 저산소증과 쇼크이다.

신증후군 출혈열 예방을 위해 '녹십자'에서 '한타박스'라는 백신을 개발하여 고위험군에 투여하고 있다. 이 백신은 중국에서도 사용되고 있다. 그러나 백신 접종에 대한 면역효과는 의문이다.

3. 토가바이러스과(Togaviridae)

토가바이러스과는 2개의 속으로 나누어진다. 주로 절지동물에 의해 매개되는 알파바이러스(Alphavirus) 속과 절지동물 매개성이 아닌 루비바이러스(Rubivirus) 속이 있다. 풍진 바이러스는 루비바이러스 속, 토가바이러스과에 속한다. 풍진은 속칭 '3일 홍역' 또는 '독일 홍역'이라고도 하며, 증상이 홍역과 유사하지만 경미하고, 중시되지는 않는다. 단, 임신 초기에 발병한 산모가 출생한 아이에게 기형(청각장애, 백내장, 심혈관계 기형)을 보일 수 있다고 보고되어 주의를 요한다. 산모는 임신 계획이 있다면, 임신으로부터 최소 3개월 이전에 백신을 투여받아야 안전하며, 신생아는 출생 후 5개월에 1차 접종을, 4~6세 사이에 2차 접종을 받으면 감염을 예방할 수 있다.

- **선천성 풍진증후군:** 임신초기에 임부가 풍진 바이러스에 노출되면 바이러스가 태반에서 태아에 이행하여 감염한다. 모체에게서 바이러스가 소실되어도 태아에게는 그대로 잔존한다. 임신초기 3개월간의 기관형성기에 바이러스의 감염이 기형발생의 원인이 된다고 생각된다. 기형발생 빈도는 임신 1개월 11~28%, 2개월 11~36%, 3개월 8~15%, 4개월 7% 이하라고 알려져 있다.

1) 풍진 바이러스(Rubella virus)

(1) 성상

- 크기: 직경 60 nm
- 형태: 구상, 뉴클레오캡시드는 입방 대칭, 정 20면체, 2층의 외피를 지니고 있다.
- 핵산: 단일가닥 (+) RNA형
- 적혈구 응집성: 거위, 태생 1일 병아리, 비둘기의 적혈구를 응집한다.
- 혈청형: 단일이며, 아형이 없다.

(2) 병원성

인간, 원숭이에 병원성을 보이며 다른 동물에 전혀 병원성을 보이지 않는다. 풍진, 선천성풍진증후군 등의 질환을 일으킨다. 일반적으로 예후는 양호하며, 감염 후에 강한 면역이 남게 된다.

(3) 검사법

① 바이러스의 배양: 발병 초기의 비강분비액과 인후분비액을 배양세포주에 접종한다. 직접법으로는 BHK-21, RK-13 등의 세포주를 이용, 세포병변효과를 지표로 한다. 간접법은 GMK 세포주에 접종한 후, 증식의 유무를 에코 11형 바이러스 공격에 의한 간섭현상에 의해 확인한다.

② 혈청학적 방법: 아세톤 또는 카오린을 처리한 혈청과 거위 또는 병아리 적혈구를 이용하여 HI 테스트를 한다.

③ 풍진생백신: 중학생 여자에게 정기적으로 가임 여성에 임의로 접종시키고 있다.

III. 기타 외피 보유 RNA 바이러스

1. 필로바이러스과(Filoviridae)

필로바이러스과에 속하는 에볼라 바이러스(Ebola virus)와 마르부르그바이러스(Marburg virus)는 치명적인 출혈열(hemorrhagic fever)을 일으키는 바이러스이다. 출혈열은 아프리카, 시베리아, 중앙아시아, 동부와 서부 유럽, 동남아시아 및 남미에서 보고되고 있다. 한국전쟁에 참전했던 미군이 한국형 출혈열(Korean hemorrhagic fever, KHF)에 감염된 1950년부터 미국에서도 많은 관심을 갖게 되었다.

네 가지 카테고리가 출혈열을 분류하기 위해 제안되었다. 즉 ① 러시아 춘하뇌염(Russian spring-summer encephalitis) 군중의 몇 가지 바이러스(옴스크 출혈열과 카야사나 삼림병) 및 크리미아-콩고 열군을 포함하는 참진드기 매개성 ② 뎅기열 바이러스군(앞절 참조), 치군군야 바이러스와 황열 바이러스를 포함하는 모기 매개성 ③ 신장증상을 일반하는 출혈열, 아르헨티나의 출혈열(후닌바이러스), 볼리비아의 출혈열(마츄포바이러스) 및 라사열 ④ 끝으로 마르부르크 및 에볼라 바이러스에 의한 아프리카 출혈열의 공통된 임상증상은 발열, 점상, 출혈 또는 자반, 위장 · 코 · 자궁의 출혈, 저혈압, 쇠약, 중추신경계 징후와 혈소판 감소 등이다. 적혈구 감소와 단백뇨가 가끔 일어난다.

아르헨티나의 출혈열은 1955년에 처음으로 아르헨티나의 후닌 거리 근처에서 보고되었고 바이러스가 환자의 혈액으로부터 분리되었다. 이 후닌 바이러스는 그 후 아르헨티나 전국에 만연되었다. 마츄포바이러스는 1963년에 볼리비아에서 출혈열로 사망한 환자의 비장에서 분리되었다. 이 바이러스는 긴 꼬리의 거대쥐(Calomys callosus)로부터도 분리되었다. 이 야생쥐의 계획적인 근절에 의해 볼리비아에서의 이 질병의 만연을 방지하는 데 성공했다. 마르부르그 바이러스는 1967년에 우간다에서 온 아프리카 녹색 원숭이와 접촉한 사람에게 출혈열의 발생을 독일에서 일으킨 바이러스로서, 전파경로가 확실하지 않다. 본래의 마르부르그 바이러스(1형)와 매우 비슷한 바이러스(2형)에 기인하는 출혈열이 1976년 수단과 자이레의 2개소에서 발생하였으며 산발예는 1977년에도 계속되었다. 수단에서는 첫 1개월에 신고된 70예 중 33예가 사망했다. 수단에서는 신고된 약 300명 중, 200명이 사망했다. 잠복기는 4~16일이었다. 때때로 사람의 정글 감염이 일어나지만 유행되기 전에 소실된다고 생각된다. 1976년과 같이 예외적인 병원내 감염이 아프리카 출혈열의 증폭 사이클을 일으키는 것 같다.

바이러스는 원숭이 세포에서 증식하며, 기니피그에 감염성이 있다. 바이러스는 잠복기 중이나 발병 후 수일 간에 있다. 어떤 실험자가 잘못하여 손을 물려서 바이러스 혈증과 이 질병의 고전적 증상을 나타냈다. 사고 3일째와 5일째에 500 mL와 300 mL의 면역혈청(interferon)이 각각 투여되어 완전히 치유되었다. 격리치료와 방어복의 착용이 병원 내 감염을 저지하기 위해 필요하다.

1) 에볼라 바이러스(Ebola virus)

에볼라 출혈열(Ebola hemorrhagic fever)은 필로바이러스과에 속하는 에볼라 바이러스에 의한 감염증으로, 처음 발견된 아프리카 콩고 공화국(이전의 자이레)의 강 이름을 따서 붙여졌다. 치사율은 50~90%로 상당히 높으며 자연계 숙주는 불명이고 백신 및 치료제도 없다. 에볼라 출혈열은 1976년 아프리카 콩고 공화국에서 최초 발생한 이후, 가봉, 콩고 공화국, 수단, 우간다 등 주로 아프리카 중부 지역에서 발생하였으나, 최근 2014년 이후에는 서아프리카 3개국(라이베리아, 시에라리온, 기니)에서 감염자 및 사망자가 지속적으로 발생하고 있다(그림 4-16).

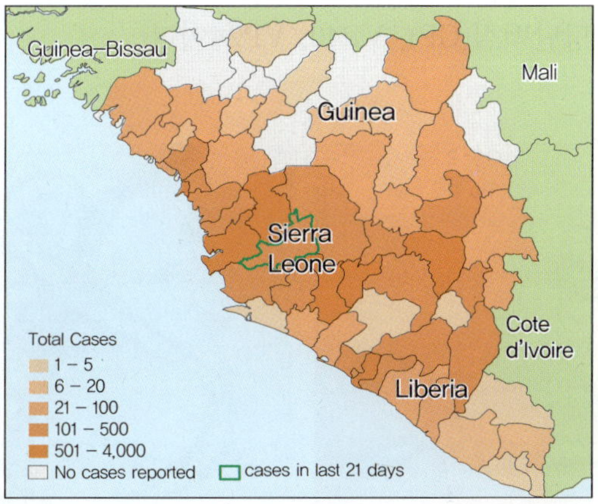

그림 4-16. 서아프리카 3개국 에볼라 감염자 현황 [출처: CDC]

2016년 2월, 세계보건기구(WHO)의 보고에 따르면, 2014년 3월부터 2016년 2월까지 서아프리카 3개국의 누적 감염자 수는 2만 8,603명이었고, 사망자 수는 1만 1,301명이었다(표 4-5).

에볼라 바이러스는 사람에게서 병원성이 강하기 때문에 생물안전등급 수준 4의 병원체에 분류되어 있다. 에볼라 바이러스는 다섯 가지 아형이 발견되었고 그중 자이레(Zaire), 수단(Sudan), 타이 포레스트

(TaïForest), 분디부죠(Bundibugyo)는 사람에게 질병을 일으키고 나머지 레스톤(Reston) 아형은 동물에게만 질병을 일으키는 것으로 알려져 있다.

표 4-5. 서아프리카 3개국 에볼라 감염자, 확진자, 사망자 수(2016년 2월 7일 기준)

Country	Total Cases	Laboratory-Confirmed Cases	Total Deaths
Guinea	3,804	3,351	2,536
Sierra Leone	14,124	8,707	3,956
Liberia	10,675	3,160	4,809
Total	**28,603**	**15,217**	**11,301**

(1) 병원체

에볼라 바이러스는 단일가닥의 (-) RNA를 유전자로 가지고 있으며 캡시드는 나선형으로 긴 막대기형, 고리형, 원형 등의 다양한 형태를 가지고 있으며, 외피를 갖고 있다(그림 4-17). 유전자의 크기는 19.1 kb이며 4.0×10^6~4.5×10^6 Da이다. 바이러스 유전자들은 다른 (-) RNA 바이러스와 같이 선형으로 배열되어 있다. 바이러스 입자의 길이는 800~1,500 nm이고, 직경은 80 nm로 매우 크다.

에볼라 바이러스 단백질은 바이러스 RNA와 함께 리보핵단백질 복합체를 구성하는 4종류의 단백질과 막을 구성하는 3종류의 단백질이 알려져 있다. 전자는 중합효소 단백질(L), 핵단백질(N), 비리온 단백질 30(VP30), VP35이고, 후자는 당단백질(GP), VP40, VP24이다.

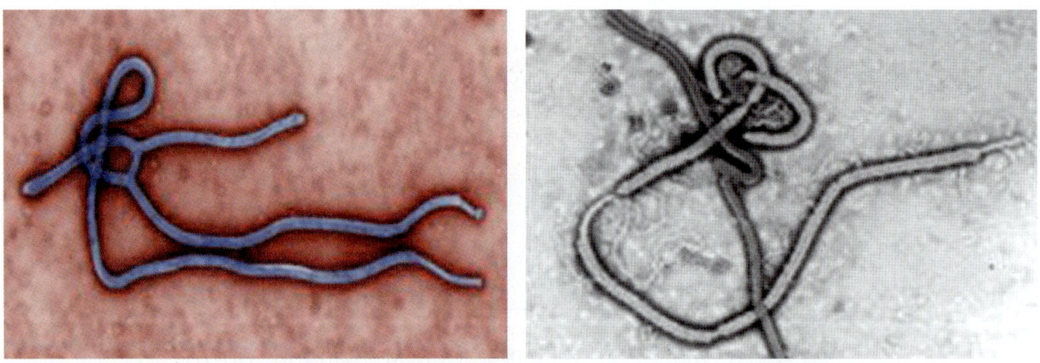

그림 4-17. 에볼라 바이러스의 전자현미경 사진 [출처: CDC(좌), WHO(우)]

(2) 임상증상

에볼라 바이러스가 감염되면 2~21일의 잠복기 후 갑자기 발병하여 열, 오한, 두통, 식욕부진, 관절과 근육의 통증 그리고 목 아픔 등의 임상증상을 보인다. 이러한 증후들은 곧 오심, 구토, 인후통, 복통, 설사로 이어진다. 발병초기 환자들은 보통 앞에서 언급한 증상과 함께 탈수 증상이 있으며 무기력하고 방향감각이 없다. 보통 인두와 결막의 돌출이 있으며, 수일 내로 몸통 전체에 특징적인 반점, 발진, 점상출혈 및 점막 출혈이 나타난다.

쇼크는 증상 발현 후 약 6일에서 16일 정도 경과 후 사망 전에 잠깐 나타난다. 감염 초기에 나타나는 출혈이나 피부발진 같은 초기증상이 다른 출혈열 환자들에게도 흔히 나타나고 감별이 되지 않아 에볼라 출혈열의 초기 진단이 어렵다. 치사율은 환자의 53~8%로 매우 높고, 사망자의 90% 이상은 소화관 출혈을 보인다.

(3) 역학

에볼라 바이러스의 정확한 기원, 지역 그리고 자연계 숙주는 아직 밝혀지지 않았다. 그러나 감염동물의 이동경로와 유사한 바이러스의 발생지를 기초로 하여, 바이러스가 동물에 의해 전파되고 보통 아프리카 대륙이 서식지인 동물숙주 안에서 유지된다고 믿고 있다.

에볼라 출혈열은 콩고 공화국, 가봉, 수단, 아이보리코스트, 우간다에서 발생된 바 있다. 또한 혈청학적으로는 양성이지만 무증상의 경우가 리베리아에서 있었고 영국의 실험실 직원이 우연히 바늘에 찔려서 감염되었던 경우도 기록되어 있다. 에볼라-레스톤 바이러스주는 필리핀으로부터 미국과 이탈리아의 연구기관에 수입된 원숭이에게 심각한 증상과 죽음을 야기했으며, 이때 몇몇의 연구원들은 바이러스에 감염되었으나 증상이 나타나지는 않았다.

에볼라 바이러스의 감염은 일반적으로 첫 번째 환자는 감염된 동물과의 접촉을 통해 감염된다고 생각하고 있다. 사람에서 사람으로의 2차 감염은 혈액, 체액, 배설물 등과의 직접접촉에 의한다. 아프리카에서의 대유행은 주사기, 비닐장갑, 마스크 등의 부족에서 기인한 병원 내 감염이 큰 요인이었다. 버지니아의 동물 연구 시설에서 에볼라-레스톤 바이러스가 원숭이끼리 공기를 통해 전염된 사실이 확인되면서 에볼라 바이러스가 공기를 통해 확산될 가능성을 보여주었으나 병원이나 가정 등 사람들 사이 공기전파를 통한 확산은 없었다.

(4) 예방 및 관리

특별한 치료제나 방법은 없으며, 환자 발생 시에는 엄격한 입원 격리 및 출입자 제한조치를 해야 한다. 에볼라 바이러스에 감염된 환자와 접촉이 가능한 사람들의 조사가 꼭 필요하며, 모든 병원에서는 이 질병의 상태와 전염경로에 대해 보고를 해야 한다. 에볼라 환자 치료를 위해서는 음압 시설이 되어 있는 병실과 호흡기 보호 장비들이 필요하며 의료진은 방호복(마스크, 가운, 장갑, 고글)을 착용해야 한다. 혈액과 각종 분비물, 요도관의 취급 및 사용된 흡입도구, 환자가 접촉한 물품, 실험실 검사장비 등에 대한 직접접촉을 피하고 엄격한 보호 감독 하에 폐기물은 멸균하고 장비는 철저히 소독한다. 사망자는 소각처리 하여야 한다. 보호 장비 없이 오염된 물질 또는 환자와 가까이 접촉한 사람은 철저히 추적 감시가 이루어져야 한다. 의료인을 포함한 모든 접촉자는 3주간 발병여부를 감시하고 매일 2회씩 체온을 측정하여 38.3℃ 이상이면 즉각 입원 및 격리조치를 취해야 한다. 발병 후 3개월 간 또는 정액에서 바이러스가 분리되지 않을 때까지 성접촉을 금지해야 한다.

자연계에서 바이러스 매개체의 존재와 서식처 등이 확실치 않아 에볼라 출혈열 예방에 큰 어려움이 있으며, 특별한 예방 대책이 없는 실정이다. 그러므로 에볼라 출혈열 유행지역을 여행하게 될 경우 바이러스에 감염되지 않도록 주의하는 것이 최선의 예방책이다.

(5) 실험실 진단

항원진단법으로는 조직, 정액, 소변 등을 검사시료로 하여 세포배양을 이용한 에볼라 바이러스의 분리, 중합효소연쇄반응(PCR)법을 이용한 에볼라 바이러스 특이 유전자 검출방법 및 항원검출용 ELISA 검사법(antigen-capture ELISA) 등을 이용하여 에볼라 바이러스를 검출하는 방법 등이 주로 이용된다. 또한, 항체진단법은 혈액을 채취하여 혈청 내 에볼라 바이러스의 항체 형성 여부를 검출하는 항체검사용 ELISA 검사법(IgM · IgG-capture ELISA) 등이 주로 이용된다. 현재 국내에서는 PCR법 및 ELISA 검사법이 에볼라 출혈열의 진단에 활용되고 있다.

2) 마르부르그바이러스(Marburg virus)

1967년 아프리카 녹색 원숭이로부터 배양 세포를 분리하던 연구원이 이전까지 알려지지 않은 질병에 감염되어 병원에 수용되었다. 이 병원에서 의료종사자들이 2차 감염되어 31명의 환자 중 7명이 사망하였고, 최초 환자 발생지가 독일 마르부르그였기에 마르부르그바이러스로 명명되었다. 이후 앙골라, 콩고민주공화국, 케냐, 남아프리카공화국(최근 짐바브웨 여행 이력이 있는 사람) 및 우간다에서 발병 및 산발적 사례가 보고되었다. 2008년 우간다의 루세투스 박쥐 서식지가 서식하는 동굴을 방문한 여행자에게서 두 건의 사례가 보고되었다.

마르부르크 바이러스로 인한 질병은 갑작스럽게 시작되며 고열, 심한 두통 및 심한 불쾌감이 나타나고, 근육통과 통증이 흔한 특징이다. 심한 설사, 복통 및 경련, 메스꺼움 및 구토가 3일째부터 시작될 수 있으며, 설사는 일주일까지 지속될 수 있다. 이 단계의 환자는 유령처럼 그려진 이목구비, 깊은 눈, 무표정한 얼굴, 극도의 무기력함을 보인다. 증상이 나타난 후 2~7일 사이에 가려움증 없는 발진이 나타난다. 많은 환자는 7일 이내에 심각한 출혈 증상을 보이며, 치명적인 경우 여러 부위에서 출혈이 발생한다. 질병 중증 단계에서는 고열이 지속되고, 중추신경계 침범으로 혼란, 과민성, 공격성이 나타날 수 있다.

마르부르그 바이러스는 ELISA 검사법, 항원 검출 테스트, 혈청 중화 테스트, 역전사효소 중합효소 연쇄 반응(RT-PCR) 분석, 세포 배양에 의한 바이러스 분리를 통해 진단한다. 주요 전파 경로는 인간 간 직접 접촉이며, 감염자의 혈액, 분비물 또는 기타 체액에 노출되면 감염될 수 있다. 현재 마르부르그 바이러스에 대한 특이적인 치료법이나 백신은 개발되지 않았다. 따라서 마르부르그 바이러스 노출자는 즉시 격리되고 감염 대응 조치가 시행된다. 이러한 조치는 감염 확산을 방지하는데 매우 중요하다.

2. 아레나바이러스과(Arenaviridae)

1) 라싸 바이러스(Lassa virus)

라싸 출혈열은 아레나바이러스과에 속하는 라싸 바이러스에 의해 일어나는 급성질환으로, 1969년에 나이지리아 동북부 라싸 마을 한 병원에 입원한 출혈열 환자에게서 원인 바이러스가 분리됨으로서 라싸 바이러스로 명명되었다. 아프리카 지역의 풍토병이며, 현재에도 나이지리아, 리베리아, 시에라리온, 세네갈, 케냐 등의 사하라 사막 남서 아프리카에서 유행을 보이고 있으며 이들 지역의 사망과 유병의 중요한 원인이다. 또한 이들 토착화 발생지역의 여행객이 잠복기간 중의 여행으로 인하여 다른 지역에서도 환자발생이 종종 보고되고 있다. 라싸 바이러스는 야생 쥐(Mastomys natalensis)가 숙주이며, 라싸 바이러스에 감염된 야생 쥐의 배설물, 타액과 접촉함에 따라 사람에게 감염된다. 혈액과 체액의 접촉에 의하여 사람에서 사람으로 전파될 수 있다. 라싸 바이러스는 생물안전등급 수준 4에서 취급하여야 한다.

(1) 병원체

크기가 60~280 nm인 라싸 바이러스는 단일가닥의 (-) RNA를 유전자로 가지고 있으며 외피가 있는 부정형의 바이러스로서, 대체로 구형이다(그림 4-18). 피막에는 G1과 G2 피막 단백으로 구성된 스파이크 구조가 존재하며, 캡시드 안에는 숙주의 리보솜이 들어있다. 라싸 바이러스는 다른 아레나 바이러스와 마찬가지로 세포질막에서 발아에 의해 성숙되며, 일부 숙주단백질은 바이러스 피막 합성에 관여하고, 바이러스에 감염된 베로 세포는 특이한 세포질 내 봉입체를 형성한다(그림 4-19).

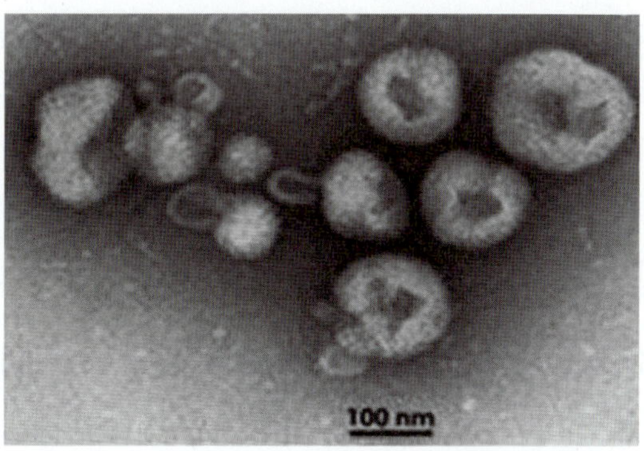

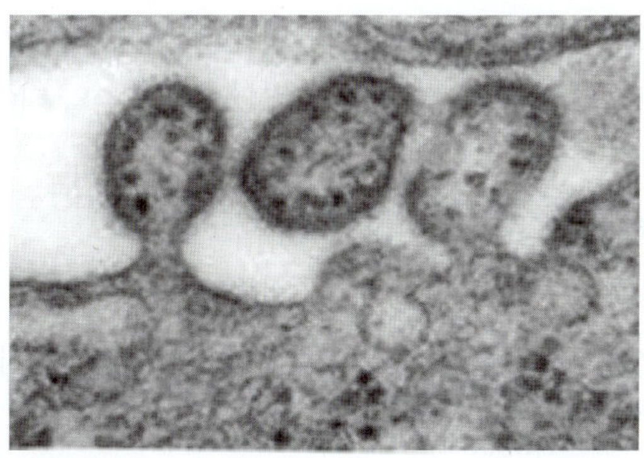

그림 4-18. 라싸 바이러스의 전자현미경 사진(좌) [출처 : CDC]
그림 4-19. 라싸 바이러스의 숙주세포로부터 발아 과정(우) [출처 : CDC]

(2) 임상증상

라싸 출혈열은 서서히 진행되는 열성질환으로, 바이러스 감염 후 3일에서 16일 사이에 발열, 권태감, 두통, 인후통, 기침, 구토, 설사, 근육통, 흉통, 복통, 이명 등이 진행되며 점차적으로 더욱 심해진다. 중증인 경우에는 저혈압, 흉수, 출혈, 경련, 뇌부종, 부종, 신부전 등이 나타난다. 또한 단백뇨와 점상 출혈이 흔하며, 간 기능 이상은 예후가 불량한 징후이며, 임신 중에 감염되면 80% 이상이 유산된다. 입원 환자의 사망률은 15% 정도이며, 사망은 간, 폐 혹은 심근의 손상으로 인한 갑작스런 심혈관 부전으로 진행된다. 회복까지는 1~3개월 정도가 걸리고, 회복이 시작되면서 후유증으로 이명이나 청각 상실이 발생하는데, 이명이나 청각 상실은 병증의 상태와 관계없이 약 1/3 정도에서 나타나고, 영구적으로 청력을 잃는 경우도 많다.

(3) 역학

라싸 바이러스의 자연계 숙주인 야생쥐는 빨리 번식하고, 많은 수의 새끼를 생산한다. 야생쥐는 서부, 중부, 동부아프리카의 대초원에 넓게 분포되어 있으며, 일반적으로 손쉽게 사람의 집에 접근할 수 있다. 이런 요소들이 감염된 설치동물로부터 사람으로의 전파가 비교적 쉽게 이루어지게 한다. 바이러스는 설치류에 지속 감염되며, 타액, 요 등의 배설물 중에 바이러스가 대량 배설된다. 감염은 이 배설물에 직접 접촉되거나 오염된 음식물의 섭취로 이루어지며, 사람에게서 사람으로의 감염은 혈액, 조직, 분비물, 배설물과의 접촉 또는 성행위, 기침 등에 의한 비말감염이고, 통상 피부접촉으로는 감염되지 않는다. 라싸 출혈열은 서아프리카 지역이 유행지역이며, 바이러스를 매개하는 쥐의 분포는 유행지역보다 넓다. 1969년 나이지리아에서 처음 발생한 이래 나이지리아, 리베리아, 시에라리온, 세네갈, 케냐 등 사하라 사막 남서 아프리카에서 종종 라싸 출혈열의 유행이 있었다. 1996년부터 1997년까지 시에라리온에서 823명의 환자가 발생하여 153명이 사망하였다. 체계적인 질병감시가 수행되지 않아 정확한 통계는 알 수 없으나 이들 유행지역에서는 연간 10~30만 명이 감염되어 5천여 명이 사망하는 것으로 추정된다. 라싸 출혈열은 입원한 환자의 15~20%가 사망하며, 특히 임신 말기의 여성과 태아에게 치명률이 높은 것으로 알려져 있다. 임산부가 감염되면 95%의 태아가 사망한다.

(4) 예방 및 관리

라싸 출혈열의 백신 개발은 진행 중이며, 현재까지 특별한 치료법은 없다. 이 질병은 국제적 감시하에 있으므로 환자 발생 시 즉각 보고가 필요하며, 환자와 접촉한 사람은 3주 동안 관찰하여 열성질환의 징후가 있으면 즉각 입원시켜 격리하고, 발병 3주일 이전을 기준으로 접촉한 사람을 확인하여 감시한다. 검체는 대단히 위험하므로 생물안전등급 수준 4에서 다뤄야만 하며, 바이러스 분리 이외의 검사를 위해서는 필요에 따라 60℃ 이상에서 바이러스를 불활화한 후 검사하기도 한다. 라싸 바이러스의 숙주로부터 사람으로의 일차 감염을 예방하기 위하여, 음식물은 설치류가 들어갈 수 없는 상자에 넣어서 버리고,

집을 깨끗하게 하여 설치류가 들어오지 못하게 한다. 또한 집안이나 주변에 덫을 놓는 것은 설치동물의 수를 줄이는 데 도움이 된다. 라싸 출혈열 환자의 분비물 접촉에 따른 이차감염을 예방하기 위해서는 마스크나 장갑, 가운, 안경 등 보호 기구를 반드시 착용하고, 사용 기구의 멸균 조치, 감염 환자의 격리 등이 중요하다.

(5) 실험실 진단

출혈열 바이러스의 실험실 진단 방법은 대부분 그 과정이 유사하다. 항원진단법으로는 조직, 정액, 소변, 인후 분비액, 늑막액, 척수액 등을 검사시료로 하여 세포배양을 이용한 라싸 바이러스의 분리, 중합효소연쇄반응(PCR)법을 이용한 라싸 바이러스 특이 유전자 검출방법 및 항원검출용 ELISA 검사법(antigen-capture ELISA) 등을 이용하여 라싸 바이러스를 검출하는 방법 등이 주로 이용된다. 또한, 항체진단법은 혈액을 채취하여 혈청 내 에 라싸 바이러스의 항체 형성 여부를 검출하는 항체검사용 ELISA 검사법(IgM · IgG-capture ELISA) 등이 주로 이용된다. 현재 국내에서는 PCR법 및 ELISA 검사법이 라싸 출혈열의 진단에 활용되고 있다.

외피 보유 RNA 바이러스 핵심정리

Ⅰ. 호흡기 바이러스

1. 오르토믹소 바이러스과(Orthomyxoviridae) : 인플루엔자 바이러스(Influenza virus) A, B, C

- 돌연변이 빈도가 매우 높아 새로운 항원성을 갖는 바이러스가 매년 유행
- 신종플루(H1N1), 조류인플루엔자 바이러스(H5N1)

2. 파라믹소 바이러스과(Paramyxoviridae)

1) 파라인플루엔자 바이러스(Parainfluenza virus) : 소아의 호흡기 질환 유발
2) 호흡기세포융합 바이러스(Respiratory syncytial virus) : 다핵의 거대세포
3) 유행성이하선염 바이러스(Mumps virus) : 유행성이하선염
4) 홍역 바이러스(Measles virus) : 비말 전염, 홍역. 예방 MMR 백신(Measles, Mumps, Rubella)

3. 코로나 바이러스과(Coronaviridae) : 호흡기 비말감염, 태양(왕관)모양의 형태. 사스, 메르스, 코로나19의 원인 바이러스.

Ⅱ. 절지동물 매개성 바이러스

1. 플라비바이러스과(Flaviviridae)

1) 일본뇌염 바이러스(Japanese encephalitis virus) : 매개체- 빨간 집모기(Culex ritaeniorhynchus)
2) 황열 바이러스(Yellow fever virus) : 매개체 – 이집트 숲모기(Ades aegypti)
3) 뎅기열 바이러스(Dengue fever virus) : 매개체 – 이집트 숲모기(Ades aegypti)
4) 지카 바이러스(Zika virus) : 지카 바이러스 감염증 – 감염된 모기의 흡혈 과정을 통해 옮겨지는 감염병, 소두증 신생아 출산 증가, 길랑바레증훈군 증가 경향

2. 분야 바이러스과(Bunyaviridae)

1) 캘리포니아 뇌염 바이러스(California encephalitis virus) : 매개체 모기
2) 한탄 바이러스(Hantan virus) : 매개체 야생쥐(등줄쥐), 등줄쥐의 배설물을 통해 호흡기 감염, 신증후군 출혈열.

3. 토가바이러스과(Togaviridae) : 풍진 바이러스(Rubella virus) – 풍진, 임신초기 감염되면 선천성 풍진으로 기형아 출산이 많음.

Ⅲ. 기타 외피 보유 RNA 바이러스

1. 필로바이러스과(Filoviridae) : 에볼라 바이러스(Ebola virus), 마르부르그바이러스(Marburg virus)
   - 에볼라 출혈열 : 에볼라 바이러스에 의한 감염증, 주로 아프리카 중부 지역에서 발생, 치사율 50~90%, 자연계 숙주 불명, 백신 및 치료제 없음
   - 에볼라 바이러스 : 사람에게 병원성 강하고, BL-4 병원체로 분류

Chapter 05 간염 바이러스

1. 바이러스성 간염(Viral hepatitis)

어른과 어린이의 바이러스성 급성간염의 대부분은 전염성 간염으로 단기 잠복성 간염, A형 간염 바이러스(hepatitis A virus, HAV), 혈청간염 또는 장기 잠복성 간염), B형 간염 바이러스(hepatitis B virus, HBV)의 병원체로부터 발병된다. C형 및 D형 간염 바이러스도 존재하나 병원성이 약하거나, 감염 사례가 많지는 않다.

A~E형의 다섯 가지 간염 바이러스 중, 분류상 주의할 점이 있다. *Hepadnaviridae* 과에 속한 B형 간염 바이러스(HBV)는 DNA 바이러스이다(표 5-1, 5-2). 나머지 A, C, D, E형은 모두 RNA 바이러스인데, 각각 A형 간염 바이러스(HAV)는 *Picornaviridae*과, C형 간염 바이러스(HCV)와 E형 간염 바이러스(HEV)는 *Flaviviridae* 과에 속한다. 나머지 D형 간염 바이러스(HDV)는 과명이 미정인 *Deltavirus* 속에 해당한다.

A형 간염은 2급 감염염병이고, B형, C형 간염은 3급 감염병이다.

1) 바이러스 종류

(1) 성상

① A형 간염 바이러스(Hepatitis A virus, HAV)

HAV는 외피가 없으며, 20면체이고, 입자의 크기는 27 nm이며, RNA genome은 선형이고, 분자량이 1.9×10^6의 단일가닥이다. 지질은 HAV의 내용물로 포함하지 않으며, 산, 에테르, 열(56℃, 30분)에 안정하며, 감염력은 20℃에서 보관해도 수년간 지속된다. A형 간염은 여러 가지 소독법에 저항이 강하므로 간염환자 및 그 배설물의 취급에는 특히 주의해야 한다.

HAV는 오염된 음식, 식수, 대변-구강 경로로 감염되며 수혈 등에 의한 혈액 감염은 드물다. 어린이들에게 빈번히 발병되며 감염여름 캠프와 기숙사 같은 집단 활동 시설에서도 발생한다. 일반적인 발병 원인은 배설물에 오염된 물이나 오염된 물에서 성장한 굴 같은 패류를 생식했을 경우에 일어난다. 개인위생을 철저히 하면 감염을 피할 수 있으나 우리나라에서는 A형 간염이 항상 발생하고 있으며, 1998년에는 1,000여 명이 발생한 적이 있다. 근래에 젊은 연령대에서 환자 발생이 증가하고 있는데, 이는 항체보유율의 감소와 관련이 깊다. 1979년 20대의 HAV 항체 보유율이 97%였으나, 그 후 계속 감소하여 1999년에는 16~28%로 낮아졌고, 2007년에는 0.6%로 낮아졌다. 우리나라가 경제적으로 윤택해지면서 위생환경이 개선되고, 국민들의 위생관념이 선진화되어 전반적인 감염증의 발생빈도는 감소한 것은 사실이나, 이 통계에서 볼 수 있는 것처럼 지나치게 미생물에 노출되지 않음으로 인하여 항체보유율이 감소한 것은 일종의 부작용이라고 할 수 있다.

A형 간염 바이러스는 면역전자현미경법을 사용하여 간염 환자의 분변과 간을 검사하던 중 확인되었다. 잠복기간 내의 빠른 시기에 황달이 나타나기 전에 환자로부터 채취한 분변재료에 회복환자로부터 채취한 A형 간염 특이항혈청을 가하면 항원항체결합물이 생겨서 바이러스 입자가 응집되어 전자

표 5-1. 인체감염 간염바이러스의 분류와 특성 비교

특성	Hepatitis A	Hepatitis B	Hepatitis C	Hepatitis D	Hepatitis E
형태	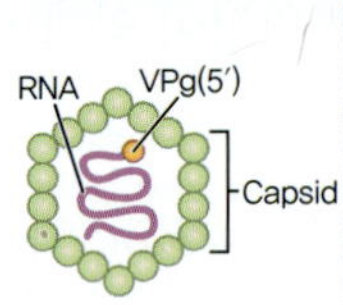	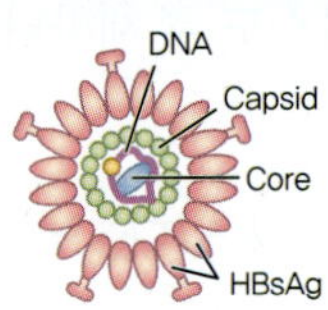	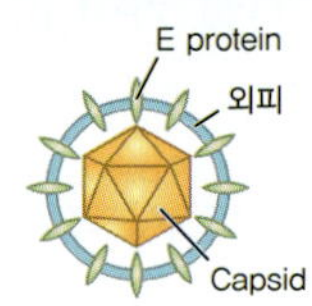	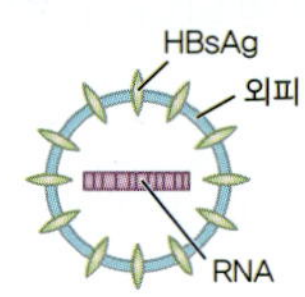	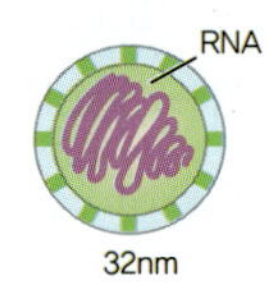
바이러스명	Hepatits B virus (HAV)	Hepatits A virus (HBV)	Hepatits C virus (HCV)	Hepatits D virus (HDV)	Hepatits E virus (HEV)
속(genus)	Hepatovirus	Hepadnavirus	Hepacivirus	Deltavirus	Hepevirus
유전체	ssRNA	dsDNA	ssRNA	-ssRNA(-ve)	ssRNA
전파방법	분변-구강	비경구적, 성교	비경구적, 성교	비경구적, 성교	분변-구강
잠복기	15~45일	45~160일	15~150일	30~60일	15~60일
감염형태	급성	만성 10%	만성〉50%	만성 • <50% B형과 동시감염 • <80% D형과 바이러스 중복감염	급성
치료	증상에 따라 치료, 치료제 없음	증상에 따라 치료, 치료제 없음	증상에 따라 치료, 치료제 없음	Alpha interferon으로 12개월 치료, 치료제 없음	증상에 따라 치료, 치료제 없음
합병증	황달	간암, 간경화	간암, 간경화	간경화, 전격성 간염	없다.
검사실 진단	Anti-HAV, IgM	HBsAg, HBeAg, anti-HBc, IgM	Anti-HCV, ELISA	Anti-HDV, ELISA	Anti-IgM 혈액과 대변에서 RT-PCR로 바이러스 RNA 검출

현미경으로 관찰할 수 있다. 마이크로타이터 고상면역방사측정법이나, 면역부착과 같은 보다 감도가 높은 혈청시험에 의해서 분변, 간유제, 담즙 중의 A형 간염 항원의 검출이나 혈청 중의 특이항체를 측정할 수가 있다. HAV 감염에서 회복된 환자는 완전히 회복한 경우, 일생동안 면역이 지속된다.

표 5-2. 인체감염 간염 바이러스와 그 항원, 항체의 명명법 및 정의

감염병	구성요소	정의
A형 간염	HAV	A형 간염 바이러스 감염성 간염의 원인체이며 피코르나바이러스과에 속함
	anti-HAV	HAV에 의한 항체이며 증상이 시작될 때 나타나서 일생동안 지속
	IgM anti-HAV	HAV에 대한 항체이며 증상이 시작될 때 나타나서 일생동안 지속
B형 간염	HBV	B형 간염 바이러스. 혈청간염(장 잠복기 간염)의 원인체이며 헤파드나 바이러스과에 속함
	HBs Ag	B형 간염 표면항원이며 혈청 내에서 다량의 항원이 검출됨. 몇 가지 아형이 있음
	HBe Ag	B형 간염 e 항원이며 용해성 항원이며 HBV의 복제와 관련이 있다.
		혈청내 HBV 농도가 높을 때 나타나며, 이때 감염성이 높다.
	HBc Ag	B형 간염의 핵심(core) 항원
	anti-HBs	HBs Ag에 대한 항체. 과거의 감염이나 백신에 의해 B형 간염에 대한 면역성이 있다는 의미이며 HBIG를 접종받은 경우에도 나타난다.
	anti-HBe	HBe Ag에 대한 항체. HBs Ag 보균자에게서 나오면 HBV의 농도가 낮다는 의미
	anti-HBc	HBc Ag에 대한 항체. 과거에 HBV에 감염됨을 의미
	IgM anti-HBc	HBc Ag에 대한 IgM 형 항체. 최근에 HBV에 감염됨을 의미하며 감염후 4~6개월 지속
C형 간염	HCV	C형 간염 바이러스. 수혈 후 간염의 흔한 원인체, 플라비바이러스과에 속함
	anti-HCV	HCV에 대한 항체
D형 간염	HDV	D형 간염 바이러스. 델타바이러스 간염의 원인체. HBV의 감염이 있을 때만 감염 가능함
	HDAg	델타 항원(delta-Ag). 급성 HDV 감염의 초기에 발견 가능
	anti-HDV	HDV에 대한 항체. 과거나 현재의 HDV 감염을 의미
E형 간염	HEV	E형 간염 바이러스. 장관계를 통해 감염되는 간염 바이러스이며 아시아와 북아프리카에서 대유행을 일으킨다. 분변-경구, 혹은 음용수를 통하여 전파. 칼리시바이러스과에 속한다.
면역글로불린	Immunoglobulin G(IgG)	• USP 면역글로불린으로 HAV에 대한 항체가 있다. HBs Ag이나 HCV, HIV 등에 대한 항체는 없음 • USP(United States Pharmacopoeia, 미국약전)
	Hepatits B Immunoglobulin (HBIG)	B형 간염 면역글로불린. HBV에 대한 항체가 높은 역가로 존재

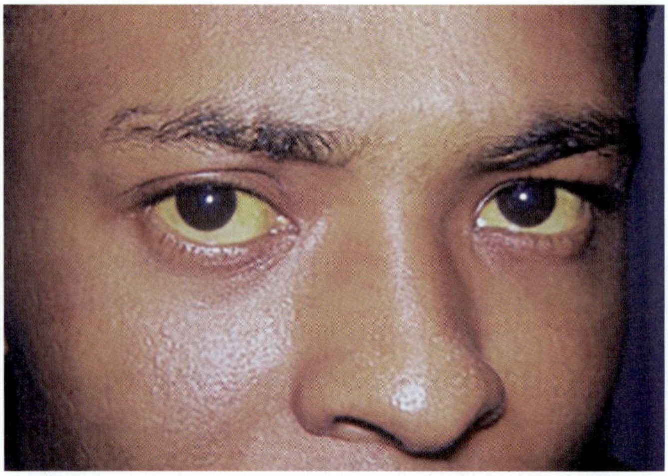

그림 5-1. 황달은 피부와 눈이 노랗게 되고 감염된 간세포에 의해 담즙 색소 생산이 촉진되어 오줌의 색깔이 갈색이 된다.

② B형 간염 바이러스(Hepatitis B virus, HBV)

HBV의 핵산은 원형인 2가닥 DNA이다. 이 바이러스는 37℃, 60분에서는 안정하나, 60℃ 이상의 온도에서는 불안정하다. 100℃, 10분의 처리로 HBV의 감염성은 활성을 잃지만, HBs Ag의 활성은 남아 있다. HBV 환자의 혈청을 전자현미경으로 검사하면, 바이러스 표면 구성 항원인 HBs Ag, core 항원인 HBc Ag, 그리고 Dane 입자(Dane particle)의 세 가지 입자를 확인할 수 있다. 가장 큰 원형의 42 nm 정도 되는 입자는 분해되지 않은 완전한 바이러스인데, 이를 'Dane 입자'라고도 부른다. Dane 입자는 몇 개 밖에 보이지 않는다. 다음으로 큰 입자들은 27 nm 정도 되는데, 외피가 벗겨져서 core가 노출되어 작아진 것이다. 이것들이 'HBc Ag'이다. 현미경 검경상 가장 작으면서 많이 보이는 입자는 지름 22 nm 크기의 'HBs Ag'이다(그림 5-2). 혈청 중에서 HBs Ag과 HBc Ag이 검출되면, 이는 바이러스가 증식하고 있는 활동성 감염 상태를 의미한다.

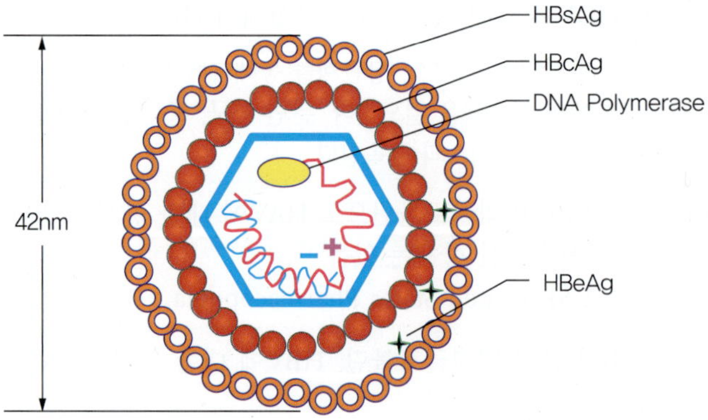

그림 5-2. HBV의 항원 구조

수혈 및 혈액을 통한 감염이 가장 많으며 주사, 구강을 통해서도 감염된다. 주사바늘에 의한 상처가 바이러스를 옮길 수 있다는 것은 매우 적은 양의 혈액이라도 감염이 가능하다는 것을 나타낸다. HBV 감염은 특히 마약 중독자처럼 정맥 내에 약물을 투여하는 중독자에게서 많이 발생된다. 수혈용 혈액의 HBs Ag 오염 여부를 알기 위한 검사의 시행으로 B형 간염의 감염을 많이 감소시켜왔다. 그러나 수혈 외에 성적 접촉, 출산 시 수유 시에 어머니에게서 아이에게로의 감염이 가능하다. HBV같은 외피보유 바이러스들은 외피 비보유 바이러스에 비하여 환경에 민감하므로 성적 접촉 같은 밀접한 접촉에 의해 더욱 감염이 잘된다. B형 간염은 전 세계적으로 발생되지만 아시아 지역에서 특히 많이 발생하고, 간암의 발병률이 높기 때문에 HBV가 사람 종양과 밀접한 연관성이 있는 것으로 알려졌다. HBV에 대한 면역은 간암의 발생률을 줄일 수도 있다. 우리나라의 anti-HBs에 대한 항체 양성률은 약 60% 내외에 달하고 HBsAg 양성률은 약 2~3% 로 점차 감소하고 있다(그림 5-3). 우리나라에서 주된 문제가 되는 것은 모자수직감염이며, 술잔을 돌리는 등 일상생활을 통한 B형 간염의 전파위험은 없다.

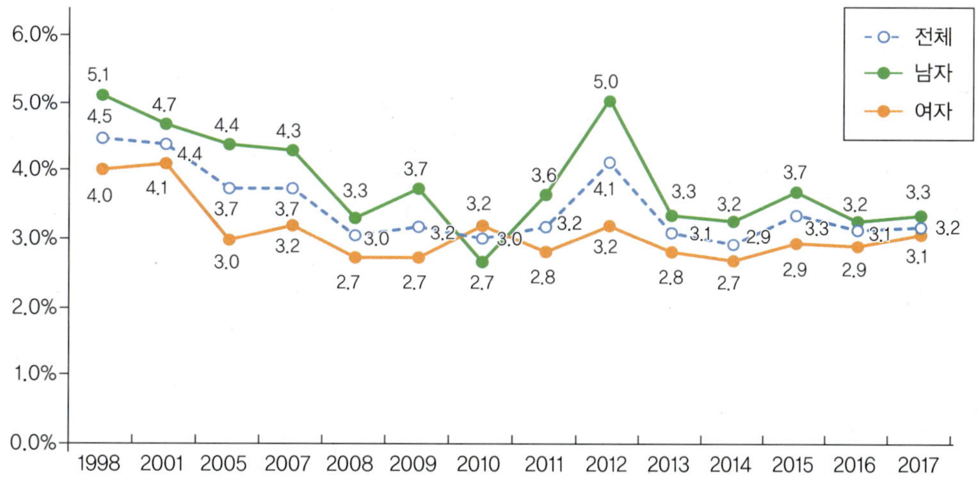

그림 5-3. B형 간염 바이러스(Hepatitis B Virus, HBV) 표면항원 양성률(%) (KDCA)

대한적십자사는 모든 수혈용 혈액을 대상으로 HBV 오염 검사를 실시하고 있으므로, 우리나라에서 수혈을 통한 HBV 감염 위험도는 극히 낮다.

대부분의 HBV 감염은 증상이 없기 때문에 HBs Ag에 대한 항체의 검출로 감염을 알 수 있다. 혈액으로 들어간 바이러스는 간세포를 감염시켜 괴사와 염증을 유발한다. 항원-항체 복합체는 초기에 관절통 같은 증상을 일으키며 면역 복합체 사구체신염과 혈관염 같은 만성 간염의 합병증을 일으킨다. B형 간염의 평균 잠복기는 10~12주로 A형 간염(3~4주) 보다 길다. 급성 B형 간염의 임상 증상은 A형 간염과 유사하다.

그러나 B형 간염은 증상이 더욱 심하며, 생명을 위협하는 간염을 유발할 수 있다. 대부분의 만성 보유자는 증상이 없지만, 어떤 경우는 간경변과 사망을 유도하는 만성 활동성 간염에 걸리는 경우도 있다. 만성 간염으로 진행하는 것은 HBV에 감염된 환자의 면역반응에 의해 좌우된다. 면역반응에서 HBc Ag 주요 T cell에 대한 항원결정기(epitope)로 작용하는 것으로 알려져 있다.

급성 B형 간염 바이러스의 감염은 개체간의 감염으로 전파되는 수평감염 환자는 대부분 회복되지만 약 10%의 B형 간염환자는 심한 피로감, 몸살감기 증상, 구토증, 소화불량, 때에 따라서는 고열, 콧물, 근육통이 생기고, 황달을 동반한 HBV의 만성 보균자가 된다. 또한 분만 시태아가 임산모로부터 감염되는 수직감염의 경우도 대부분 만성감염으로 진행된다. 만성 간염의 경우는 간세포의 지속적인 감염으로 혈액 내에서 HBV와 HBs Ag이 오랫동안 유지된 결과이며 간세포성 암이 만성 보유자에게서 발생되기도 한다.

HBs Ag가 양성이고, 간 기능 검사 상 ALT와 AST, 빌리루빈치가 높아지고, 간염의 소견이 6개월 이상 진행되면 간염으로 확진한다. 그러나 HBs Ag 양성이지만 기타 소견이 정상이면 건강 보균자로 진단하며, 조직검사는 별도로 할 필요는 없다.

초기 HBV 감염을 진단할 수 있는 가장 중요한 검사는 RIA나 EIA를 이용한 HBs Ag의 검출이다. HBs Ag는 잠복기 동안에 나타나며, 대부분의 환자에게서 전구증상이 나타날 때와 급성 감염병 시에 검출이 가능하다. 그러나 회복기에는 농도가 떨어져 대부분 검출할 수 없게 된다. 만약 오랫동안 검출되면 잠복단계임을 나타내고 만성간염일 가능성이 있다. HBs Ag가 소실될 때는 몇 주의 기간이 필요하지만 이 기간에 anti-HBs는 검출되지 않는다. 이것을 window phase라고 한다. DNA 중합효소활성은 잠복기와 감염병 초기에 검출될 수 있다.

③ C형, D형, E형 간염 바이러스

간염 바이러스에서는 HAV, HBV의 병원성이 가장 높기 때문에 A형도, B형도 아닌 간염 바이러스를 'non-A, non-B(NANB)'라 칭하기도 한다.

NANB hepatitis virus이기는 하지만, HCV는 눈여겨보아야 한다. 근래에 환자수가 증가한 바 있기 때문이다. HCV는 오염된 혈액의 수혈이나 성적 접촉을 통하여 감염되거나, 또는 감염된 산모로부터 신생아에게 수직감염이 일어난다. 과거, 우리나라에서 헌혈에 대하여 NANB 간염 바이러스에 대한 검사를 실시하지 않았기 때문에 수혈을 통한 감염이 다수 발생한 바 있다. 전 세계적으로 HCV 보균자는 일억오천만 명일 것으로 추정하고 있으며, 우리나라 사람은 약 0.9~2.1%가 감염되었다고 추정하고 있다. C형 간염이 위험한 이유는 전체 환자 중 50% 이상이 만성으로 진행하기 때문이다. 이들은 감염 후 20~30년이 경과하면 20~30%에서 간경변 및 간세포암종 소견을 보인다. HDV는 HBV와 반드시 동시 감염하는 특징을 나타내는 불완전 바이러스이다. HEV는 우리나라에서 감염자는 흔하지 않고, 임신 후기에 감염되면 임산부 중 30%가 사망한다는 통계가 있다.

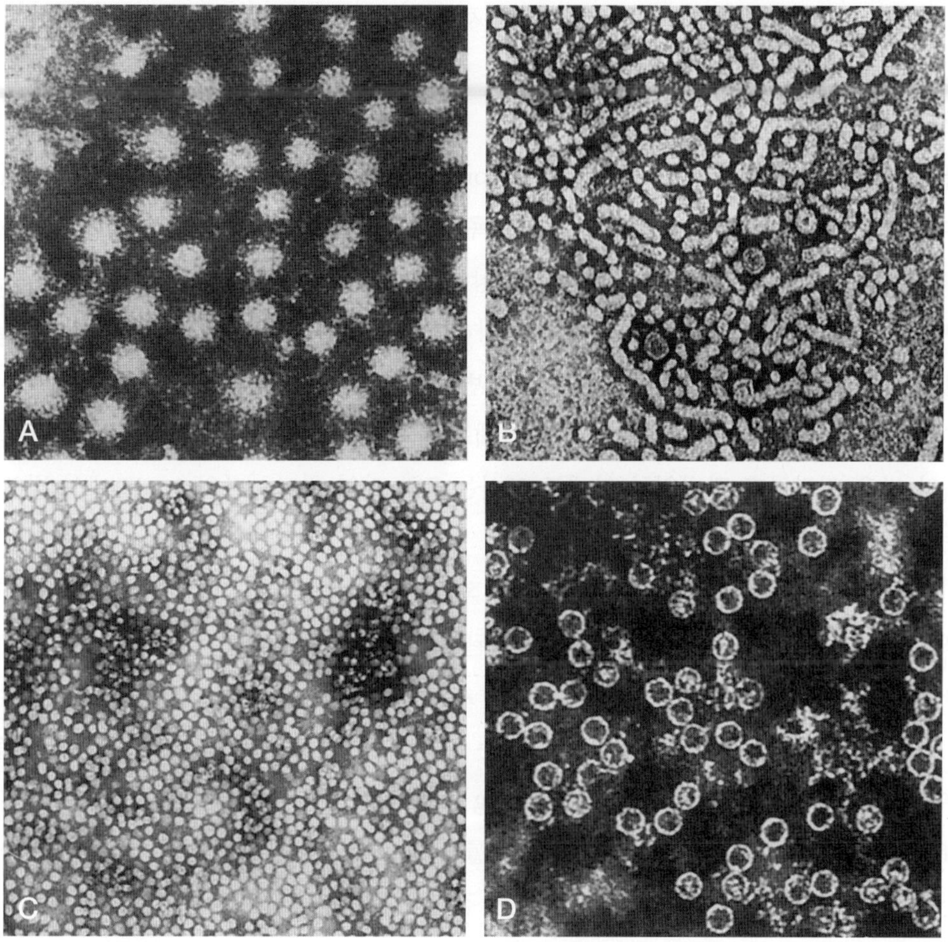

그림 5-4. 간염 바이러스의 전자현미경 사진

A. A형간염 바이러스(전자현미경 사진 222,000×) B. 미분획된 HBs Ag(+) 사람 혈장, Filament형(전자현미경 사진 77,000×). 22 nm의 구형입자와 42 nm의 virion이 나타나 있다. C. B형간염 바이러스 표면 항원(HBs Ag) (55,000×) D. 간염된 간에서 분리된 HBcAg(122,400×)

2) 병원성

현미경하에서 간세포괴사를 동반하는 점모양의 실질세포퇴행변성이 특히 중심소엽에서 인정되며, 비만성의 소엽의 염증변화, 간세포삭의 분열이 관찰된다. 이들의 실질 변화와 더불어 망내계 세포(Kupffer cell)의 비후, 문맥 주위의 단핵세포 침윤, 세포의 퇴행변성도 일어난다. 질병 후기가 되면, 퇴행변성한 간세포 주위에 지방갈색소(lipofuscin)를 함유한 macrophage가 집합한다. 간세포의 팽대 또는 괴사에 이어서 담소관의 분열, 담즙분비장해를 초래한다고 생각된다. 그러나 망상구조가 유지되고 있으므로 간세포의 재생이 일어나서, 정연한 간소엽구조가 최종적으로 재생된다. 손상된 간조직은 보통 8~12주일 후에 회복된다.

환자의 5~15%에서 초기병소가 재생불량을 동반하는 중등도의 괴사를 나타내어 40세 이상의 환자 에서 이 병소가 일어나면, 그것은 흔히 섬유증, 경변, 사망에 이를 수 있다.

성인의 급성 B형 간염 후의 10~12%에서 생기는 가벼운 양성의 지속성 바이러스성 간염의 특징은 돌발적인 이상 아미노기 전이효소치와 간장비대이다. 조직학적으로 소엽구조는 유지되고 있으나, 문맥의 염증, 팽대한 엷은 색의 간세포(자갈배열, cobblestons arrangement)가 관찰되고, 결합섬유증식은 극히 적거나 결여되어 있다. 이러한 병변은 무증상의 보독자에서 흔히 볼 수 있으며, 간경변으로 진행되지 않고 예후는 양호하다. 또 만성 활동성 간염의 병리상은 염증과 괴사를 비롯하여, 문맥 또는 중심정맥을 결합하는 망상구조의 위축에 이르기까지 매우 다양하다. 이들 환자의 10~50%에서 HBs Ag가 인정된다. 예후에 주의가 필요하며, 더러는 대결절성 간경변(macronodular cirrhosis)으로 진행된다.

급성 바이러스성 간염에 의해 때로는 정연한 간세포의 재생이 되지 않을 정도로 매우 심한 손상이 일어난다. 이와 같은 격렬하고 광범위한 간세포 괴사는 B형 간염 황달환자의 1~3%에서 발생하나, A형 간염에서는 0.1% 이하로 발생한다.

전자현미경을 통해 B형 간염 환자의 전자현미경적 연구에서는 간세포의 핵내에 Dane 입자의 inner core 입자와 형태가 동일한 27 nm의 입자가 관찰된다. 이에 대응해서 면역형광법으로 검사하면 HBV 감염시에 HBc Ag는 주로 핵내에서 발견되고, HBs Ag는 세포질에 국소적으로 존재한다. 이론적으로는 HBs Ag와 HBc Ag가 동일 세포에 존재하는 경우는 드물며, 병변의 중등도와 HBs Ag의 검출량 사이에는 역상관이 있는 것으로 생각된다. 핵내의 HBc Ag는 면역계 불량 환자에게서 많이 발견된다. Orcein, aldehyde-fuchsin 또는 peroxidase-antiperoxidase를 사용한 조직화학적 방법을 파라핀포매 조직에 응용하면, 간세포 중의 HBs Ag를 동결표본과 동일한 감도와 특이성을 가지고 검사할 수 있게 되었다.

3) 임상증상

개개의 증례에서는 A형 간염, B형 간염 또는 비A (non-A), 비B (non-B)의 수혈간염 병원체(C형 간염 바이러스)인가를 판단하기 어렵다. 다른 바이러스성 질환에서 간염을 일으키는 것으로는 전염성 단핵구증, 황열, cytomegalo virus 감염증, herpes simplex, 풍진 및 몇 가지의 장관내 바이러스 감염증이 있다. Leptospirosis, 매독, 결핵, Toxoplasmosis, Amebiasis와 같은 감염증에서도 때로는 간염을 일으키나, 이것은 모두 특이적인 약제 치료가 가능하다. 기타 중요한 감별증으로는 담관폐색, 원발성 담즙경변, Wilson병, 약물독성, 약물의 과민반응이 있다.

바이러스성 감염인 경우, 오심, 구토, 심한 식욕부진, 발열 등의 influenza와 비슷한 위장증상이 있은 후에 황달이 시작된다. 황달은 며칠 동안의 전구기가 지난 후 나타난다. 그러나 비황달위장증상이더 많다.

바이러스 간염(주로 B형)의 간 이외의 증상으로서는 ① 환자의 15~20%에서 간염 증상이 나타나기 1~6주 전에 일어나는 담마진, 발진, 비이동성 다발성 관절통 또는 관절염으로 이루어지는 일과성 혈청병과 닮은 전구증상, ② 결절성 다발성 혈관염, ③ 사구체신염이 있다. 이들 증후의 원인으로 면역결합물의 순환을 생각할 수 있다. 혼합 cryoglobulin혈증은 자반병, 관절통, 탈력감에 흔히 신장증상을 동반하는 증후군이다. 혈관염과 면역복합물 침착이 흔히 나타난다. 대개의 경우, 한냉형 침강물에는 HBs Ag 또는 anti-HBs가 함유되어 있다.

A형 간염은 대개 완치되며, B형에서는 85% 정도가 완치된다. A형 간염에 걸린 어린이는 대개 자각증상이 없이 회복된다. 치명률은 연령에 따라 다르며, 병원체의 병원성 상승보다는 숙주의 체력에 따른다고 생각된다.

4) 검사법

간장의 생체조직검사에 의해서 간염을 진단할 수 있다. 혈청학적인 진단법으로는 Alanine Aminotransferase (ALT; SGPT) 활성이나 혈청 bilirubin 수치와 역학적인 소견을 종합하여 진단에 이용 한다. ALT값은 보통 Aspartate Aminotransferase (AST)보다 높다. 3~19일의 짧은 잠복기를 가진 ALT 의 급격한 상승은 A형 간염 바이러스가 많으며, B형에서는 35~190일의 장기간에 걸쳐서 서서히 상승하는 것이 특징이다.

간기능 장애와 숙주반응에 의한 결과로써 혈청 albumin의 감소와 globulin의 증가가 다시 일어난다. Gamma globulin과 혈청 transaminase의 상승이 간질환의 만성과 활동성의 지표로 흔히 사용된다. A형 간염 환자의 대부분은 ALT가 상승한 후 3~4일에 Ig M이 비정상적으로 증가한다. 간염 B형에서는 Ig M값은 정상이거나 약간 높다(그림 5-5).

HBs Ag 또는 anti-HBs 항체를 측정하는 방법은 다수 있다. 그 중에서 agarose gel 확산법은 가장 간단하지만 감도가 좋지 않고, 24~72시간을 요한다. 그러나 대조의 HBs Ag와 동일한 한 줄의 양성 침강선이 형성된다면 HBs Ag로 판정되는 것이 가장 큰 장점이다. 면역전기영동법은 결과가 빨리 나오므로 혈액은행이나 검사실에서 최근까지 사용되기도 하였다. 방사면역 측정법(radioimmunoassay, RIA)은 HBs Ag나 anti-HBs 항체를 검출하는 데 가장 감도가 좋고 특이성이 있는 방법이며 microtiter를 사용하여 HBs 항체를 피복한 적혈구를 사용하는 적혈구 응집시험이 면역전기영동법을 대신하여 HBs Ag의 검출법에 많이 이용되고 있다. 또한 HBs Ag으로 피복한 적혈구를 사용한 수동적혈구응집시험(PHA)은 anti-HBs 항체의 신속한 검출법으로써 RIA와 거의 같은 감도를 가지고 있다.

5) 예방과 대책(Prevention and control)

간염의 예방대책의 최종목표는 안전하고 유효한 vaccine의 개발이다. 간염이 항상 유행하고 있는 어떤 병원에서의 관찰에 의하면, B형 간염 바이러스 주의 감염은 98℃ 1분의 열처리로 불활성 되나, HBs Ag의 항원성은 유지된다는 것이 알려졌다. 불활화 혈청을 감수성이 있는 4명의 어린이에게 2회 접종하고 그 후 HBV에 노출시켰더니 4명 중 3명에게서 불활화 바이러스에 의한 HBs 항체가 나타나고, HBV에 대한 감염방어는 4명 모두에서 성립되었다. 다른 10명의 어린이에게도 HBV에 노출되기 전에 불활화 혈청을 1회 접종시킨 결과, 10명 중 5명은 B형 간염으로부터 방어되고, 나머지 5명도 매우 가벼운 증

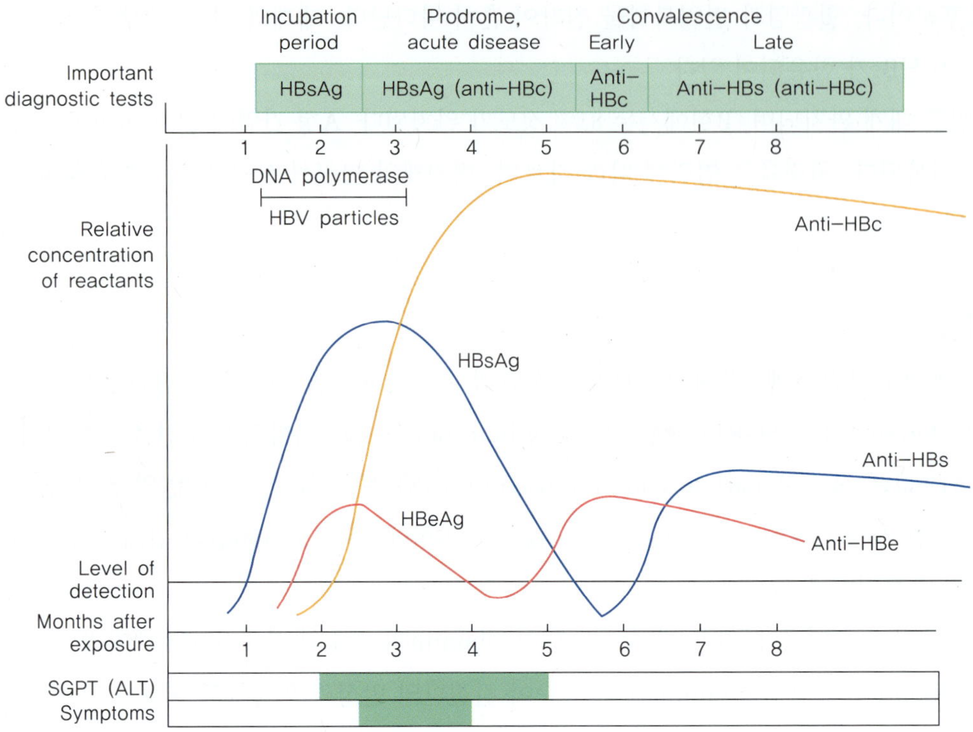

그림 5-5. B형간염 바이러스 감염 후에 일어나는 임상증상과 혈청반응의 경과

상을 나타냈다. 이것으로 미루어 1회의 접종으로도 발병을 약화시키는 효과가 있다는 것을 알 수 있다.

최근 건강한 HBs Ag 양성자로부터 22 nm 입자에 결합하는 HBs Ag를 정제한 실험적 vaccine이 제조되었다. 완전한 22 nm 입자와 그 입자에서 유래한 polypeptide를 함유하는 재료가 현재 B형 간염의 가능한 vaccine으로서 침팬지에서 시험중이다. Vaccine을 접종한 침팬지는 항체를 생산하였으나 그 역가가 낮고, 지속성도 비교적 짧았다. Vaccine을 접종한 동물은 또 세포매개성 면역을 갖는다. 이형의 면역은 사람의 질병을 제어하는 데 의의가 있다고 생각된다. 동일한 vaccine이 프랑스에서 야회 시험되어, 혈액투석을 실시한 그룹에서 HBV 감염을 감소시키는 데 매우 효과적이었다.

대량의 HAV 공급원이 발견되지 않고 있기 때문에, A형 간염 vaccine의 개발은 병원체를 증식시키는 세포배양계와 같은 새로운 발견이 있어야 할 것이다.

Vaccine이 사용 가능하게 될 때까지는 간염의 예방과 대책은 감염의 연쇄관계를 차단하는 것과 수동면역을 목표로 해야 할 것이다.

간염 바이러스 핵심정리

바이러스 종류	과(family)	핵산형	감염경로
A형 간염 바이러스(HAV)	Picornaviridae 과	RNA virus	경구감염
B형 간염 바이러스(HBV)	Hepadnaviridae 과	DNA virus	혈액, 수혈, 성교감염, 수직감염
C형 간염 바이러 스(HCV)	Flaviviridae 과	RNA virus	혈액, 수혈, 성교감염, 수직감염
E형 간염 바이러스(HEV)			

핵/심/문/제

1. 간염 바이러스는 모두 간암을 유발한다.

(○, ×)

2. 간염 바이러스는 모두 RNA 바이러스이다.

(○, ×)

3. 간염 바이러스는 모두 외피 보유 바이러스이다.

(○, ×)

4. 간염 바이러스는 모두 같은 과(family)로 분류되어 있다.

(○, ×)

5. A형 간염바이러스는 외피가 있다.

(○, ×)

6. A형 간염 바이러스는 구형의 단일나선 RNA 바이러스이다.

(○, ×)

7. A형 간염 바이러스는 경구 감염된다.

(○, ×)

8. B형 간염바이러스는 수혈・주사 등을 통해 감염된다.

(○, ×)

9. B형 간염바이러스는 수직감염되지 않는다.

(○, ×)

10. B형 간염 바이러스는 DNA virus이며 잠복기는 A형간염보다 길다.

(○, ×)

11. A형, B형 간염 바이러스는 예방접종으로 면역이 가능하다.

(○, ×)

12. A형 간염 바이러스는 외피가 없고 정20면체이며 Ether에 내성이 있다.

(○, ×)

정답

1. × 2. × 3. × 4. × 5. × 6. ○ 7. ○ 8. ○ 9. × 10. ○ 11. ○ 12. ○

Chapter 06 사람면역결핍바이러스(HIV)

후천성면역결핍증(AIDS)은 명칭 그대로 후천적 요인에 기인하는 면역결핍증(후천성면역결핍증, acquired immunodiffeciency syndrom, AIDS)을 일컬으며, 여기에서는 면역결핍증을 유발시키는 여러 후천적 요인 중 사람 면역결핍 바이러스(human immunodeficiency virus, HIV)에 대하여 다루고자 한다.

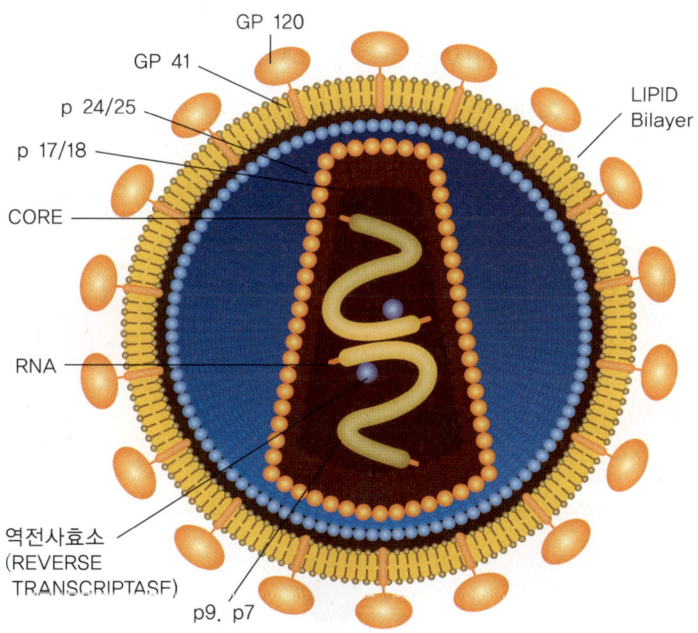

그림 6-1. 레트로 바이러스(Retro virus)의 구조.
Knob 는 gp 120과 gp 41 단백질로 이루어져 있으며 바이러스 핵은 p25나 p24 단백질과 유전정보를 담고 있는 RNA, 그리고 RNA로부터 DNA를 만드는 역전사효소로 되어 있다.

HIV는 레트로 바이러스(Retro virus)에 속한다. 레트로바이러스과(Retroviridae)는 입자 내에 역전사 효소를 가지고 있어서 불리는 이름이다(그림 6-1).

Human immunodeficiency virus(HIV)는 후천성면역결핍증을 유발하는 바이러스이다. AIDS라는 질환이 처음 알려지게 된 것은 1981년 미국 뉴욕과 LA에서 극심한 면역결핍 상태의 Pneumocystis carinii 폐렴 및 활동성 카포시육종(Kaposi's sarcoma) 환자들이 연달아 보고되면서부터였다. 1983년, 프랑스의 미생물학자 Montagnier가 AIDS 환자로부터 HIV-1 바이러스를 최초로 발견하였고, 1986년에는 서아프리카의 AIDS 환자로부터 HIV-2를 분리하였다(HIV-2는 병원성이 약하다). 그 후 미국내 AIDS 환자수는 급증하였고, 1988년에는 미국에서 감염되어 국내에 입국한 우리 국민이 AIDS 환자임이 확인되어, 국내 최초 환자로 보고된 바 있다. 2007년을 기준으로 우리나라에서 확인된 AIDS 환자는 5,323명이며, 이 중 980명이 사망하고 4,343명이 생존해 있었다. 사하라사막 이남의 아프리카 지역에 거주하는 15~49세 성인의 2003년 감염률은 무려 7.5~8.5%에 달하며, 2005년의 감염자 수는 3,450만 명, 사망자는 200만 명으로 보고되었다. 중국, 태국, 등 아시아 지역 추정 감염자는 100만 명 이상이었다. 2007년을 기준으로 설명한 이유는, 2007년 이후 세계적인 HIV 신환자발생수와 사망자수가 감소하였기 때문이다. 2007년 기준으로 신환자수는 270만 명, 사망자는 200만 명이었고, 사망자의 70%는 사하라사막 이남에서 발생하였다. 그러나, 지금까지도 미국을 비롯하여 아프리카와 유럽 그리고 우리나라와 일본, 중국을 포함하는 아시아 및 동남아 여러 나라에서도 전 세계적인 환자 분포를 보이고 있다(그림 6-2).

HIV는 인체의 CD4+ T 림프구에 특이적으로 감염한다. 대식세포(macrophage), 수지상세포(dendritic cell)에도 감염한다는 보고가 있다. CD4+ T 림프구 표면 단백인 CD4에 바이러스 외피(envelope) 표면 단백인 gp120가 결합하여 HIV는 숙주세포에 침투하는데, 이로 인하여 감염된 $CD4^+$ T 림프구가 선택적으로 사멸하게 되어 치명적인 세포성 면역체계의 부전이 유발된다. HIV-1의 감염은 3

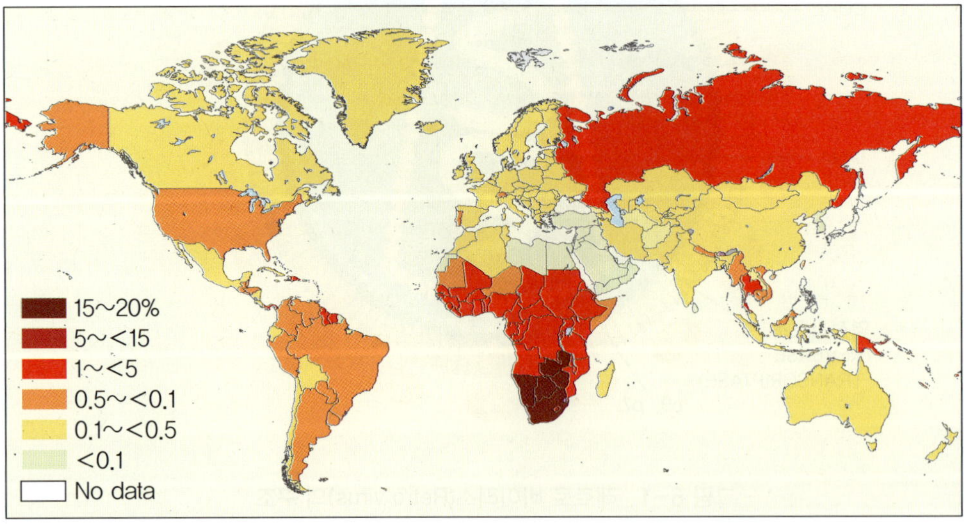

그림 6-2. 전 세계의 지역별 HIV 감염 현황(2007년)

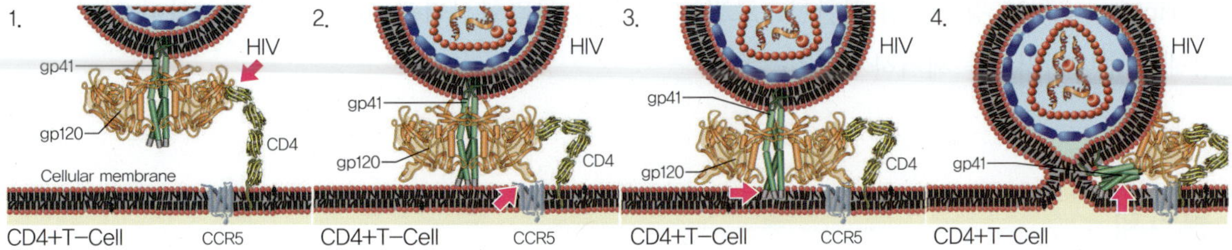

그림 6-3. HIV는 CD4⁺ T 림프구 표면의 CD4 단백에 gp120을 결합시킴으로써 침투한다.

단계로 구분할 수 있는데, ① 일과성 급성 HIV 증후군 ② 무증상 감염 ③ AIDS이다.

앞서 언급한 것처럼, HIV는 CD4+ T cell에 선택적으로 감염한다(그림 6-3). 본래 CD4+ T 림프구 중, TH1은 대식세포(macrophage)의 활성을, TH2는 B 림프구의 활성을 담당하기 때문에 HIV 감염은 세포성면역뿐 아니라, 이러한 연쇄적 면역활성 기전도 마비시키게 된다.

CD4+와 CD8+ 림프구의 체내 정상 비율은 약 2:1인데, HIV의 감염이 2~3년 경과하면서, CD4+ 세포의 비율이 점차 감소하기 시작한다. 이렇게 HIV 감염 환자에서 시시히 림프절 종창에 의한 전신의 붉은 반점, 설사, 체중 감소, 전신권태 및 면역부전 등의 전형적인 AIDS 증상이 나타나는 시점은 CD4+와 CD8+ 림프구의 체내 비율이 1:1로 변화할 때이고, 이 비율이 0.5:1로 역전되면 극심한 면역부전으로 인하여 정상인에 잘 감염하지 않는 *Mycobacterium avium-intracellulare complex, Candida albicans, Cryptococcus neoformans, Pneumocystis jirovecii*(구 *P. caranii*), *cytomegalovirus, Toxoplasma gondii* 등에 의한 감염 및 합병증으로 6개월 이내에 사망하기도 한다. 그렇기 때문에 검사자는 HIV 감염자의 혈액 내 림프구 비율을 신중하게 살펴봐야 한다. HIV-1, HIV-2 모두 감염된 남성의 정액이나 여성의 질분비물에서 검출되기 때문에 HIV 감염은 성적 접촉을 통하여 일어나는 경우가 가장 흔하다. 이뿐 아니라, 감염된 혈액의 수혈이나 감염된 산모로부터 신생아로의 수직감염 사례도 많다.

HIV의 확정동정시험법은 Western blot이다. 이 외에도 enzyme-linked immunosorbent assay (ELISA), latex 응집반응, 면역형광항체법이나 혈청항체 역가 측정 등을 이용할 수도 있다. 어떠한 기법을 활용하던, 검사의 핵심은 환자의 검체로부터 HIV의 항원 단백을 검출해내는 것이다. 주요 검사 목표는 p24 항원이다. 감염 초기 1~4주에는 HIV RNA나 p24 단백이 검출된다. 1~2개월 뒤에는 혈중 항체가 출현하며, 머지 않아 HIV 입자가 CD4+ T 림프구 안으로 침입하면서 무증상이 된다. 바이러스가 2~3년에 걸쳐서 서서히 증식하면서 AIDS 증상이 발현되는 특징을 나타내는 질환임을 참고한다. 성병이 있는 환자는 HIV 감염 양성 확률이 약 100배 높다고 알려져 있다. 간혹 체혈실에서 임상병리사가 HIV 환자 제혈 중 주사비늘에 찔리는 사고가 발생하기도 하는데, 통계상의 감염 가능성은 약 0.2~0.3%이다(참고로 HBV의 경우 6~30%, HCV는 1.8%이다).

HIV는 더 이상 불치병이 아니다. 아지도티미딘(azidothymidine, AZT, 상품명 zidovudine)이라는 치료제가 도입되어 AIDS 환자 치료에 사용되고 있다. 아지도티미딘은 HIV가 보유하는 reverse transcriptase (RT)에 강력하게 결합함으로써 그 기능을 무력화시켜서 더 이상 유전현상이 일어나는 것을 방해하여 바이러스를 제거하게 된다.

1. 원인체

AIDS의 원인체는 1983년 프랑스와 1984년에 미국의 연구팀에 의해 AIDS 환자로부터 각각 분리 되었다. 이는 역전사효소활성을 나타내며 전자현미경적 형태는 RNA 종양 바이러스와 유사하였고 특히 사람의 CD4+ T세포에 친화성을 나타내었다. 따라서 이 바이러스는 레트로 바이러스(그림 6-4)의 일종임이 확실시되었다. 분리 당시 Human T-Lymphotrophic Virus type III (HTLV-III) 또는 Lymphadenopathy Associated Virus (LAV) 등으로 혼동하였으나, 지금은 인형면역결핍 바이러스(Human Immunodeficiency virus, HIV)라 부른다.

2. 성상

HIV의 구조를 통상적인 외피(envelope)가 있는 바이러스의 구조와 비슷하다(그림 6-4). 즉 입자중앙에는 전자 밀도가 높은 원통형의 핵심부로써 뉴클레오 캡시드(capsid)가 자리하며, 그 바깥에 두 종류의 당단백질로 이뤄진 지질층과 스파이크로 구성된 외피(envelope)가 둘러싸여 있다. 외피(envelope)의 당단백질(gp 41, gp 120)은 바이러스 주에 따라 차이를 나타낼 수 있는 것으로서 형특이성 항원이라 하며 핵심 단백질은 동일 군의 바이러스들에서는 동일하므로 군특이성 항원이라 한다.

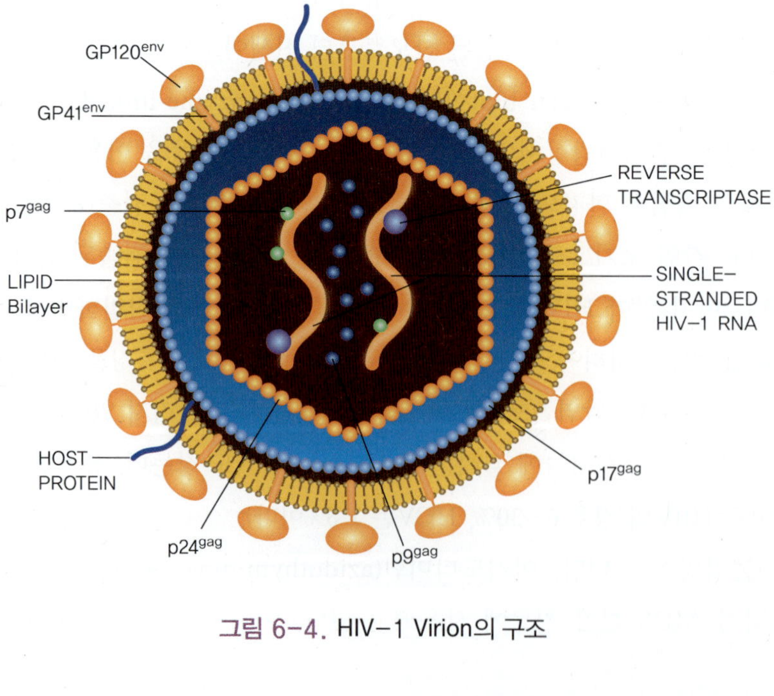

그림 6-4. HIV-1 Virion의 구조

HIV의 유전체는 특이하게 두 분자의 RNA유전체를 갖고 있다. 이렇게 동일한 유전체 2개를 갖는 것은 Retrovirus 만이 갖는 특성이기도하다. 즉 diploid 유전체에 (+) sense RNA분자로 구성되어 있다. HIV 유전체는 Retrovirus 중 가장 복잡하다(그림 6-5). 어떠한 HIV 염기서열도 정상인 사람세포의 DNA에서 발견되지 않는다.

HIV는 20~30℃의 실온에서 건조되지 않은 상태의 혈액이나 체액에서는 수일간 생존이 가능하지만, 건조한 상태에서는 활성이 급속도로 떨어지며, 수영장이나 욕조에서는 대량의 물로 희석되기 때문에 감염력이 약하게 된다. HIV의 기원과 어떻게 바이러스가 사람에게로 감염되었는지 확실하지 않다. 원숭이나 다른 영장류들이 근원지라는 이론이 있으나 확실한 것은 아니다. HIV와 유사한 바이러스들이 분리되어 왔는데 그 예는 다음과 같다.

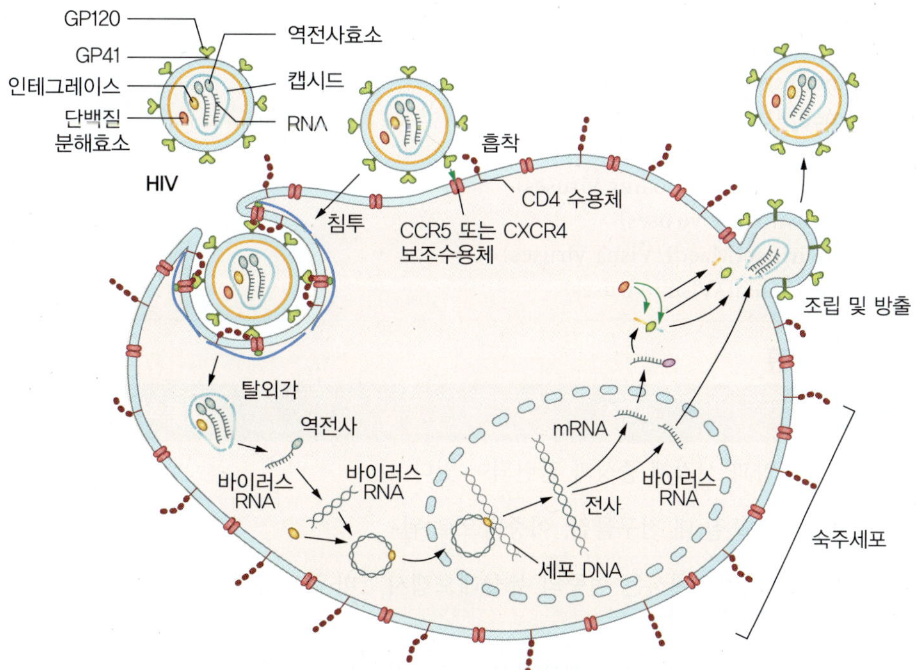

그림 6-5. HIV의 구조와 복제과정
단백질 core 안에 RNA polymerase와 관련된 두개의 동일한 RNA 가닥이 함께 존재한다. 이들은 단백질과 이중층의 지방에 둘러싸여 있다. 표면항체와 core proteins은 HIV감염에 대한 표식자(markers)로써 매우 중요하다.

(1) Human immunodeficiency virus 2 (HIV-2)는 1986년 서부 아프리카에서 AIDS 환자로부터 분리되었고 이 지역에서만 발생되며 HIV-1에 비하여 병독성이 훨씬 약하고 유전적으로 HIV-1과 HIV-2의 염기서열은 40%만이 동일하다.

(2) Simian immunodeficiency virus (SIV)는 AIDS와 비슷한 감염병에 걸린 원숭이로부터 분리되었다. 어떤 아프리카 여성의 항체는 SIV와 교차반응을 한다. SIV의 단백질은 HIV 2형 보다 원래의

HIV 단백질과 더 유사하다.

(3) HTLV-IV는 T cell을 감염시키지만 이들을 사멸시키지 않고 어떤 질환과도 관련이 없다. 세개의 전형적인 retrovirus의 유전자를 가지고 있는데, 구조 단백질을 암호화하는 gag, pol, env와 유전체 RNA는 적어도 5개의 다른 유전자들을 가진다. 이들 중 몇몇은 조절 유전자이다.

(4) *gag* 유전자는 혈청검사에서 이용되는 항원으로, core 단백인 *p24*를 암호화한다. pol 유전자는 유전체 RNA를 주형으로 하여 DNA를 합성하는 비리온 역전사효소와 바이러스의 DNA를 세포의 DNA로 통합시키는 효소(integrase)와 다양한 바이러스의 전구체 단백질을 분절하는 protease를 포함한 몇몇 단백질들을 암호화한다.

레트로 바이러스의 분류

- Family : Retroviridae
- Subfamily : Oncovirinae(the RNA tumor virus group)
  Genus : (Unnamed) (type C oncoviruses)
  Genus : (Unnamed) (type B oncoviruses)
  Genus : (Unnamed) (type D oncoviruses)
- Subfamily : Spumavirinae(the foamy viruses)
  Genus : Spumavirus(foamy viruses)
- Subfamily : Lentivirinae(Maedi/Visna viruses)
  Genus : Lentivirus(Maedi/Visna viruses)

표 6-1. Retrovirus의 분류

분류	특성	대표적 바이러스
Oncovirus	악성종양과 신경계 증상과 관련되어 있다.	
A	B형의 세포질 내 전구물질, 이중막으로 됨	
B	성숙한 비리온에서는 편중의 뉴클레오캡시드 core를 가진다.	마우스 유방 종양바이러스(마우스, 사람)
C	성숙한 비리온에서 뉴클레오캡시드 core가 중앙부에 위치	Human T-cell lymphotropic virus (HTLV-1, HTLV-2, HTLV-5) Rous sarcoma virus(닭), 고양이, 쥐, 뱀
Deltaretrovirus	포유류에서 발견	영장류의 T-lymphotropic virus1과 2
D	Nucleocapsid core가 실린더 형태	Mason-Pfizer monkey virus
Lentivirus	감염병이 서서히 발생, 신경계 감염병과 면역계 억제를 일으킴. D형으로 뉴클레오캡시드가 실린더 형태	Human immunodeficiency virus (HIV-1, HIV-2), Maedi Visna Virus
Spumavirus	임상증상은 일으키지 않지만, 세포 병리학적 검사에서 세포가 많은 공포로 이루어진 거품 같은 형태를 나타낸다.	Human foamy virus (원숭이, 소, 고양이)

(5) *env* 유전자는 두 개의 외피당단백질 즉 *gp120*과 *gp41*로 분절되는 전구체 당단백질인 *gp160*을 암호화한다. 역전사효소는 과 이름인 retrovirus의 근원인 RNA의존 DNA 중합효소이다. 이 효소는 RNA 유전체를 proviral DNA로 전사한다(표 6-2).

표 6-2. Retrovirus 유전자의 기능

유전자	바이러스	기능
gag	모두	그룹특이항원: 핵심부와 캡시드 단백질
pol	모두	중합효소: 역전사효소, 프로테아제, 인테그레이스
env	모두	외피: 당단백
tax	HTLV	바이러스와 세포성 유전자의 전사 활성(transactivation)
tat	HIV-1	바이러스와 세포성 유전자의 전사 활성
rex	HTLV	RNA 스플리싱 조절과 세포질내 침투의 증진
rev	HIV-1	RNA 스플리싱 조절과 세포질내 침투의 증진
nef	HIV-1	음성초기인자, 바이러스 발현 조절
vif	HIV-1	바이러스 감염, 초기복제에 도움
vpu		바이러스 방출을 촉진
vpr		비리온에 있는 활성제
LTR		프로모터, 증대요소

3. 증식

HIV는 T-림프구에 친화성을 나타내는데, 그 중에서도 특히 CD4+ T 림프구를 선택적으로 감염시킨다. HILV-I 같은 종양바이러스 감염의 경우는 감염 T 세포가 형질전환을 일으켜서 종양세포화하지만 HIV 감염의 경우는 감염 T 세포가 다핵성 거대세포화하는 등의 뚜렷한 세포병변효과를 나타내며 결국 죽게 된다. 따라서 AIDS 환자는 CD4+ T 세포가 선택적으로 파괴됨으로써 CD4+ T 세포의 수적, 기능적 저하가 초래되어 CD4+ T 세포의 중추적 역할에 의해 수행되는 인체면역 기능에 커다란 손상을 유발시킨다. HIV는 인체 내에서 T 세포 이외의 다른 종류의 세포들도 감염시키는 것으로 알려졌다. 즉 비록 주된 표적세포는 아니지만 B 세포와 단핵구도 감염되어 그 결과로서 B 세포의 자발적 자극과 분화에 따른 제어받지 않으면 면역글로불린의 과잉 생산으로 고감마글로불린 혈증을 유발시키며 또한 단핵구의 면역학적 기능 저하로 인한 세포질 면역기능 장애를 일으키게 된다.

지금 HIV는 각종 세포배양을 통하여 시험관 내 배양이 가능하다. 배양세포주는 대부분이 사람에게서 유래된 각종 T 세포계의 세포들로서, 림프계 백혈병 환자로부터의 T 세포계의 세포들로서, 림프계 백혈병환자로부터의 T 세포계로는 HT 세포 및 H-9, Molt-4 등이 있으며, 그 외에 B 림프아세포 유래의 세포계들이 있어서 HIV에 관한 제반연구에 이용되고 있다.

HIV는 비교적 저항성이 약한 바이러스이다. 10% 가정용 표백제나 50% 에탄올, 35% 파라포름알데히드, 0.3% 과산화수소로 실온에서 10분 정도 처리하면 완전히 감염력을 상실한다. 또한 강산이나 강알칼리로도 용이하게 불활성화되며, 열저항성도 약하여 56℃, 10분 정도 처리하면 완전히 감염력을 상실한다. 그러나 건조된 단백질성 물질과 혼재시에는 열저항성이 높아져서 예를 들어 냉동 건조된 혈액제제 내 바이러스를 불활성화시키기 위해서는 68℃에서 적어도 72시간 가온 처리하여야 한다.

4. 임상증상과 병원성

HIV감염의 임상적 모델은 초기의 급성단계, 중간의 잠복 단계, 마지막 면역부전 단계 등의 3단계로 구분되며 초기 감염에서 임상 발병까지의 기간은 대략 10년 정도이다(그림 6-6).

(1) 급성 단계는 대개 감염 2~4주 후에 시작되며 열, 무기력, 인후염, 그리고 림프절 장애가 발생하고 반점구진성 발진도 나타난다. 이 기간에 백혈구 감소증이 일어나고 CD4 T세포수가 감소되다가 다시 증가하게 된다. 바이러스의 복제가 일어나며 바이러스 혈증도 약 8~12주간 검출된다. HIV에 대한 항체는 전형적으로 감염 2개월 내에 나타난다(그림 6-7).

(2) 중간 단계는 몇 년 동안 계속되는 잠복기간으로 이 기간에 환자에게 증상이 나타나지 않는다. 이 기간 동안 증상이 없고 바이러스혈증이 낮거나 없다 해도 많은 양의 HIV가 림프절 세포에 의해 생성되어 림프절 내에 격리되어 남아있다. 이것은 임상적 잠복기간 동안에도 바이러스가 스스로 잠복단계로 들어가지는 않는다는 것을 나타낸다. AIDS 관련 복합(AIDS-related complex, ARC) 증후군은 잠복기간 동안 발생하며 가장 일반적인 증상은 지속적인 열, 피로, 몸무게의 감소, 림프절 장애 등이다. ARC의 약 10~20%는 AIDS로 진행된다.

(3) HIV감염의 마지막 단계는 면역결핍상태로, CD4세포의 수가 400/mm^3 이하로 감소하며 그 빈도의 증가로 기회감염의 징후가 나타난다. AIDS의 두 가지 특징적인 현상은 주폐포자충(*Pneumocystis carinii*)폐렴과 Kaposi's 육종(sarcoma)이며(그림 6-8), herpes simplex, herpes zoster, cytomegalovirus와 진행성 다소성 백질뇌증 같은 다른 기회 감염증은 빈도가 적다. 아구창(thrush), 크립토코쿠스성 뇌막염, 전파성 히스토플라스마증 같은 진균성 감염, toxoplasmosis, cryptosporidiosis같은 원생동물성 감염, 감염성 *Mycobacterium aviumintracellulare*와 *Mycobacterium tuberculosis*에 의한 세균성 감염 등이 일어날 수 있다. 많은 AIDS환자들은 치매와 신경장애 같은 심한 신경학상 문제를 가지는데, 이것은 뇌의 HIV감염이나 이들 기회감염성 미생물들 때문일 수도 있다.

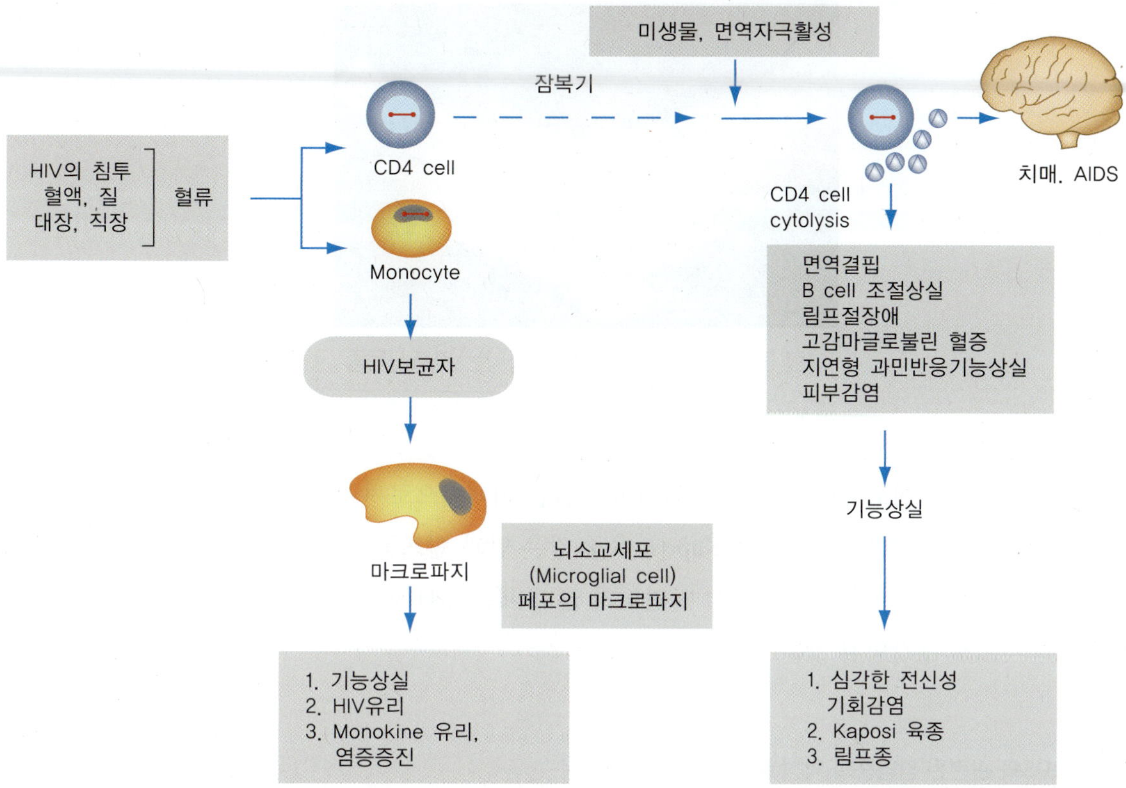

그림 6-6. HIV의 병원성 진행과정

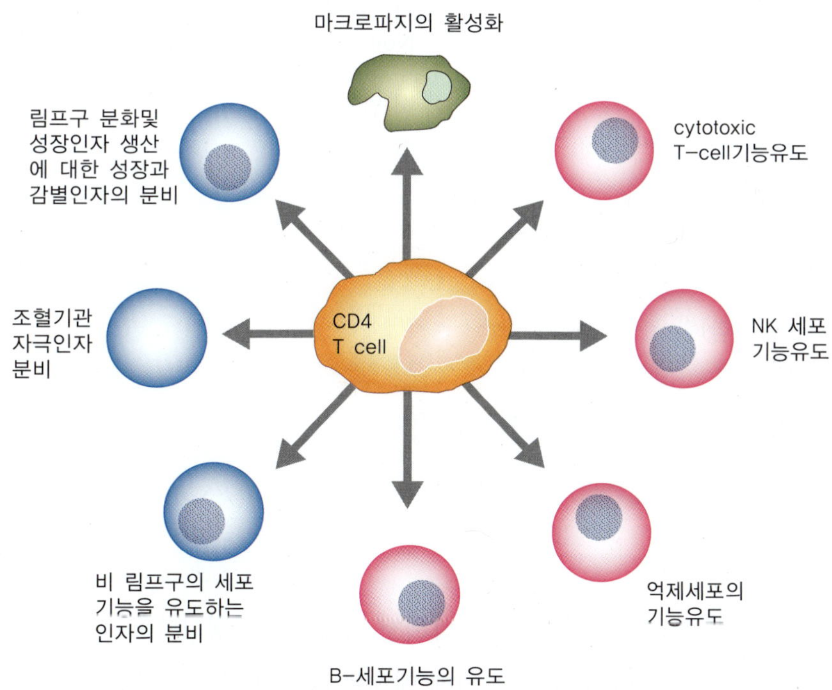

그림 6-7. CD4 T-세포에 의해 조절되는 면역작용과 관계
CD4 T세포는 용해성 인자를 방출함으로써 사람의 면역반응조절에 중요한 역할을 한다.
HIV에 의한 CD4 T-세포의 파괴로 면역결핍의 결정적 계기가 된다.

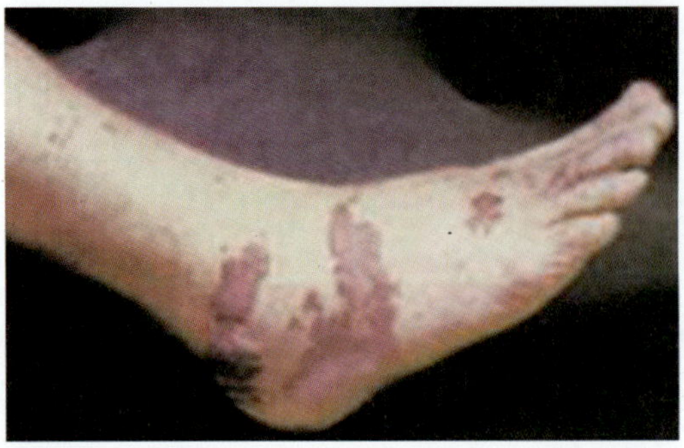

그림 6-8. AIDS 환자에게 나타나는 카포시육종

(4) HIV는 helper T 세포(CD4 cell)에 감염되어 이들을 파괴함으로써 세포 매개성 면역이 억제된다. 이것은 숙주가 다양한 기회감염과 Kaposi 육종 같은 암과 림프종에 감염되기 쉽게 한다. 그러나 HIV의 유전자들이 이들 암세포에서 발견되지 않기 때문에 HIV가 직접적으로 이러한 종양을 일으키는 것으로 생각되지 않는다.

표 6-3. AIDS와 관련된 감염증과 악성 종양

미생물 또는 감염증	종양
Pneumocystis jirovecii(흔함) *Cytomegalovirus*(흔함) *Candida albicans*(흔함) *Cryptococcus neoformans* *Mycobacterium avium intracellulare* *Mycobacterium tuberculosis* 단순포진 바이러스(흔함) Cryptosporidiosis *Toxoplasma gondii* 대상포진 바이러스 *Entamoeba histolytica*(흔함) *Giardia lamblia*(흔함) *Aspergillus* *Shigella* *Salmonella* *Strongyloides and Campylobacter*	카포시육종(흔함) Non-Hodgkin's lymphomas 구강과 직장 편평 상피세포암(흔히 동성연애자에게서 발견됨)

(5) HIV는 뇌의 단핵구와 대식세포를 감염시켜 다핵성 거대세포를 생성하며 중대한 중추신경계에 증상을 일으킨다. 뇌와 다른 곳에서 gp41에 의해 매개된 HIV에 감염된 세포의 합포체 형성과 사멸은 주요 병리학적 발견 중 하나이다. HIV에 감염된 세포의 사멸은 또한 세포독성 CD8-림프구나 항체에 의한 면역학적 공격의 결과일지도 모른다. 세포독성 T 세포의 효과는 바이러스의 tat 유

전자가 I MHC 단백질 합성을 감소시키는 능력에 의해 제한될 수도 있다. Helper T-세포의 사멸을 설명하는 데에 있어서 또 다른 기전의 가설은 HIV가 많은 helper T-세포를 무차별적으로 활성화시키는 **"superantigen"**으로 작용하여 이들 면역세포의 사멸을 초래한다는 것이다. 다른 retrovirus인 쥐의 유두종양바이러스가 슈퍼항원으로 작용한다는 사실의 발견은 이 이론을 뒷받침해 준다. 이 바이러스는 T 림프구의 지속성 비 세포병적 감염을 일으킨다. 지속적으로 감염된 세포는 계속해서 HIV를 생성하는데, 이것은 바이러스의 DNA가 감염된 숙주세포의 DNA와 결합된 결과인 것으로 보인다.

5. 검사실 진단

HIV의 진단은 바이러스의 분리, 혈청학적 검사, 분자생물학적 검사 등으로 할 수 있다(그림 6-9, 표 6-4).

(1) HIV의 분리

임상검체로부터 세포배양액에서 증식할 수 있으나, 이 과정은 오직 소수의 의료센터에서만 이용한다. 환자의 혈장이나 말초혈액 단핵세포(Peripheral blood mononuclear cells, PBMC) 배양으로 HIV-1을 분리 할 수 있다.

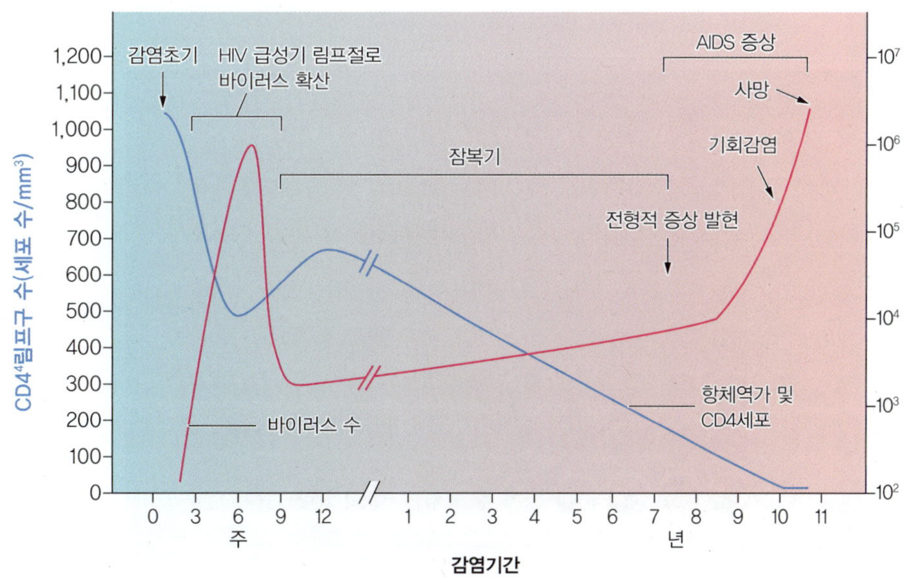

그림 6-9. HIV의 진행과정. T4(CD4) 세포는 잠복기 이후부터 감소한다.
정상 CD4 세포의 수는 500~1,200개/mm³이지만 200개 이하가 되면 감염이 10년 정도 진행되었음을 알 수 있다.

표 6-4. HIV의 검사실 진단

실험방법	검출대상
혈청학적 검사	혈청항체 역가측정
ELISA Latex 응집반응 Western blot에 의한 분석 IFA	
p24 **항원**	p24 항원의 혈청역가 측정
세포배양	바이러스 분리
CD4/CD8 **비율검사**	정상적인 CD4/CD8 비율은 1.0보다 크며, CD4는 500~1,200/mm^3 이고 CD8은 150~1,000/mm^3이다.

(2) 혈청학적 검사

체내에 순환중인 HIV-1의 p24 캡시드 항원을 ELISA를 이용하여 검출 할 수 있다. p24 항원이 혈청에 고농도로 존재하는 것을 증명하는 것은 HIV 감염의 초기 진단에 매우 유용하다. 한 연구에 의하면 p24 항원의 검출은 HIV-1 감염 초기진단에 있어서 88.6%의 예민도와 100%의 특이도를 나타낸다고 보고하고 있다. 혈청전환기가 지나면 p24 항원은 p24 항체와 복합체를 이루어 HIV-1에 감염된 환자에게서 검출 할 수 없게 된다. ELISA를 이용한 HIV 항체를 검출하는 방법도 이용되고 있다(그림 6-10).

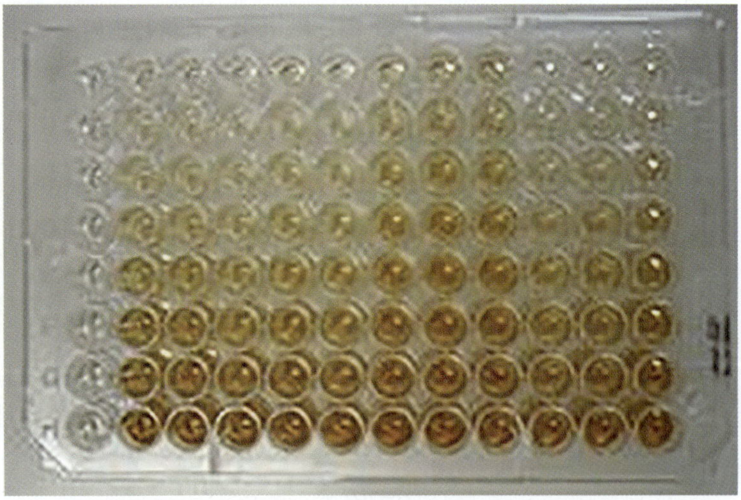

그림 6-10. ELISA 시험 결과; 노란색으로 나오면 양성이다.

이 방법은 양성으로 나타나면 면역형광검사법, 방사면역 침강법, Western blot 등으로 확인하여야 한다. 이 중 Western blot법이 가장 많이 이용되는데 HIV의 단백질들이 acrylamide gel 전기영동에 의해 nitrocellulose paper로 이동되어 환자의 혈청과 반응한다. 만일항체가 존재한다면 이들은 HIV의 단백질들(주로 gp41이나 p24)과 결합한다. Western blot에서 p24, gp41, gp120/gp160에 해당되는 적어도 2개 이상의 band가 나타나면 양성으로 판독한다(그림 6-11).

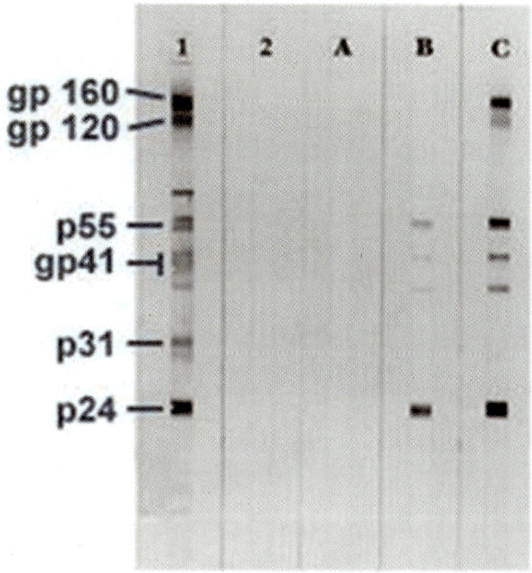

그림 6-11. Western blot을 이용한 HIV 확정검사

Lane 1: HIV+ serum (positive control), Lane 2: HIV− serum (negative control), Lane A: Patient A, Lane B: Patient B, Lane C: Patient C. 검사 결과, A환자는 HIV 특이 항원이 검출되지 않았고, B, C환자는 HIV 특이 항원이 검출되었음을 확인하였다.

(3) 핵산검출

RT-PCR, bDNA 검사법 등이 개발되었다. 이 방법들은 매우 민감하고 감염된 세포 내에 있는 HIV DNA를 검출하는 데에 이용되는 특이한 기술이다. 검출 가능한 항체를 가지고 있지 않은 사람은 이 방법을 통해 진단할 수 있다.

사람면역결핍바이러스 핵심정리

후천성면역결핍증(Acquired Immunodiffeciency Syndrom, AIDS): 후천적 요인에 기인하는 면역결핍증

원인 바이러스: Human Immunodeficiency Virus, HIV

- Retroviridae
- RNA 바이러스
- CD4+ T 림프구에 특이적으로 감염
- CD4+: CD8+ 비율이 0.5:1 로 역전됨
- 확진검사: Western blot, p24, gp41, gp120/gp160에 해당되는 적어도 2개 이상의 band가 나타날 때 양성으로 판정
- 카포시육종, T-cell lymphoma 유발

핵/심/문/제

1. AIDS를 일으키는 바이러스가 공격하는 세포는?

( )

2. HIV는 DNA 바이러스이다.

(○, X)

3. HIV는 역전사 효소를 가지는 레트로 바이러스이다.

(○, X)

4. HIV는 인체의 CD4+ T림프구를 특이적으로 감염(공격)함으로써 치명적인 세포성 면역체계의 부전이 유발된다.

(○, X)

5. HIV의 확진 검사로 단백질을 검출하는 검사법은?

( )

6. Western blot에서 p24, gp41, gp120/gp160에 해당되는 적어도 2개 이상의 band가 나타나면 HIV 감염 양성으로 판독한다.

(○, X)

7. 카포시육종과 T-cell lymphoma는 Retroviridae에 속하는 HIV 감염으로 발병된다.

(○, X)

8. CD4+:CD8+ 비율이 2:1 로 역전됨

(○, X)

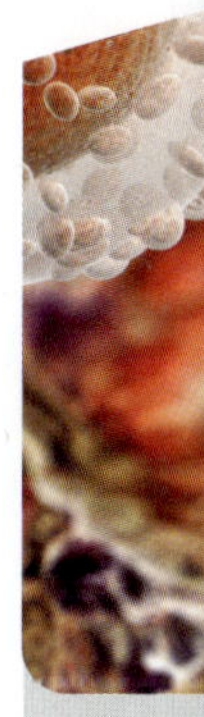

정답

1. helper T-cell 2. X 3. ○ 4. ○ 5. Western blot법 6. ○ 7. ○ 8. X

Chapter 07 종양 바이러스

1. 종양 바이러스 감염에 의한 돌연변이(Mutagenesis by tumor virus infection)

바이러스 중에서 자연감염이나 실험적 접종으로 동물에서 종양 또는 암을 일으키거나, 시험관 내에 배양된 조직세포에 접종하였을 때 세포전환(cell transformation)을 시킬 수 있는 것을 종양 바이러스로 규정하고 이러한 능력을 종양발생능이라고 한다.

종양을 발생시킬 수 있는 원인에는 여러 가지가 있지만, 종양학에서 암 발생 기전을 설명할 때 흔히 분자생물학적 수준에서의 종양 유전자(oncogene)를 언급한다. Oncogene은 종양세포에서 높은 수준으로 발현되는 유전자들을 일컫는다. 대부분의 정상세포는 'apoptosis (programmed cell death)'라고 불리는 세포자멸사 주기에 따라 수명을 다한 뒤에는 스스로 사멸해야 한다. 그러나 oncogene이 활성화된 종양세포에서는 정상세포와 달리, apoptosis 기전이 변화하여 세포가 무한 증식을 반복하게 된다. Oncogene이 활성화되기 위해서는 그 전구체에 해당하는 proto-oncogene에 어떠한 자극(예를 들어, 종양 바이러스의 감염 등)이 가해져야 한다. 이러한 자극은 유전자 상의 돌연변이를 동반하는 것이 일반적인데, 그러한 유형에는 크게 5가지가 있다.

① 부분적 돌연변이(point mutation) ② 특정 유전자의 증폭(specific gene amplification) ③ 염색체의 전좌(chromosomal translocation) ④ 부분적 DNA 재배열(local DNA rearrangement) ⑤ 삽입 돌연변이(insertional mutagenesis)이다.

(1) 부분적 돌연변이(point mutation)

'부분적 돌연변이(point mutation)'로 인하여 oncogene이 생성되는 예로, RAS 유전자상의 돌연변이 염기 1개 때문에 비정상 단백이 발현하는 현상에서 찾아볼 수 있다. 아래 그림에서 보이는 valine 자체는 지극히 정상적인 아미노산이지만, 본래 RAS 유전자상의 염기 배열로부터 glycine이 발현되어야 한다. 그러한 의미에서 비정상 단백이 발현한 것이라 표현한 것이며, 이러한 비정상 단백의 발현은 종양

형성의 한 원인이 될 수 있다.

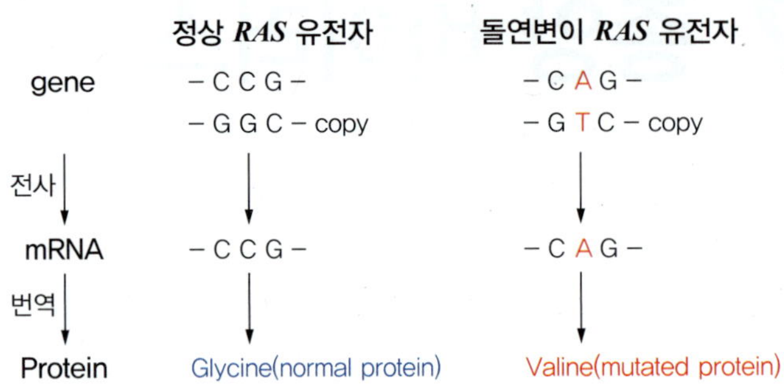

(2) 특정 유전자의 증폭(specific gene amplification)

'특정 유전자의 증폭(specific gene amplification)'으로 인하여 proto-oncogene이 oncogene으로 변화하는 예로, MYC 유전자에서 찾아볼 수 있다. Avian leukosis virus의 유전자가 숙주에 감염한 뒤에 MYC 유전자 옆으로 끼어들면서 Myc 단백을 과발현하도록 유도하는 현상에서 찾아볼 수 있다. 숙주세포에 감염한 종양 바이러스가 자신의 유전물질을 복제하는 과정에서 숙주의 MYC 유전자에 연계하여 v-myc oncogene을 생성하게 된다. 이로써 숙주세포는 비정상적인 무한 증식을 하게 된다(MYC 유전자는 세포 증식에 관여한다).

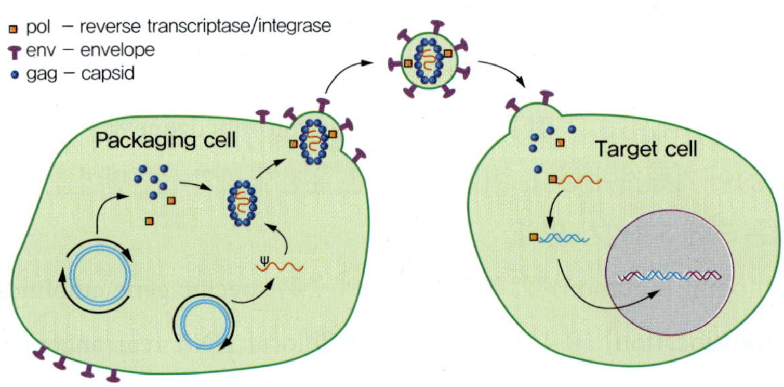

(3) 염색체의 전좌(chromosomal translocation)

'염색체의 전좌(chromosomal translocation)'로 인하여 oncogene이 생성되는 예로, Philadelphia chromosome에서 찾아볼 수 있다. 염색체의 22번(BCR gene)과 9번(ABL gene) 좌의 말단부가 깨지면서 이들이 상호 교환되어 결합하는 일이 발생하는데, 그 결과로 비정상 단백이 발현하게 되는 것이다.

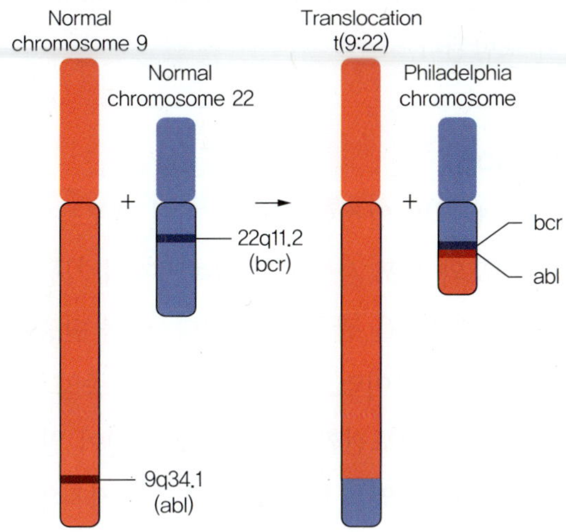

(4) 부분적 DNA 재배열(local DNA rearrangement)

'부분적 DNA 재배열(local DNA rearrangement)'에는 deletion(유전자가 잘려나감), insertion(새로운 유전자 조각의 삽입), transposition(일부 유전자 조각이 잘려 나와서 다른 유전자좌로 이동하는 'jumping gene'에 의한 전위), inversion(잘려 나온 유전자가 방향이 뒤집힌 채로 다시 삽입) 등의 기전이 있다. 이러한 모든 원리를 통하여 결과적으로는 비정상 단백이 발현되고, 종양 발생의 원인이 된다.

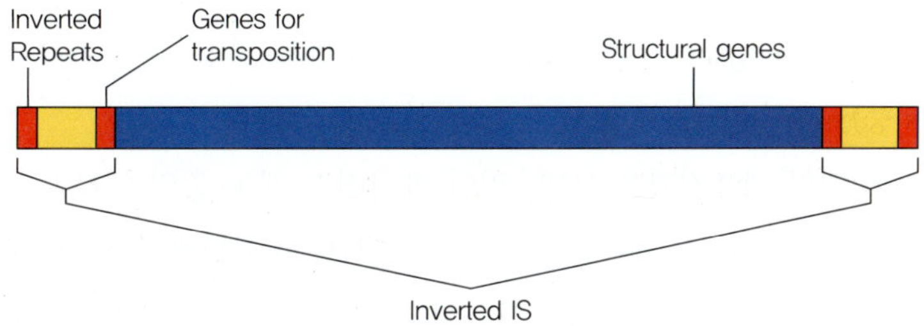

2. 종양 바이러스 감염에 의한 세포전환(Cell transformation by virus infection)

종양 바이러스는 어떤 종류의 핵산을 가졌느냐에 따라 크게 DNA 종양 바이러스와 RNA 종양 바이러스로 나뉜다. DNA 바이러스 중에서 종양발생능을 지닌 것은 파포바 바이러스과, 아데노 바이러스, 헤르페스 바이러스, B형간염 바이러스, 폭스 바이러스과의 바이러스들이다.

한편, RNA 바이러스 중에서 종양발생능을 지닌 것은 과거에 온코르나 바이러스(oncorna virus)로 명명되었으나 현재는 레트로 바이러스(retro virus)로 통칭되는 단일가닥의 RNA 바이러스뿐이며, 여기에는 조류 복합군, 마우스 복합군, 마우스 유방암 바이러스(mouse mammary tumor virus), 고양이 복합군, 영장류 레트로 바이러스 등이 포함된다.

1) 세포전환(Cell transformation)

정상세포를 시험관 내에서 배양하게 되면 일정한 형태를 지닌 세포들이 증식하면서 배양용기의 표면에 부착하여 자라게 되는데, 이때 세포와 세포 사이에는 접촉저지의 기능이 엄격히 진행되고 있기 때문에 배양용기의 표면에 단층으로 깔린 세포들을 관찰할 수 있다. 이를 단층 세포배양이라고 부른다. 이렇듯이 시험관 내에 배양된 정상세포에 종양바이러스를 접종하거나, 종양 바이러스로부터 추출한 핵산인 전염성 핵산을 감염(transfection)시키면, 세포전환(transformation)이 일어나게 되어 세포의 형태가 바뀌고 증식양상도 달라진다. 더욱이 정상세포였을 때 나타났던 접촉저지의 기능이 없어져 세포끼리 서로 올라타면서 자라게 된다. 시험관 내에 국소적인 미세종양이 형성된 꼴이다.

종양 바이러스의 감염으로 세포전환이 이루어진 세포에서 종양 바이러스의 행방은 어떻게 되었으며, 어떤 기전으로 정상세포가 종양세포화 되었는지를 추적해 보면 다음과 같다.

직설적으로 말하면 종양 바이러스의 게놈, 즉 염색체가 숙주세포 염색체 내에 삽입되어 있으면서 여러 유전자 중에서 세포전환(또는 종양세포화)에 필요한 단백질, 즉 전환단백질에 대한 유전자인 전환유전자가 주로 표현됨으로써 세포전환 효과를 내게 된다. 많은 경우에서 세포전환 단백질은 단백질 키나제(protein kinase)의 기능을 지녔으며 이 효소의 기능이 세포막, 기타 세포의 미세구조에 영향을 미치고 나아가 전체적인 유전자 표현에까지도 영향을 주게 되어 세포전환 되는 것으로 풀이되고 있다.

세포전환유전자가 바로 종양유전자(oncogene)로서 이것이 종양 바이러스의 게놈 속에 있을 때에는 바이러스 종양유전자(viral oncogene)라고 명명하며 종양유전자 명칭 앞에 v-자를 부가하여 표기한다(v-src, v-myc, v-mos 등).

DNA 종양 바이러스에 의한 세포전환을 보면, 원인 바이러스 게놈 중의 일부가 숙주세포 염색체 내로 삽입되어 있으며, 그 삽입된 바이러스 게놈의 유전자 중에서도 전환단백질을 규정하는 유전자, 즉 전환유전자(또는 종양유전자)가 주로 표현되어 세포전환이 일어난다. DNA 종양 바이러스 게놈 중 이와 같은 세포전환유전자는 조기유전자군에 속해 있어서 그 유전자 표현은 바이러스에 의한 세포감염 후 극히 조기에 나타나게 된다.

이들 DNA 종양 바이러스에 의한 세포전환에서 그 게놈의 일부가 세포의 염색체 내로 삽입되는 과정에 관해 정확히 분자생물학적으로 밝혀진 게 없지만 ① 숙주세포의 염색체와 바이러스의 게놈이 다같이 이중가닥 DNA로 이루어져 있으므로 바이러스이 게놈이 숙주세포 염색체 내로 삽입되는데 크게 문제될 것이 없으며 ② 파아지에 의한 용원화(lysogeny)의 성립 과정에서 그 게놈이 대장균의 염색체 속으로 삽입되는 데 관해서는 분자생물학적으로 대단히 깊숙히 규명되어 있다는 점 등을 감안할 때 우선 그 가능성을 이해할 수가 있으며 여러 가지 분자생물학적 기법을 통하여 바이러스의 게놈 일부가 실제로 숙주세포 염색체 내에 삽입되어 있음이 증명된다.

3. 종양 바이러스에 의한 종양형성(Neoplasia by tumor virus)

1) DNA 종양 바이러스

DNA 종양 바이러스 가운데서도 파포바 바이러스과에 속하는 유두종 바이러스, 폴리오마 바이러스 그리고 vacuolating virus (SV40)에 의한 종양발생이 가장 광범위하게 연구되어 왔었으나, 이 중 유두종 바이러스의 경우에만 자연감염에 의한 종양, 즉 유두종 발생이 관찰된다.

유두종 바이러스는 인간, 개, 소, 토끼에서 각각 유두종을 발생시키는 바이러스가 서로 다르며, 이들은 종-특이성이 대단히 강한 바이러스들이다.

사람에게 유두종을 일으키는 인간 유두종 바이러스만 보더라도 유두종의 종류와 명칭이 다양(족척유두종: plantar warts, 단순우종: common warts, 편평우종: flat warts, 첨규콘딜롬: condyloma acuminatum, 후두유두종: laryngeal papilloma, 생식기 유두종: genital warts)한 만큼 그 원인이 되는 인간 유두종 바이러스(human papilloma virus, HPV)의 형도 대단히 많아서 현재까지 약 120개의 아형 정도가 분리 · 동정되었다.

이들 인간 유두종 바이러스 감염으로 야기되는 생식기 유두종의 환자 발생수가 요즘 들어 급격히 증가하고 있으며 수많은 인간 유두종 바이러스의 형 중에서 특정형들이 인간의 자궁경부암과의 연관성으로 크게 주목을 받게 되면서 인간 종양조직세포 내에 존재하는 인간 유두종 바이러스 DNA의 상태와 종양발생 유전자성분에 관한 분자생물학적 연구가 활발히 진행되고 있다.

폴리오마 바이러스와 SV40은 실험동물에 접종하면 강력하게 종양발생능을 나타내는 바이러스들이며 이들 바이러스에 의한 세포전환의 기전과 분자생물학에 관해서는 대단히 많은 것이 알려져 있다.

이들 바이러스에 의한 세포전환에서 보면 초기부터 나타나는 T 항원이 바로 세포전환과 종양발생에 관여하는 물질임이 밝혀져 있으며 요즘에도 이들 T 항원에 관해서 생체 내 종양발생 시의 유전자 표현과 통제, 원형-종양유전자(protooncogene) 산물과의 합동작용 등 중요한 연구가 지속되고 있다.

2) RNA 종양 바이러스 또는 레트로 바이러스

1911년에 미국의 Rous가 발견한 닭의 라우스 육종 바이러스(Rous sarcoma virus, RSV)가 첫 번째로 발견된 RNA 종양바이러스이며 이 뒤에 많은 종류의 RNA 종양바이러스가 분리동정되었다.

이들 레트로바이러스는 크기가 100 nm 정도이며 외피(envelope)를 지닌 비리온으로 핵심은 20면체이다. 바이러스의 핵산은 단일가닥 RNA이며 비리온입자에는 특징적인 역전사효소가 존재하며 이 효소의 작용으로 세포질내에서 바이러스의 핵산인 단일가닥 RNA가 이중가닥 DNA로 바뀌어지고 세포염색체 내로 삽입이 가능해지고 그로서 유전자 표현이 제대로 진행되기 때문에 이들 바이러스를 레트로바이러스로 호칭하게 됐다.

여러 레트로 바이러스에 관해서 배양세포 내에서의 증식과 세포전환을 분석해 보면, ① 라우스 육종바이러스처럼 증식과 세포전환을 다 같이 일으킬 수 있는 바이러스 ② 조류백혈병바이러스(avian leukemia virus, ALV)와 마우스백혈병 바이러스(murine leukemia virus, MLV)처럼 세포 내 증식은 활발하지만 세포전환은 일으키지 못하는 바이러스 ③ 세포전환은 가능하지만 혼자 힘으로는 증식할 수 없는 바이러스(조류 골수모세포종 바이러스; avian myeloblastosis virus, 조류 적아구증 바이러스; avian erythroblastosis virus)로 구분된다.

라우스 육종 바이러스는 그 게놈의 염기총수가 약 10,000개이며 게놈의 처음과 끝부분은 말단 중복부위와 촉진유전자가 위치해 있는 LTR이 자리하며 그 중간에 네 개의 유전자, 즉 캡시드(capsid) 단백질을 규정하는 gag 유전자, RNA 중합효소(역전사효소)를 규정하는 pol 유전자, 외피(envelope)의 페플로머를 이루는 당단백질을 규정하는 env 유전자 그리고 세포전환단백질을 규정하는 src 유전자가 존재한다.

이들 네 개 유전자 중 gag, pol 및 env 유전자는 조류 백혈병 바이러스나 마우스 백혈병 바이러스가 게놈에 있는 것과 거의 동일한 것으로, 이는 바로 레트로 바이러스가 세포 내 증식에 소요되는 필수 유전자들이다. 이 라우스 육종바이러스에서 확인된 src 유전자처럼 레트로 바이러스의 게놈 속에 존재하며 그 유전자 표현으로 세포전환이나 종양발생을 야기하는 유전자를 바이러스 종양유전자라고 명명하는 것은 이미 전술한 바와 같다. 현재까지 여러 바이러스 종양유전자가 발견되었으며 그중 대표적인 것을 보면 표 7-1에 제시된 바와 같다.

표 7-1. 바이러스 종양유전자(viral oncogenes)

종양 유전자	바이러스	종양의 종류	동물	단백질 산물	세포성 원형 - 종양유전자
v-src	Rous sarcoma virus, B77 ASV	육종	닭	pp60$^{v\text{-}src}$	*pp60*$^{c\text{-}src}$
v-myb	Avian myeloblastosis virus (AMV)	백혈병	닭	p45$^{v\text{-}myb}$	*p75*$^{c\text{-}myb}$
v-myc	Avian myelocytomatosis virus (MC29)	암육종, 백혈병	닭	p110$^{v\text{-}gas\text{-}myc}$	*c-myc*
b-erb-B	Avian erythroblastosis virus (AEV)	백혈병 육종		p45$^{v\text{-}erb\text{-}B}$	*c-erb*
v-fps	Fujinami sarcoma virus (FSV)	육종	닭	pp140$^{v\text{-}gag\text{-}fps}$	*p98*$^{c\text{-}fps}$
v-mos	Moloney murine sarcoma virus (Mo−MSV)	육종	마우스	p37$^{v\text{-}mos}$	*c-mos*
v-ras	Kirsten murine sarcoma virus Harvey murine sarcoma virus	육종 백혈병	백서 백서	pp21$^{v\text{-}ras}$	*pp21*$^{c\text{-}ras}$
v-abl	Abelson murine leukemia virus	백혈병	마우스	pp120$^{v\text{-}gag\text{-}abl}$	*pp150*$^{c\text{-}abl}$
v-fes	Feline sarcoma virus (FeSV)	육종	고양이	pp85$^{v\text{-}gag\text{-}fes}$	*pp92*$^{c\text{-}fes}$
v-sis	Simian sarcoma virus	육종	털원숭이	p28$^{v\text{-}sts}$	*c-sis*

*p : 폴리펩티드, pp : 인단백질

여기서 세포전환을 일으키는 레트로 바이러스와 세포전환능력이 없는 레트로 바이러스 사이에 그 게놈과 유전자 간에 나타난 차이가 규명되어 있다. 즉 레트로 바이러스 중에서 배양세포에서 증식도 잘하고 세포전환도 잘 일으키는 라우스 육종 바이러스 게놈의 유전자 배치를 다른 여러 레트로 바이러스와 비교한 결과 대단히 흥미로운 사실들이 밝혀지게 되었다.

우선 조류 백혈병 바이러스와 마우스 백혈병 바이러스는 세포배양에서 활발한 증식은 하지만, 세포전환은 못 일으키는데 이들 바이러스의 게놈을 라우스 육종 바이러스의 게놈(세포배양에서 증식도 잘하고 세포전환도 잘 일으키는)과 비교해 보면 *gag, pol* 및 *env* 유전자는 양자간에 거의 동일하게 자리잡고 있는데 반하여 세포전환이나 종양형성의 열쇠인 종양유전자(v-src)가 라우스 육종 바이러스에는 있으나 조류 백혈병 바이러스나 마우스 백혈병 바이러스에는 없다는 것이 분명하게 되었다.

이어 다른 레트로 바이러스의 게놈 분석이 진행됨으로서 지금까지 밝혀진 바에 의하면 거의 모든 종양발생능을 지닌 레트로 바이러스의 게놈에는 종양유전자가 위치하지만 레트로

바이러스의 증식에 소요되는 *gag, pol* 및 *env* 유전자들은 그중 일부만이 있거나 있더라도 불완전유전자의 상태로 존재한다는 것이 밝혀지게 되었다.

4. 전암유전자(Protooncogene)

레트로 바이러스의 게놈에 존재하는 바이러스 종양유전자에 관한 연구가 진행되면서 다음과 같은 놀라운 사실이 밝혀지게 되었다. 즉 척추동물의 정상세포에는 그 염색체 속에 바이러스 종양유전자와 상동인 뉴클레오티드 배열을 갖는 유전자 구조가 존재하고 있다는 것이다. 예를 들면, 라우스 육종 바이러스 게놈에는 v-src가 바이러스 종양유전자로서 존재하고 있는 데 비해서 척추동물의 정상세포 염색체 속에도 그와 상동하는 뉴클레오티드 배열을 가진 유전자구조가 존재하는 것이다. 이렇듯 정상세포의 염색체내에 존재하고 바이러스 종양유전자와 상동하는 뉴클레오티드 배열을 갖는 유전자를 전암유전자(protooncogene) 또는 세포종양유전자(cellular oncogene)라고 호칭한다.

라우스 육종 바이러스에 존재하는 v-src 유전자는 단일가닥 RNA이지만 정상세포에 있는 원형-종양유전자인 c-src는 이중가닥 DNA이며 그 유전자 배열이 인트론(intron)과 엑손(exon)이 혼재하는 상태이다. 척추동물의 정상세포에서 염색체상에 원형-종양유전자가 존재한다는 것이 밝혀짐으로써 Temin이 제창했던 원형-바이러스 학설(proto-virus hypothesis)이 실질적으로 입증된 셈이 되었다. 그로 인해 레트로 바이러스에 의한 세포전환이나 종양형성에 대한 분자생물학적 기전의 이해가 크게 진전을 보게 되었다.

이런 전암유전자는 다른 원인으로 활성화되지 않는 한 정상세포의 증식과 분화와 밀접하게 연관되어 있는 것이다. 그러나 전암유전자가 ① 부분적 돌연변이(point mutation) : 원형-종양유전자에 점돌연변이가 생기면서 원형-종양유전자의 활성화가 일어나던지 ② 특정 유전자의 증폭(specific gene amplification) : 원형-종양유전자 옆에 바이러스의 DNA가 끼어든 후에 바이러스 유전물질의 복제과정 중, 종양유전자가 함께 복제되던지 ③ 염색체의 전좌(chromosomal translocation) : 염색체의 전좌 현상으로서 어느 한 원형-종양유전자가 활성화된다던지 ④ 부분적 DNA 재배열(local DNA rearrangement) : 레트로바이러스의 게놈속으로 색체를 옮겨가게 되면 세포전환이 일어나거나 종양이 형성되는 것이다.

5. 인간 및 동물 종양유전자(Human & animal oncogenes)

최근 사람에서 발생한 몇 가지 고형 종양(solid tumors)세포에서 추출한 핵산 중에서 감염(transfection)에 의하여 시험관 내에 배양된 특수세포를 세포전환시킬 수 있는 DNA 분획이 분리되었으며 이를 인간종양유전자라고 명명하게 되었다. 더욱이 놀라운 것은 이 인간종양유전자들의 염기서열이 흰쥐에 육종을 일으키는 바이러스 종양 유전자인 v-ras와 대단히 유사하다는 것이 밝혀진 것이다.

여기서 한걸음 더 나아가서 바이러스 종양유전자와, 그에 상동하는 전암유전자 간의 관계와 비슷하게 사람의 고형 종양세포로부터 분리된 인간종양유전자에 대하여 상동체인 원형-종양유전자가 정상세포 염색체상에 존재함이 증명되었다. 뿐만 아니라 종양세포에 존재하는 인간종양유전자와 정상세포에 존재하는 전암유전자의 염기배열을 비교했더니 방광암의 경우 쌍염기 하나가 서로 틀리는 것밖에는 상호간에 차이점이 없었다. 이로써 정상세포 염색체 내에 존재하였던 전암유전자의 쌍염기배열에 점 돌연변이가 일어나서 그 유전자 표현으로 생산되었던 단백질에서 특정 아미노산 한 개가 대체된 비정상단백질이 만들어지게 되고 그 단백질이 바로 전환단백질의 역할을 담당하는 것으로 의견이 모아지고 있다.

종양유전자의 해로 공인되는 1982년에 보고된 바, 인간 방광암 조직으로부터 바이러스 종양유전자인 v-ras와 대단히 유사한 DNA 성분이 분리 · 동정되면서 인간종양유전자가 그 모습을 드러내게 되어 학계에 커다란 관심사가 되어왔다. 그러나 요즘에는 이와 같은 방면의 일들은 그리 많지 않으며 그 대신 현재까지 분리 · 동정된 약 50종에 이르는 종양유전자 및 원형-종양유전자에 관하여 정상세포의 성장, 분열증식, 분화 등에 미치는 영향에 관한 분자생물학적 연구가 활발하게 진행되고 있다.

동물에 대한 종양바이러스는 많이 발견되었지만 사람에 대한 악성종양에 관해서는 다음의 것들이 있다.

① EBV와 Burkitt 림프종이나 상후두암과의 관련성

② 단순헤르페스 2형이 인간자궁경부암에서 많이 분리되며 항체가도 높다.

③ 인간고형종양의 세포나 혈장에서의 C형 입자의 발견

④ 유방암 환자의 유즙에서 B형 입자의 발견

⑤ ALT 바이러스와 성인 T 세포 백혈병

⑥ 인간 유두암 바이러스와 자궁경부암

바이러스의 발암기전에 대해서는 각종 연구가 진행되고 있지만 인간의 암에 관해서는 실험 불가능함으로 분석이 곤란한 형편이다.

종양 바이러스 핵심정리

- 종양 바이러스 : 동물에서 종양 또는 암을 일으키거나, 시험관 내 배양된 조직세포에 접종하였을 때 세포전환을 일으킬 수 있는 바이러스
- 종양유전자 : 종양세포에서 높은 수준으로 발현되는 유전자
- 종양 바이러스 감염에 의한 돌연변이
  ① 부분적 돌연변이
  ② 특정 유전자의 증폭
  ③ 염색체의 전좌,
  ④ 부분적 DNA 재배열
  ⑤ 삽입 돌연변이
- DNA 종양 바이러스 : 파포바 바이러스과, 아데노 바이러스, 헤르페스 바이러스, B형 간염 바이러스, 폭스 바이러스과
- RNA 종양 바이러스 : 레트로 바이러스
- 역전사 효소 : 단일가닥 RNA가 이중가닥 DNA로 바뀌어 세포 염색체 내로 삽입 가능
- 세포전환 : 시험관 내 배양된 정상세포에 종양 바이러스를 접종하거나, 종양 바이러스로부터 추출한 전염성 핵산을 감염시키면, 세포의 형태와 증식 양상이 변화
- 전암유전자 : 정상세포의 염색체 내에 존재하고 바이러스 종양유전자와 상동하는 뉴클레오티드 배열을 갖는 유전자

Chapter 08 지발형 바이러스

지발형 바이러스 감염증은 수개월에서 수년의 매우 긴 잠복기를 가지고 있으며 일단 발병하면 아급성으로 진행되어 죽음에 이르는 질병이다. 감염원이 이미 알려진 바이러스인지 원인체 불명의 병원체인지에 따라서 통상 지발 바이러스와 비통상 지발 바이러스로 구분한다.

통상 지발 바이러스는 거의 알려진 바이러스의 지속성 감염을 원인으로 발병하는 질환으로 홍역 바이러스에 의한 아급성 경화성 범뇌염(Subacute sclerosing panencephalitis, SSPE)과 JC 바이러스에 의한 진행성 다초점 백질뇌병증(Progressive multifocal leukoence-phalopathy, PML) 등이 속한다. 비통상 지발 바이러스는 질병의 전파가 가능하고, 세균 여과기를 여과하여도 감염성을 제거할 수 없다는 점에서는 바이러스가 병원체일 가능성도 있으나, 현재까지 바이러스 입자의 확인이 불가하므로 바이러스와는 다른 병원체일 가능성이 있다. 프리온(Prion)과 유사한 원인 불명의 단백질 등이 원인이 되는 쿠루(Kuru), 크로이츠펠트-야콥병(Creutzfeldt-Jacob Disease, CJD) 등이 이에 속한다.

1. 통상 지발형 바이러스

1) 아급성 경화성 범뇌염(subacute sclerosing panencephalitis, SSPE)

전 세계적으로 발병하고 있으며 여러 나라에서 보고되고 있지만 우리나라에서는 보고된 예가 없다. 감염원은 파라믹소 바이러스에 속하는 홍역과 같으며 전파 양식도 홍역과 유사하다. 감염환자의 뇌에서 홍역 바이러스가 분리되고 있다. 잠복기는 0~16년으로 다양하나 일반적으로 6년이 가장 많으며 환자에게서 일반인으로 전염은 아직 보고된 예가 없다. 대부분 2세 이전에 홍역에 이환된 경력을 가진 소아에게서 서서히 발생되지만 발병에 대한 숙주요인에 대한 관련성은 밝혀진 것이 없다. 홍역 백신 접종을 하지 않은 경우에 발병 빈도가 매우 높다.

발병증상으로는 학업성적의 부진, 인격변화, 이상행동 등이 있으며 이후 근경련증, 경련, 운동실조,

지능 저하로 진행되고 급기야 의식장애 상태로 2~3년 내에 사망에 이르게 된다. 전신관리가 양호한 경우 10년 이상 생존한 환자도 보고된 예가 있다. 이 질병의 치료법은 알려지지 않았지만 홍역 예방접종을 통한 발병률은 감소시킬 수 있다.

2) 진행성 다초점 백질뇌병증(Progressive multifocal leukoence-phalopathy, PML)

매우 드문 질환으로 우리나라에서는 아직 밝혀진 예가 없지만 AIDS 환자에게 나타나는 흔한 합병증의 하나로 밝혀지면서 관심을 받고 있다. 파포바 바이러스에 속하는 JC 바이러스, BK 바이러스가 환자 뇌에서 분리 · 동정되어 있다. 대부분의 성인은 JC 바이러스에 대한 혈청 HI 항체를 가지고 있지만 면역부전을 일으키는 기초질환이 있는 경우에는 뇌내에 감염이 확대되어 발병한다. 병리학적으로 탈척수를 특징으로 하며, 염증반응을 보이지 않고 전자현미경으로 바이러스 입자를 확인할 수 있다. 감염원은 소변으로 생각하며 경구감염에 의한 발병을 예상한다.

성인의 항체보유율이 높고 40~60세의 발병이 높기 때문에 수십 년의 잠복기가 있는 것으로 생각되나 젊은 사람의 발생 예도 있다. 면역기능 저하환자, 장기이식 후 면역억제제 투여환자, 만성림프성 백혈병, 악성 림프종, 결핵환자 등에 주로 발병하고, 최근에는 AIDS 환자에게 발병하는 예가 많다. 초기 증상은 불분명하고 건망증, 치매, 인격변화와 같은 정신장애, 신체 일부의 마비, 시야장애 등이 있다. 이후 언어장애, 운동실조, 감각장애, 간질, 인지불능 등 다양한 신경증상을 보이며 진행성의 경과를 거쳐 1년 이내에 사망하는 경우가 많다. 발병환자의 격리 등 특별한 조치는 필요없으며 질병의 유효한 치료법도 없다.

3) 아급성 단성 아데노 바이러스 뇌염(Subacute focal adeno virus encephalitis)

림프종의 기초질환에서 발증한 아급성 뇌염 환자의 뇌 내에서 아데노 바이러스 32형이 분리됨으로써 이 명칭으로 불리게 되었다. 아데노 바이러스는 인후부 조직에 잠복감염되어 있는 경우가 많으며 진행성 다초점 백질뇌병증과 마찬가지로 면역기능의 저하와 관련하여 유발된 것으로 생각된다.

2. 비통상 지발형 바이러스

1957년 미국의 칼턴 가이두섹(Gajdusek)에 의해 식인 습관이 있는 뉴기니아 고지대 원시부족(Fore 부족)에서 퇴행성 뇌질환인 Kuru가 보고된 후 이와 유사한 증상을 보이는 크로이츠펠트-야콥병(Creutzfeldt-Jacob Disease, CJD)이 사람에게서 발견되었다. 이들 질환의 병원체는 바이러스 감염으로 나타나는 여러 증상이 전혀 나타나지 않았으며, 세균여과기를 통과하고 감염 후 그 증상이 늦게 발병하므로 지발형 바이러스로 불렸다. 이후 이 병원체가 기존의 바이러스보다 매우 작은 단백질 분자임이 밝혀져 이를 “프리온(Prion, Proteinaceous infections particle)”으로 명명하였다. 1996년 영국에서 광우병의 원인체인 프리온 단백질의 화학구조가 크로이츠펠트-야콥병을 일으키는 원인 물질과 비슷하다는 연구결과가 발표되면서 전 세계에 충격을 주었다.

프리온을 만드는 사람의 유전자는 23개의 염색체 중 20번 염색체상에 존재하며 정상적인 뇌 조직에서 발현되어 프리온 단백질을 생산하는 것이 밝혀졌다. 또한 체내에서는 정상프리온과 이상프리온의 펩티드 배열이 똑같아서 면역반응을 진행하지 않는다.

1) 쿠루(Kuru)

동부 뉴기니아 고지대 'Fore' 부족에서만 발병한다. 이 질환의 전파는 동족이 죽으면 장례의식의 일환으로 시체를 나누어 먹는 관습 중 주로 환자의 뇌를 수프로 만들어 먹는 식인 관습과 연관이 있으며 이 풍습은 주로 성인여성과 소아에 의해 행해졌다. 이 병이 발견된 당시는 전 인구의 약 1%가 매년 발병하였으며 환자의 대부분은 성인 여성이었고 소아가 그 다음 순이었다. 1960년에 이 풍습은 폐지되었고 이후 이 병의 발병률은 현저히 줄어들었다. 1965년 가이두섹이 쿠루병 환자의 뇌조직을 침팬지의 뇌에 주입하여 해면성 뇌병증을 확인하여 지연성 바이러스에 의한 질환임을 규명하여 1976년 노벨 생리학상을 수상하게 되었다. 잠복기는 수년에서 20여 년이고 전염기간은 알 수 없다. 발병초기에는 잠에 취한 상태가 되어 음식물 섭취가 안 되어 영양실조나 감염증에 의하여 1~2년 이내에 거의 사망한다.

2) 크로이츠펠트-야콥병(Creutzfeldt-Jacob Disease, CJD)

변형 프리온 단백이 중추신경계에 축적되어 중추신경계의 변성을 유발함으로써 특정 신경학적 소견을 나타내는 질환으로 뇌가 스펀지처럼 물러지는 질병이다. 잠복기는 10~40년이다. 대부분의 환자는 감염의 전파경로를 알 수 없다. 진단에는 뇌파측정, 척수액검사, 두뇌 MRI 검사 등이 이용된다.

(1) 산발성 크로이츠펠트－야콥병(Sporadic Creutzfeldt－Jacob Disease, sCJD)

전체 크로이츠펠트-야콥병의 85%를 차지하고 환자의 연령층은 16~80세까지 다양하게 보고되지만 거의 대부분 55세 이상이며 남자보다 여자 비율이 높다. 질병 경과가 비교적 급속히 진행하는 치매로 환자의 약 90%가 6~12개월 이내에 사망한다. 초기에 감각 장애와 운동 장애, 치매 등의 증상을 보이다가 과다 수면, 구음 장애, 공포증, 심한 감정 변화, 불면증, 환각증, 간대성근경련(근육 수축 현상) 등으로 악화된다. 주된 증상은 기억력 감퇴, 인격 변화, 언어능력 저하, 시각장애, 균형장애, 수족의 감각장애 등이다.

(2) 변종 크로이츠펠트－야콥병(Variant Creutzfeldt－Jacob Disease, vCJD)

주로 젊은 연령층(20~30세)에서 발병한다. 산발성 크로이츠펠트-야콥병과 달리 초기에 우울증, 불안감, 초조감, 공격적 성향 등과 같은 정신 증상이 나타나서 지속된다. 확실한 신경학적 증상은 초기 증상 발생 후 평균 6개월 정도 후에 나타난다.

주된 증상은 팔, 다리의 감각이상과 빠르게 진행되는 운동실조 등이 있다. 말기 증상은 산발성 크로이츠펠트-야콥병과 유사하여 인지장애가 점차 진행하고 운동불능, 무언증의 상태가 되며 증상 발현 후 대부분 1~2년(평균 14개월) 이내에 사망한다. 흔히 "인간 광우병'으로 불리는 변종 크로이츠펠트-야콥병은 광우병이나 소 해면상뇌증(BSE)에 감염된 육류 섭취를 통해 감염되는 것으로 추정된다.

(3) 가족성 크로이츠펠트-야콥병(Familial Creutzfeldt-Jacob Disease, fCJD)

유전자의 특징적인 돌연변이에 의해 발생한다. 가족성 크로이츠펠트-야콥병은 질환명 그대로 가족력과 상관성이 큰 것으로 본다.

(4) 의인성 크로이츠펠트-야콥병(Iatrogenic Creutzfeldt-Jacob Disease, iCJD)

의인성 크로이츠펠트는 주로 오염된 뇌경막 등의 이식을 통해 감염된다. 사체에서 유래한 뇌하수체 호르몬 투여, 각막이식 등의 의인성 원인에 의해 전파된 예들도 보고되었다. 잠복기는 20년 이상이며 증상 발병 후 6~12개월 이내에 사망한다. 현재까지 우리나라는 뇌수술 과정에서 CJD에 감염된 환자가 2명 발생하였고 모두 사망하였다.

지발형 바이러스 핵심요약

- 지발형 바이러스 감염증 : 수개월에서 수년의 긴 잠복기, 일단 발병하면 아급성으로 진행되어 죽음에 이르는 질병
- 통상 지발형 바이러스 : 거의 알려진 바이러스의 지속성 감염을 원인으로 발병하는 질환
  아급성 경화성 범뇌염, 진행성 다초점 백질뇌병증 등
- 비통상 지발형 바이러스 : 현재까지 바이러스 입자의 확인이 불가, 바이러스와는 다른 병원체일 가능성이 있는 질환
  쿠루, 크로이츠펠트-야콥병 등
- 프리온 : 기존 바이러스보다 매우 작은 단백질 분자

Chapter 09 최근 신종 감염병 바이러스

1. 구제역 바이러스(Foot-and-mouth disease virus, FMDV)

1898년 독일의 F. Loeffler와 P. Frosch는 구제역에 감염된 동물의 혈액에서 세균여과기를 통과하는 여과성 병원체이자 동물 바이러스로, 구제역 바이러스를 처음 발견하였다. 구제역 바이러스는 소, 돼지, 양, 염소 및 사슴 등 발굽이 둘로 갈라진 동물(우제류)에 감염을 일으키는 구제역(foot-mouth disease)의 원인 바이러스로, 전염성이 매우 강하다. 입술, 혀, 잇몸, 코 또는 지간부 등에 물집이 생기며 체온이 급격히 상승되고 식욕이 저하되어 심하게 앓거나 어린 개체의 경우 폐사가 나타나는 질병이다(그림 9-1, 9-2, 9-3).

세계동물보건기구(OIE)에서 A급 가축 전염병으로 분류하였고, 국내에서도 제1종 가축전염병으로 지정하고 있다. 구제역은 세계 대부분의 지역에서 발생하며, 감염되는 동물의 종류와 개체수가 많고 전염성이 높기 때문에, 한동안 구제역이 발생하지 않던 곳에서도 발생할 수 있다.

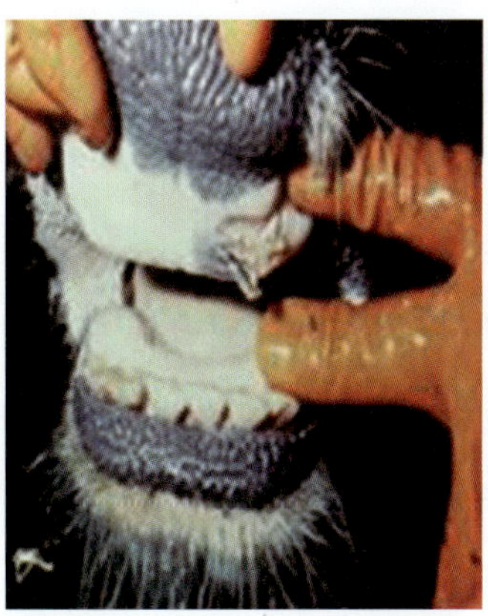
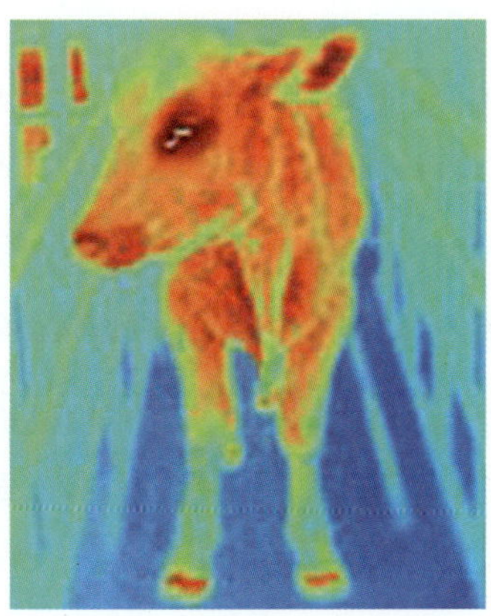
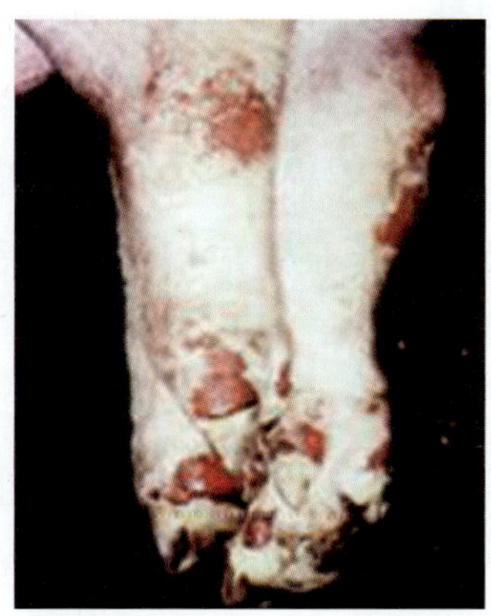

그림 9-1. 구제역에 감염된 소의 입술 주위 물집(좌) [출처 : USDA]
그림 9-2. 구제역에 의한 발열(Thermography 촬영)(중) [출처 : USDA]
그림 9-3. 구제역에 감염된 돼지의 발굽 병변(우) [출처 : USDA]

1) 병원체

구제역 바이러스는 직경이 약 25 nm 정도의 가장 작은 바이러스 중 하나로, 피코르나 바이러스과에 속한다. 단일가닥의 (+) RNA를 유전자로 가지고 있고, 캡시드는 정 20면체 형이며, 외피는 갖고 있지 않다. 또한 A, O, C, Asia1, SAT1, SAT2, SAT3 형으로 7개의 혈청형이 분류되며, 주요 혈청형은 다시 80여 가지의 아형으로 나뉜다. 바이러스의 생존기간은 온도, 습도, pH 및 자외선 등에 영향을 많이 받으며, 통상 물에서는 최대 50일, 흙 · 마대 · 건초 등에서는 환경조건에 따라서 26~200일, 혈액 등으로 오염된 나무나 금속 등에서는 최대 35일까지 생존한 기록이 보고되었다.

2) 임상증상

구제역 바이러스의 잠복기는 일반적으로 2~14일 정도이고, 이 바이러스에 감염된 소의 특징적인 증상은 체온상승(40~41℃), 식욕부진, 침울, 우유생산량의 급격한 감소 등이 나타난다. 발병 후 24시간 이내에 침을 심하게 흘리고, 혀와 잇몸, 입술 등에 물집이 생긴 것을 관찰할 수 있으며, 입맛 다시는 소리를 내기도 한다. 물집은 발굽의 사이와 제관부, 젖꼭지 등에서도 관찰되는데, 투명하고 터지면 붉은 반점이 생겨 2차 감염으로 발굽이 빠지거나 화농 및 궤양이 생긴다. 또한, 구제역 바이러스에 감염된 6개월 미만의 송아지는 심근염에 의해 죽는 경우가 있는데, 이 경우 심근에 나타나는 특징적인 병변을 호반심(tiger heart)이라고 하며, 임신한 소는 유산되기도 한다. 감염된 소들은 1주 이상 거의 먹지 못하고 절뚝거리며 유방염, 산유량 격감 등의 경제적 피해가 발생하며, 특히 젖소에서는 착유량이 50% 정도 감소한다. 구제역 바이러스에 감염된 돼지의 경우, 절거나 기립하지 못하고 잘 움직이지 않으며 사료섭취가 부진한 것이 관찰된다. 콧등, 혀, 젖꼭지, 발굽과 피부가 접히는 부위 등에 물집이 생기기도 하며, 물집이 터져 피부가 벗겨진 자리에 2차 감염이 일어나 발굽이 빠지기도 한다. 입 주변의 물집 형성은 소의 경우처럼 전형적이지는 않으나, 콧등에는 큰 물집이 형성되며 쉽게 터지는 경우가 있다.

3) 역학

감염은 일반적으로 감염된 동물의 이동에 의해 이루어진다. 감염동물의 수포액이나 콧물, 침, 유즙, 정액, 호흡 및 분변 등의 접촉이 감염 경로가 되며 감염 동물 유래의 축산물에 의한 전파도 가능하다. 또한 감염된 동물과 접촉하거나 오염된 지역을 출입한 사람과 차량 그리고 이와 관련된 의복, 사료, 물, 기구 등을 통해서도 전파가 일어난다. 공기를 통한 전파의 경우 육지에서는 50 km, 바다를 통해서는 250 km 이상까지 전파된 보고가 있다. 특히, 감염 가축은 구제역 증상을 나타내기 전에도 이미 바이러스를 배출하기 시작하면서 질병을 전파할 수 있으므로 특별한 주의가 필요하다. 유럽, 인도, 태국 등 동남아, 중국, 남미, 남아프리카 등의 나라에서 발생하고 있으며 미국, 호주, 뉴질랜드 등에서는 현재 발생하고 있지 않다.

우리나라는 1934년 이후로 청정국이 유지되다가 2000년, 2002년과 2010년 PanAsia O1형(일부 A형)

이 발생해 막대한 피해를 주었다. 2000년 3월 파주의 젖소농가에서 발생하여 링백신(또는 Zone 백신) 및 살처분 정책을 실시하여 박멸하였고, 2002년 5월에는 안성 양돈농가에서 구제역이 발생하여 살처분 정책으로 박멸하였다. 이후 2010년 겨울 구제역이 발생하여 2011년 초까지 농가에 막대한 피해를 입혔다. 2010년 구제역으로 인한 가축 매몰 두수는 2011년 4월 12일 기준으로 6,238농가, 347만 9,866마리이며, 돼지의 경우에는 2,103 농가가 매몰을 하였으며 매몰 마리 수는 331만 8,202마리로 가축 중 가장 많은 수였다. 구제역 관련 재정지출 예상액은 2010년 11월에서 2011년 5월까지 7개월 간 3조 1,759억 원에 달했다. 농가의 큰 피해를 끼칠 뿐만 아니라 국가 경제에도 큰 영향을 끼치는 질병인 만큼 각별한 주의가 필요하다.

4) 예방 및 관리

구제역 의심증상이 발견되면, 즉시 시 · 군 · 구청 또는 농림축산검역본부에 반드시 신고하여 질병의 확산을 차단해야 한다. 구제역의 치료방법은 없으며, 과거 청정국 유지를 위해서 국내에서는 살처분 정책을 사용하다가 백신접종으로 정책을 전환했다. 구제역 백신의 경우 40일과 60일 전후로 2회 접종이 실시된다. 국내 구제역 발생은 주로 구제역 발생국에서 입국한 경우에 발생하였으며, 축산관계자의 경우 반드시 입국 시 검역절차를 따라 입국장에서 소독을 실시하고 있다.

구제역의 국내유입을 막기 위해 구제역 발생국으로의 여행을 자제하고, 방문한 경우 국내농가 방문은 1~2주 이상 자제하여야 한다. 구제역의 효과적인 소독을 위해서 농림축산검역본부의 권장 소독제로 표시된 희석배율을 지켜 사용해야 하며, 두 가지 소독제를 병용해서 사용할 때는 주의해야 한다.

5) 실험실 진단

항원진단법으로는 수포액, 수포형성 상피세포 또는 인후부 부위 채취액 등을 검사시료로 하여 세포배양을 이용한 구제역 바이러스의 분리, 중합효소연쇄반응(PCR)법을 이용한 구제역 바이러스 특이 유전자 검출방법 및 항원검출용 보체결합 반응 또는 ELISA 검사법 등을 이용하여 구제역 바이러스를 검출하는 방법 등이 주로 이용된다. 또한, 항체진단법은 혈액을 채취하여 혈청 내 구제역 바이러스의 항체 형성 여부를 검출하는 항체검사용 ELISA 검사법 등이 주로 이용된다. 현재 국내에서는 PCR법 및 ELISA 검사법이 구제역의 진단에 활용되고 있다.

2. 소해면상뇌증(광우병)(Bovine spongiform encephalopathy, BSE)

소해면상뇌증이란 전염성해면상뇌증(Transmissible Spongiform Encephalopathy, TSE)의 일종으로 소에서 발생하는 만성 신경성 질병으로 일명 광우병 또는 프리온 질병(Prion Diseases)으로 불린다. 이 질병은 변형 프리온 단백질 감염에 의한 신경세포의 공포변성과 중추신경조직의 해면상 변화가 특징으로 2~5년의 다양하고 긴 잠복기와 불안, 보행장애, 기립불능, 전신마비 등 임상증상을 보이다가 결국은 100% 폐사하는 치명적인 만성 진행성 질병이다(그림 9-4, 9-5).

소해면상뇌증은 국제수역사무국(OIE)에서 B급 질병으로 분류하며, 국내에서는 소해면상뇌증과 스크래피가 제2종 가축전염병으로 지정되어 있다.

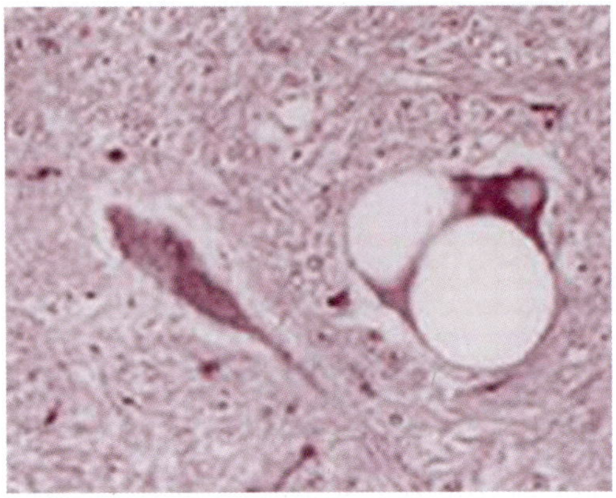

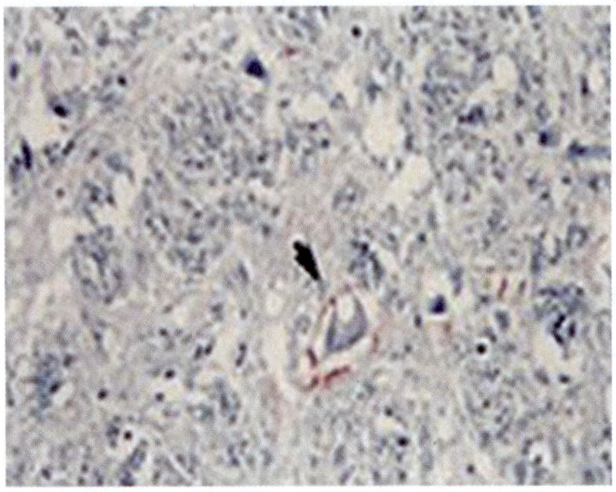

그림 9-4. BSE 감염 소 뇌 조직 병변(좌) [출처 : 농림축산검역본부]
그림 9-5. BSE 감염 소 뇌 조직 내에 변형 프리온 검사(우) [출처 : 농림축산검역본부]

1) 병원체

소해면상뇌증의 병인체에 대해서는 여러 학설이 있지만 변형 프리온 단백질(PrPsc 또는 PrPres)이라 여겨지고 있다. 프리온은 분자생물학적으로 정상신경세포막에 존재하는 당단백질로 정상 프리온 단백질(PrPc)은 α-helix 구조가 많고 β-sheet 구조가 적으나 변형 프리온(PrPsc)은 α-helix 구조가 β-sheet 구조로 변형된 것이 특징이다. 변형 프리온은 단백분해효소(proteinase)에 분해되지 않고 열, 자외선, 화학물질에 강한 저항성을 갖고 있으며, 133℃ 20분, 2% 차아염소산나트륨(sodium hypochlorite), 2N 가성소다(sodium hydroxide)에 감염력이 불활성화된다.

2) 임상증상

감염된 소는 축사입구나 착유장 등 좁은 문을 통해 들어가기를 꺼려하고 착유 중 뒷발로 차는 등 외부자극에 민감하며 침울하고 매우 불안한 상태를 보인다. 이 병이 진행되면 투명한 침을 많이 흘리며, 이를 갈기도 한다. 또한, 스크래피만큼 뚜렷하지는 않지만 가려움증을 보이며 자그마한 소리에도 매우 민감하게 반응한다. 제대로 서 있지 못하고, 뒷다리를 절고 잘 넘어지며, 심한 경우 후지마비 증상을 보이다가 기립불능상태가 되어 결국 폐사하게 된다.

3) 역학

소해면상뇌증(BSE)의 경우 현재까지 밝혀진 전파방법은 스크래피에 걸린 면양이나 소해면상뇌증에 감염된 소의 육골분 등이 함유된 사료를 섭취함으로써 감염이 이루어진 것으로 보고되었고, 접촉감염은 일어나지 않으며 수직전파 가능성은 매우 낮지만 정확한 것은 밝혀져 있지 않다. 1985년 영국에서 처음 발생 보고되었으며, 유럽과 일본 등에서 발생하고 있으나, 국내에서는 아직 발생 보고가 없다.

4) 예방 및 관리

현재 국내에는 소해면상뇌증이 발생하고 있지 않으므로 국내에 이 질병이 유입되지 않도록 하는 것이 최선의 방역대책이다. 철저한 검역을 통하여 소해면상뇌증 발생국산 반추류 동물이나 그 생산물(우유 및 유제품, 원피 제외)이 수입되지 않도록 해야 한다. 국내에 소해면상뇌증으로 의심되는 임상증상이 나타나는 의사환축 발생시에는 방역기관에 즉시 신고하여 최단 시간 내에 정밀진단이 이뤄져야 하며, 조기에 색출하여 박멸함으로써 양축농가 및 축산업의 피해를 최소화하고 안전한 축산물을 국민에 공급하는 데 방역의 초점이 맞추어져야 한다.

5) 실험실 진단

소해면상뇌증의 정밀진단은 다른 미생물에 의한 전염성 질병과는 달리 원인체가 쉽게 분리되지 않으며, 현재까지 살아있는 상태에서 진단할 수 있는 혈청학적 진단방법이 개발되어 있지 않기 때문에 죽은 가축의 뇌 및 척수 신경조직의 정밀검사에 의해서만 진단이 가능하다. 현재 농림축산검역본부에서도 국제수역사무국(OIE)의 표준진단법으로 공인된 뇌조직을 검사하는 병리조직검사법, 면역조직화학염색법, 면역블로팅검사법, 전자현미경검사법을 기본으로 하여 정밀진단을 실시하고 있다.

최근 신종 감염병 바이러스 핵심정리

- **구제역 바이러스** : 소, 돼지, 양, 염소 및 사슴 등 발굽이 둘로 갈라진 동물에 감염을 일으키는 원인 바이러스
  입술, 혀, 잇몸, 코 등에 물집, 체온 급격히 상승, 식욕 저하 등
- **소해면상뇌증(광우병)** : 전염성해면상뇌증의 일종, 소에서 발생하는 만성 신경성 질병
  변형 프리온 단백질 감염에 의한 신경세포의 공포변성, 중추신경조직의 해면상 변화

핵/심/문/제

01. 아래의 바이러스 입자에 해당하는 바이러스는?

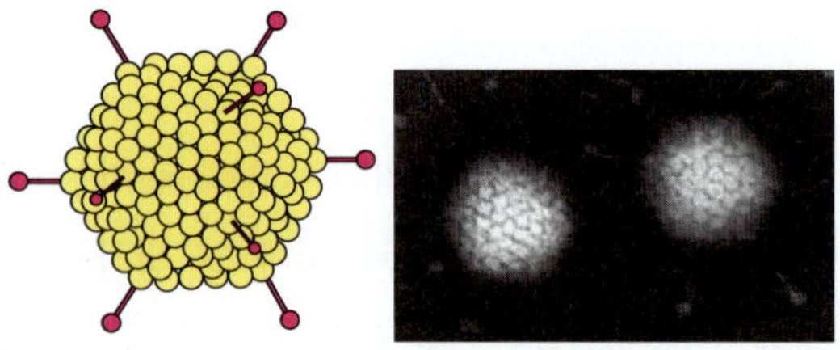

(　　　　　)

02. 겨울철 어린이 설사를 유발하는 바이러스는 로타 바이러스이다.

(○, ×)

03. Rotavirus는 외피비보유 RNA 바이러스로 신생아 설사 분변에서 검출된다.

(○, ×)

04. Rotavirus는 영유아의 장염 질환에서 주로 발견된다.

(○, ×)

05. 모체, 태아, 수직감염을 하는 바이러스 질환은 HIV이다.

(○, ×)

06. HIV는 정액과 혈액을 통해 감염이 되지 않는다.

(○, ×)

07. 무균성 수막염, 수족구병, 심근염을 유발하는 것은 콕사키 바이러스(Coxasackie A16)이다.

(○, ×)

08. HIV를 예방하기 위해서는 환경위생이 최우선이다.

(○, ×)

09. HIV는 DNA 역전사 바이러스이다.

(○, ×)

10. HIV는 주로 곤충이 매개하여 발병한다.

(○, ×)

11. 모기 매개 바이러스는 황열 바이러스가 해당된다.

(○, ×)

정답

1. 아데노 바이러스 2. ○ 3. ○ 4. ○ 5. ○ 6. × 7. ○ 8. × 9. × 10. ○ 11. ○

12. 일본뇌염은 모기가 매개한다.

(○, ×)

13. 플라비비리대(Flaviviridae) 과에 해당하는 바이러스는 일본뇌염(Japanese encephalitis)이다.

(○, ×)

14. Herpes 바이러스는 수두를 유발한다.

(○, ×)

15. 일본뇌염 바이러스를 진단하기 위해서는 요검사를 통해 진단한다.

(○, ×)

16. 한탄 바이러스는 벼룩이 운반체이다.

(○, ×)

17. 선천성 이상을 보이는 바이러스성 질환은 풍진이 해당된다.

(○, ×)

18. 절지동물의 매개 바이러스는 풍진이다.

(○, ×)

19. 홍역은 pox 바이러스가 유발한다.

(○, ×)

20. 홍역은 RNA 바이러스로 파라믹소 바이러스과(Paramyxoviridae)에 해당하며 코플릭 반점(Koplik spot)이 구강에 보이는 것이 특징이다.

(○, ×)

21. Hantan virus는 신증후출혈열을 유발한다.

(○, ×)

22. H5N1은 avian influenza virus이다.

(○, ×)

23. 외피 비보유 DNA 바이러스로 하절기 풀장에서 결막염, 인두결막염을 유발한 바이러스는?

(   )

24. 유전성 결막염을 유발하는 DNA 바이러스는 아데노 바이러스(Adenovirus)이다.

(○, ×)

25. ( )는 결막염을 유발, 정20면, 캡시드 껍질에 12개의 돌기가 돌출되어있다.

(   )

정답

12. ○ 13. ○ 14. × 15. × 16. ○ 17. ○ 18. × 19. × 20. ○ 21. ○ 22. ○ 23. ○ 24. ○
25. Adenovirus

26. 랍도 바이러스는 일명 탄환 모양을 보인다.

(○, ×) 해답 ○

27. 세포질 내에서 증식하며 특유의 봉입체, 즉 네그리소체(Negri body)를 형성하며 라싸 바이러스(Lyssavirus) 속에 해당하는 바이러스는?

(　　　　　)

28. 자궁경부암을 유발하는 바이러스는?

(　　　　　)

29. 구순포진 바이러스 HSV-1이다.

(○, ×)

30. Herpes virus는 구순포진, 생식기포진을 유발한다.

(○, ×)

31. HPV(인유두종 바이러스)는 자궁경부암의 중요한 원인 인자로 악성빈도가 높다.

(○, ×)

32. 파포바 바이러스과(Papovaviridae family)에 속하는 이중가닥상 DNA 바이러스는 HPV 이다.

(○, ×)

33. 고위험군(high-risk group)인 발암성 인유두종 바이러스가 자궁경부암과 연관성이 높으며, 발암성 인유두종 바이러스 중 16, 18번이 가장 중요하고 전 세계적으로 70% 이상의 자궁경부암에서 발견된다.

(○, ×)

34. Papilloma(유두종) virus는 사마귀를 형성한다.

(○, ×)

35. 전염성해면상뇌증의 비정상 프리온은 핵산을 갖지 않는 단백질이다.

(○, ×)

36. 프리온(prion)은 핵산 검출이 불가능한 단백질 입자이다.

(○, ×)

37. A형과 E형 간염 바이러스는 주로 경구감염이다.

(○, ×)

정답

26. ○ 27. 광견병 바이러스 28. HPV 29. ○ 30. ○ 31. ○ 32. ○ 33. ○ 34. ○ 35. ○ 36. ○ 37. ○

38. B형간염 항체 측정시 PHA법(Passive hemagglutination test, 수동적혈구응집시험)을 사용한다.

(○, ×)

39. B형간염 바이러스 입자의 중심 부분을 HBs 항원이라고 한다.

(○, ×)

40. A형간염 바이러스(hepatitis A virus)는 유행성이고, B형간염 바이러스(hepatitis B virus) 혈청감염 바이러스이다.

(○, ×)

41. B형간염 바이러스는 DNA 바이러스이고, A형간염 바이러스는 RNA 바이러스이다.

(○, ×)

42. non-A, non-B간염은 최근 수혈 후 간염으로 문제가 되는 간염이다.

(○, ×)

43. Corona virus는 코감기를 유발한다.

(○, ×)

44. 아래 해당하는 바이러스는?

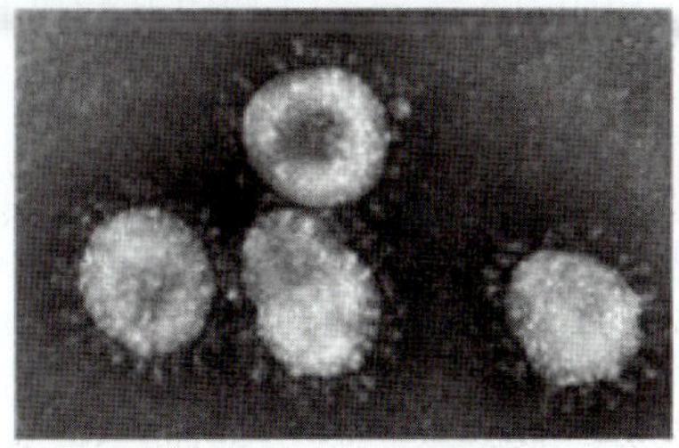

(　　　　　)

45. Rabies 바이러스는 외피보유 RNA 바이러스로 (　　)소체를 함유하며 발병하면 회복이 불가능한 광견병을 유발하는 것이 특징이다.

(　　　　　)

46. 아래의 바이러스 입자 모식도 중 A에 해당하는 것은?

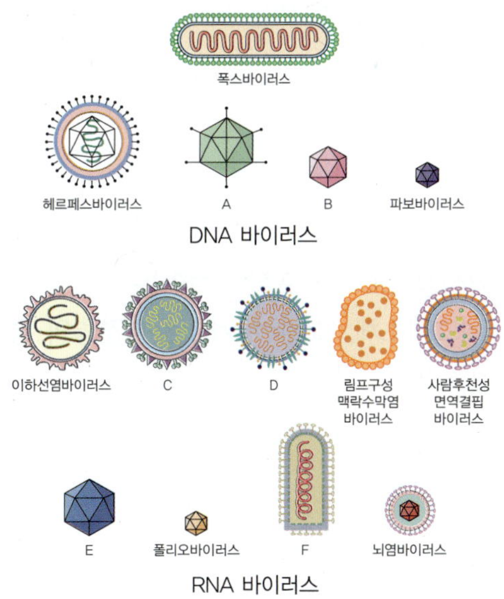

(　　　　　)

정답
38. × 39. × 40. ○ 41. ○ 42. ○ 43. ○ 44. 코로나 바이러스 45. 네그리
46. 아데노 바이러스(adeno virus)

47. 태양의 corona를 닮은 표면 spike를 갖는 RNA 바이러스는 코로나 바이러스이다.

(○, ×)

48. 아래의 구조를 가진 바이러스는?

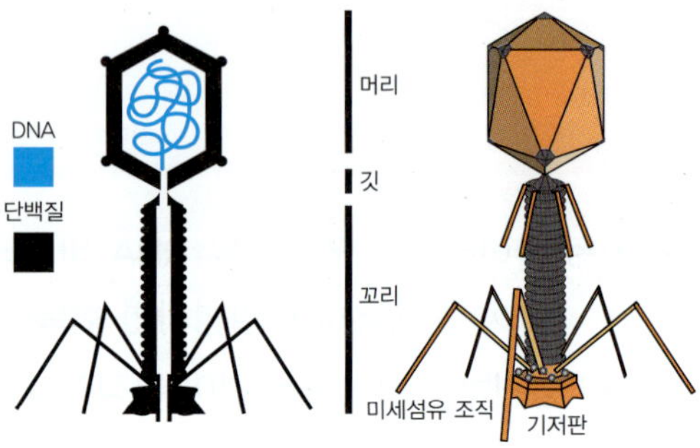

(   )

49. 부화계란 10～12일란 접종법에서 융모요막(chorioallantoic membrane, CAM)에 접종하여 발육시킬 수 있는 바이러스는 인플루엔자 바이러스이다.

(○, ×)

50. 뇌신경세포의 세포질에 보이는 호산성 봉입체(네그리소체, Negri body)는 광견병의 특성이다.

(○, ×)

51. 세포 내에서 바이러스가 증식하여 세포병변효과(CPE)가 보이면 융합체인 다핵거대세포(syncytial multinucleated giant cells) 관찰이 예상된다.

(○, ×)

52. HIV는 혈액 매개, 성기분비물로 감염되나 정액이나 모유 등의 분비액에는 감염되지 않는다.

(○, ×)

53. Buckitt 림프종은 E-B virus가 유발한다.

(○, ×)

54. Retro virus는 단일가닥 RNA 바이러스 게놈을 이중가닥 DNA 바이러스 게놈으로 바꾸는 역전사 효소(reverse transcriptase)를 갖는다.

(○, ×)

55. 아래와 같은 바이러스 입자를 갖는 것은?

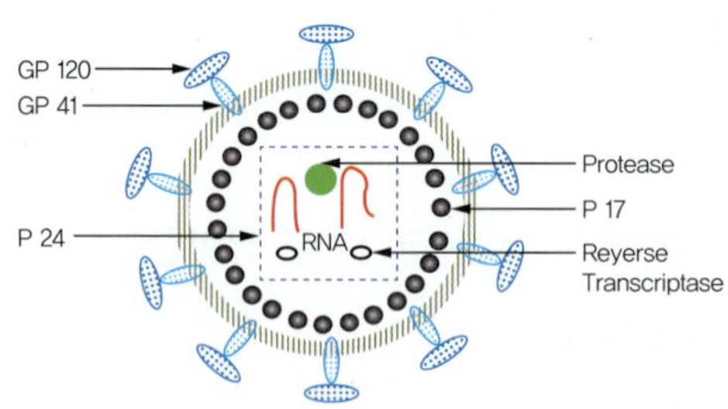

(   )

정답

47. ○ 48. 박테리오파지 49. ○ 50. ○ 51. ○ 52. ○ 53. ○ 54. ○ 55. HIV

56. Retro virus는 역전사효소를 갖는다.

(○, ×)

57. HBe Ag은 활동성 감염을 의미한다.

(○, ×)

58. CMV는 거대세포봉입체를 가지며 장기이식 환자의 전신성 감염을 유발하며 OWL'S eye 봉입체를 형성한다.

(○, ×)

59. [ ] 에 해당하는 것은?

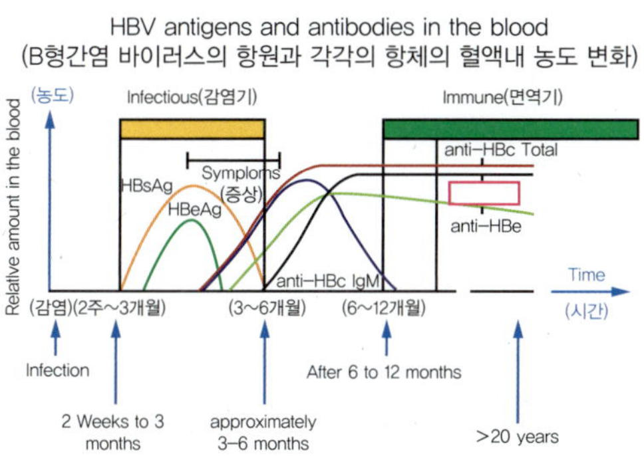

( )

60. HSV type I은 구내염을 유발하며 vero cell을 이용해 배양한다.

(○, ×)

61. VZV는 어린이에게는 수두, 성인에게는 대상 포진을 유발한다.

(○, ×)

62. EBV는 전염성 단핵구증, 악성림프종을 유발한다.

(○, ×)

63. 급성발열동반, 두통, 요통, 전신통증, 콧물, 인후통을 유발하는 바이러스는 인플루엔자 바이러스이다.

(○, ×)

64. 가벼운 코감기를 유발하며 호흡기 비말로 전파되는 바이러스는?

( )

65. [ ] 에 해당하는 것은?

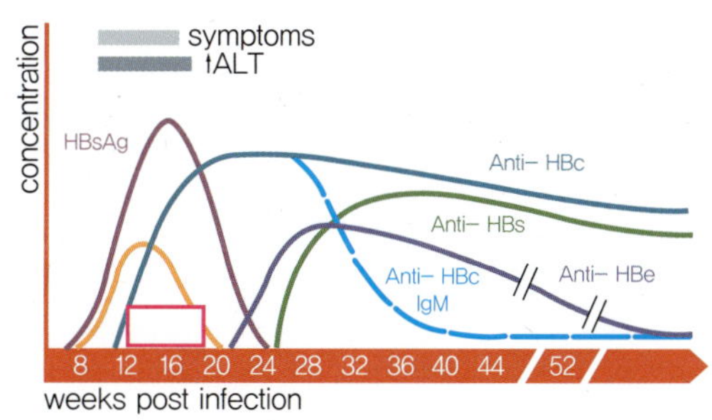

( )

정답

56. ○ 57. ○ 58. ○ 59. anti – HBs 60. ○ 61. ○ 62. ○ 63. ○ 64. 코로나 바이러스 65. HBe Ag

66. Coxsackievirus는 picornaviridae에 속하며 분변–구강, 비말 전파경로를 갖는다.

(○, ×)

67. 인플루엔자 중 홍콩 독감바이러스의 A형의 항원형은 H3N2형이다.

(○, ×)

정답

66. ○ 67. ○

제3편

바이러스 진단법

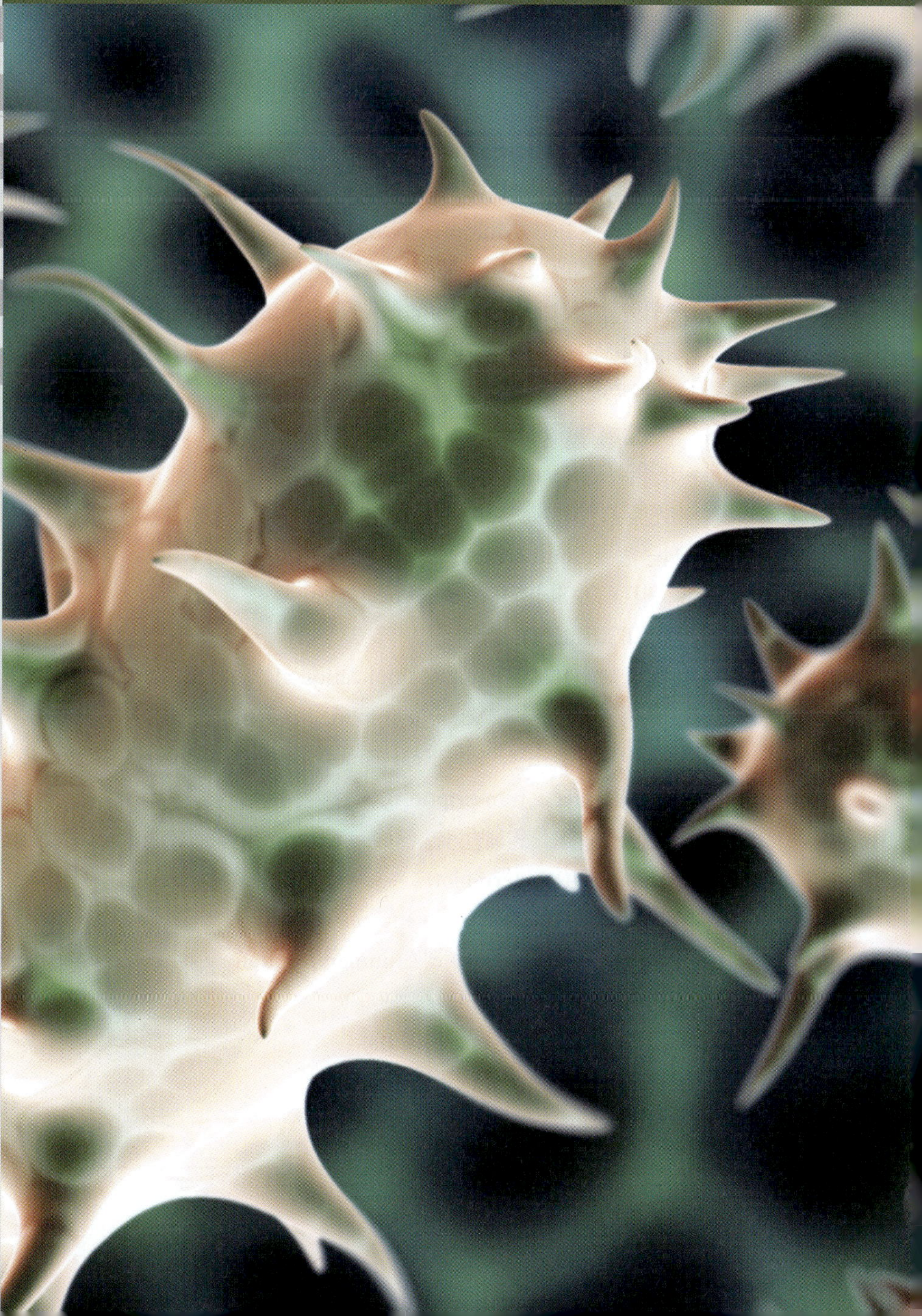

용어정리

BHK-21 세포(baby hamster kidney)
DNA 중합효소(DNA polymerase)
pRT-PCR-micro neutralization assay)
Vero 세포(African green monkey kidney cell)
간접면역형광항체법 (Indirect Immunofluorescence Antibody assay; IIFA)
급성기 혈청(acute phase serum)
기관지 세척액(Bronchoalveolar lavage)
긴범위 PCR(Long-range PCR)
노던 블롯(Northern blot)
다이메틸 설폭사이드(dimethyl sulfoxide, DMSO)
단일세포PCR(Single-cell PCR)
뎅기열 (Dengue fever)
디지털 드롭 PCR(digital droplet PCR)
루프매개등온증폭법(Loop-mediated isothermal amplification, LAMP)
멀티플렉스 PCR(Multiplex PCR)
메틸화 특이PCR(Methylation-specific PCR, MSP)
면역형광항체법 (immunofluorescence antibody assay, IFA)
바이러스의 50% 감염가(50% tissue culture infective dose, TCID50)
발육계란법(Embryonated egg virus culture)
방어항체가(protection antibody titer)
비인두 도말(Nasopharyngeal swab)
비인두흡인액(Nasopharyngeal aspirate)
서던 블롯(Southern blot)
세인트루이스뇌염 (St.Louis encephalitis)
쉘바이알(shell vial)
신속증폭 cDNA말단(rapid amplication cDNA end, RACE)
신속증폭다형성 DNA(Rapid amplified polymorphic DNA, RAPD)
실시간 중합효소연쇄반응(Real Time Polymerase Chain Reaction, RT-PCR)
역전사(Reverse transcription)
역전사중합효소 연쇄반응법 (Reverse transcriptase Polymerase Chain Reaction, RT-PCR)
웨스턴 블롯(Western blot)
웨스트나일뇌염 (West Nile encephalitis)
인간 호흡기세포융합바이러스(human respiratory syncytial virus, RSV)
인후도말(Throat swab)
일본뇌염 (Japanese encephalitis)
임계사이클(threshold cycle, Ct)
전기영동(Electrophoresis)

주사 전자 현미경(Scanning Electron Microscope, SEM)
중첩 중합효소연쇄반응(Nested polymerase chain reaction,Nested PCR)
중합효소연쇄반응법(Polymerase chain reaction, PCR)
중화항체(neutralizing antibody)
직접면역형광항체법(direct fluorescence antibody, DFA)
진드기매개뇌염 (Tick-borne encephalitis)
초점감소중화항체법(Focus Reduction Neutralization Test, FRNT)
태아소혈청(fetal borine serum, FBS)
투과 전자 현미경(Transmission Electron Microscope, TEM)
플라크감소 중화시험법 (Plaque Reduction Neutralization Test, PRNT)
플루오레세인이소티오시안산염 (Fluorescein isothiocyanate FITC)
항체 양전율(seropositive conversion)
혈구응집억제시험법 (Hemagglutination Inhibition test, HI),
형광 기반 플라크 감소 미세중화 (fluorescence based Plaque Reduction Microneutralization, PRMN)
황열 (Yellow fever)
회복기 혈청(convalescence phase serum)
효소면역측정법 (Enzyme-Linked ImmunoSorbent Assay, ELISA)

Chapter 01 바이러스 진단법

I. 바이러스성 질환의 검사실 진단법

바이러스 감염증은 임상진단만으로 진단이 불가능한 경우가 많다. 그 이유로 임상증상이 다양하다는 것, 중감염, 혼합 혹은 2차 감염도 적지 않다는 것, 또한 병원성이 다분하다는 것 등을 들 수 있다.

바이러스 검사는 바이러스의 분리 배양 동정, 혈청학적 항원 및 항체검사, 핵산증폭시험법, 기타(병리조직학적 검사)가 있다. 그리고 지역이나 집단의 항체보유사항을 혈청학적으로 검사하여 바이러스의 종류, 침입 경로를 밝혀냄으로써 유행 예상이나 예방대책에 이용할 수 있다.

항원검출법은 직접형광항체법과 효소면역법이 이용되고 있으며 바이러스 입자의 직접전자현미경관찰은 배양이 어려운 위장염의 원인 바이러스 식별에도 이용된다. 바이러스의 혈청검사는 급성기에 채취된 혈청에서 IgM을 증명하거나 회복기 혈청에서 바이러스 특이 IgG의 역가가 급성기에서의 역가보다 4배 이상 증가된 것으로 진단한다. 바이러스의 검출방법에 따른 장단점은 다음과 같다(표 1-1).

표 1-1. 바이러스 감염 진단법의 장단점

검출방법	장점	단점
바이러스 배양법	민감도, 특이도 높다	시간, 비용, 노력이 요구됨
혈청항원검출법	신속한 보고, 감염진단 및 면역 측정, 동물접종이 요구되거나 생물학적 위험도가 높은 바이러스 감염의 진단에 유리함	위양성, 위음성 가능
핵산검출법	민감도, 특이도가 높으며, 신속한 보고가능	오염가능, 기술요구

1. 검체 채취의 시기

바이러스 분리용 검체는 발병 후 가능한 한 초기의 것으로 급성기의 채취가 좋다. 혈청학적 진단을 위한 혈청은 2회 이상의 채취가 필요하며, 이로 인하여 특이항체 유의는 4배 상승되는 것을 지표로 확인한다.

발증 초기의 급성기 혈청과 발증 2~3주 후의 회복기 혈청을 채취한다. 필요에 따라 또 다시 3회 이상 채취하여 항체의 역가 변동을 검사한다. 이들의 혈청을 조혈청(paired sera)이라고 한다(그림 1-1). 또한 아래는 대표적인 COVID-19 감염동안 바이오마커들의 시간경과별 추이이다

바이러스 감염에 따른 진단에 이용되는 검체는 다양하다.

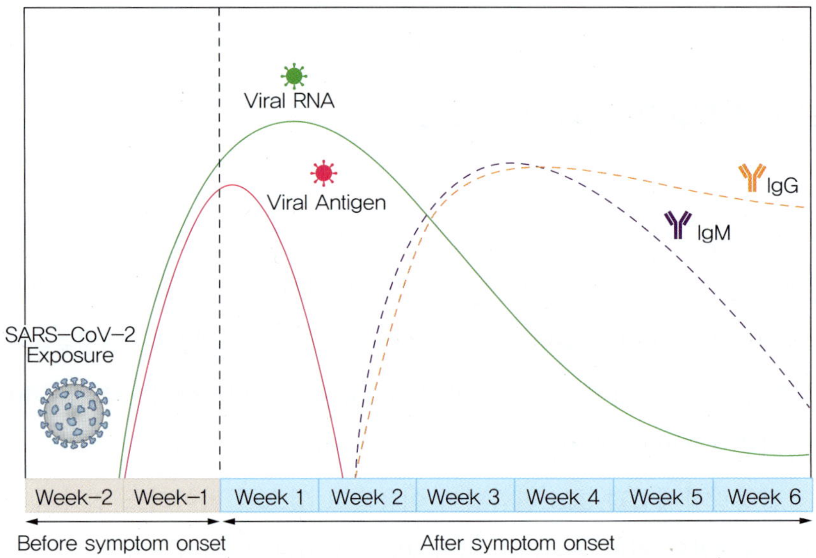

그림 1-1. 검체 채취의 시기 및 감염 동안의 바이오마커의 분포

출처 Infect Dis Clin North Am. 2022 Jun;36(2):327-347. doi: 10.1016/j.idc.2022.02.002., Retrieved from https://app.biorender.com/biorender-templates

2. 검체 채취방법

주요 바이러스는 임상증상에 따라 검체를 채취해야 하며(표 1-2a) 감염부위에 따라서 가검물의 채취(표 1-2b)가 바이러스 동정에 중요한 부분이다.

표 1-2a. 주요 바이러스 임상증상에 따른 진단을 위한 검체

임상증상	해당 바이러스	검체
장염	Rota virus, Noro virus, Adeno virus	대변
신증후성출혈열	Hanta virus	혈액
뇌염, 수막염	Herpes simplex virus, Japanese encephalitis virus, Rabies virus	뇌척수액, 뇌조직, 혈액
하기도감염	RSV, Adeno virus, Parainfluenza virus, Influenza virus A, B	비인두흡인물, 비인두면봉, 객담
소포성 홍반	Herpes simples virus, Varicella-zoster virus	수포액, 찰과표본

표 1-2b. 주요 감염 부위에 따른 가검물의 종류

	가검물		
	분리용	직접검사용	혈청실험용
호흡계	인후도포물 nasopharyngeal aspirate	nasopharyngeal aspirate(IFA) 인후세척물(EM)	급성 및 회복기 혈청
중추신경계	분변, 혈액(Arbo virus 분리용 CSF) 뇌생검, 인후도포물 직장도포물	뇌생검(IFA 및 EM) CSF(IFA 및 EM) 각막도말(IFA)	급성 및 회복기 혈청
심장혈관계	분변	무	급성 및 회복기 혈청
간	혈액	혈청	혈청
선천적 감염	인후도포물, 임신생산물	무	단일혈청
원인불명의 열	heparin 처리 혈액 인후도포물, 분변	무	급성 및 회복기 혈청

IFA: Immunofluorescence(면역형광실험), EM: Electron microscopy(전자현미경)
CSF: Cerebrospinal fluid(뇌척수액)

1) 비인두흡인액(Nasopharyngeal aspirate) 및 비인두 도말(Nasopharyngeal swab)

비인두흡인액은 비인두도말보다 바이러스 분리율이 더 뛰어난 검체이다. 비인두흡인액은 벌브주사기 혹은 흡입기구(suction apparatus)와 3~7 mL 완충식염수를 이용하여 검체를 채취한다(그림 1-2). 벌브를 꽉 쥐어 식염수를 주사하고 벌브를 풀어 흡인한다. 비인두도말은 콧구멍을 통해 비인두로 면봉을 넣어 채취한다. 면봉으로 코 속을 닦아 빼내면 면봉에 코가 들러붙어 잘 떨어지지 않으므로 바이러스 검출에 좋지 않은 검체이다.

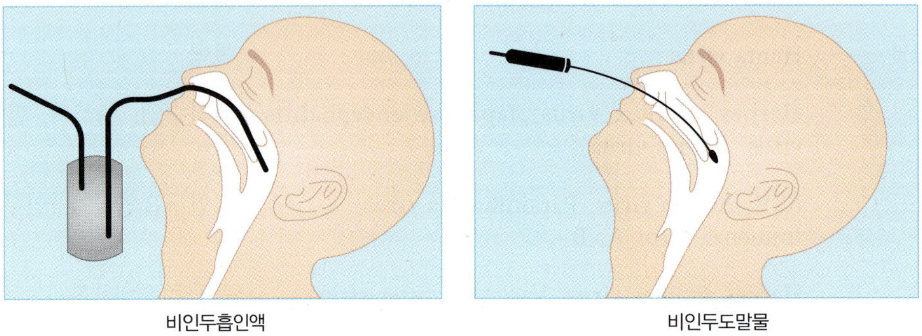

그림 1-2. 비인두흡인액 비인두도말물 채취과정

2) 인후도말(Throat swab)

후방인두(Posterior pharynx)와 편도부위(tonsilla area) 사이의 감염된 부위를 면봉으로 도말하며 혀나 구강점막, 이, 잇몸을 닿지 않도록 한다(그림 1-3).

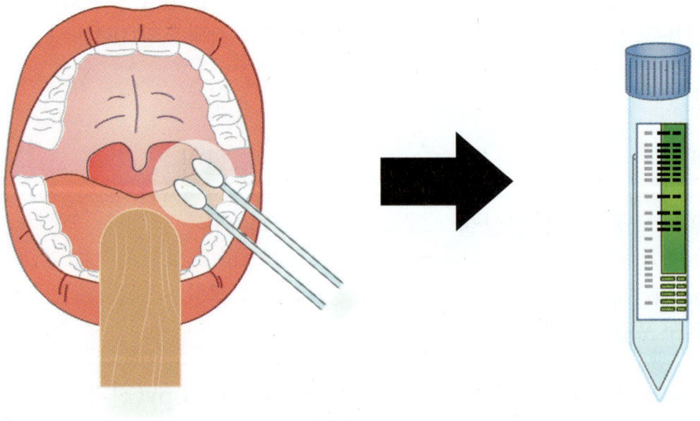

그림 1-3. 인후두도말채취 과정

3) 기관지 세척액(Bronchoalveolar lavage)

기관지 내시경(bronchoscopy)을 하는 동안에 채취한 세척액은 호흡기 바이러스 특히 influenza virus와 adeno virus 검출에 뛰어난 검체이다(그림 1-4).

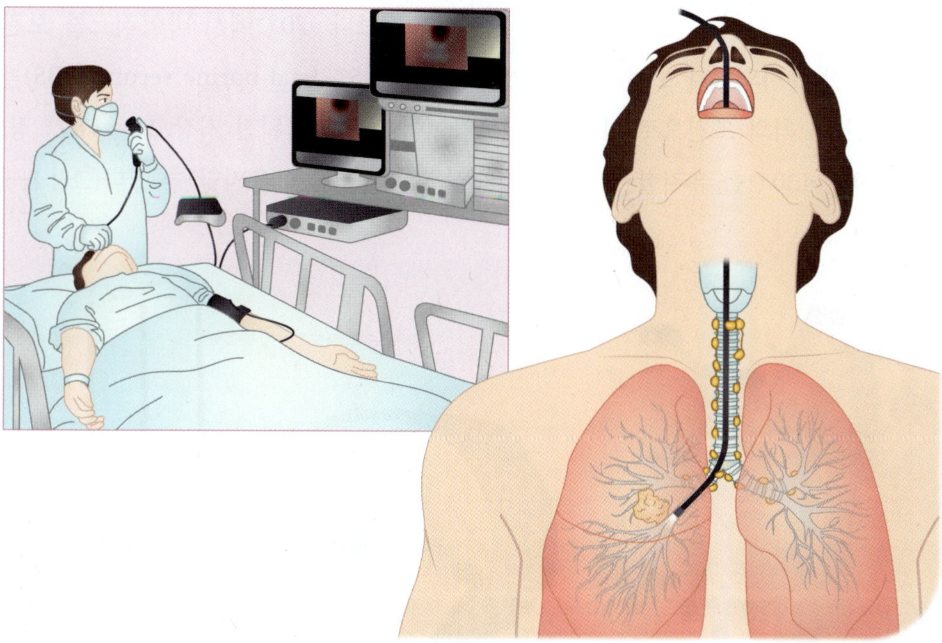

그림 1-4. 기관지세척액 채취과정

3. 검체의 보존 및 수송

채취한 검체는 즉시 바이러스 검사실에 가져간다. 부득이한 경우 냉장 또는 동결보존한다. 수송이나 시간이 지체되어 옮기는 경우는 가급적 저온으로 보전하도록 노력한다. 얼음, 보온병, 드라이아이스, 휴대용 쿨러 등을 이용한다. 마르기 쉬운 검체는 운송배지를 사용하는데 설탕을 함유한 2-SP를 사용 한다. 검체는 도착 즉시 접종하는 것이 좋으나 그렇지 못할 경우 냉장보관한다. 바이러스 분리를 위한 혈액검체는 항상 실온 상태에서 보존하고 배양은 당일완료 실시한다.

CMV나 RSV의 분리를 위한 검체는 냉동보관을 피해야 한다.

4. 바이러스의 보관

1) 동결

반쯤 드라이아이스로 채워진 단열 용기를 바이러스가 들어 있는 것을 운반하거나 보관하는 데 사용할 수 있다. 드라이아이스를 당장 구할 수 없을 때는 검체를 얼음에 채워서 차갑게 유지시켜 운반한다.

보관온도를 기준으로 바이러스 역가를 확인한 결과 -20℃보다 -70℃에서 바이러스를 보관하였을 때 바이러스의 역가가 잘 유지되었다 보관온도 -70℃ 조건에서 45% fetal borine serum (FBS)를 첨가하는 것이 바이러스 보관 시 최적 조건으로 나타났다. 드라이아이스가 채워진 저장고는 -78℃ 정도가 된다. 최저온냉동고는 -50~-130℃를 유지할 수 있다. 액체질소는 -196℃를 유지할 수 있다(그림 1-5).

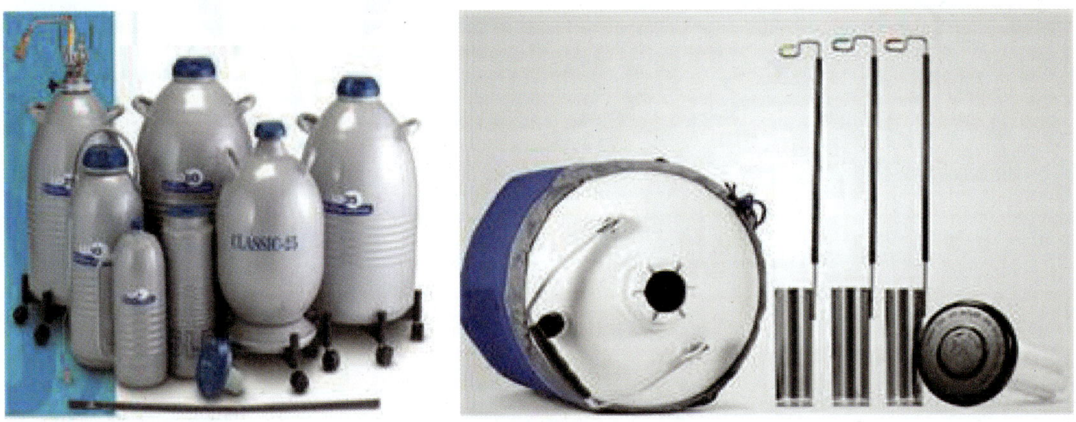

그림 1-5. 액화질소 외부, 내부 모습과 액체질소용기버킷

2) 동결건조

동결건조는 낮은 온도로 급속냉동시키는 과정(보통 알코올과 드라이아이스가 들어 있는 용기에서 시행함)과 진공하에서 동결상태에서 건조시키는 과정으로 되어 있다(그림 1-6). 액체용매에 10~50%의 정상 혈장이나 혈청을 넣어주면 동결건조 과정에서 바이러스를 보호할 수 있다. 혈장이나 혈청에는 바이러스 중화항체가 들어 있으면 안된다. 탈지분유도 좋은 보호용제가 될 수 있다. 사람 호흡기세포융합바이러스(human respiratory syncytial virus, HRSV)의 경우 여러 보존제 중 45% FBS와 25% sucrose가 가장 좋은 보존 효과를 보인다.

3) 보존제

바이러스의 냉동 보존제(cryo-protective additive, CPA)는 황산화합물(sulfoxide) 계열의 dimethyl sulfoxide(DMSO)와 이당류(disaccharides)계열의 sucrose, 3가 알코올(triol) 계열의 글리세롤(1,2,3-propanetriol, glycerol), 단백질 및 펩타이드(proteins and peptides) 계열의 FBS를 주로 이용하고 있다. 이 중 DMSO는 세포에 독성이 있고, glycerol은 일부 바이러스 및 박테리아에 독성이 있는 것으로 알려져 있다. 그러나 FBS 및 sucrose의 경우 바이러스 및 세포에 독성이 없는 것으로 알려져 있다.

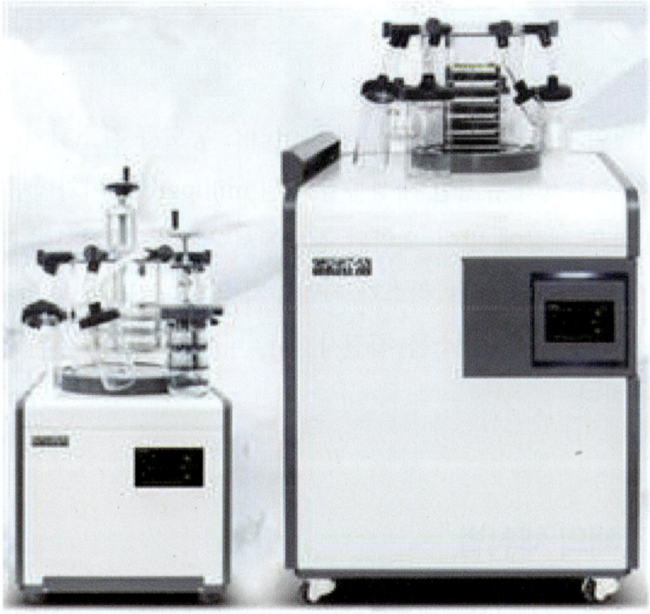

그림 1-6. 동결건조기

5. 접종액의 준비

뇌척수액, 전혈, 혈장 또는 혈청과 같이 세균의 오염이 없는 검체는 직접 또는 인산완충용액(pH 7.6)에 희석하여 배양된 세포, 동물 또는 부화란에 접종할 수 있다.

1) 조직의 준비

배양할 조직을 떼어 배양액이나 멸균된 증류수로 세척하고 가위로 잘게 자른 후 갈아서 동질화시킨다. 여기에 희석액을 충분히 넣어 10~20% 세포부유액이 되게 만든다. 이 부유액을 저속으로 원심 분리하여 불용성의 세포찌꺼기를 침전시킨다. 이 상청액을 직접 또는 오염된 경우에는 세균을 제거한 후에 접종한다. 조직을 트립신 처리하여 나온 세포부유액을 단층배양된 세포에 접종하든지 기존에 바이러스가 존재하지 않은 것으로 확인된 다른 세포부유액과 동시 배양할 수도 있다.

2) 세균의 제거

구강세척액, 대변, 소변, 감염된 조직 또는 곤충 등 검체가 세균에 오염된 경우 접종하기 전에 세균을 불활성화하든지 제거하여야 한다.

- 살균제: 흔히 분별원심분리한 후 사용한다.
- 항균제: 바이러스는 항균제에 영향을 받지 않으므로 항균제를 사용한다.
- 에테르: 장내 바이러스나 종두증(vaccinia=Cowpox) 등과 같이 에테르에 영향받지 않는 것이라면 10~15% 되도록 에테르를 첨가한다.

(1) 물리적인 방법

- 여과: 도기, 자기, 석면여과는 흡착작용에 의해 바이러스 농도를 감소시키므로 흔히 사용되지 않는다. 셀룰로즈아세테이트나 그와 유사한 내성물질로 된 millipore형 여과방법이 더 많이 쓰인다.
- 분별원심분리: 이 방법은 세균에 많이 오염된 검체에서 세균을 제거하여 작은 바이러스를 비교적 쉽게 분리하는 간편한 방법이다. 바이러스가 가라앉지 않을 정도의 속도로 세균을 원심분리한다. 그후 고속으로 원심분리하여 바이러스를 침전시킨다. 바이러스가 함유된 침전물을 적은 양의용액으로 부유시켜서 사용한다.

6. 바이러스 분리용 검체의 채취법

- 혈액: 0.02% 헤파린이 첨가된 시험관에 채혈하며, 사이토메갈로 바이러스는 헤파린으로 불활화함으로 혈청을 이용한다.
- 수액: 무균적으로 채취
- 요: 카테터로 채뇨하여 분주 보존한다. 사이토메갈로 바이러스는 무동결로 한다.
- 수포내용: 주사기로 흡인 또는 면봉으로 비벼서 보존액에 넣는다.
- 인두세척액: 멸균면봉으로 인두후벽, 편도부를 충분히 비벼서 보존액을 넣는다. 보존액에는 0.5% 소알부민 첨가, Veal infusion broth, Hank's BBS 50% 글리세롤 등을 이용한다.
- 인두분비액: 기침을 강요시켜서 10 mL의 보존액과 인두액을 유리 플레이트에 받아 시험관에 넣어서 보존한다.
- 안결막세척액 : 면봉으로 결막을 강하게 비비거나, 메스로 찰과하여 보존액에 넣는다.

7. 혈청학적 검사를 위한 혈청

급성기, 회복기 공히 혈청분리는 무균으로 조작하고, 방부제 등을 첨가하지 않는다. 저장시는 −20℃ 이하로 보존한다.

8. 병리학적 검사용 검체

장기, 조직은 무균으로 채취하여, 일부는 포르말린 고정한다.

9. 검사의 진행방법

일반적인 진행방법을 그림 1-7에 제시한다.

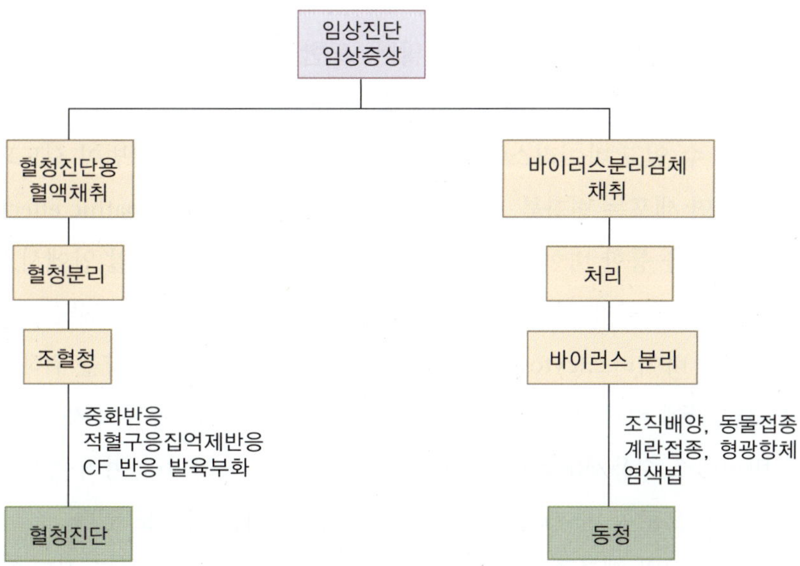

그림 1-7. 바이러스 진단 및 동정의 일반적인 과정

II. 바이러스의 분리(Viruses isolation) 및 배양(cultivation)

어떠한 질병의 원인이 되는 바이러스를 분리하고 진단하는 것은 그 질병발생의 원인이 되는 병원체를 증명하기 위해 필요한 작업으로 그 지역에서 유행하는 야생형의 strains를 확보하고 특성을 규명하여 그에 따른 예방대책의 수립과 원인 바이러스에 대한 백신 및 진단제의 개발을 위한 기초적인 작업이다. 따라서 발병초기에 바이러스 분리에 적합한 가검물을 동물, 발육란 또는 세포에 접종하여 바이러스를 분리하는 것이 최선의 방법이나 실질적으로 경제적 · 기술적으로 여러 가지 어려운 요인이 많다.

1. 분리배양법(Tissue culture)

전통적인 분리배양은 일반적으로 불멸화된 세포주나 동물에 감염시키는 방법이 주로 사용되는데, 바이러스의 종류나 수용체의 감수성에 따라 일반적인 세포주나 동물모델에서 배양이 잘 되지 않는 난배양성 바이러스가 배양이 잘되는 바이러스보다 매우 많다. 또한 바이러스의 배양에 소모되는 노동력과 시간 투자도 유전자 검사나 다른 진단 방법에 비해 많다. 하지만, 최근에는 세포배양 기술의 발달로 배양에 소모되는 시간을 줄일 수 있고 바이러스에 대한 감수성을 넓히기 위한 방법이 시도되고 있다. 바이러스가 세포 내에서 증식하면 세포는 변화를 보인다, 이는 세포병변효과(cytopathic effect)를 나타낸다.

쉘바이알(shell vial) 배양을 통한 바이러스 증식법의 경우, 세포를 쉘바이알 안에서 배양하고, 바이러스 감염 시 손쉽게 원심분리를 통해 물리적으로 바이러스와 세포 간의 감염 효율을 높여 주게 된다. 이 방법을 적용하면 거대세포 바이러스(cytomegalo virus, CMV) 등과 같이 배양을 위해 14~21일 정도 걸리던 바이러스를 2~3일 안에 빠르게 증식시킬 수 있다. 일반적으로 한 종류의 세포주로 바이러스를 배양하고 분리하지만 바이러스 수용체(receptor)가 세포 내 한 종류가 아니라 여러 종류인 경우, 2~3가지 다른 세포주를 혼합 배양함으로써 바이러스에 대한 민감도를 높이는 방법도 있다.

그러나 여전히 불멸화된 일반 세포주들 안에서 증식이 안 되는 바이러스들도 상당수 있고, 실제 조직이나 검체에서 채취한 바이러스인 경우, 실험실에 적응된 일반 세포주에서 증식이 억제되기도 한다. 그러므로 일반 세포주에서의 바이러스 분리법에 대한 단점을 극복하고자 사람 조직과 비슷하게 분화시킨 유사 조직을 이용한 분리 방법도 주목할 만하다.

(1) 세포배양

1885년 Wilhelm Roux가 식염수에서 수일 동안 계배(chick embryo)의 medullary plate를 유지하는데 성공함으로써 시작된 세포배양은 1903년 Jolly가 도룡뇽의 백혈구를 hanging drops 방법으로한 달간 유지하며 세포분열을 상세히 관찰하는 데 성공하였다. 그후 1949년 Enders 등이 poliovirus를 in vitro에서 Gey's HeLa cell line에서 배양될 수 있음을 증명함으로써 세포배양기술이 본격적으로 발전할 수 있는 근원이 되었다. 또한 이를 이용하여 보다 용이하고 경제적으로 바이러스를 증식시킬 수 있는 기틀을 마련하였다. 바이러스의 분리와 증식을 위한 세포배양은 실험동물을 사용하는 것에 비해 실험자가 취급하기에 보다 편리하고 경제적이다. 또한 동물 개개의 조건에 따라 달라질 수 있는 결과를 최소화할 수 있다. 세포를 배양하는 방법은 배양세포의 조직유래에 따라 단층배양(monolayer culture)과 부유배양(suspension culture), 배양조건에 따라 정체배양(stationary culture)과 회전배양(rotationary culture), 세포의 조직에서의 적출시기에 따라 초대배양(처음세포심기, primary cell culture)과 고정 또는 연속배양(Established or continuous culture)으로 구분할 수 있다.

쉘바이알(shell vial) 배양은 세포병변효과가 발현되기 전에 바이러스 증식을 확인하는 신속동정배양법이다. 원형의 덮개유리(cover glass)가 담겨진 작은 유리병에 세포를 가하여 덮개유리 표면에 단층세포를 만든 후 검체를 접종하고 원심분리한다. 원심분리 과정을 통해 바이러스의 세포부착을 증가시켜 1~3일 배양 후 바이러스 특이 단클론항체를 이용하여 세포 내 바이러스 항원을 형광항체법으로 확인하여 바이러스를 동정한다. 최근에는 두 가지 세포주를 단층배양하여 신속하고 광범위에 걸친 바이러스 검출에 활용된다. 이 배양기법은 신속하고 고도의 기술을 요하지 않고 경제적인 장점을 가지며 단점은 맹계대접종(blind passage)을 할 수 없으며 한 번 사용된 단층배양세포는 재배양, 재접종을 할 수 없다. 쉘바이얼 배양기법의 일련의 과정은 다음과 같다(그림 1-8).

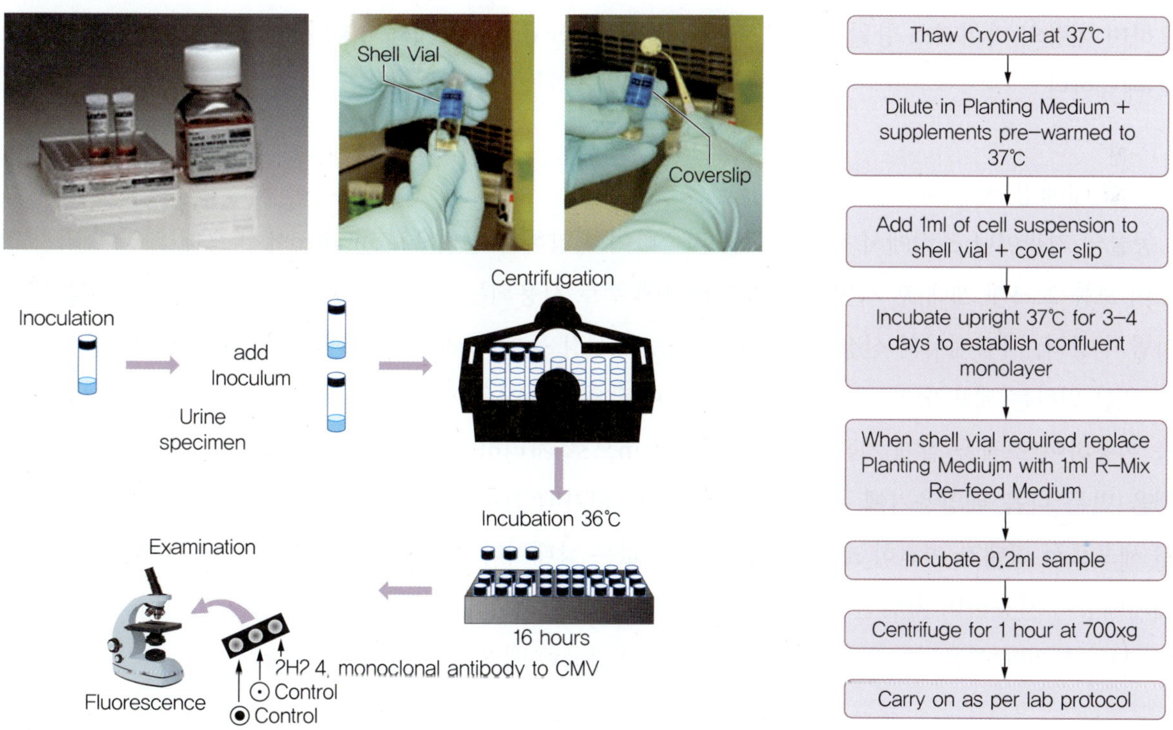

그림 1-8. 쉘바이얼 배양법의 진행 과정
A. 상용화된 shell vial(MICROGEN BIOPRODUCTS LTD) B. 쉘바이얼에 점체 접종과정 C. 쉘바이얼에 덮개유리 장착과정 D. 전형적인 쉘바이얼 배양 후 형광염색 과정 E. 상용화된 쉘바이얼 배양의 전처리 과정

① 단층배양

신경세포나 표피세포 등과 같은 세포들은 배양용기 표면에 세포들이 부착되어 단층(monolayer)을 형성하며 자라고 이러한 특성을 갖는 세포들을 배양하는 방법을 단층배양이라고 한다. 배양용기에 부착하며 분열하는 세포들은 각기 고유의 세포형태를 갖게 되는데, 그 형태는 표피세포양 세포(epitherial-like cell)와 섬유아세포양 세포(fibroblast-like cell)로 두 가지로 크게 분류할 수 있다. 세포를 함유하고 있는 배양용기를 정체된 상태에서 배양하는 방법으로 대부분의 바이러스를 분리, 증식시키기 위하여 주로 사용된다. 단층배양은 이 정체배양 방식을 많이 이용한다.

② 부유배양

백혈구와 같이 혈액이나 체액에 존재하는 세포들은 배양용기 바닥에 부착하지 않고 배양액에 부유된 상태로 분열하게 되는데 이러한 세포들을 배양하는 방법을 부유배양이라 한다. 배양액에서 부유된 상태로 분열하는 세포들은 기본적으로 원형의 형태를 갖는다.

③ 회전배양

세포를 함유하고 있는 배양용기를 회전시키면서 배양하는 방법이다. 이러한 방법은 정체배양으로는 바이러스를 증식시킬 수 없는 바이러스－예로 이것은 rhinovirus나 rotavirus 등－의 분리 및 배양에 필요하며 대량의 바이러스 항원의 생산이 필요할 때 roller drum 장치에서 대용량의 회전용기에서 대량으로 배양한다.

④ 초대배양(처음세포심기)

동물의 기관이나 조직에서 직접 세포를 적출하여 배양하는 방법으로 in vitro에서 오래 배양이 되지 않으며 보통 2~3대 계대 후 사멸된다. 초대배양에 주로 사용되는 기관으로는 병아리태아, 원숭이의 신장, 사람의 양막, 사람태아의 신장, 소, 돼지, 개 등의 신장 등이 쓰인다. 세포배양을 위한 세포의 준비 순서는 우선 원하는 세포가 있는 장기를 적출하고 불필요한 조직을 제거한 다음 가위나 칼, homogenizer 등을 이용하여 조직을 잘게 자른다. 이것을 trypsin으로 처리하여 세포들을 하나하나 분리시켜 세포부유액을 만든 다음 배양용기에 주입하여 배양한다. 이차배양(secondary culture)이란 초대배양에서 유래된 세포로서 형태가 여전히 초대배양과 차이가 없는 상태이다. 일반적으로 이대배양세포 주는 지속적인 계대배양이 가능하며 확립된 세포주보다 광범위한 감수성을 갖고 있다. 인프루엔자 바이러스(influenza virus)의 분리에 이용되는 RMK(rhesus monkey kidney) 배양세포가 대표적이다.

⑤ 고정 또는 연속배양

초대배양 중인 세포에 돌연변이 유발물질을 처리하여 계속 계대배양하여 지속적으로 생존하는 세포를 세포주(cell line)라고 한다. 이 세포주는 장기간 계대배양이 가능하여 바이러스의 분리와 증식을 위하여 널리 사용된다. 돌연변이 유발물질을 처리하면 세포의 염색체에 이상이 나타난다. 최소한 75%의 세포가 원래의 세포와 같은 핵상을 가지면 이배수체 세포주(diploid cell line)라고 하며 주로 섬유아세포(fibroblast)이며 보통 15회 정도 계대하면 사멸한다. 대표적으로는 CMV를 배양하기 위해 MRC-5(human embryonic lung fibroblasts)의 사용이 해당된다. 그리고 75% 이하로 나타나면 이상배수체세포주(heteroploid cell line)라고 하며 보통 종양세포에서 얻어진다. 이에 해당하는 것으로는 RSV를 위한 HEp-2(human epidemoid laryngeal carcinoma)의 배양세포, Adenovirus를 위한 A-549(human epidermoid lung carcinoma)의 배양세포이다. 확립된 세포주는 바이러스별로 특이한 감수성을 가지며 일차조직에 의존하지 않아도 되는 장점을 갖고 있다.

(2) 배양세포의 준비(그림 1-9) (표 1-3)

세포주의 전처리 과정 그림 1-9와 주요 바이러스의 분리용 세포주 표 1-3은 다음과 같다.

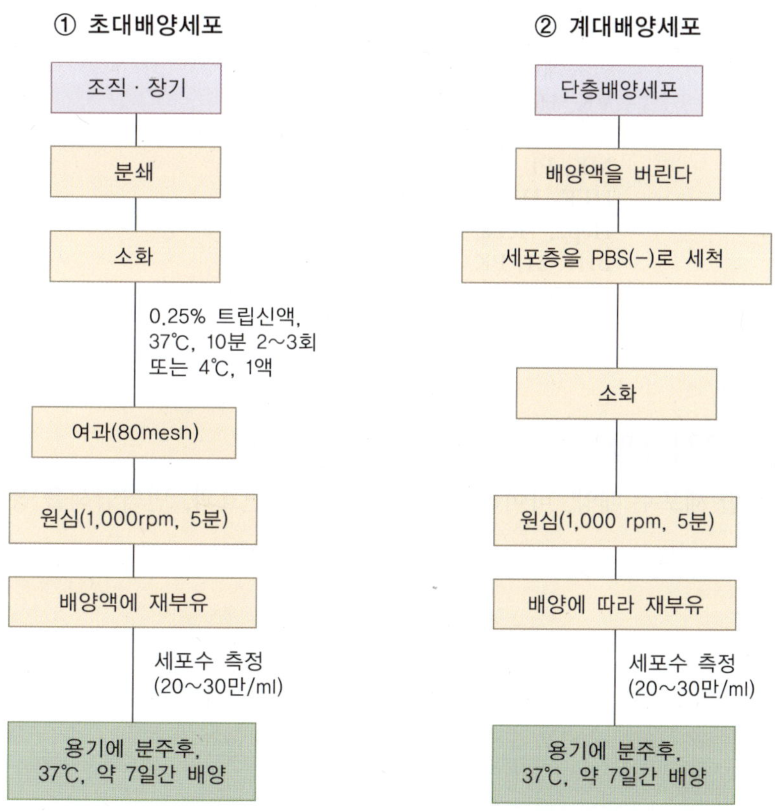

그림 1-9. 배양세포주 전처리 과정

표 1-3. 주요 바이러스와 분리용 세포

바이러스	분리용 세포	핵산
Cytomegalo virus	HEL(human erythroleukemia)	DNA
EB virus	인간 제대혈 림프구	
Herpes simplex virus	발육계란, RK-13, Vero	
Human adenovirus	HeLa, Hep2, FL	
Vaccinia virus	발육계란	
Varicella-zoster virus	HEL	
Variola virus	발육계란, MK, Vero	
Corona virus	인간태아선 유아세포, human airway epithelial cell, HAE)	RNA
Coxsackie A virus	인간태아선 유아세포, 젖먹이 생쥐의 복강, 뇌내	
Coxsackie B virus	인간태아선 유아세포, 젖먹이 생쥐의 복강, 뇌내	
Dengue fever virus	젖먹이 생쥐의 뇌내	
Echo virus	MK, HeLa, Hep2, FL	
Entero virus type 70	MK, HEK, HeLa	
Entero virus type 71	MK, HEL, Vero	
Entero virus type 72	BGM, HEL	
Human rota virus	MA104	
Influenza virus	발육계란, MDCK	
Japanese encephalitis virus	BHK-21, 젖먹이 생쥐의 뇌내	
Measles virus	발육계란	
Polio virus	VK, HeLa, Hep2, FL	
Rabies virus	젖먹이 생쥐의 뇌내	
Reovirus	MK, FL, HeLa, Vero	
Rhino virus	HEK, HEL	
RS virus	Hep2, HeLa	
Rubella virus	BHK-21, PK-13	
Yellow fever virus	젖먹이 생쥐의 뇌내	

3) 바이러스 접종과 증식의 판정

바이러스 접종을 위한 세포주 배양, 바이러스 배양 후 세포병변효과, 면역염색을 통해 바이러스의 증식을 판정한다(그림 1-10 A, B).

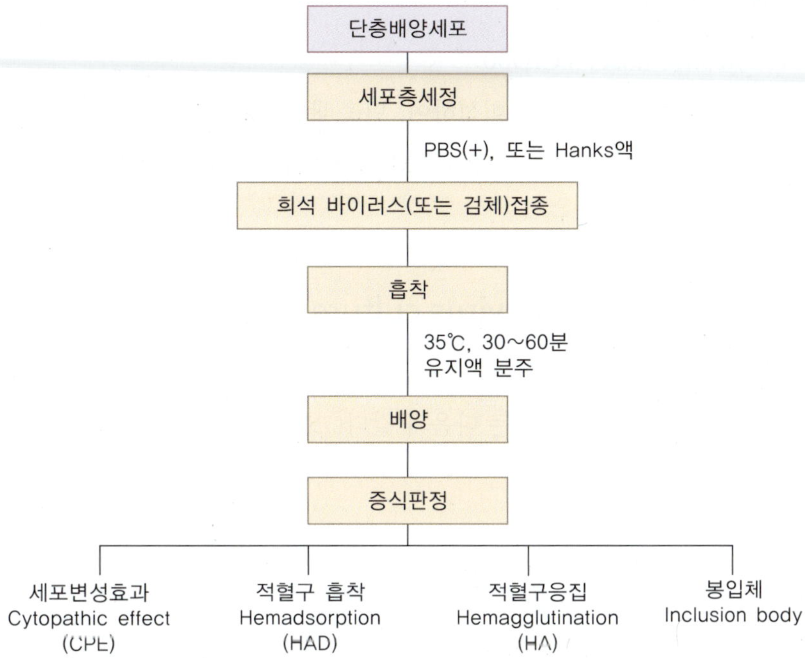

그림 1-10A. 바이러스의 접종과 증식의 판정

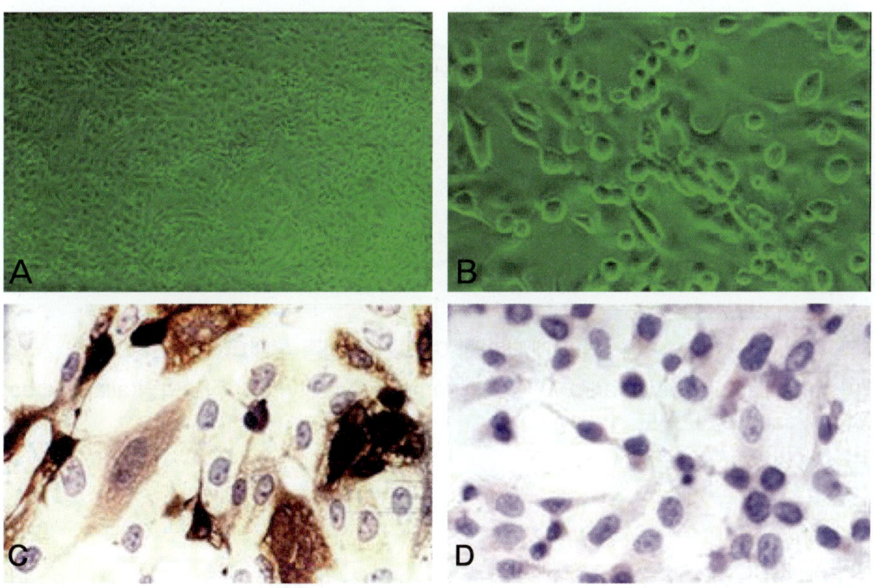

그림 1-10B. 바이러스 증식을 위한 세포주의 판정

A. 미감염된 vero 세포의 단층세포(×40). B. HSV-1에 의한 전형석인 세포병변효과(CPE)(×200) C. Shell vial 배양을 통해 HSV-1에 감염된 세포(진한갈색), 청색(미감염된 세포로 hematoxylin 대조 염색)(Indirect immunoperoxidase assay) (×500) D. Shell vial 배양을 통해 HSV-1 미감염된 세포, (Indirect immunoperoxidase assay)(×500)

[출처: BMC Clin Pathol. 2002; 2:1. Athmanathan et al. Comparison of the sensitivity of a 24 h-shell vial assay, and conventional tube culture, in the isolation of Herpes simplex virus-1 from corneal scrapings]

4) 바이러스의 50% 감염가

50% tissue culture infective dose; TCID50

바이러스를 0.50 log 또는 1.0 log의 계단희석하여, 단층배양세포에 접종한다. CPE를 지표로 하여 매일 관찰하고, 동물의 LD50과 동일 방식으로, Reed-Munch법에 의거 TCID50을 구한다.

2. 발육계란법(Embryonated egg virus culture)

바이러스의 증식과 분리를 위하여 실험동물과 세포배양법과 더불어 사용되는 숙주계는 발육난을 이용하는 것이다. 발육난의 각 부위별 모식도는 다음과 같다(그림 1-11).

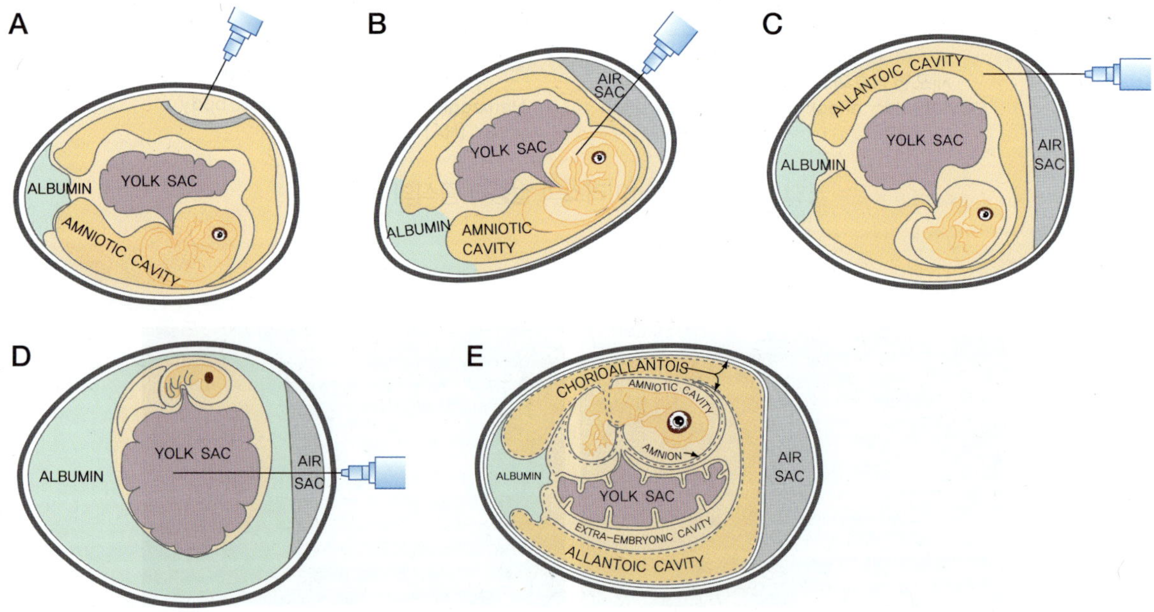

그림 1-11. 발육계 태아와 여러 가지 접종 부위의 모식도
A. 장뇨막(chorioallantoic membrane) B. 양막강(amniotic cavity) C. 장뇨막낭(allantoic cavity)
D. 난황낭(yolk sac) E. 모식도

사용되는 발육난은 각각의 바이러스마다 수정 후 발육일수가 각기 차이가 있는 발육난을 사용하며 암실에서 candler를 이용하여 정상적으로 발육이 진행되는 난을 선택하는 검란과정을 거쳐 사용해야 한다. 검란과정에서 발육난의 발육상태, 생사여부, 혈관의 위치 및 air sac 위치를 확인한다. 분리되는 바이러스에 따라 발육계 태아에 접종부위가 다양하다.

III. 형태학적 검사법 (Morphological diagnostics)

1. 광학현미경에 의한 방법

봉입체, Negri 소체 등의 증명에 이용한다.

2. 형광항체법: Fluorescent antibody technique (FA)

1) 직접법

항원 또는 바이러스 입자의 검출에 이용한다. 환자 검체를 슬라이드에 도말한 다음 냉(cold) 아세톤으로 고정, 형광 표식한 항체로 직접 염색하여, 형광현미경으로 관찰한다(그림 1-12A).

2) 간접법

항체의 검출에 이용한다. 항원 또는 바이러스 입자와 항체를 사전에 반응시켜 두고, 항원에 결합한 항체를 형광표식한 타 동물의 항체를 염색하는 방법으로 간접적으로 검출한다. 직접은 감도가 낮으나 특이성이 우수하며, 간접법은 그와 반대라고 한다(그림 1-12B).

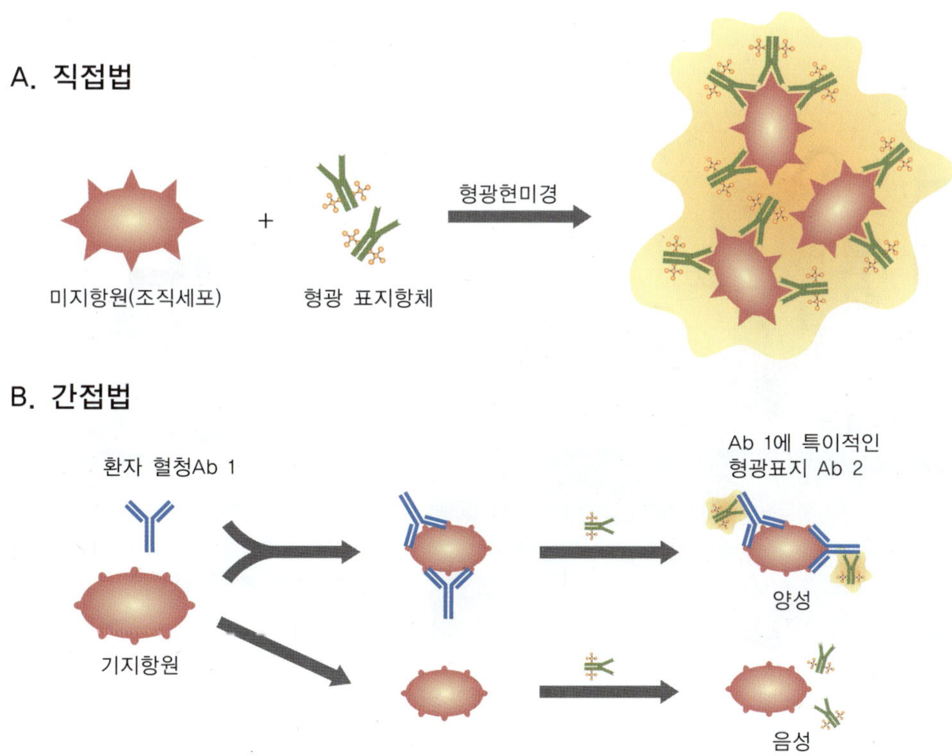

그림 1-12. 형광항체법

3. 전자현미경에 의한 방법: Electronmicroscopy test

전자현미경의 원리와 장비의 모습은 다음과 같다(그림 1-13).

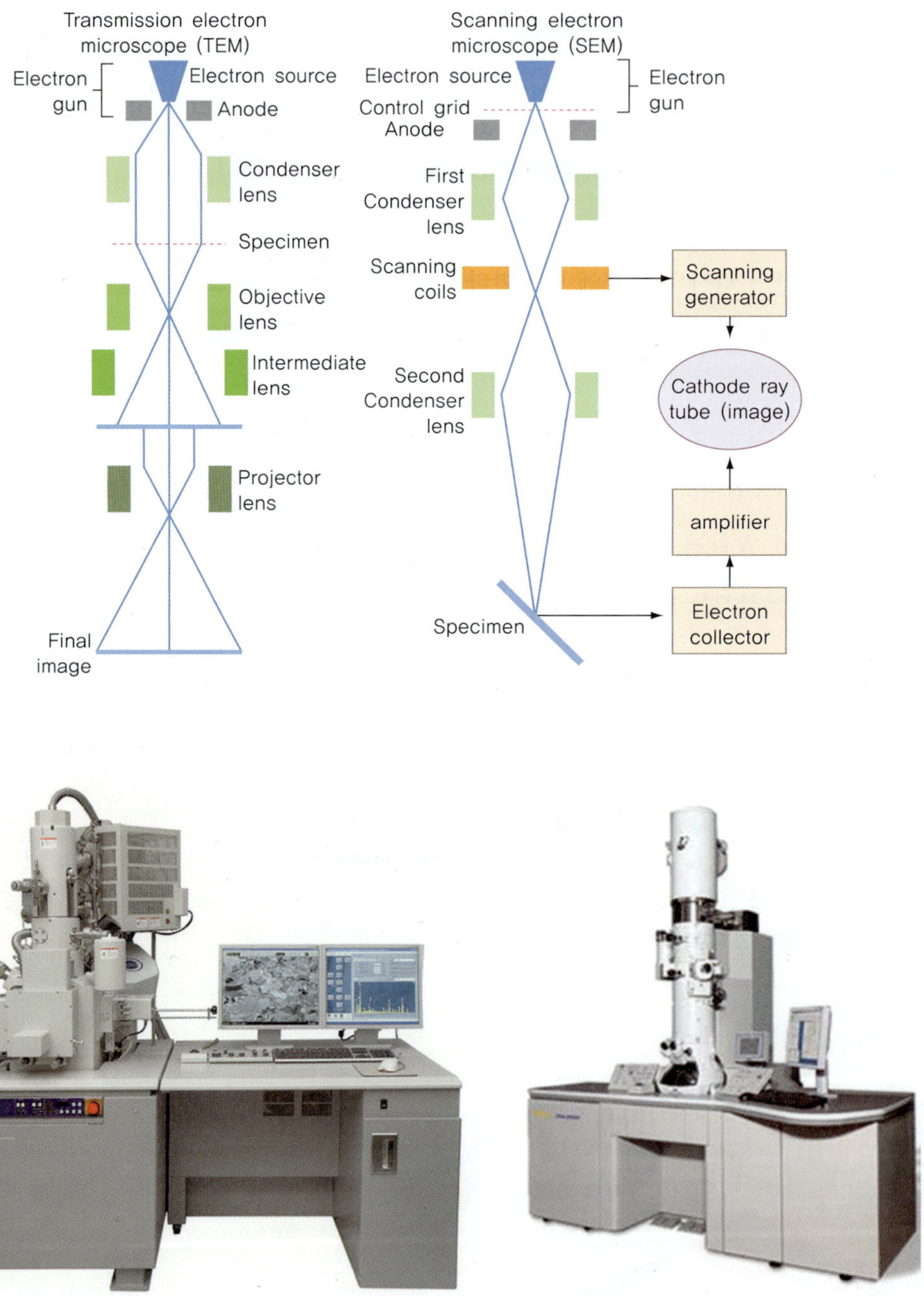

그림 1-13. TEM과 SEM의 원리

1) 바이러스 입자의 관찰

로타 바이러스의 관찰 예는 다음과 같다(그림 1-14).

바이러스에 의해서 환자 분변의 10% 유제를 3,000 rpm, 30분 2회, 동일 보존액으로 세정 원심하여, 그 상청을 분리용 세포에 접종하여 증식 후, 전자현미경으로 관찰하는 방법을 취하기도 한다.

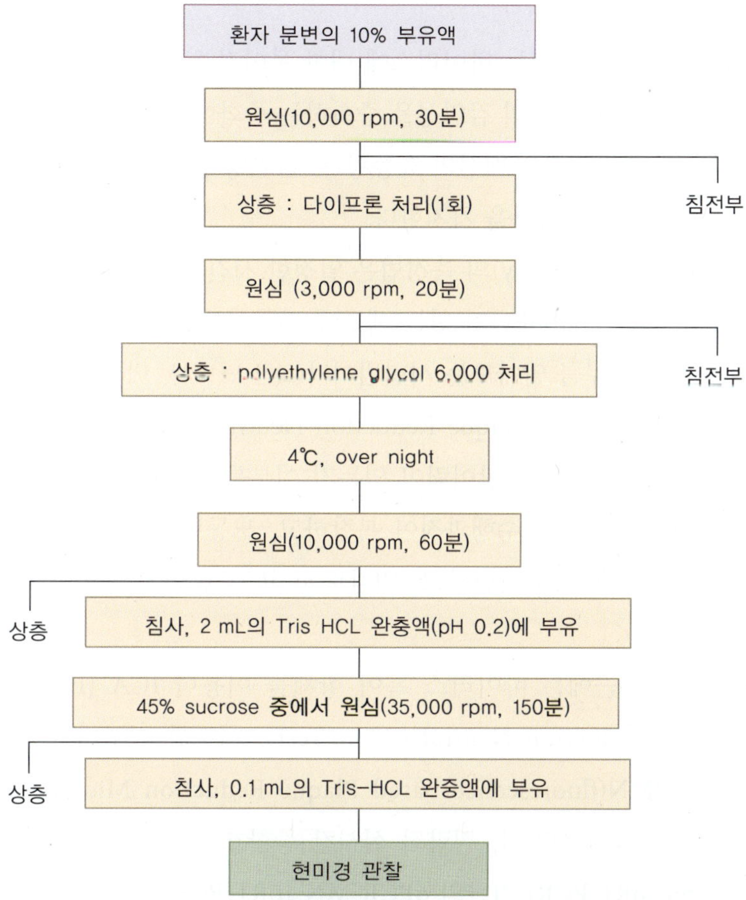

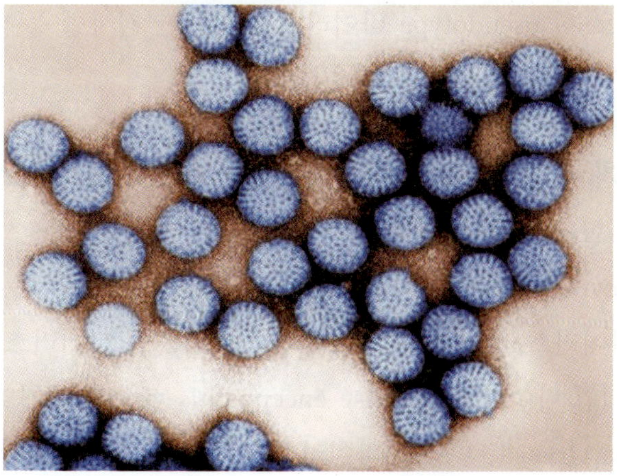

그림 1-14. 전자현미경 사진

2) 면역 전자현미경법

주로 소형 바이러스의 관찰에 이용된다. 검출한 바이러스 입자에 면역혈청 또는 회복기 환자혈청을 가하여, 바이러스 입자를 응집괴로 하여 관찰한다.

4. 중화항체 측정법

바이러스가 인체에 감염된 후 체내에서는 바이러스에 대한 특이적 항체가 만들어지고 그 항체 속에는 바이러스 입자 표면과 결합하여 바이러스의 감염성을 중화하는 중화항체(neutralizing antibody)를 포함한다. 바이러스에 대한 중화항체의 측정은 백신의 효능평가, 감염병 유행 발생의 원인규명, 혈청학적 진단 및 역학조사에 있어서 매우 중요한 부분을 차지한다

바이러스 중화항체(neutralizing antibody)의 측정법은 일정한 시간과 온도에서 바이러스와 혈청을 반응시킨 후 바이러스에 감수성(susceptibility)이 있는 세포에 감염시켜 중화(neutralization)되지 않은 바이러스를 탐색하여 중화항체의 유무를 알아보는 시험법이다(그림 1-15A). 바이러스 중화항체 측정은 고전적으로 플라크 감소 중화 항체 검사법(Plaque Reduction Neutralization Test, PRNT)이 이용되어져 왔다. PRNT법은 다양한 바이러스에 대한 방어력이 있는지 여부를 판단하는 가장 좋은 면역도 측정방법으로 알려져 있다. 하지만 PRNT법은 수행과정이 복잡하고, 노동력이 많이 드는(labor-intensive)등 여러 가지 단점을 수반하기 때문에 보다 간단하고, 민감도 높고, 표준화된 중화항체 측정법의 개발 및 개선에 대한 연구가 필요하다.

이러한 단점을 극복하고자 최근에는 바이러스 특이 항체를 이용한 ICA (Immuno-Colorimetric Assay) 기반의 FRNT(Focus Reduction Neutralization Test), 재조합 리포터바이러스(recombinant reporter virus)를 이용한 PRMN(fluorescence based Plaque Reduction Microneutralization), 루시퍼라제(luciferase) 기반의 중화항체 시험법, 정량적 실시간 중합효소연쇄반응(quantitative Real Time Polymerase Chain Reaction, qRT-PCR) 기반의 qPCR-MN (pRT-PCR-micro neutra l ization assay), 고위험 바이러스를 대상으로 한 pseudotype 바이러스를 이용한 검사법 등 다양한 방법의 중화항체 측정법이 개발되어지고 있다.

1) 플라크 감소 중화 항체 측정법(Plaque Reduction Neutralization Test, PRNT)

PRNT법은 단계 희석된 혈청과 바이러스를 일정시간 동안 반응시킨 후, 세포에 감염시켜 일정기간 배양하면서 세포병변효과(cytopathic effect)를 통해 바이러스의 중화 항체능을 측정하는 방법이다(그림 1-15B). 이 방법은 홍역 바이러스(measles virus), 유행성이하선염 바이러스(mumps virus), 풍진 바이러스(rubella virus), 일본뇌염 바이러스(Japanese encephalitis virus), 뎅기열 바이러스(dengue virus), 백시니아 바이러스(vaccinia virus) 등 다양한 바이러스에 대한 'Gold-standard' 중화항체 검사법으로 알

려져 있다. 그러나, PRNT법은 바이러스에 대한 중화항체 측정시 좋은 방법이지만, 세포병변을 나타내지 않는 바이러스의 경우 중화능을 측정하는 데 있어서 제한적이며, 수행과정이 복잡하고 한 번에 수행할 수 있는 샘플의 수가 제한적이고, 많은 양의 혈청 샘플이 소모되며, 세포에 바이러스를 감염시킨 후 플라크가 생성되기까지 5~10일 정도의 긴 배양 시간이 소요되는 단점이 있다.

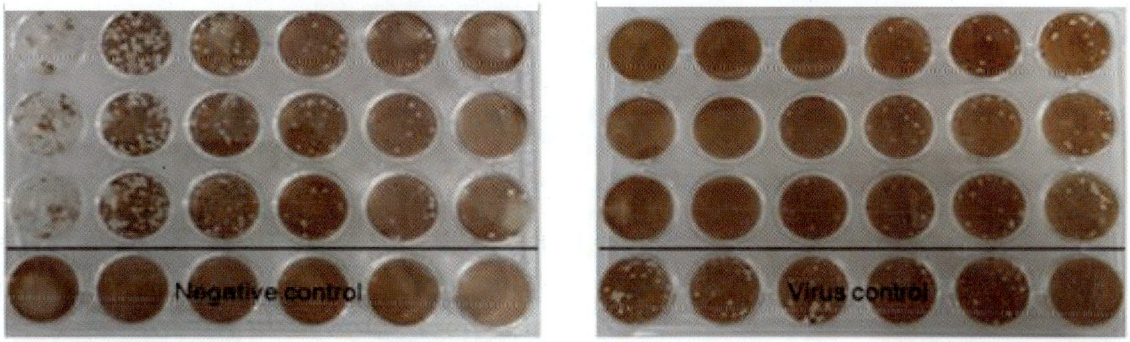

A. Plaque assay for measles virus B. PRNT for measles virus

그림 1-15.

2) ICA (Imuno-Colorimetric Assay) 기반의 바이러스 유래 단클론항체를 이용한 중화항체 측정법(Focus Reduction Neutralization Test; FRNT)

바이러스 유래 단클론 항체를 이용한 ICA 기반의 FRNT법은 바이러스에 감염된 세포에 바이러스 유래 단백질 단클론 항체를 부착시킨 후 HRP (horeradish peroxidase)로 표지된 2차 항체를 붙여 기질(substrate)로 발색시켜 바이러스에 감염된 세포를 확인하여 중화항체를 측정하는 방법으로 홍역, 유행성이하선염, 풍진 바이러스 등에 대한 중화항체 측정을 위하여 개발되었다(그림 1-16). FRNT의 장점은 바이러스가 세포에 감염시 세포병변효과를 보이지 않는 바이러스의 중화항체 측정에 적용할 수 있으며, PRNT법 대비 단시간(PRNT: 5-10일, FRNT: 2-3일) 내에 중화항체를 측정할 수 있고, 96 well cell culture plate를 사용할 수 있기 때문에 혈청 희석, 바이러스와의 중화반응, 바이러스 감염 시에 멀티채널 파이펫(multi-channel pipet)을 사용할 수 있어 수행과정이 쉬우며, 많은 샘플에서의 중화항체를 동시에 측정할 수 있다. 또한 PRNT법과 마찬가지로 민감도가 높고, 재현성이 뛰어나며, 자동화 이미지 분석 장치를 통하여 결과를 객관적이고 쉽게 분석할 수 있다.

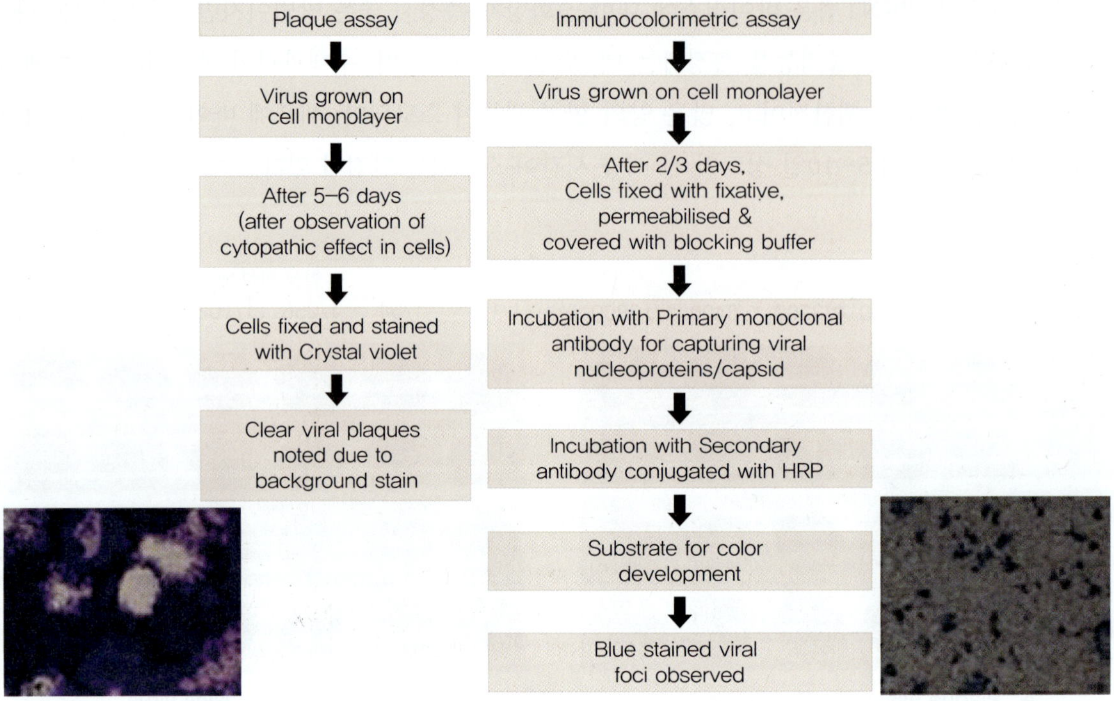

그림 1-16.

3) 재조합 리포터 바이러스를 이용한 중화항체 측정법

재조합 리포터 바이러스는 SARS 바이러스(Severe Acute Respiratory Syndrome Virus), HCV (Human hepatitis C Virus), 인플루엔자 바이러스(Influenza Virus), HIV (Human Immunodeficiency Virus), 아데노바이러스(Adenovirus) 등 많은 바이러스에서 항바이러스 스크리닝(antiviral screening), 라이브 이미징(live imaging), 기능연구(functional studies) 등의 여러 분야에 적용되고 있다. 재조합 리포터 바이러스를 이용한 중화항체 측정법 PRMN은 매우 간단하고 신속하며 높은 민감도로 중화능을 측정할 수 있다. PRMN법은 형광을 발현하는 재조합 바이러스를 제작하여 감염 바이러스로 이용하는 방법으로, 혈청과 재조합 바이러스를 중화반응 시킨 후 세포에 감염시켜 24~48시간 동안 배양 후 형광측정기(fluorescence EIA micro plate reader)를 통해 중화항체를 측정한다(그림 1-17). GFP (Green Fluorescent Protein)를 발현하는 바이러스를 이용한 PRM N법은 홍역과 유행성이하선염 바이러스의 중화항체 측정에도 적용되고 있다. 최근에는 GFP의 단점인 스펙트럼 겹침(spectral overlap), 조직자가 형광(tissue autofluorescence)을 보완하기 위하여 mCherry (red fluorescent protein)를 삽입한 재조합 바이러스를 이용한 중화항체 측정법이 인플루엔자 바이러스를 대상으로 개발된 바 있다.

특히, 재조합 루시퍼라제(luciferase) 리포터 바이러스 기반의 중화항체 측정법은 재조합 바이러스에 감염된 세포에 발현된 루시퍼라제 활성(luciferase activity)을 측정하여 바이러스를 검출하는 방법으로 루시퍼라제 리포터는 바이러스의 증식 (replication)과 거의 동일하게 증가(replicates)하기 때문에 다른 측정법 보다 신속하고, 높은 민감도 및 재현성 있는 결과를 보여준다. 최근에는 재조합 루시퍼라제 리포터 뎅기 바이러스를 사용한 중화항체 측정법이 보고된 바 있으며, 루시퍼라제 리포터 시스템은 다양한 바이러스의 중화항체 측정법에도 적용가능하기 때문에 향후에도 유용하게 사용될 것으로 예상된다

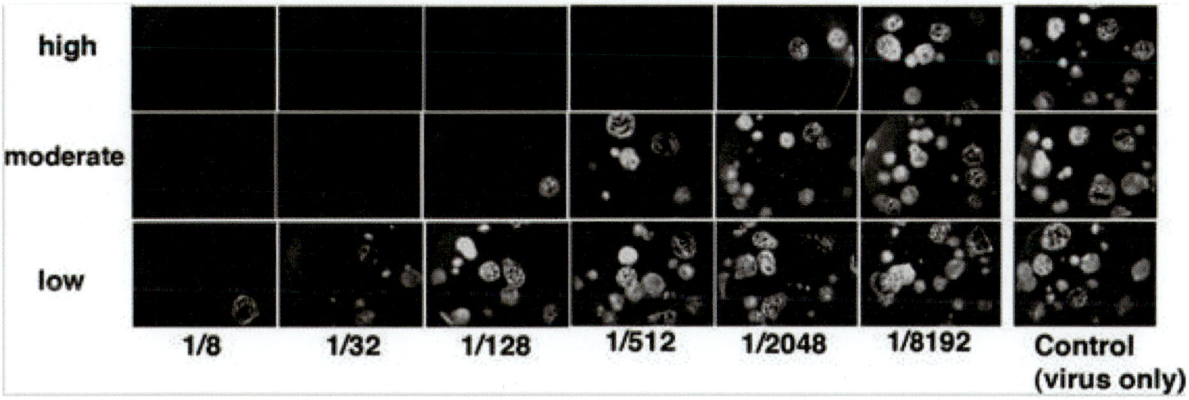

그림 1-17.

4) 정량적 실시간 중합효소연쇄반응(qRT-PCR) 기반의 중화항체 측정법

다양한 중화항체 측정방법이 개발됨에도 불구하고 여전히 중화항체를 측정하는데 있어서 48시간 이상이 소모되고, 복잡한 수행단계로 인한 오류 및 경제적인 고비용 등이 단점으로 제시되고 있다. 이러한 문제점들을 해결하기 위하여 qRT-PCR 기반의 중화항체 측정법에 대한 연구가 진행되고 있다. 이 방법은 바이러스에 감염된 샘플에서 바이러스 RNA/DNA를 분리하여 qPCR로 바이러스의 양을 측정함으로써 신속하고 적은 비용으로 높은 민감도, 다량의 샘플 분석 및 자동화장비를 적용할 수 있는 중화항체 측정 방법이다(그림 1-18). 최근 호흡기 세포융합 바이러스(human respiratory syncytial virus)의 중화항체 측정법에 적용되었으며, PRNT법과의 비교를 통해 그 유용성을 확인하였다.

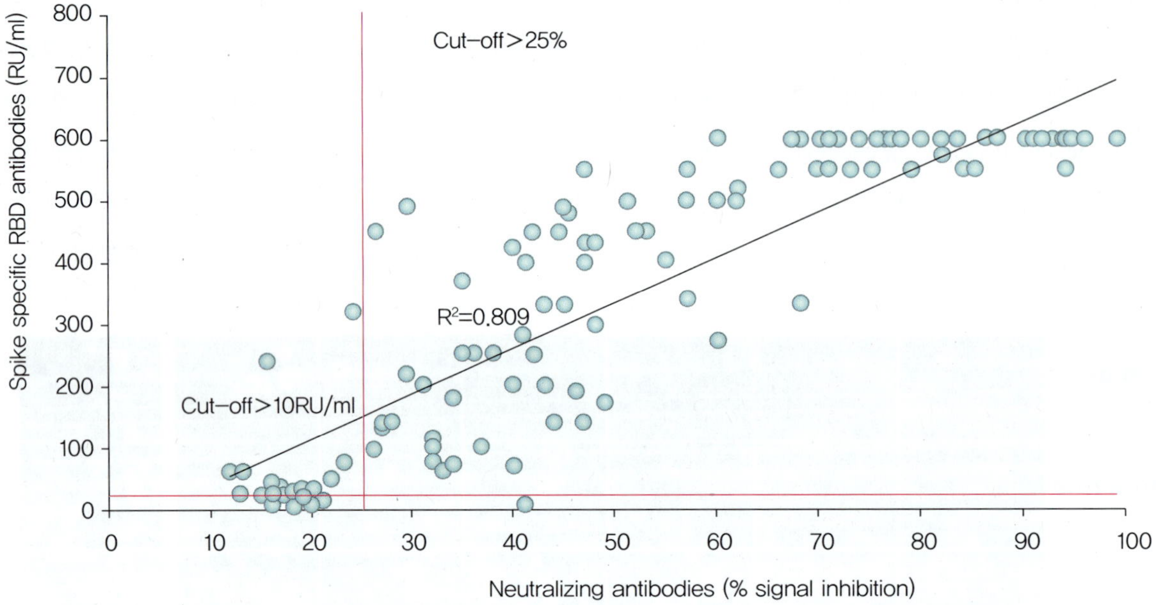

그림 1-18.

5) Pseudotype 바이러스를 이용한 중화항체 측정법

고위험 바이러스 또는 전염성이 강한 바이러스의 중화항체를 측정하기 위해서는 인체감염가능성이 있는 야생(wild type) 바이러스를 생물안전 3등급 연구시설(biosafety level-3)에서 사용해야 하는 등 제한점이 많다. 이를 보완하고자 고위험 바이러스를 변형시킨 pseudotype 바이러스를 이용한 중화항체 측정법 개발 연구가 진행되고 있다. 실제, HIV-1 (Human Immunodeficiency Virus 1) 바이러스의 외피 단백질 gp140, SARS 바이러스의 S 당단백질, 일본뇌염 바이러스의 외막(envelope) 단백질 등을 지닌 MuLV (Moloney murine Leukemia Virus) pseudotype 바이러스를 이용하여 고위험 바이러스에 대한 중화항체 측정을 보다 안전하게 진행할 수 있게 되었다(그림 1-19).

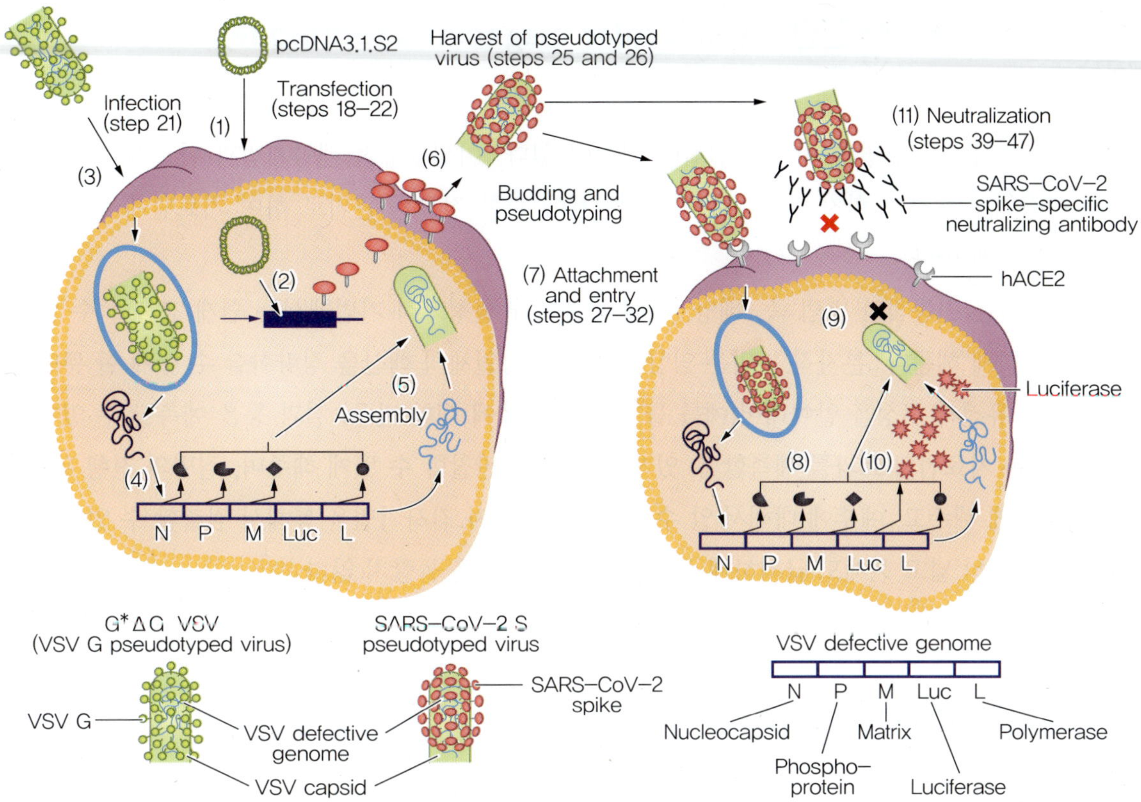

그림 1–19.

Schematic diagram of SARS–CoV–2 pseudotyped virus production and neutralization assay based on a VSV pseudotyped virus production system.

293T cells are transfected with SARS–CoV–2 S protein expression plasmid (pcDNA3.1.S2) (1), which is transcribed and expresses full–length S protein that is transferred to and anchored in the cell membrane (2). At the same time, 293T cells are infected with VSV G pseudotyped virus (G*⊿G–VSV), which enters the cells by using the VSV G protein on the surface of the particle and provides a defective VSV genome (3). After infection, the uncoated ⊿G–VSV genome expresses all the enzymes and structural proteins (L, M, P and N) from the VSV genome except G protein (which has been replaced by a luciferase reporter gene, Luc) and completes partial genome replication (4). The expressed structural proteins and partially replicated genomes assemble into virus particles without an envelope (5), and the virus is released from the cells by budding, during which process the SARS–CoV–2 S protein expressed on the cell surface becomes the envelope protein of the pseudovirion. Thus, the pseudotyped virus with SARS–CoV–2 S protein incorporated on the envelope packages the defective VSV genome containing the reporter gene in its capsid (6). When these pseudotyped viruses are incubated with cells containing SARS–CoV–2 receptors, the pseudotyped viruses attach and enter the cells through the receptors on the cell surface (7). The pseudotyped viruses entering the cells will express all VSV proteins other than G protein, and these structural proteins will also be assembled into capsid protein particles with the replicated VSV defective genome (8). However, because there is no expression of surface proteins in this process, virus particles containing surface proteins cannot be formed (9). That is, the pseudotyped virus cannot replicate sequentially and has the ability of only a single–round infection. The VSV genome expresses the reporter gene Fluc, which can be detected after the addition of the substrate (10). If the pseudotyped virus is co–incubated with the sample containing neutralizing antibody or molecular inhibitors before cell infection, they will block the cell entry process (11). The number of blocked viruses can be determined by the results of chemiluminescence reduction, which reflects the level of neutralizing antibody or molecular inhibitors in the sample. (1)–(6) shows the process of production of SARS–CoV–2 pseudotyped virus. If the pcDNA3.1.S2 is replaced by pcDNA3.1.VSVG, the G*⊿G–VSV can be amplified following these procedures

IV. 분자생물학적 진단법 (Molecular diagnostics technique)

분자진단 검사는 감염병의 치료와 밀접한 관련이 있다. 미생물학적 배양기법과 다르게 분자 진단법 검사는 굉장히 신속하며 환자 개개인에게서 병원체에 관한 정보를 근거로 하여 치료법에 대한 신속한 결정을 가능하게 한다.

분자적 기법은 전통적인 방법 즉, 배양, 항원 검출이나 혈청학적 기법에서는 쉽게 검출할 수 없던 병원체를 검출하게 해준다. 분자적 기법은 임상 검체에서 병원체의 핵산을 정량화할 수 있게 할 뿐만 아니라 병원체의 유전자 구성을 알아내어(예를 들자면, 항균제에 대한 반응) 결과 등을 예측할 수 있게 해준다. 이 기법은 치료법의 효과를 예측할 수 있게 하고 추적 관찰할 수 있게 해주며, 질병의 진행 위험도를 평가할 수 있게 해주고, 예후에 대해서 알 수 있게 한다. 분자 검사기법을 통해서 검출할 수 있는 병원체의 범위가 굉장히 넓고 현재도 급격하게 증가하고 있다는 점은 놀랍지 않다.

1. 핵산의 분리(Nucleic acid extraction)

1) DNA 추출

모든 세포가 가지고 있는 DNA는 두 가닥으로 이루어져 있으며, 각 가닥은 인산 디에스테르 결합에 의하여 연결된 수백만 개의 뉴클레오타이드로 이루어져 있다. 이 두 개의 가닥은 뉴클레오타이드 간의 수소 결합에 의하여 서로 결합되어 있다. DNA는 일반적으로 이중 가닥으로 이루어져 있으나 일부 바이러스의 경우 단일가닥으로 이루어진 DNA 형태를 갖는 경우도 있다.

DNA의 분석에서 가장 먼저 수행되고, 그 결과에 가장 많은 영향을 미치는 것은 DNA를 목적 세포로부터 얻는 일이다. 더구나 세포 내 수많은 물질로부터 DNA만을 순수하게 얻는 것이 더욱 중요하다. 왜냐하면 DNA를 분석하기 위해 여러 효소반응이나 물리 화학적 실험을 진행시킬 때 세포 내 물질들로 인해 방해받을 수 있기 때문이다. 사람의 genomic DNA는 매우 커다란 분자로서 가벼운 물리적 힘에 의해 쉽게 끊어지기 때문에 온전한 크기의 DNA를 얻는다는 것은 매우 어렵다. DNA가 잘게 끊어지면 정확한 결과를 얻는 데 실패할 수 있으므로 분리 정제 도중 끊어지지 않도록 하는 것이 무엇보다도 중요하다. 통상 말초혈액 20 mL(약 1×108 WBC)에서 약 250 μg DNA를 얻을 수 있으며 우리가 필요한 DNA의 양은 최소한 100 μg이므로 최소한 5×107 WBC가 있어야 한다. 따라서 환자의 WBC count에 따라 검체량이 조절될 수 있다. DNA 추출방법과 원리는 다음과 같다(그림 1-20).

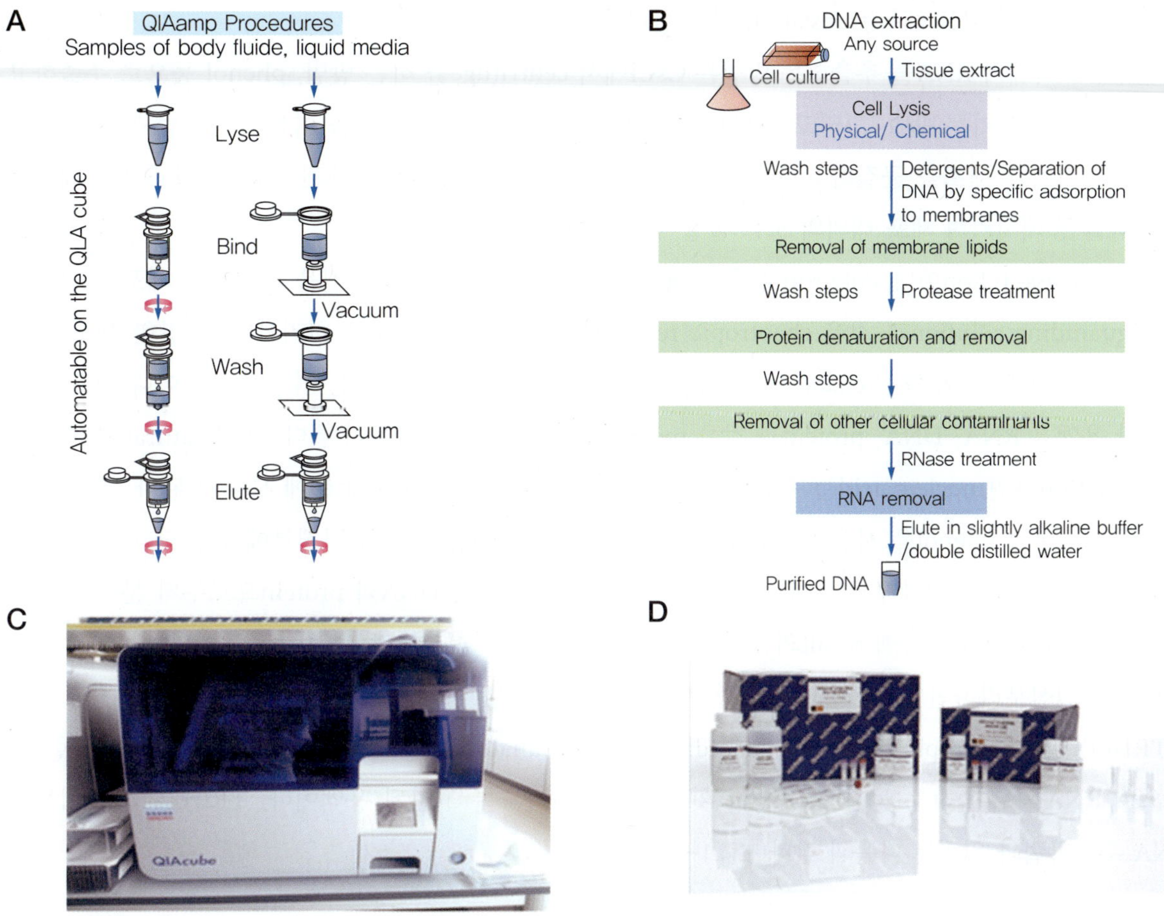

그림 1-20. DNA 추출 방법 및 원리
A. 자동화 장비의 추출방법 모식도 B. 고전적인 추출방법 모식도 C. 자동화 추출장비 D. 추출 KIT

2) RNA의 추출

(1) mRNA

어떤 유전자가 세포에서 발현되기 위해서는 핵내에 존재하는 염색체의 genomic DNA에서 해당 유전 정보를 세포질 내의 단백질 제조 공장인 리보솜으로 전달해 주어야 하는데, 이 역할을 하는 RNA를 전령 RNA(messenger RNA, mRNA)라고 하고 genomic DNA의 염기서열에 따라 전령 RNA를 만드는 과정을 전사(transcription)라고 한다. 전사된 RNA는 여러 가지 처리과정(processing)을 거쳐서 성숙 mRNA (mature mRNA)로 변화되는데, 5'쪽 맨 앞에 마치 모자처럼 G 뉴클레오타이드를 달게되는 capping, 3'쪽 끝에 수백 개의 adenine 뉴클레오타이드로 된 긴 꼬리를 달게 되는 polyadenylation, 그리고 genomic DNA의 intron에 의해서 전사된 부분을 잘라내어서 exon에 의해서 전사된 부분만으로 mRNA를 만드는 splicing이 대표적인 처리과정이다. mRNA가 리보솜에 부착되고 mRNA에 실려온정보를 해독한 후 각 코드에 해당하는 아미노산을 운반 RNA가 운반하여 오는 대로 계속 연결시켜 단백질을 만드는데 이 과정을 해독(translation)이라 한다.

세포나 조직에서 RNA를 추출하는 방법은 CsCl에서 centrifuge를 하는 방법, phenol 등으로 추출하고 alcohol로 침전시키는 방법, 그리고 RNA만 특이적으로 결합하는 column을 이용하는 방법 등이 있다.

우선 조직이나 세포를 균질화(homogenization)하는 것이 필요한데, 세포간 매질을 파괴하고 세포막과 핵막을 용해시키며 세포 내외의 모든 물질이 골고루 섞인 혼합액을 만드는 것이다. 조직은 대개 액체질소에서 glass-Teflon이나 Polytron 등을 이용하여 기계적으로 세포간 매질을 파괴하고 세포를 균질화하는 guanidine solution과 같은 chaotropic reagent(수소결합파괴시약)로 처리한다. 배양한 세포는 이러한 과정이 필요 없이 직접 chaotropic reagent로 세포를 용해시키면 된다. 이렇게 조직이나 세포를 균질화한 용액은 RNA, DNA, protein과 같은 macromolecule들의 혼합물이 된다. 이를 saturated phenol로 extraction하면 nucleic acid는 수용액 층에 모이고 protein은 유기용매 층에 모이게 된다. 특히, pH 4.0 정도의 산성 phenol을 사용하면 DNA는 수용액 층과 유기용매 층의 경계부에 집중되고 수용액 층에는 주로 RNA만 존재하게 되는데, 이 성질을 이용하여 RNA를 DNA와 protein으로부터 분리해낼 수 있다. 이렇게 분리한 수용액에 salt의 농도를 높이고 alcohol을 첨가하면 RNA는 침전하게 되는데, 이를 고속으로 원심분리하면 RNA pellet을 얻을 수 있다.

TRIzol™은 chaotropic reagent인 guanidine isothiocyanate, acidic phenol 그리고 salt를 혼합한 용액으로 RNA를 추출하는 동안 pipetting 횟수를 최소화하도록 고안된 용액이다. TRIzolTM을 이용한 RNA 추출방법과 원리는 다음과 같다(그림 1-21).

(2) 역전사(Reverse transcription)

어떤 종류의 바이러스는 DNA에서 RNA를 만드는 전사 과정과는 반대로 RNA로부터 DNA를 만들어내는 역전사(reverse transcription) 능력이 있다. 이들은 이렇게 역전사해서 생성한 DNA를 숙주세포의 genomic DNA 속에 삽입시켜 자신의 유전자를 증폭시킬 수 있는 능력을 지니고 있는데, 그대표적인 것이 Avian myoblastosis virus (AMV)와 Molony murine leukemia virus (MmLV)이다. 이러한 RNA 바이러스의 역전사 효소(reverse transcriptase)를 이용하여 시료 RNA와 상보적인 DNA (complementary DNA, cDNA)를 만들어 내고 이를 template로 하여 PCR을 시행하게 된다. Reverse transcriptase가 작용하기 위해서는 single strand인 RNA의 어느 부분에 RNA-DNA double strand가 존재하여야 하며, reverse transcriptase는 이 double strand 부분에서 DNA 조각의 5'에서 3'방향으로 역전사를 하게 된다. 따라서 시료 RNA와 적당한 single-stranded DNA 조각들을 섞어서 reverse transcriptase가 작용할 수 있는 RNA-DNA double stranded portion을 만들어 주어야 하는데, 이 과정을 priming이라고 하며 이 때에 사용될 수 있는 DNA 조각(primer)들은 대략 세 가지 종류가 있다.

첫째, gene-specific primer는 PCR에 사용될 primer들 중 antisense primer를 사용할 수 있고, 둘째, mRNA의 3'polyadenylated 부위에 부착되는 oligo (dT) primer를 사용할 수도 있다. 셋째로는 random

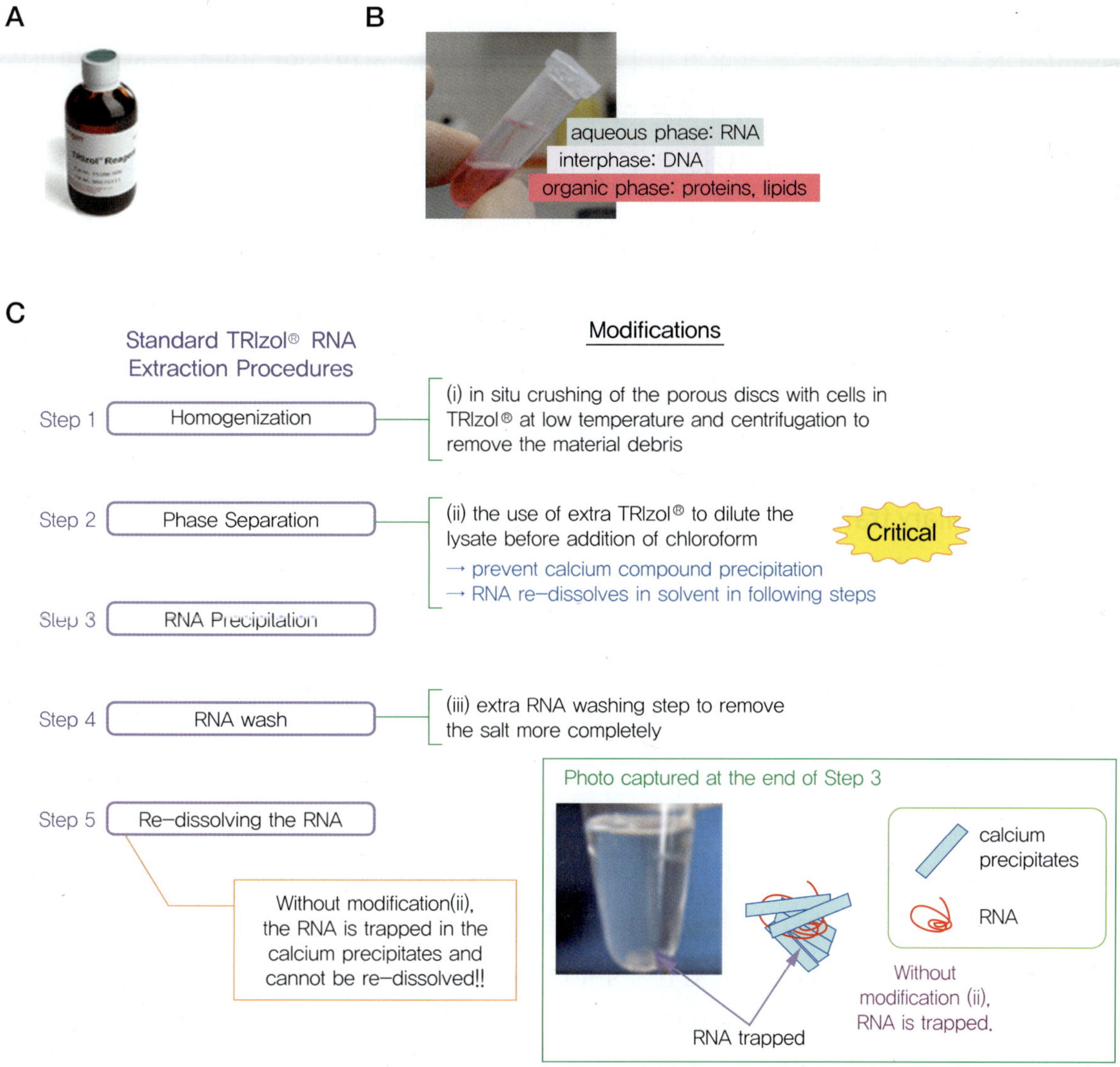

그림 1-21. RNA 추출

A. TRIZOL reagent B. 추출후 상 분리 모습 C. 전체적인 추출과정의 protocol guide(Ref. Journal of Biomaterials and Nanobiotechnology, 2011, 2, 41-48 Simple Modifications to Standard TRIzol® Protocol Allow High-Yield RNA Extraction from Cells on Resorbable Materials)

hexamer primer를 사용하여 random하게 reverse transcription이 되도록 하는 방법이 있다.

첫 번째 방법은 역전사 과정에서부터 특이적으로 원하는 유전자 mRNA만을 역전사할 수 있는 장점이 있는 반면 민감도가 떨어지는 단점이 있다. 두 번째 방법은 모든 mRNA들을 역전사해서 특이 도를 향상시키면서 민감도도 유지할 수 있는 방법이지만 mRNA의 polyA에서 5'쪽으로 멀리 떨어진 부분을 PCR할 경우에는 민감도가 떨어지는 단점이 있다. 마지막 방법은 민감도는 좋지만 random primer가 PCR 과정에서도 작용할 수 있는 문제가 있다.

2. 서던 블롯(Southern blot)

Genomic DNA 상에 존재하는 특정 유전자의 위치는 흔히 Southern(1975)이 고안한 transfer 방법을 통하여 결정된다. Genomic DNA를 하나 혹은 여러 가지 종류의 제한 효소로 절단한 후 생성된 각 조각을 agarose gel에서 전기영동하여 그 크기별로 분리하고 gel로부터 solid support(흔히 nitrocellulose 혹은 nylon membrane)에 이동될 때 DNA 조각들의 상대적인 위치는 유지된다.

Membrane에 부착된 DNA는 방사성 동위원소로 표식된 DNA 혹은 RNA와 hybridization되고 자가 방사법을 통해 그 위치를 가시화하게 된다(그림 1-22). 이러한 기술들은 genomic DNA뿐만 아니라 plasmid, cosmid, bacteriophage 등의 분석에도 적합한 방법이 될 수 있다.

Agarose gel로부터 solid support로 DNA의 이동방법은 흔히 capillary transfer 방법이 사용된다.

1) 모세관(Capillary transfer)

흔히 Southern blot 혹은 Southern hybridization이라 불리우는 방법으로 Southern(1975)에 의해 고안되었다. Agarose gel 내에서 크기별로 분류된 DNA 조각들이 모세관현상에 의한 용액의 흐름을 타고 유출되어 solid support의 표면에 축적되도록 하는 방법이다. 모세관현상은 여러 겹의 종이 흡수지를 타고 용액이 흘러 형성되게 된다(그림 1-23). 이때 DNA의 이동 효율은 DNA 조각의 크기와 agarose gel의 농도에 따라 변하게 된다. 1 kb 이하의 작은 크기의 DNA의 이동은 이동속도가 늦고 그 효율도 떨어지게 된다. 예를 들어 15 kb 크기 이상의 DNA를 모세관현상을 이용하여 이동시키기 위해서는 18시간 이내에 수상의 이동시간이 필요하며 그나마 그 이동도 완전히 이루어지지는 않는다. 이러한 큰 크기의 DNA 조각의 이동은 gel이 탈수되기 전에 얼마나 gel로부터 유출되느냐에 따라 결정되는데, 자체에 있던 용액이 흘러나와 탈수되면 gel은 더욱 단단해져서 DNA가 유출되기 더욱 힘들어지게 되기 때문이다. 이러한 문제는 DNA를 이동시키기 전에 부분적으로 가수분해시킴으로써 감소시킬 수 있다.

DNA를 산에 노출시키게 되면 부분적인 탈퓨린화(depurination) 현상이 일어나게 되며 다시 염기에 노출시키면 depurination된 곳의 phosphodiester 결합의 DNA 골격이 가수분해 된다. 그 결과 DNA 조각의 크기가 1 kb 정도되어 gel로부터 쉽게 유출되어 이동될 수 있다. 그러나 이러한 depurination이 가수분해과정을 거치면 자가방사법상 나타나는 결과의 band가 뚜렷하지 못하고 퍼지는 양상을 보일 수도 있다. 이는 DNA의 이동 중에 DNA의 diffusion이 일어나기 때문으로 생각된다.

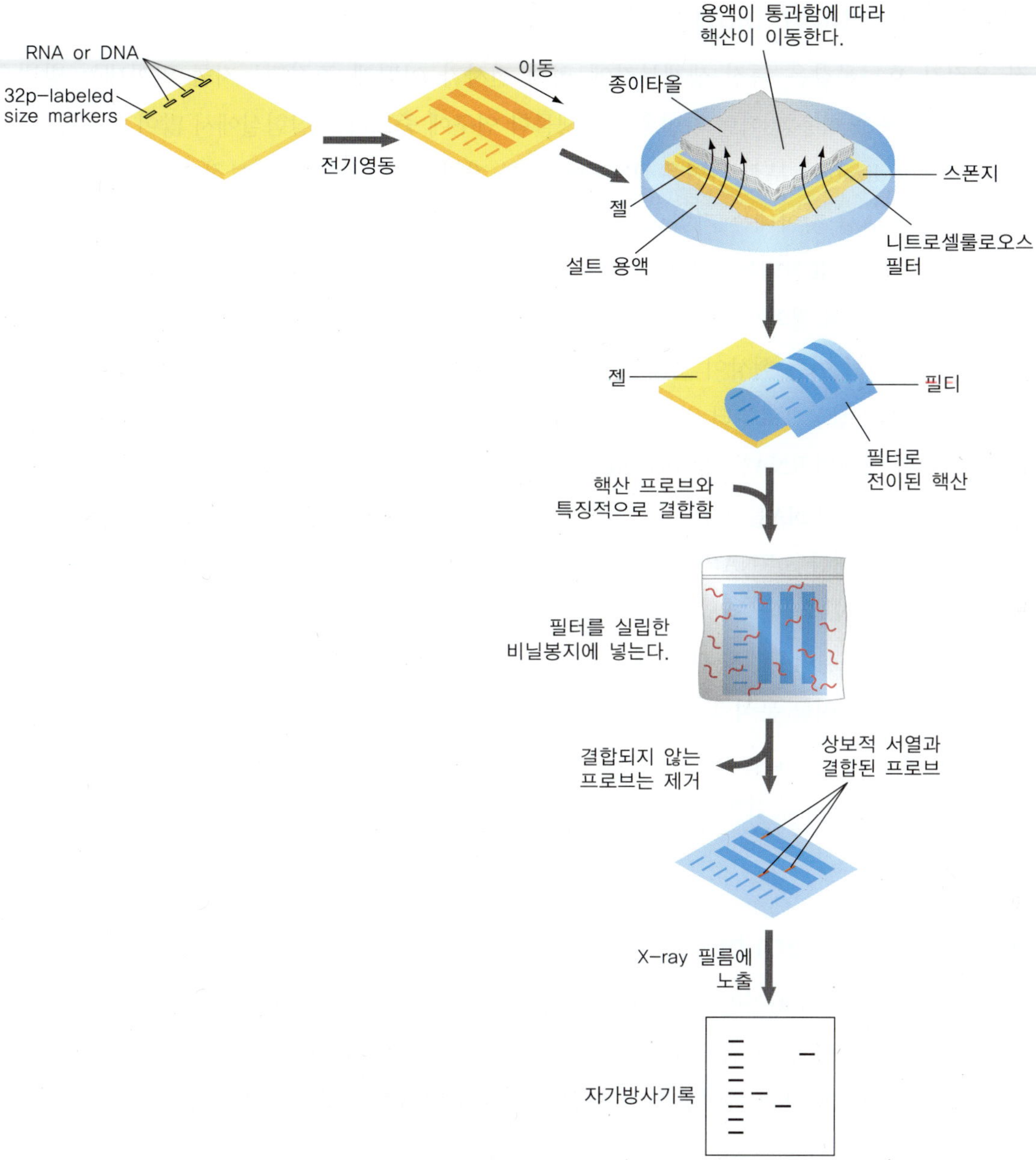

그림 1-22. 서던 블롯(Southern blot)

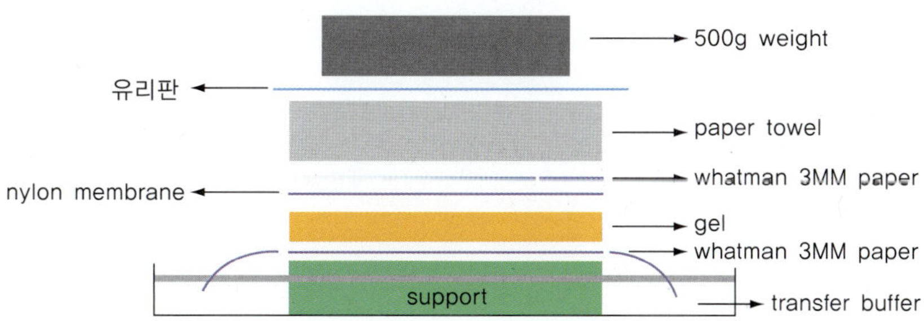

그림 1-23. Capillary transfer의 모식도

3. 노던 블롯(Northern blot)

특정 유전자 호르몬같은 특정 생체분자에 의해 전사가 어떻게 조절되는지를 알아내는 방법으로 hybridization 반응을 이용한 이런 기법은 분자생물학 연구에 중요하며 실험실에서 많이 이용되고 있다.

Northern hybridization 분석 기법은 DNA probe를 가지고 이 probe와 상보적으로 hybridization 반응을 일으키는 RNA를 찾아내는 기법으로써, 예를 들어 설명하면 혈액 내 알부민 농도가 낮은 생쥐와 정상 생쥐의 간장에서 표현되는 알부민에 대한 mRNA를 분석 비교하는 경우를 들 수 있다. 알부민은 간장 세포에서 합성되어 혈액으로 분비된다. 알부민을 소량 생산하는 생쥐에서 알부민에 대한 유전자의 표현에 이상이 있어서 이런 현상이 초래되는지를 확인하기 위해 우선 정상 생쥐와 알부민 생산에 이상이 있는 실험 생쥐의 간장으로부터 강한 변성제로 세포 내 ribonuclease를 불활성화시킨 상태로 소정 방법에 따라 완전한 형태의 RNA를 nitrocellulose 또는 nylon membrane에 옮긴다.

Membrane에 옮겨진 RNA를[32P]로 표식한 DNA probe와 hybridization 반응을 유도하고 자가방사법을 통해 알부민에 대한 mRNA의 크기와 그 양을 분석할 수 있다. 크기를 아는 표준 RNA를 동시에 전기영동해서 표준 RNA가 이동된 거리와 비교하여 알부민에 대한 RNA의 크기를 결정할 수 있다.

이와 같은 기법으로 실험쥐에서 간장 세포 내 알부민을 합성하는 RNA 양에 차이가 있는지 혹은 RNA의 크기에 차이가 있는지를 분석할 수 있다.

Northern blot은 이상과 같은 여러 유전 질환의 연구 외에도 많은 다른 응용 분야에서 유익하게 사용되고 있다. Northern blot의 전체적인 과정은 다음과 같다(그림 1-24).

4. 웨스턴 블롯(Western blot)

웨스턴 블롯(Western blot)이란 특정 단백질의 유무 또는 양을 알기 위해 수행하는 분석방법이다. 주로 단백질의 발현 여부를 알기 위해 사용한다. 서던 블롯(Southern blot)과 노던 블롯(Northern blot)이 DNA-DNA, DNA-RNA 간의 특이성을 이용하는 데 반해 웨스턴 블롯은 단백질-단백질 간의 특이성을 이용한다. 주로 항원-항체(antigen-antibody) 반응을 이용한다. Western blot의 전체적인 과정은 다음과 같다(그림 1-25).

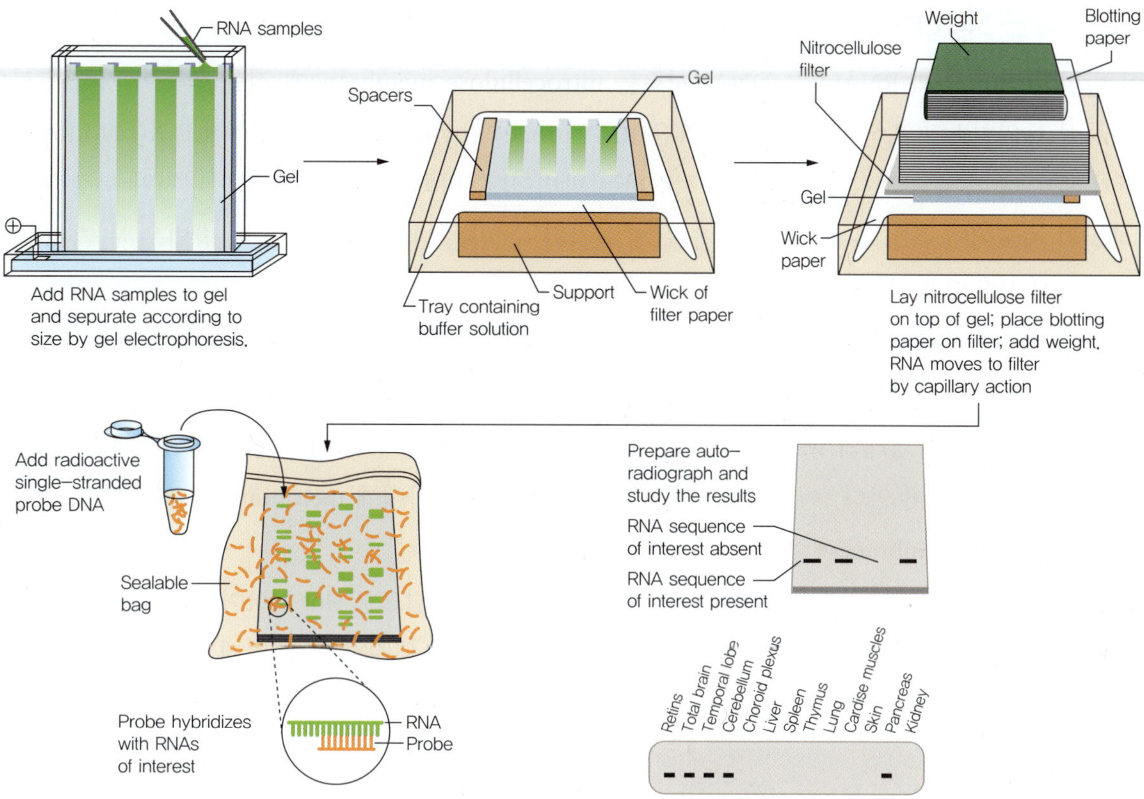

그림 1-24. Northern blot의 전체적인 과정

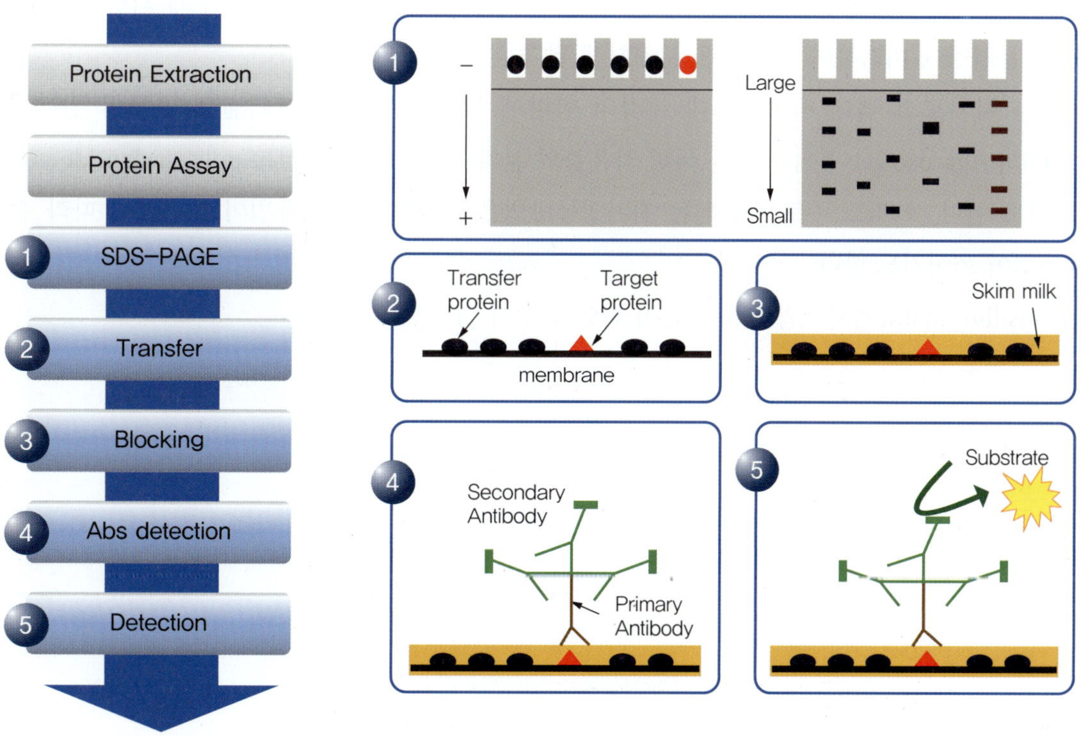

그림 1-25. Western blot의 전체적인 진행과정

5. Dot 혹은 Slot hybridization

이 방법과 적은 양의 RNA(혹은 DNA) 시료를 nitrocellulose membrane에 점을 찍듯이 가하여 붙인 후 방사성 동위원소로 표식된 특정 DNA 혹은 RNA probe와 hybridization을 시행하고 X-ray film에 노출시켜 시료 내 특정 RNA(혹은 DNA)를 정량하는 방법이다. 비록 정확한 정량은 아니지만 특정 조직이나 배양된 세포에서 특정 유전자의 발현을 쉽게 관찰할 수 있는 방법이다. 최근 이 방법은 두 가지 면에서 개선하여 사용되고 있다.

① 여과기구의 개량으로 많은 수의 시료를 동시에 일정한 크기와 모양으로 membrane에 가함으로써 densitometer를 사용하여 보다 정확한 정량이 가능해졌다. 이러한 여과기구들은 시료를 가하는 일정수의 dot 혹은 slot 형태의 well이 있는 합성수지로 된 block과 이 block이 맞물려 흡입력을 가하는 platform으로 구성되어 있다. 이 platform과 well이 있는 block 사이에 membrane을 장치한 후 흡입력을 가하면 시료가 membrane에 침착될 수 있게 고안되어 있다.

② 분획되지 않은 세포질 내 특정 RNA의 농도를 측정하는 방법으로 slot blot이 개발되어 새로이 배양되거나 냉동되었던 세포나 조직으로부터 신속한 연구를 용이하게 수행할 수 있게 되었다.

6. 전기영동(Electrophoresis)

세포 내 단백질이나 핵산을 분리하기 위하여 이들의 구성성분이 가지는 전기적 성질을 이용한 방법으로써 DNA인 경우 인산기가 (−)의 전하를 가지므로 전기를 (−)에서 (+)로 걸어주게 되면 전하의 차이와 입자의 분자량에 비례하여 각 성분을 분리하게 된다.

여기에는 아가로스 겔이 사용되는데 이것의 함량에 따라 분자량의 크기별로 구분이 된다. 보통 0.7~2.0%의 Agarose gel이 이용된다. 특히 작은량의 분자량을 보기 위해서는 polyacrylamide gel이 사용이 되기도 한다. 그리고 주로 사용되는 전기영동방법은 수평형 전기영동법이고 목적에 따라 수직형 전기영동법이 쓰이기도 한다.

UV-transilluminator에서 그림 1-26과 같이 확인할 수가 있다.

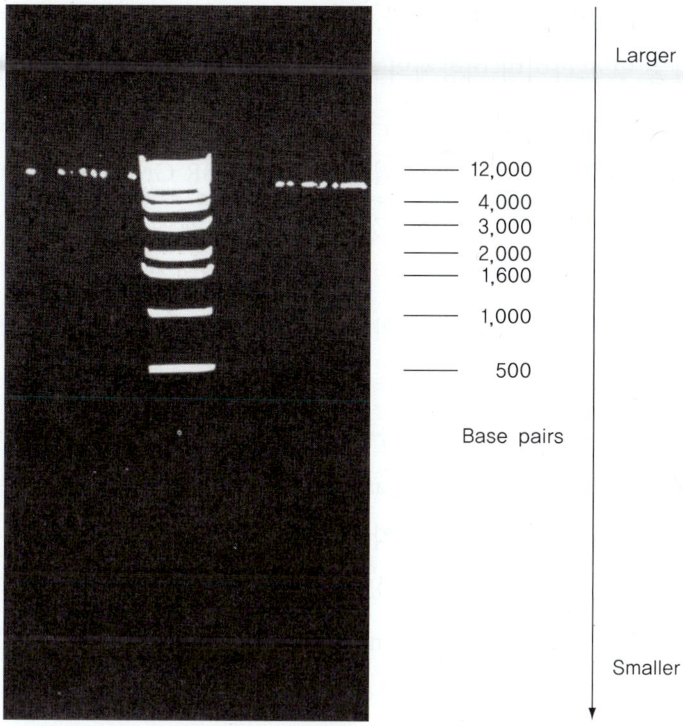

그림 1-26. DNA의 전기영동상

7. 중합효소연쇄반응법(Polymerase chain reaction, PCR)

1985년 K. 멀리스(K. Mullis)와 동료들이 발명한 중합효소연쇄반응(PCR)은 분자 생물학과 분자 의학에 혁명을 일으켰습니다. 바이오마커 발견, 유전자 조절, 암 연구 등 주요 연구 분야는 요구 사항이 더욱 까다로워 오늘날의 PCR 기술에 도전하고 있습니다. 여기에는 처리량 증가, 분석 감도 향상, 신뢰할 수 있는 데이터 분석에 대한 필요성이 포함됩니다. 분석법 개발 및 평가, 데이터의 재현성, 결과 도출 시간은 여전히 연구자들이 직면하는 주요 문제입니다.

PCR 증폭은 일상적으로 수행되며 수천 개의 PCR 프로토콜이 개발되었지만, 연구자들은 여전히 PCR 실험에 기술적 어려움에 직면하고 특정 증폭 산물을 얻지 못하는 경우가 많습니다. 여러 가지 과제(예: 번짐, 낮은 수율 및 비특이적 증폭)가 있지만 PCR 실패 또는 결과 불량의 두 가지 주요 이유는 반응의 특이성과 템플릿 2차 구조입니다.

PCR은 열역학적 과정이자 효소 과정입니다. Real-Time PCR이 성공하려면 최적의 조건에서 증폭 및 검출이 필요하며 각 반응 구성 요소가 결과에 영향을 미칠 수 있습니다. 어닐링 단계는 높은 PCR 특이성을 위해 중요합니다. 프라이머가 높은 특이성으로 주형에 어닐링되면 특정 PCR 산물의 높은 수율이 생성되고 증폭 반응의 민감도가 높아집니다. 그러나 반응의 프라이머 농도가 높기 때문에 프라이머는 불일치가 있는 비상보적 서열에도 혼성화됩니다. 프라이머가 낮은 특이성으로 주형 서열에 어닐링하는 경우 비특이적 PCR 산물 및 프라이머-이량체의 증폭이 발생할 수 있습니다. 이러한 아티팩트와 원하는 PCR 산물 간의 증폭 반응 경쟁은 특정 산물의 수율을 감소시켜 실시간 반응의 민감도와 선형 범위를 감소시킬 수 있습니다. 낮은 PCR 특이성은 특히 검출을 위해 SYBR Green을 사용할 때 정량적 PCR에 큰 영향을 미칠 수 있습니다. SYBR Green은 이중 가닥 DNA 서열에 결합하므로 프라이머-이량체 및 기타 비특이적 PCR 제품은 형광 신호를 생성합니다. 이는 분석의 전반적인 민감도를 감소시키고 관심 있는 전사체의 정량화를 부정확하게 만듭니다. PCR의 높은 특이성을 위해 중요한 요소에는 프라이머 디자인과 사용된 반응 화학이 포함됩니다(표 1-6).

이 방법은 DNA 중합효소(polymerase)의 연속적인 반응을 이용하여 단기간에 소량의 DNA를 대량으로 증폭하는 방법이다. DNA 중합효소(polymerase)는 한 가닥의 DNA를 합성하는데, 이 반응의 시작을 위하여 시발체(primer)라고 하는 작은 DNA 조각이 필요하다.

따라서 적당한 시발체를 이용하면 목적하는 DNA 영역을 합성, 증폭할 수 있다. 이에 대표적인 홍역 바이러스(measles virus)와 아데노 바이러스(adenovirus) 진단을 위한 시발체는 다음과 같다(표 1-6).

생체의 DNA는 두 가닥으로 되어 있으므로 분석하려고 하는 DNA 영역을 한쪽 끝의 짧은 서열을 포함하는 2개의 시발체가 필요하다. 1회의 DNA 중합효소 반응으로 DNA가 2배로 되며 n회의 반응을 반복하면 이론적으로 2 n 분자수의 DNA를 증폭할 수 있음이 PCR의 원리이다(그림 1-27). PCR법을 이용하면 검체 중의 분석하려는 DNA 영역을 수십만 배로 증폭할 수 있으므로 분석의 감도를 높일 수 있으며, 극미량의 검체로 분석이 가능하다. PCR법의 감도는 매우 높아 1분자의 DNA에서도 검출이 가능하며 실제로 정자 한 개(DNA 1분자)에서 분석이 가능하다고 보고된 바 있다.

표 1-6. 홍역 바이러스(measles virus)와 아데노 바이러스(adenovirus)의 진단을 위한 특이적인 primer

Virus	Target gene	Primer	Primer sequence(5'-3')	Amplicon size(bp)
Measles virus	Nucleocapsid	MeV216 MeV214	TGGAGCTATGCCATGGGAGT TAACAATGATGGAGGGTAGG	634
Adenovirus	Hexon	AV3R AV5L	ATGTGGAAICAGGCIGTIGACAG CGGTGGTGITTIAAIGGITTIACITTGTC CAT	458

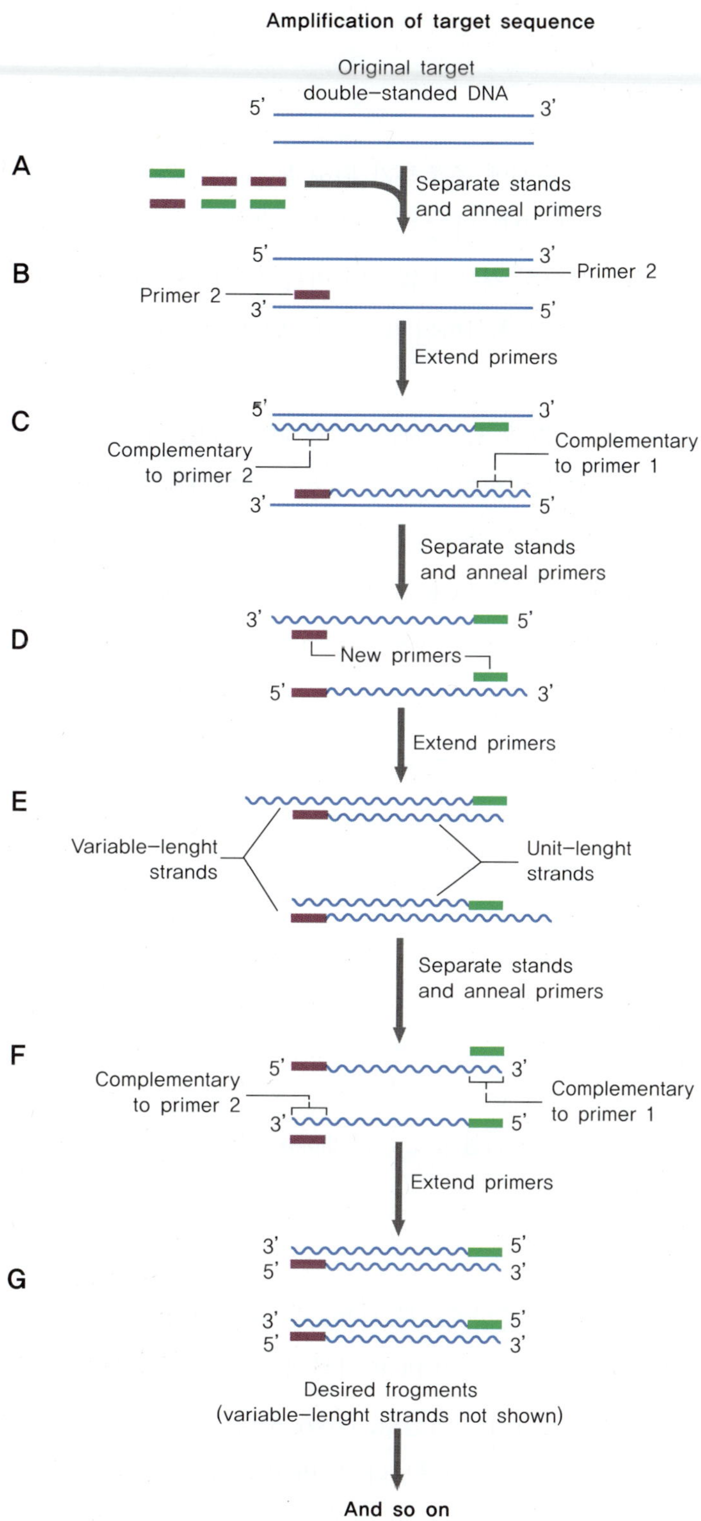

그림 1-27. 중합효소연쇄반응

PCR의 종류는 다음과 같다

1) Multiplex PCR

멀티플렉스 PCR은 여러 표적을 동시에 증폭하기 위해 동일한 반응에서 서로 다른 프라이머 쌍을 사용한다(그림 1-28). 이러한 유형의 PCR은 다양한 프라이머-템플릿 시스템의 최대 증폭 효율을 위해 어닐링 조건의 광범위한 최적화가 필요한 경우가 많으며 비특이적 PCR 인공산물에 의해 손상되는 경우가 많다. 엄격한 hot-start 절차와 특별히 최적화된 버퍼 시스템은 성공적인 다중 PCR을 위해 절대적으로 중요하다.

2개의 프라이머만 사용하는 표준 PCR 시스템과 비교할 때, 멀티플렉스 PCR의 추가적인 과제는 서로 다른 프라이머 쌍의 다양한 혼성화 동역학이다. 높은 효율로 결합하는 프라이머는 더 많은 PCR 반응 성분을 활용하여 다른 PCR 산물의 수율을 감소시킬 수 있다. 이는 종종 증폭되지 않은 DNA 서열과 예상되는 PCR 산물의 부재를 초래한다. 다중 PCR 문제를 극복하기 위해 특별히 설계된 상업용 PCR 키트를 사용할 수 있으며 가능하면 이러한 키트를 사용하는 것이 좋다.

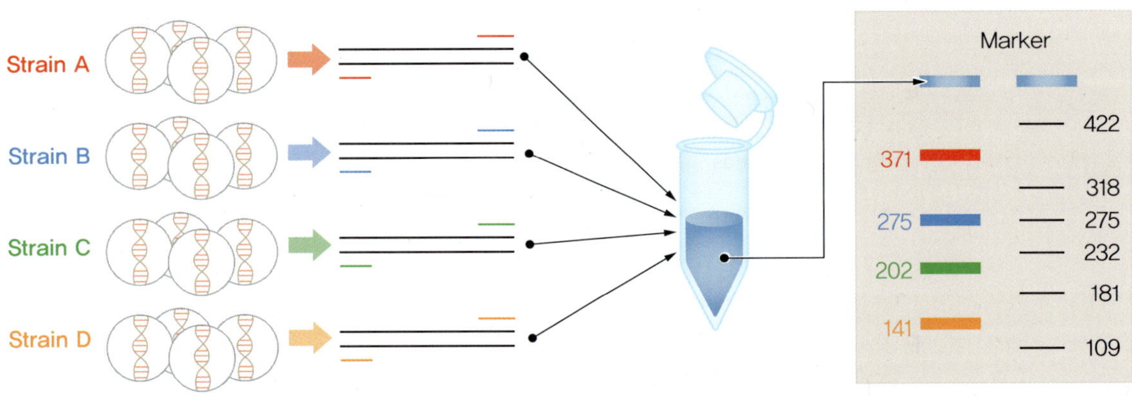

그림 1-28. Multiplex PCR

2) Long-range PCR

최대 4kb의 PCR 산물은 Taq DNA 중합효소를 사용하는 표준 PCR 프로토콜을 사용하여 일상적으로 증폭될 수 있다(그림 1-29). 그러나 4kb보다 긴 PCR 산물의 증폭은 장기간의 최적화 없이 실패하는 경우가 많다. 실패 이유에는 비특이적 프라이머 어닐링, DNA 주형의 2차 구조 및 최적이 아닌 사이클링 조건이 포함된다. 이 모든 요인은 짧은 PCR 산물보다 긴 PCR 산물의 증폭에 더 큰 영향을 미친다. DNA 탈퓨린화와 같은 DNA 손상을 방지하는 것은 긴 PCR 산물의 증폭에 특히 중요하다. 주형 내의 단일 DNA 병변만으로도 PCR 효소를 정지시킬 수 있기 때문이다. PCR 사이클링 중 DNA 손상은 반응의 pH를 안정화시키는 특정 완충물질을 사용하여 최소화할 수 있다. 예를 들어 Taq DNA 중합효소와 교정 효소의 최적화된 혼합물을 사용하여 장거리 PCR 문제를 극복하도록 특별히 설계된 상업용 PCR 키트를 사용할 수 있으며, 가능하면 이러한 키트를 사용하는 것이 좋다.

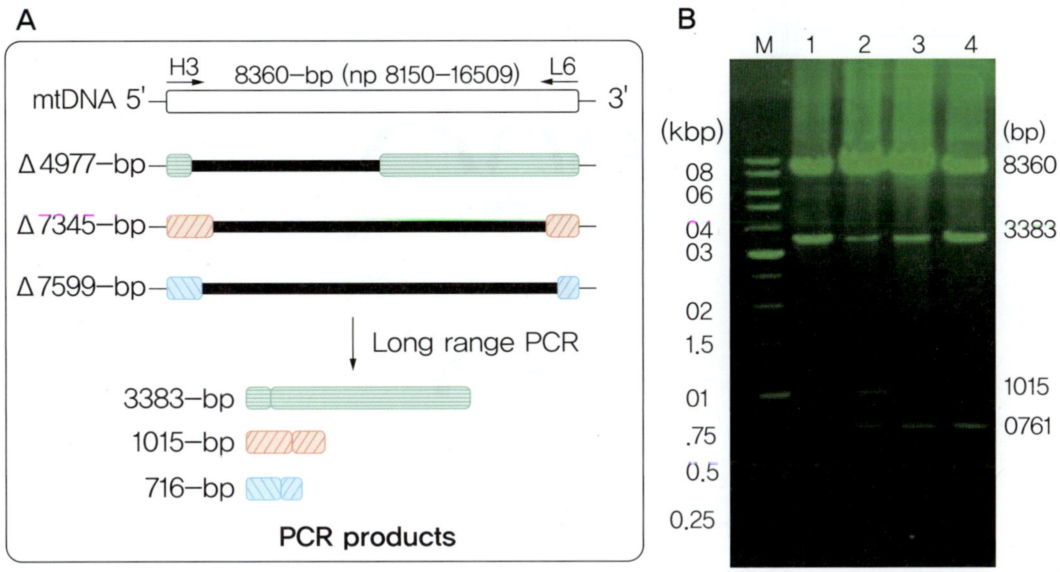

그림 1-29. Long-range PCR

Schematic and results of long-range PCR. Long-range PCR was used for detection of 4977, 7345, and 7599 deletions of sperm mtDNA by L6-H3 primer set (A). The 8360, 3383, 1015, and 761 bp fragments were amplified from the wild-type, 4977 bp-deleted, 7345 bp-deleted, and 7599 bp-deleted mtDNA, respectively. Spermatozoa in lanes 1-4 were selected randomly from astheno, oligoastheno, asthenoterato, and oligoasthenoterato samples; M1/4 1 kp DNA ladder (B).

3) Single-cell PCR

단일 세포 PCR은 제한된 양의 출발 물질을 사용하여 유전적 특성 분석을 위한 귀중한 도구를 제공한다(그림 1-30). 유세포 분석 또는 미세 조작을 통해 세포 표면 마커 또는 물리적 외관을 기반으로 관심 있는 개별 세포를 분리할 수 있다. 하나 또는 두 개의 유전자 복사본만큼 낮을 수 있는 소량의 주형 분자를 증폭하려면 매우 효율적이고 특이적이며 민감한 PCR 시스템이 필요하다. 다시 말하지만, 단일 세포 PCR용으로 특별히 설계된 상업용 PCR 키트를 사용할 수 있다.

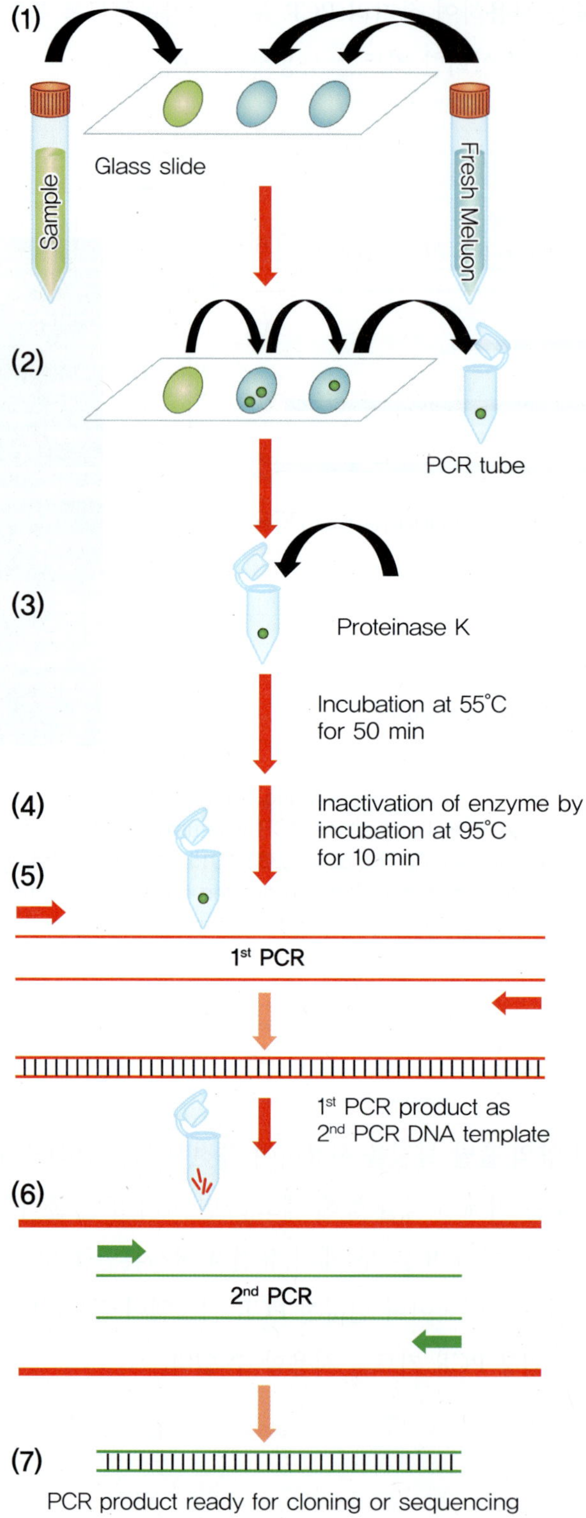

그림 1-30. Single-cell PCR

4) Fast-cycling PCR

PCR 증폭 속도가 빨라지면 PCR 처리량이 증가하고 연구자가 다운스트림 분석에 더 많은 시간을 할애할 수 있다(그림 1-31). 결과 도출 시간을 단축하려는 요구는 최근 더 빠른 PCR 기술의 개발로 충족된다. 빠른 PCR은 더 빠른 램핑 시간을 갖춘 새로운 열 순환기를 사용하거나 DNA 변성, 프라이머 어닐링 및 DNA 연장 시간을 크게 단축시켜 주기 시간을 단축할 수 있는 혁신적인 PCR 화학을 통해 달성할 수 있다. 증폭 특이성과 감도를 보장하려면 고속 사이클링 PCR 시약을 고도로 최적화해야 한다.

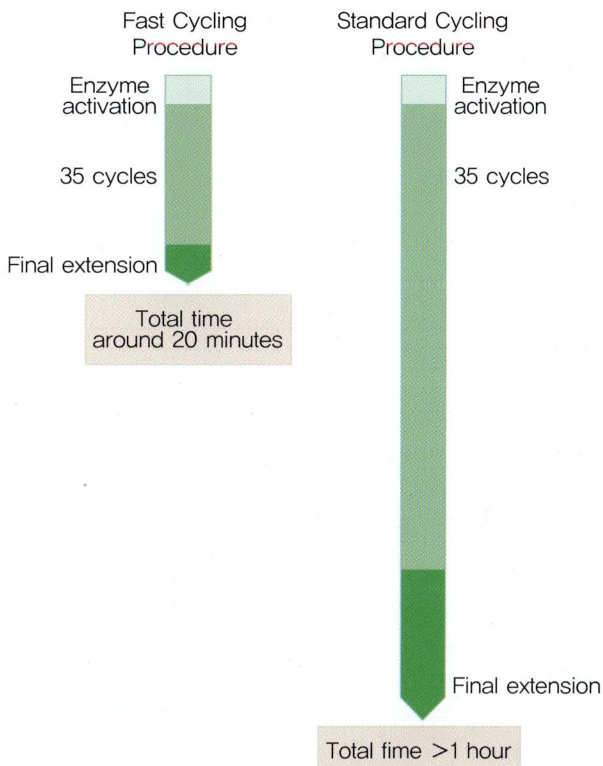

그림 1-31. Fast-cycling PCR

5) Methylation-specific PCR (MSP)

MSP를 사용하면 중아황산나트륨 처리 후 표적 DNA의 메틸화 상태를 확인할 수 MSP를 사용하면 중아황산나트륨 처리 후 표적 DNA의 메틸화 상태를 확인할 수 있다. 이 방법을 사용하려면 두 세트의 프라이머를 설계해야 한다(그림 1-32). 하나는 변하지 않은 시토신(즉, 게놈 DNA에서 메틸화됨)에 어닐링하는 세트이고 다른 하나는 게놈 DNA에서 메틸화되지 않은 시토신의 중아황산염 처리로 인해 발생하는 우라실에 어닐링하는 세트이다. 변하지 않은 서열에 대한 프라이머 세트에서 파생된 증폭 산물은 시토신이 메틸화되어 변경으로부터 보호되었음을 나타낸다.

비특이적인 프라이머 결합과 PCR 아티팩트의 증폭을 방지하려면 엄격하고 매우 특이적인 PCR 조건을 사용해야 한다. 이는 메틸화되지 않은 시토신을 우라실로 전환하면 DNA의 복잡성이 감소하고 비특이적 프라이머-주형 결합 가능성이 증가하므로 특히 중요하다.

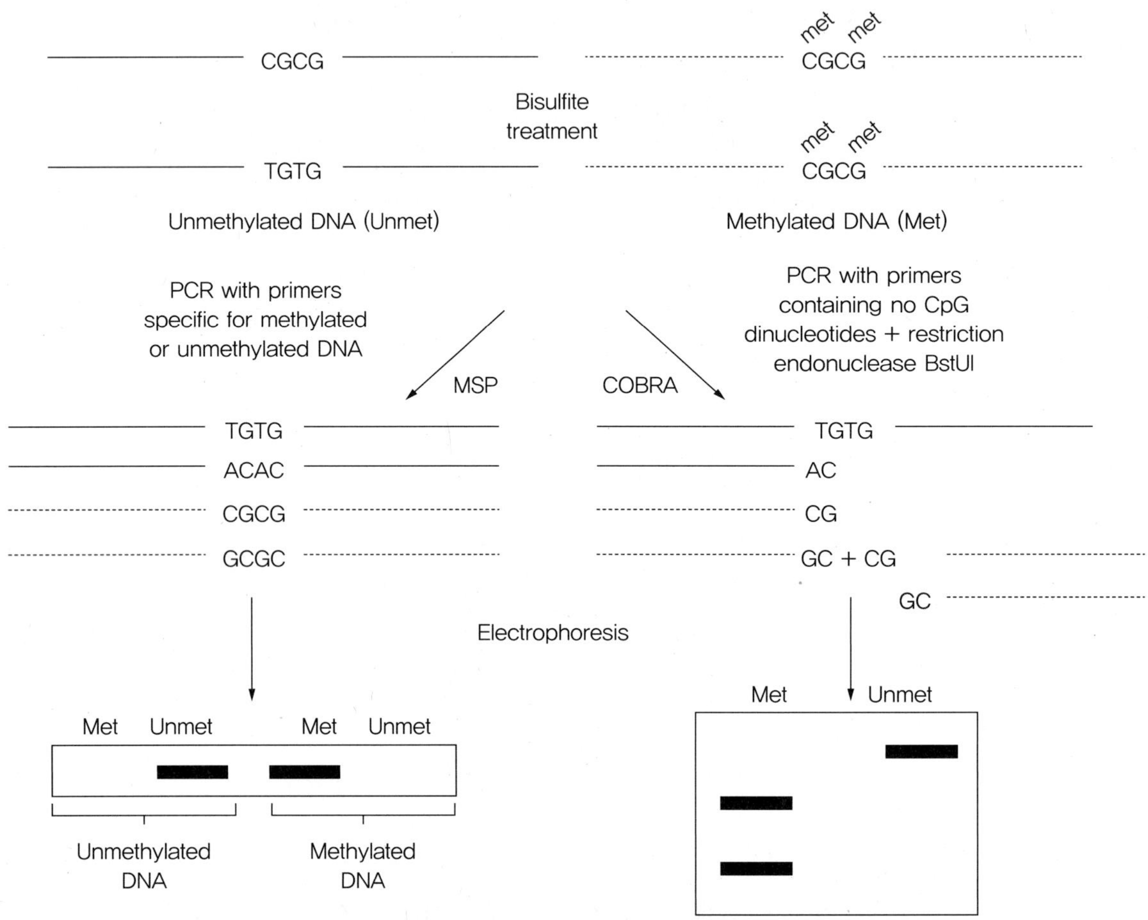

Concept of methods of MSP (methylation specific PCR) and COBRA (combined bisulfite restriction analysis) for analyzing the cytosine methylation status.

그림 1-32. Methylation-specific PCR (MSP)

6) Digital PCR

디지털 PCR(dPCR)은 한계희석법, 종말점 PCR, 포아송 통계법을 조합하여 핵산 농도를 절대 정량화하는 방법이다. 디지털 PCR 과정에서 디지털 PCR 기계는 주형 핵산, 프라이머, 프로브, 뉴클레오티드, 효소 및 완충액으로 구성된 PCR 반응을 수천 개의 미세 반응으로 나뉜다. 각 파티션은 효과적으로 표적 핵산 분자를 전혀 포함하지 않거나 하나 또는 여러 개 포함한다. 디지털 PCR 기기는 미세반응을 별도로 증폭한다. 증폭 과정이 끝나면 형광 프로브를 사용하여 각 파티션의 생성물 유무를 감지한다. 주형 핵산에 대한 양성 반응은 형광 신호를 방출하고(켜짐), 표적 핵산이 없는 음성 반응은 어두운 상태로 유지된다(꺼짐).

7) digital droplet PCR

디지털 드롭 PCR 시스템은 오일과 섞이지 않는 유체를 사용하여 수만 개의 서브마이크로리터 드롭을 생성한다(그림 1-33). 핵산은 미니 반응 챔버 역할을 하는 드롭 내부에 무작위로 캡슐화된다. 일반적인 ddPCR 작업 흐름에서 디지털 드롭 PCR 반응은 튜브에서 준비된다. 그런 다음 ddPCR 혼합물은 드롭 생성기에 의해 개별 드롭으로 분할된다. 에멀젼은 바이알에 수집되고 종말점 PCR이 수행된다. 샘플은 레이저 여기 소스 앞을 통과하는 물방울이 하나씩 형광으로 판독되는 유세포 분석기에 의해 처리된다. 다른 dPCR 프로토콜과 마찬가지로 초기 반응에서 DNA 주형의 복사본 수는 포아송 통계를 사용하여 확인할 수 있다.

dPCR과 ddPCR을 선택할 때 ddPCR의 장점과 한계를 고려하고 디지털 드롭 PCR 시스템이 귀하의 요구 사항에 적합한지 여부를 고려해야 한다.

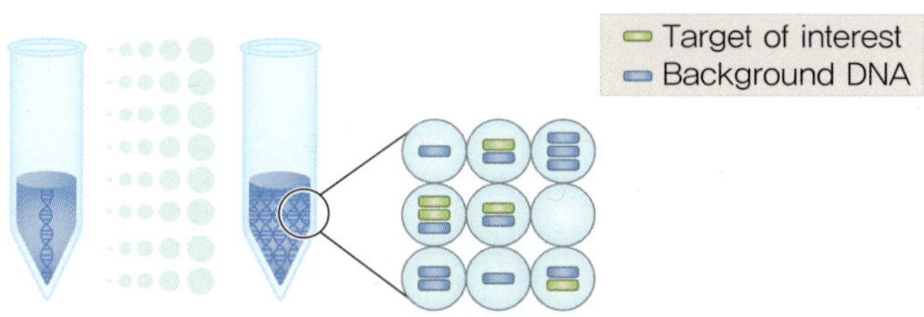

Sample partitioning is the key to digital PCR. in the Droplet Digital PCR (ddPCR) System, a single PCR sample is partitioned into 20,000 aroplets. Template molecules are distributed randomly among droplets, such that some groplets have no template molecules and others have one or more. Each droplet undergoes PCR amplification and analysis separately, and the droplets are then individually counted and scored as positive on negative for fluorescence

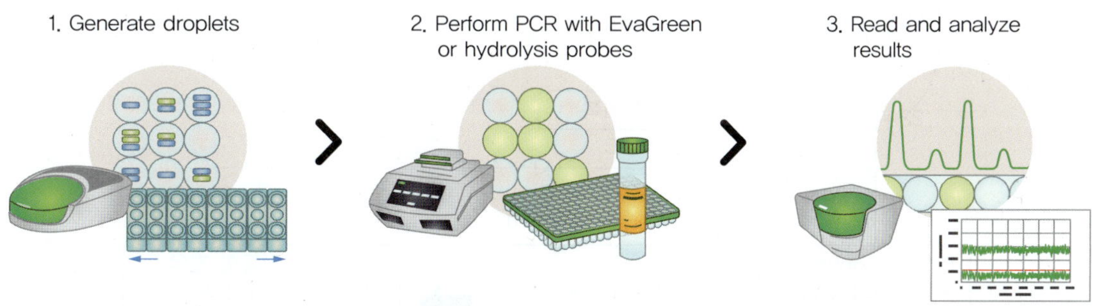

그림 1-33. digital droplet PCR

8) Hot start PCR

실온에서 증폭 반응 설정을 수행하면 프라이머가 서로 비특이적으로 결합하여 프라이머-다이머를 형성할 수 있다. 증폭 주기 동안 프라이머-이량체를 확장하여 비특이적 생성물을 생성할 수 있으며, 이는 특정 생성물 수율을 감소시킨다(그림 1-34). 비특이적 증폭산물 생성을 최소화하고 PCR 반응 효율을 극대화함으로써 미량의 template DNA를 효과적으로 증폭할 수 있으며 보다 까다로운 PCR 응용 분야의 경우, 성공적인 특정 결과를 얻으려면 hot-start PCR을 사용하는 것이 중요하다. hot-start DNA 중합효소를 생성하기 위해 Taq DNA 중합효소 활성은 항체를 사용하여 더 낮은 온도에서 억제될 수 있으며, 더 효과적으로는 중합효소의 아미노산과 공유 결합을 형성하는 화학적 변형제를 사용하여 억제할 수 있다. 화학적 변형은 초기 열 활성화 단계에서 공유 결합이 깨질 때까지 중합효소를 완전히 비활성화시킨다. 대조적으로, 항체 매개 핫 스타트 절차에서 항체는 상대적으로 약한 비공유 힘에 의해 폴리머라제에 결합하여 일부 폴리머라제 분자를 활성 상태로 유지한다. 이로 인해 때때로 PCR 중에 추가로 증폭될 수 있는 비특이적 프라이머 확장 산물이 생성된다. 이러한 제품은 아가로스 젤에 사용할 때 번지거나 크기가 잘못된 조각으로 나타난다. Hot Start PCR은 PCR의 첫번째 cycle에서의 mispriming이나 primer dimer 유래의 비특이적 증폭을 방지하고, 목적 단편의 증폭효율을 높이는데 효과적이다. TaKaRa Taq (Hot Start Version), TaKaRa Ex Taq (HotStart Version), TaKaRa LA Taq (Hot Start Version) 은 anti-Taq 항체와 결합시킨 Hot Start용의 PCR 효소로 최초의 열변성 (step 1)에서 항체가 변성되어 효소로부터 분리될 때까지 polymerase 활성이 억제된다.

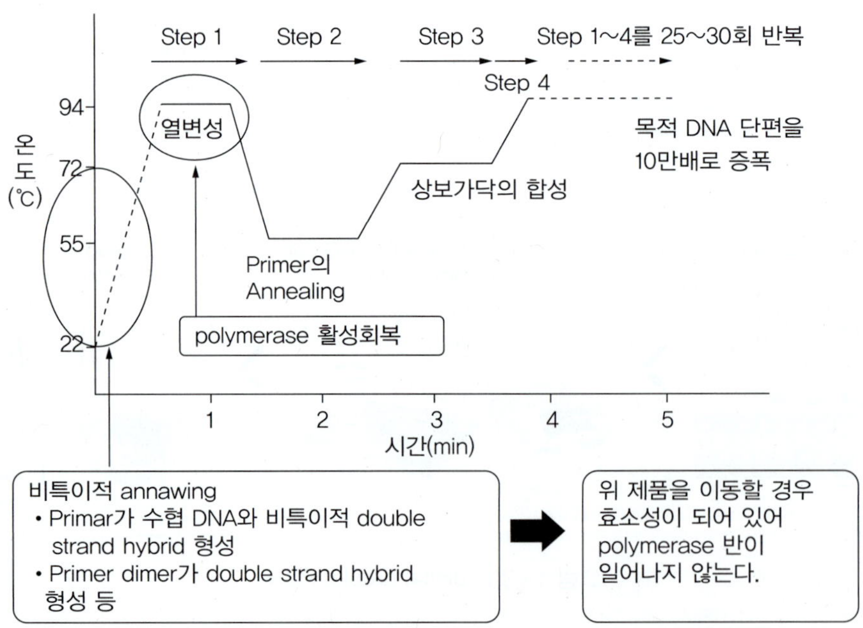

그림 1-34.

9) High-fidelity PCR

표준 DNA 중합효소(예: Taq DNA 중합효소)와는 달리, 고성능 PCR 효소는 일반적으로 잘못 포함된 염기를 제거하기 위해 3'에서 5' 엑소뉴클레아제 활성을 제공한다(그림 1-35). High-fidelity PCR 효소는 클로닝, 시퀀싱, 부위 지정 돌연변이 유발과 같이 낮은 오류율이 필요한 응용 분야에 이상적으로 적합하다. 그러나 핫 스타트 버전에서 효소가 제공되지 않으면 3'에서 5' 엑소뉴클레아제 활성으로 인해 PCR 설정 및 PCR 초기 단계에서 프라이머가 분해될 수 있다. 단축된 프라이머로 인한 비특이적 프라이밍은 특히 적은 양의 템플릿을 사용하는 경우 젤에 번짐이 발생하거나 증폭 실패가 발생할 수 있다. 교정 기능으로 인해 충실도가 높은 효소가 다른 DNA 중합효소보다 더 느리게 작동하는 경우가 종종 있다는 점에 유의해야 한다. 또한 직접 UA- 또는 TA-클로닝에 필요한 A-부가 기능이 크게 감소하여 결찰 및 형질전환 효율이 낮은 blunt-end 클로닝이 필요하다.

10) RAPD: Rapid amplified polymorphic DNA

RAPD는 분자 수준에서 유기체를 연구할 수 있는 PCR 기반 도구이다. 이는 작고 비특이적인 프라이머를 사용하여 게놈 DNA의 겉보기에 무작위인 영역을 증폭한다. 성공적인 프라이머 쌍은 아가로스 겔을 사용하여 분석할 때 개인, 계통, 종 등 사이에서 PCR 산물의 서로 다른 밴딩 프로필을 생성한다.

RAPD에서 프라이머의 길이는 약 10개 염기에 불과하다. 결과적으로 필요한 어닐링 온도는 40°C 미만이다.

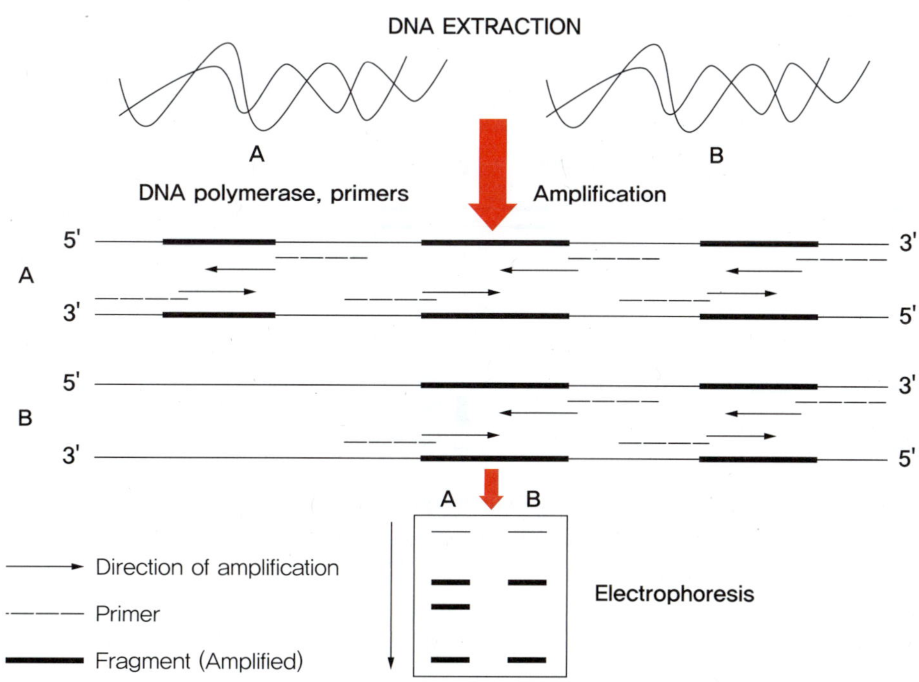

그림 1-35.

11) RACE: rapid amplication cDNA end

RACE는 RT-PCR의 변형이며 정의된 내부 부위와 mRNA의 3' 또는 5' 말단에 있는 알려지지 않은 서열 사이의 메신저 RNA 주형으로부터 핵산 서열을 증폭시키는 절차이다. RACE는 관심 mRNA 내의 짧은 서열에 대한 지식만 필요합니다. 불완전한 cDNA의 나머지 부분을 클로닝하는 데 종종 사용됩니다. 두 가지 기술이 있다(그림 1-36).

5' RACE — amplifies 5' cDNA ends

3' RACE — amplifies 3' cDNA ends

첫 번째 단계는 두 가지 RACE 유형 모두에 공통적이며 역전사 효소를 사용하여 RNA를 단일 가닥 cDNA로 변환하는 단계이다. 두 번째 단계는 각 RACE 유형마다 고유합니다. 각각은 전체 길이의 cDNA 서열을 생성할 수 있는 정보를 생성한다. RACE는 mRNA 내의 "고정 부위"를 참조 지점으로 사용하기 때문에 "고정 PCR"이라고도 한다.

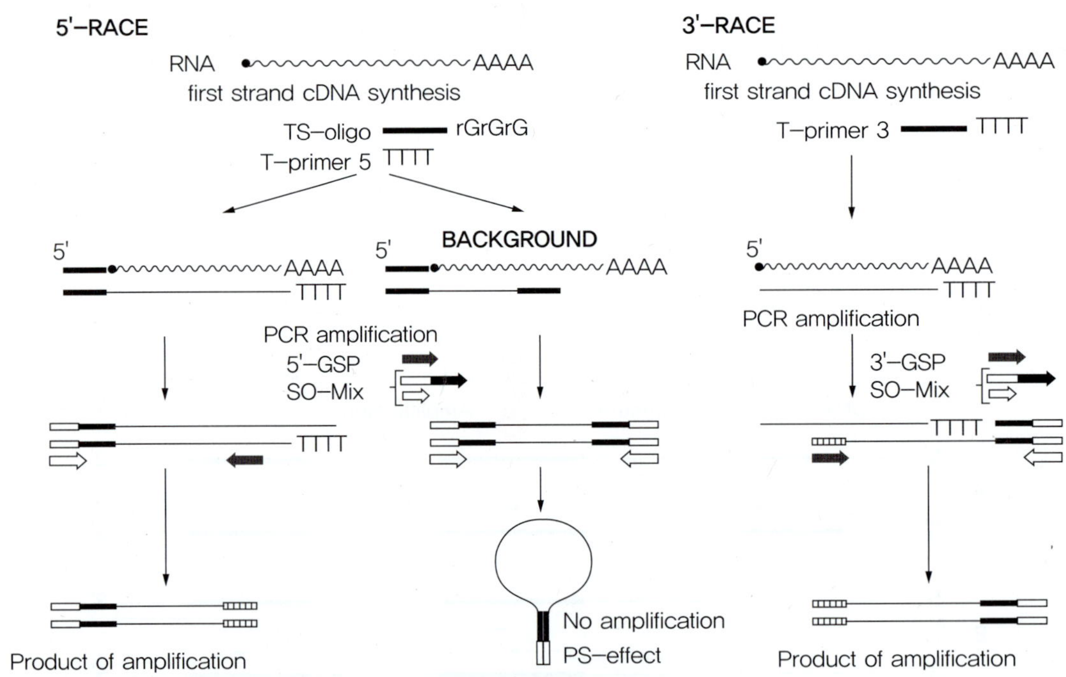

Rapid amplification of the CDNA ends (RACE) technique based on the PS effect. This fast and cost-effective procedure permits reliable cloning and identification of both 3' and 5' cDNA terminal regions.

그림 1-36.

12) In situ PCR

In situ PCR은 슬라이드의 세포 내부에서 발생하는 PCR 반응으로, PCR 또는 RT-PCR 증폭의 감도와 in situ 혼성화를 결합한다(그림 1-37). 현장 PCR을 통해 세포 마커를 식별할 수 있으며 더 나아가 조직 및 혈액 샘플과 같은 세포 집단 내의 세포 특이적 서열에 대한 위치를 확인할 수 있습니다. 따라서 질병 진행 연구와 같은 응용 분야에서 강력한 도구이다.

신선하거나 고정된 세포 또는 조직 샘플을 절차에 사용할 수 있지만 샘플 준비는 결과에 매우 중요하며 고정은 PCR 신호에 직접적인 영향을 미친다. 이 절차는 방사성 표지, 형광 표지 또는 비오틴 표지 핵산 프로브와 함께 사용하기에 적합하다. PCR 과정은 기본적으로 표준 PCR과 동일하지만 일부 수정된 반응 조건(예: Mg^{2+} 농도)이 있다.

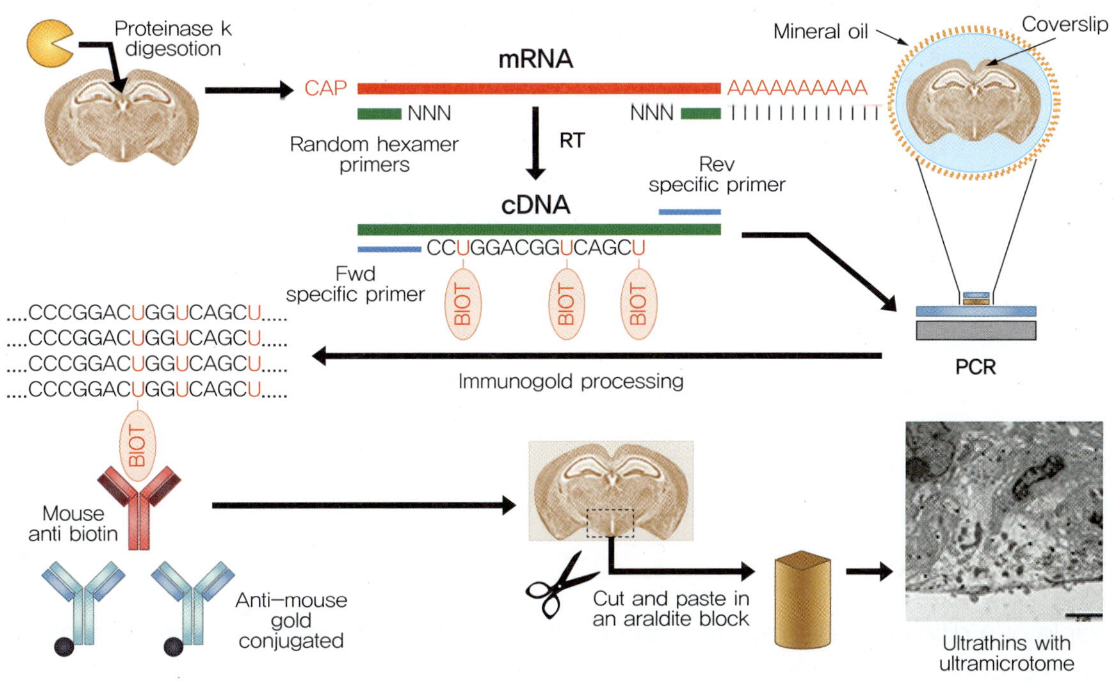

그림 1-37.

13) Differential display PCR

DD PCR은 RT-PCR을 기반으로 하며 두 세포주 또는 집단 간의 mRNA(따라서 유전자) 발현 패턴의 차이를 비교하고 식별하는 데 사용된다(그림 1-38). 이 기술에서 첫 번째 가닥 cDNA 합성은 mRNA의 폴리(A) 꼬리의 ~13개 뉴클레오티드와 전사된 서열의 인접한 2개 뉴클레오티드에 상보적인 고정된 프라이머로 프라이밍된다. 역전사 및 증폭 후 증폭된 산물은 겔 전기영동을 사용하여 시각화된니다. 관찰된 밴딩 패턴을 비교하여 2개 집단에서 차별적으로 발현된 cDNA를 식별할 수 있다. 1990년대에 발명된 이 기술은 빠르게 유전자 발현 분석의 핵심 도구이다. 그러나 최근에는 RNA-seq, 마이크로어레이, qRT-PCR로 대체되었다.

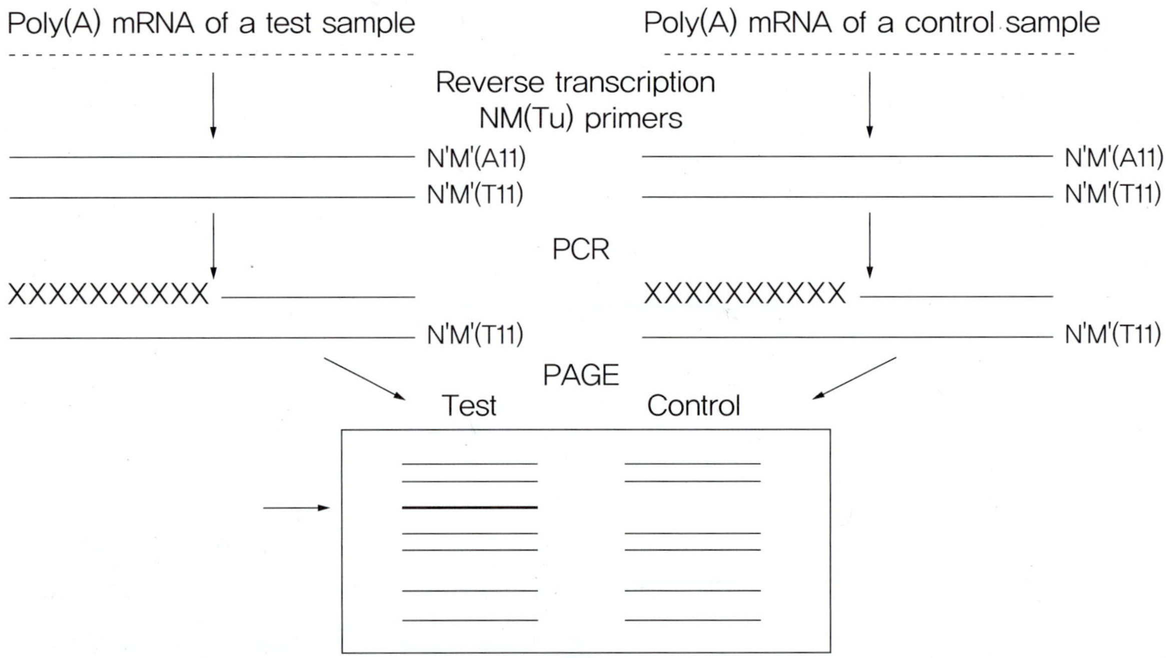

Principle of a differential display. Test and control mRNA are separately reverse transcribed in the presence of anchored oligo(dT) primers containing nucleotides N and M in various combinations (see the text). The same primer and an arbitrary decamer are then used as primers in a PCR. The products are subjected to electrophoresis (PAGE), An additional band (see arrow) in the test sample represents a gene that had not been activated in the control sample. A11 and T11 denote eleven A and T molecules, respectively

그림 1-38.

14) RT-PCR

Real-Time RT-PCR을 수행할 때 역전사를 위한 프라이머와 효소를 신중하게 선택해야 한다. 프라이머는 관심 있는 모든 표적의 역전사를 허용해야 하며, 역전사효소는 정확한 정량을 보장하기 위해 원래 RNA 양을 정확하게 나타내는 cDNA 양을 생성해야 한다. 또한 RT 반응의 구성 요소가 후속 Real-Time PCR에 미치는 영향을 최소화해야 한다.

RNA를 시작 주형으로 사용하여 PCR을 수행하려면 먼저 역전사(RT) 반응에서 RNA를 cDNA로 역전사해야 한다. RT와 PCR은 동일한 튜브에서 순차적으로(1단계 RT-PCR) 또는 별도로(2단계 RT-PCR) 수행할 수 있습니다. One-step RT-PCR에는 유전자 특이적 프라이머가 필요하다(그림 1-39).

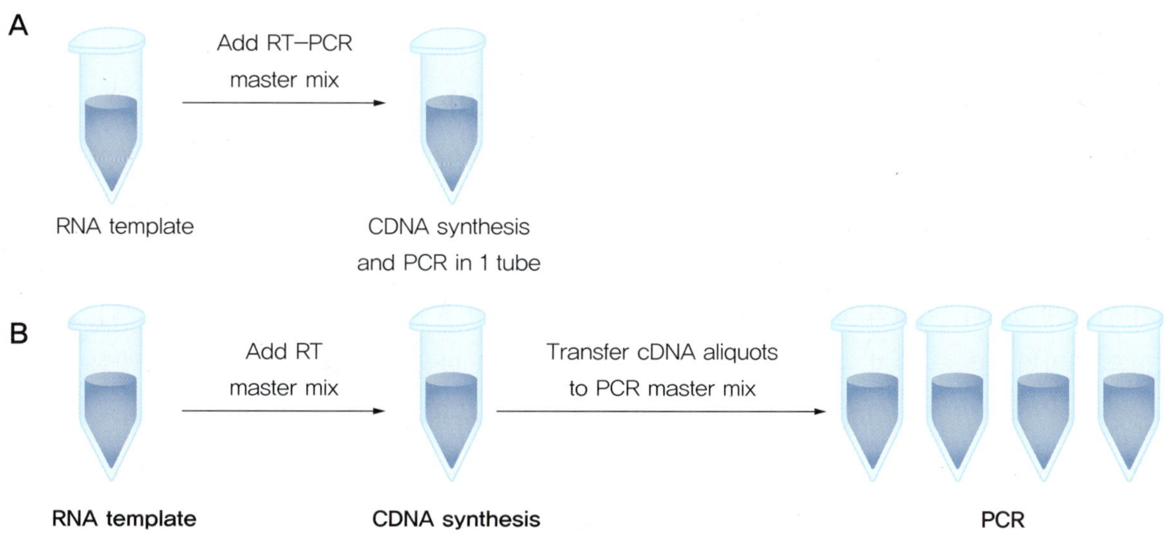

그림 1-39. two-step과 one step RT-PCR 비교

1단계 RT-PCR(1튜브 RT-PCR이라고도 함)에서는 역전사 및 실시간 PCR이 모두 동일한 튜브에서 발생하며 역전사가 PCR보다 먼저 수행됩니다. 이는 특수 반응 화학 및 사이클링 프로토콜로 인해 가능합니다(1단계 RT-PCR 조건 참조). 빠른 절차를 통해 여러 샘플을 신속하게 처리할 수 있으며 자동화가 쉽습니다. 처리 단계 수가 줄어들면 시료 간 재현성이 높아지고 조작이 덜 필요하므로 오염 위험이 최소화됩니다.

RT primers 의 선택

역전사를 위한 프라이머의 선택은 1단계 또는 2단계 RT-PCR이 수행되는지에 따라 달라집니다. 1단계 RT-PCR에서 다운스트림 PCR 프라이머는 역전사를 위한 프라이머이기도 합니다. 따라서 one-step

RT-PCR은 항상 유전자 특이적 프라이머를 사용하여 수행됩니다. 2단계 RT-PCR에서는 역전사에 3가지 유형의 프라이머 및 이들의 혼합물을 사용할 수 있습니다: 올리고-dT 프라이머(일반적으로 13-18머), 랜덤 올리고머(예: 헥사머, 옥타머 또는 비나머) 또는 유전자 -특이적 프라이머(표 "RT-PCR에 대한 프라이머 유형의 적합성" 참조). 올리고-dT 프라이머를 사용하는 경우 3' 말단의 폴리-A 꼬리부터 시작하여 mRNA만 역전사됩니다. 무작위 올리고머는 리보솜 RNA, 전달 RNA 및 작은 핵 RNA를 포함한 전체 RNA 집단에서 역전사를 가능하게 합니다. 역전사는 RNA 분자 내의 여러 위치에서 시작되므로 상대적으로 짧은 cDNA 분자가 생성됩니다. 이에 비해 유전자 특이적 프라이머는 특정 전사물의 역전사를 허용합니다.

실시간 2단계 RT-PCR의 RT 단계에 대한 범용 프라이밍 방법은 전사체 길이 및 앰플리콘 위치에 관계없이 모든 PCR 산물의 증폭 및 검출을 허용하고 이를 높은 감도와 재현성으로 달성해야 합니다.

15) Nested polymerase chain reaction(Nested PCR)

중첩 중합효소 연쇄 반응(PCR)은 PCR의 민감도 및/또는 특이성을 높여야 하는 상황으로 예를 들어 다형성 유전자 계열의 특정 구성원을 증폭하거나 존재하는 mRNA의 cDNA 복사본을 증폭하는 경우에 사용된다. PCR의 변형으로 target 이외의 염기서열에 primer가 붙는 non-specific binding의 증폭을 줄이기 위한 방법이다. 이질적인 세포 유형 집단을 포함하는 임상 표본에서는 함량비가 매우 낮다. Nested PCR은 일반적으로 두 가지 순차적 증폭 반응을 포함하며, 각 반응은 서로 다른 프라이머 쌍을 사용한다. 첫 번째 증폭 반응의 생성물은 두 번째 PCR의 주형으로 사용되며, 이는 첫 번째 프라이머 쌍 내부에 배치된 올리고뉴클레오티드에 의해 프라이밍된다. 두 쌍의 올리고뉴클레오티드를 사용하면 더 많은 주기를 수행할 수 있으므로 PCR의 민감도가 높아진다. 반응의 향상된 특이성은 두 개의 개별 프라이머 세트가 동일한 표적 주형에 결합되는 데서 비롯된다. 중첩 PCR은 긴 주형의 단편들을 증폭시키는 효율적인 방법이지만 표적 염기서열에 대한 정보가 필요하다.

Nested PCR은 specificity DNA 증폭을 높이기 위해 두 세트의 primer가 두 번의 연속적인 PCR에 사용된다(그림 1-40). first PCR 증폭산물은 non-target 증폭을 포함할 수도 있다. first PCR product는 second PCR의 template로 사용된다. second PCR은 first PCR product 내에 위치하는(nested) 염기서열에 부착하는 inner primers을 사용하거나 'hemi,semi-nesting' 방법으로 specificity를 높인다. second PCR은 first PCR product의 특정 염기서열에 상보적으로 non-specific product는 증폭하지 않는다. 기존의 PCR는 target DNA 염기서열 끝에 상보적인 primer를 필요로 하며 PCR 산물들은 cycle에 따라 증폭된다(아래그림). 일반적인 문제점은 primer가 target template 염기부분이 아닌 부정확한 염기서열 부위에 부착되어 원치 않은 가닥을 만들어 내는 것이다. 이 문제점은 PCR cycle이 증가할수록 나타난다. 이로서 first PCR 증폭수를 낮추고 cycle이 늘어남에 따라 증가하는 non-specific product 생성을 최소화 할 수 있기 때문에 더 많은 PCR cycle을 돌릴 수 있다.

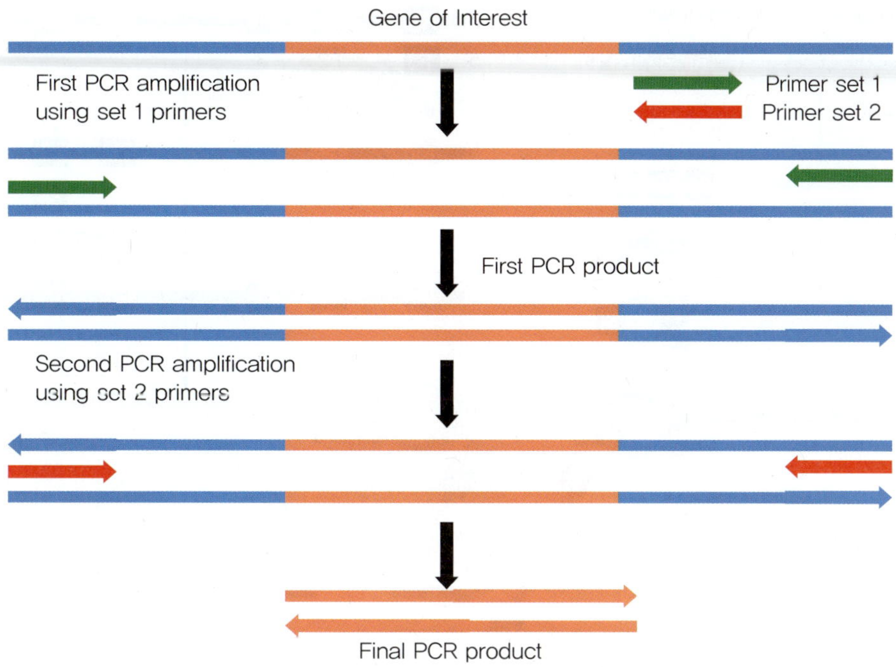

그림 1-40. Nested polymerase chain reaction(Nested PCR)

16) Loop-mediated isothermal amplification(LAMP)

등온 PCR (isothermal PCR)은 반응 온도를 변화시킬 필요 없이, 단일 온도에서 표적 유전자의 증폭이 가능하여 고가의 PCR 장비를 필요로 하지 않다. 이에, 최근에는 빠르고 민감하게 표적을 검출하는 등온 PCR이 활발히 개발되고 있다. 등온 PCR 방법 중에 가장 많이 사용되는 방법은 LAMP (Loop-mediated isothermal amplification) 이다. LAMP는 표적이 되는 DNA 가닥에 6개의 부분을 선택하여 조합한 4개의 프라이머(primer)로 부터 프라이머 결합 부위에 루프 구조(stem-loop DNA)를 만들어 사슬 치환 반응을 통해 DNA를 증폭한다. 기존의 PCR과 달리 한가닥에서 두가닥으로 변성 반응이 필요가 없어 주로 60~65℃ 등온에서 단일 가닥 DNA와 결합하여 증폭하여 증폭 소도가 빠르고 특이도가 높다는 장법이 있다. 너무 짧은 표적에는 적용할 수 없고 몇 백개의 염기로 이루어진 표적에 가능하다.

LAMP는 루프 매개 등온 증폭은 값비싼 장비가 필요하지 않고 빠른 결과와 쉬운 결과 해석을 보장하는 간단하고 비용 효율적인 핵산 증폭 기술이다(그림 1-41). 이 기술은 일정한 온도에서 수행되고 열순환기나 기타 고가의 장비가 필요하지 않기 때문에 비용 효율적이다. LAMP는 식품 오염과 식물 질병을 일으킬 수 있는 박테리아, 바이러스, 원생동물 등 다양한 병원체를 검출하는 데 사용된다.

LAMP 수행을 위해서는 처음 프라이머 설계 시 증폭 산물의 프라이머 결합 부위에 루프 구조를 생기게 디자인해야 한다. 그리고 루프 구조를 만들었다면 사슬 치환형이 높은 특수한 DNA 합성 효소를 이용하여 진행 방향에 있는 두 가닥의 DNA를 해리시키고 스스로 증폭이 진행되도록 한다.

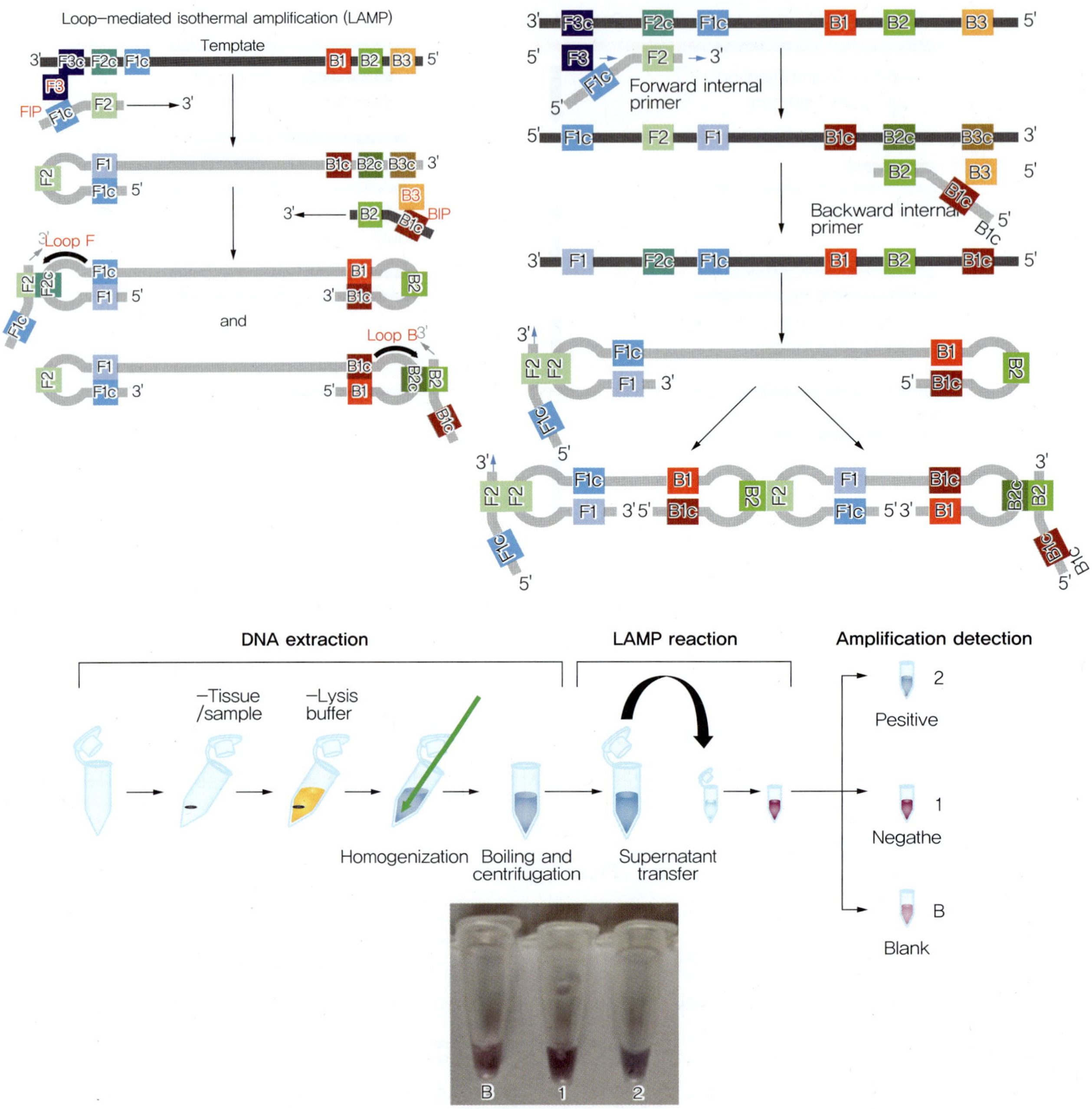

그림 1-41. Loop–mediated isothermal amplification(LAMP)

8. 정량 실시간 중합효소연쇄반응 검사법(Quantification of Real Time PCR)

1) 개요

유전자의 정확한 양을 측정하고 이를 실험이나 임상연구에 이용하는 것은 매우 중요하다. 지금까지는 서던 블롯(southern blot)이나 노던 블롯(northern blot), RNAse 보호분석법, 영상분석기(image analyser)를 이용하여 내재표준유전자(internal control gene)와 증폭주기를 조절한 준정량 증폭반응법(semi-quantitative PCR) 등의 방법이 유전자의 양을 측정하는 데 이용되어 왔으나 이러한 방법들은 민감도(sensitivity)가 떨어지고 시간이 오래 걸리며 오염 가능성이 높으며 부정확하다는 단점 등이 노출되어 실험에 적극 활용하기에는 일정의 한계가 있었다.

1992년 Higuchi 박사 등이 기존의 중합 효소 연쇄반응인 비정량적 측정법의 단점을 극복하기 위하여 염색액(ethidium bromide, ETBR)을 첨가하여 자외선(ultra violet ray, UV)을 조사한 후 발광하는 형광을 측정함으로써 증폭된 이중가닥핵산(dsDNA)의 양을 CCD (charge coupled device) 카메라를 이용히여 측정하는 방법을 개발하였다.

현재까지의 중합효소 연쇄반응법(Polymerase Chain Reaction: 이하 PCR로 표기)은 주로 PCR 반응 후의 산물을 젤(gel) 상에서 식별하는 종말점 분석(end-point analysis)으로 그 결과를 확인하는 데 그쳤으며 그 결과 정확한 정량 자료를 얻는 데는 한계점이 있었다. PCR 과정은 DNA 증폭률이 일정하고 재현성이 높은 기하급수기(exponential phases)를 지나 PCR에 필요한 성분이 점점 고갈되어 증폭률이 감소하기 시작하여 DNA의 양이 산술적으로 증가하는 직선기(Linear Phases)를 거쳐 PCR이 멈추는 시기로 재현성이 가장 낮은 안정기(plateau phase)로 진행된다.

PCR법은 실험재료 내의 목적하는 DNA를 극미량 단위까지 검출할 수 있다. 특히 RT-PCR은 미량의 RNA의 검출 등에 그 위력을 발휘한다. 그러나 통상 PCR을 정량에 이용하기에는 증폭산물이 반드시 원래의 주형량(amount of template)을 반영하는 것이 아니기 때문에 단순하게 증폭된 산물로부터 주형의 양을 측정하기는 곤란한 점이 있다. 그 첫 번째 이유로 plateau 효과이다(그림 1-42).

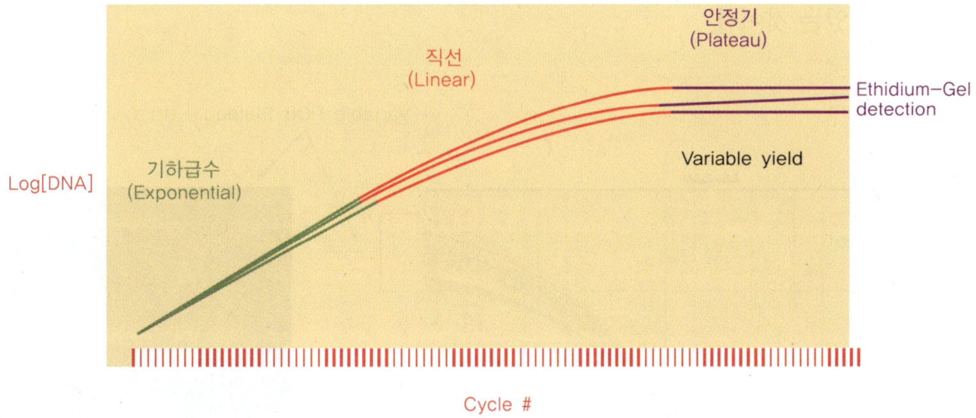

그림 1-42. PCR Phases : Exponential : 매사이클 시마다 product가 정확히 2배가 되는 기간(정확도 및 특이도)
- Linear(high Variablity) : 반응물질이 소모되어 점점 약화됨. 생산물이 파괴된다.
- Plateau(End-point : Gel Detection for traditional methods) : 반응이 정지됨. 더 이상 생성이 안되며, 생성물이 분해되기 시작함.

바이러스학 진단법

Plateau 효과의 주요한 원인으로는 ① Taq DNA Polymerase의 활성 저하 ② 기질의 고갈 ③ primer의 고갈 ④ 반응 부산물이 pyrophosphate에 의한 합성반응 저해 ⑤ 생산된 DNA 가닥의 재결합에 의한 프라이밍(priming) 저해 등을 들 수 있다. 결국 반응이 충분히 진행이 되면 plateau에 도달하여 초기의 주형량에 관계없이 같은 양의 PCR 반응 생성물만을 얻을 수 있다. 통상 PCR로 정량하는 경우 PCR의 증폭산물의 전기영동 등으로 검출할 수 있는 충분한 생성량이면서 지수적으로 생성물이 증가하는 조건을 설정하여 그 범위 내에서 정량해야만 한다. 여러 농도의 주형에 대해 전체의 시료의 다양한 조건을 만족시키는 것은 어렵다. real-time PCR의 증폭 원리는 아래와 같다(그림 1-43).

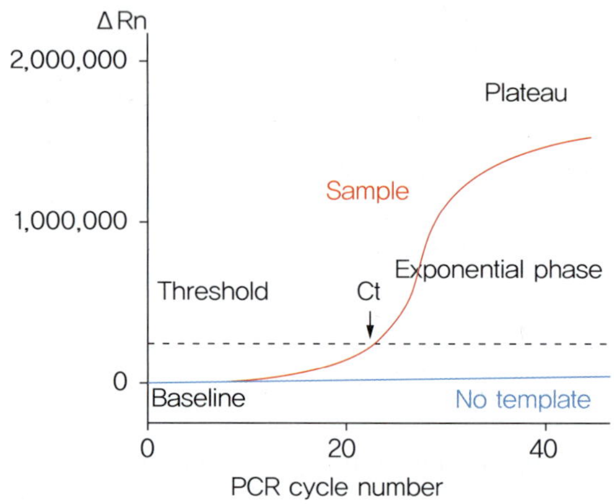

그림 1-43.
Representation of a single amplification plot of real-time quantitative PCR. ΔRn = fluorescence emission of the amplicon at each time point minus fluorescence emission of the baseline. Ct = threshold cycle. Baseline refers to the PCR cycles in which the fluorescent signal of a reporter accumulates. However, it is below the limits of detection of the instrument

출처: Genes (Basel). 2022 Dec 16;13(12):2387. doi: 10.3390/genes13122387.

그림 1-44에서 보는 바와 같이 종말점분석(end-point analysis)의 한계점이 해결되지 않은 상태에서 이 결과물을 가지고 상대적 · 절대적으로 비교 · 분석하는 것은 실제 정량 data와 매우 다른 결과를 얻을 가능성이 크다고 볼 수 있는 것이다.

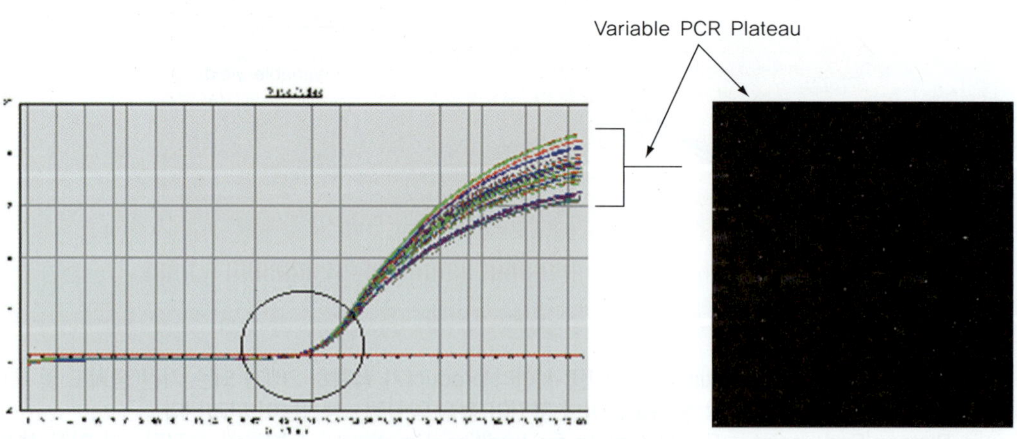

그림 1-44. 종말점 분석 문제들

이러한 점을 해결하기 위해 변동이 거의 없고 재현성이 높은 exponential phases에서의 data를 얻을 수 있는 방법의 개발로 인해 단순히 DNA 증폭을 목적으로 하던 기존의 PCR 방법에서 벗어나 DNA와 RNA를 사용한 상대적 · 절대적 정량이 가능하고 그 증폭량을 real time으로 모니터하면서 PCR하는 방법(Real-time quantitative PCR)이 개발되었다(그림 1-45).

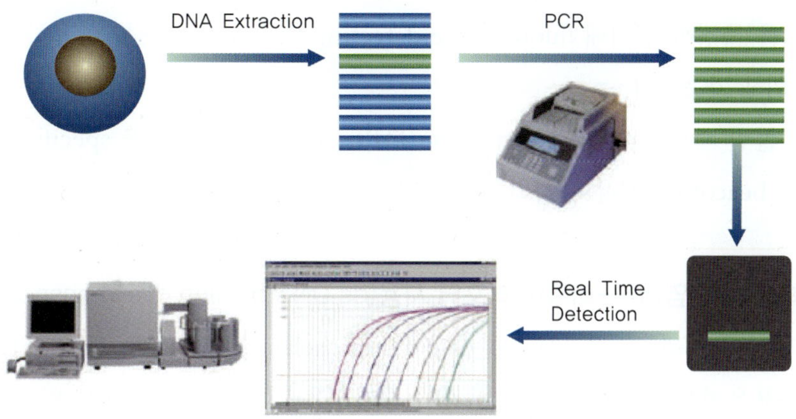

그림 1-45. Real-time PCR의 개략도. 정량 Real-time PCR은 end-point PCR에서 사용하는 gel 전기영동법을 이용하여 증폭된 결과를 보는 것과는 달리 증폭되는 초기의 반응을 실시간으로 detection 하여 kinetic 분석이 가능하다.

따라서 Real-time PCR을 통해 그림 1-46과 같이 각 바이러스의 정량적인 평가를 Ct 값을 통해 진단이 가능하게 되었다.

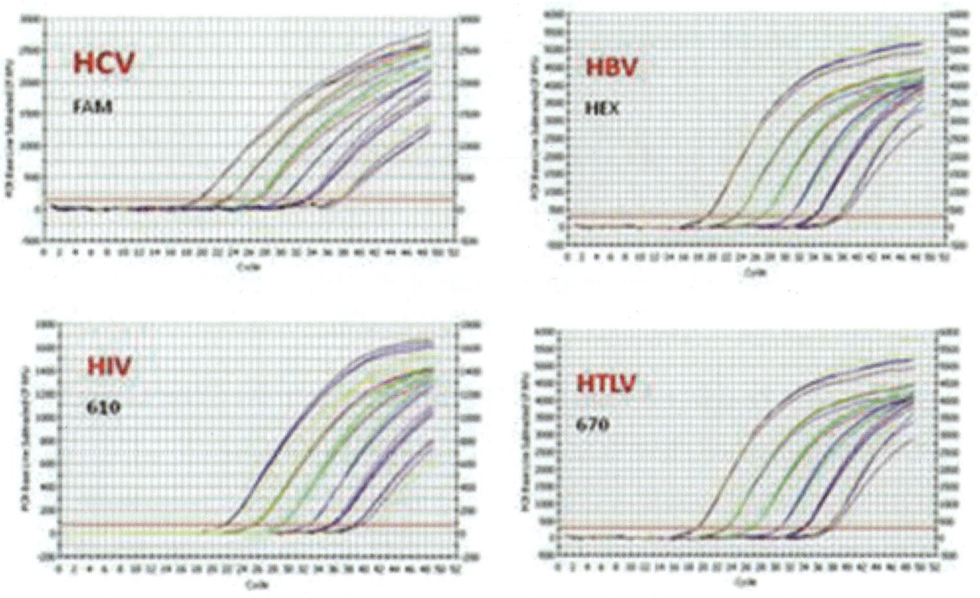

그림 1-46. HBV (DNA), HCV (RNA), HIV (RNA), HTLV (RNA)를 정제한 후 Real-time PCR을 통해 바이러스별 정량적인 결과의 모식도. 낮은 C_t 값은 검체에서 표적 핵산이 많음을 의미한다.

2) 정량 PCR의 분석 원리

Real-time PCR법은 형광 보고자(reporter) 물질(TaqMan probe, SYBR Green I 등)의 화학물질을 PCR 기법에 응용한 것으로 반응 중 검체 내에 존재하는 표적유전자(target gene)의 증폭과 함께 형광 reporter 물질의 emission이 증가되는 양을 실시간으로 검출, 정량 분석하여 target gene의 증폭 유무 및 그 양상을 신속하고 정확하게 정량 및 정성 분석할 수 있는 방법으로 specific nucleic acid sequence를 증폭하고 그 농도를 측정하기 위해 fluorescence-detecting thermocyclers를 이용하며, monitor는 형광 reporter 물질에 의해 가능하다.

이는 사용하는 물질 즉, nonspecific reporter (EtBr, SYBR Green I)와 specific reporter (TaqMan Probe, Molecular beacon)의 사용에 따라 구분된다.

(1) 이중가닥 핵산 결합 염색액-비특이 리포터 사용(ds DNA binding dye-nonspecific reporter)

ds DNA에 결합하여 형광물질을 나타내는 시약(Interchelator: SYBR Green I, EtBr 등)을 첨가하여 PCR 함으로써 목표유전자의 증폭과 함께 발광이 증가되는 화학반응을 이용한 방법으로 인터킬레이팅(interchelating)법이라고도 한다(그림 1-47).

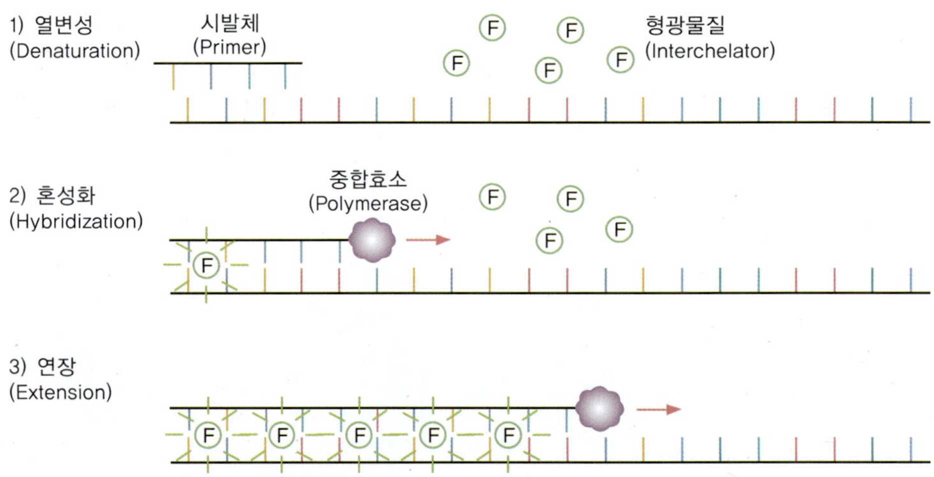

그림 1-47. Interchelator의 chemistry를 이용한 검출 과정

Interchelator가 ds DNA와 결합하면 EtBr 경우 형광량은 25배 증가하나 SYBR Green I은 200배 정도 증가하므로 더 유용하게 사용되고 있다.

장점은 어떠한 PCR 반응에도 적용할 수 있으므로 간단하다는 것이다.

단점은 non-specific product나 primer dimmer 등에 의한 원하지 않는 signal의 증폭을 배제할 수 없으므로 이러한 경우에는 아주 정확한 정량 결과를 얻기에 부적합하다. 이를 보완하기 위해서는 우선 target gene에 매우 specific한 primer sets를 design하는 것이 가장 중요하다. 이러한 primer sets를 PCR에 사용하는 것이 필수이며 이러한 non-specific product를 확인하기 위하여 melting curve analysis(또는 dissociation curve analysis)를 통해 확인할 수가 있다. 그러나 적정한 primer 농도 및 annealing 온도를 찾아야 하는 번거로움이 있으며 분석시마다 멜팅 커브를 분석해야 한다는 것이 다소 불편한 점으로 인정된다. SYBR Green 1 dye의 기전은 아래와 같다(그림 1-48).

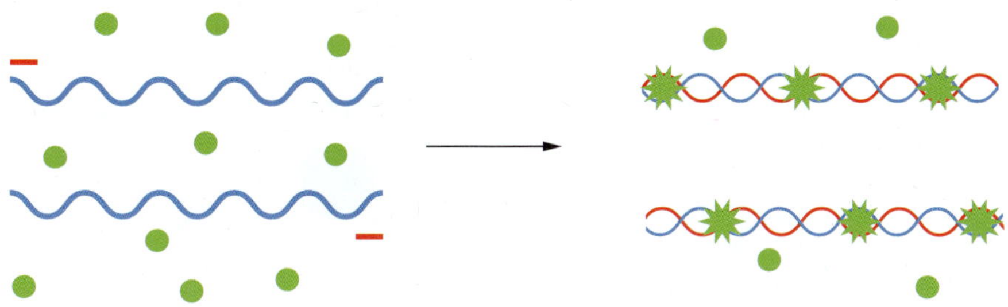

그림 1-48.

출처: Genes (Basel) . 2022 Dec 16;13(12):2387. doi: 10.3390/genes13122387.

(2) 형광 탐침자 특이 리포터(Fluorogenic probe–Specific reporter) 사용

형광물질로 labeling 된 oligonucleotide를 probe로 사용하는 방법으로 TaqMan probe법과 Molecular beacon법이 있다. 장점은 원하는 target gene의 product에 대한 signal만 받아들여 정확한 정량 결과를 얻을 수 있다. 단점은 labeled-probe가 제작, 합성 소요시간 및 비용이 약간 든다.

① 택맨 탐침자(TaqMan Probe)법

이는 탐침자의 5'-end에 reporter dye로 FAM(6-carboxy-fluorescein), VIC, JOE, TET 등을, 3'-end에는 quencher dye인 TAMRA (6-carboxy-tetramethyl-rhodamine)로 labeling한 올리고뉴클레오티드(oligonucleotide)를 PCR 반응에 첨가하여 사용한다.

TaqMan Probe는 target gene에 specific한 oligonucleotide로서 양방향 primer의 중간에 위치하도록 design된 것으로 PCR의 annealing 조건 하에서 template DNA와 특이적으로 hybridization한다. 이때 reporter dye의 형광은 quencher dye에 의해 억제되어 발광하지 않는다.

이는 reporter dye와 quencher dye가 20~30 bp 정도 길이의 probe 양쪽 끝에 붙어있는 경우 light source로부터 빛을 받아 excite되어도 reporter dye로부터 발산된 형광은 quencher dye에 의해 흡수되어 측정되지 않는 것이다.

PCR에서 중합반응효소 기능을 가진 Taq polymerase는 5' → 3' exonuclease 기능도 가지고 있으므로 PCR의 확장반응조건에서 이미 목적 유전자와 결합된 TaqMan Probe가 잘려 나가면서 reporter dye가 quencher dye로부터 분리되므로 quencher dye에 의한 억제가 해소되어 나타나는 reporter dye로부터의 형광 방출이 측정되는 원리이다(그림 1-49). 좀 더 상세한 작용기전은 아래와 같다

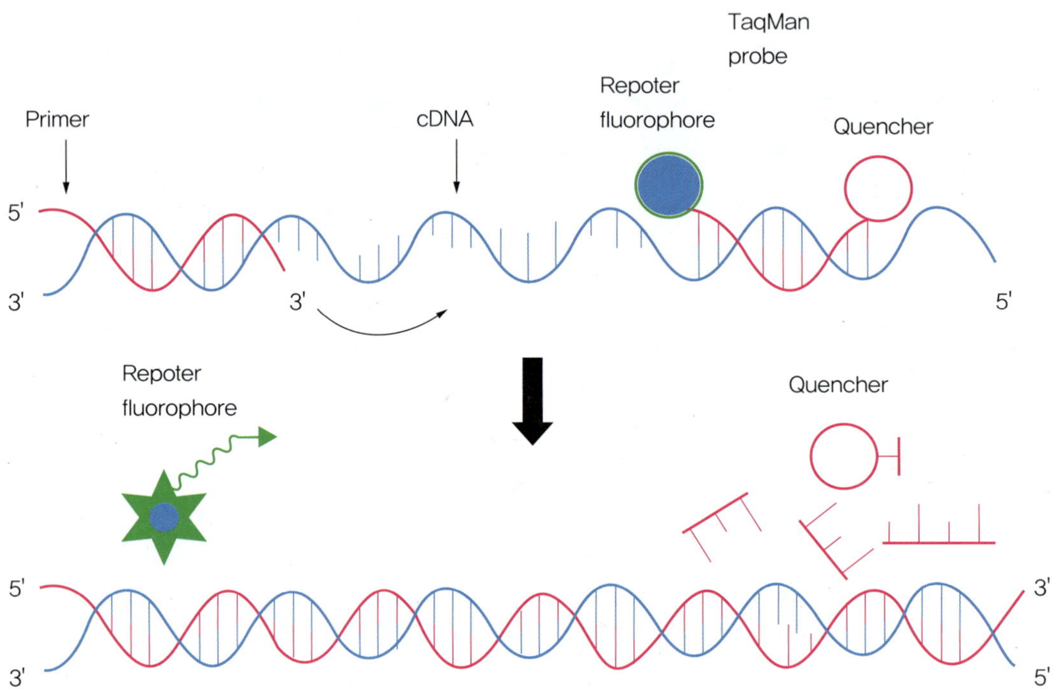

그림 1-49. TaqMan probe의 chemistry를 이용한 검출 과정

Mode of action of TaqMan probe. The TaqMan probe is a hydrolysis probe with a fluorescent reporter dye bound to its 5′ end and a quencher dye at its 3′ terminus. Whilst the probe is intact, fluorescence resonance energy transfer (FRET) occurs, and the fluorescence emission of the reporter dye is absorbed by the quenching dye. In the presence of the target sequence, the fluorogenic probe anneals downstream from one of the primer sites. It is cleaved by the 5′ nuclease activity of the Taq polymerase enzyme during the elongation step of the real-time PCR. Cleavage of the probe by Taq polymerase during PCR segregates the reporter and quencher dyes, thereby producing a fluorescence signal

② 분자 비콘(Molecular beacon)법

이 방법은 hairpin 구조를 가지는 25~40 bp정도 길이의 oligonucleotide를 probe로 이용한 것으로 TaqMan Probe와 마찬가지로 5'-end에는 reporter dye를, 3'-end에는 quencher dye로 labeling하여 PCR에 첨가 사용한다. 탐침자 제작 시, hairpin loop에 해당하는 부분이 target sequence의 15~30 bp에 해당하는 부분에 hybridization될 수 있도록 하고 양쪽 끝의 5~6 bp가 서로 뼈대 구조를 만들 수 있도록 한다. 상온에서는 molecular beacon은 hairpin 구조를 가지므로 reporter dye와 quencher dye가 근접해 있어 reporter dye의 발광이 억제된다.

PCR의 결합단계에서 molecular beacon이 주형 DNA와 상보적으로 혼성화하면 이때 reporter dye와 quencher dye의 거리가 멀어져 quencher dye에 의한 억제가 해소되어 reporter dye로부터 형광 방출이 측정되는 원리이다(그림 1-50). 매 cycle이 진행될 때마다 target gene에 결합되었다가 떨어지는 molecular beacon이 내는 형광량은 증가하며 이는 PCR product의 양에 비례한다. 또한 hybridization 하지 않았던 molecular beacon은 2차 구조를 가지고 있어 quencher dye에 의해 억제되므로 형광을 나타내지 않는다. 그러므로 결과에 미치는 영향은 거의 없다. 좀더 상세한 작용기전은 아래와 같다

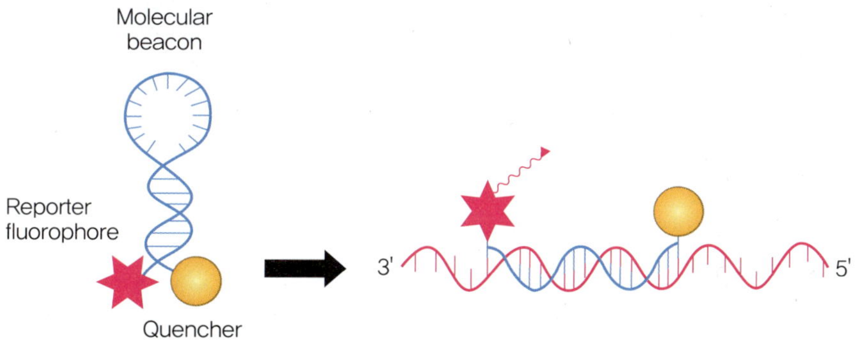

그림 1-50. Molecular beacon의 chemistry를 이용한 검출 과정

Mechanism of action of the molecular beacon. Molecular beacons contain covalently linked fluorescent and quenching dyes at either end of a single-stranded DNA molecule. Whilst free in solution, the probe is maintained in a hairpin conformation by complementary stem sequences at both ends of the probe, which brings the fluorescent dye and the quencher in close proximity. This causes fluorescence resonance energy transfer (FRET) to occur, which suppresses reporter fluorescence. The loop part of the molecule is complementary to the target nucleic acid molecule. In the presence of a target sequence, the loop hybridizes to the complementary target sequence throughout the annealing step, resulting in a conformational alteration that forces the reporter and quencher dyes to separate, and fluorescence is emitted.

출처: Genes (Basel) . 2022 Dec 16;13(12):2387. doi: 10.3390/genes13122387.

③ dual hybridization probe

작용기전은 아래와 같다(그림 1-51).

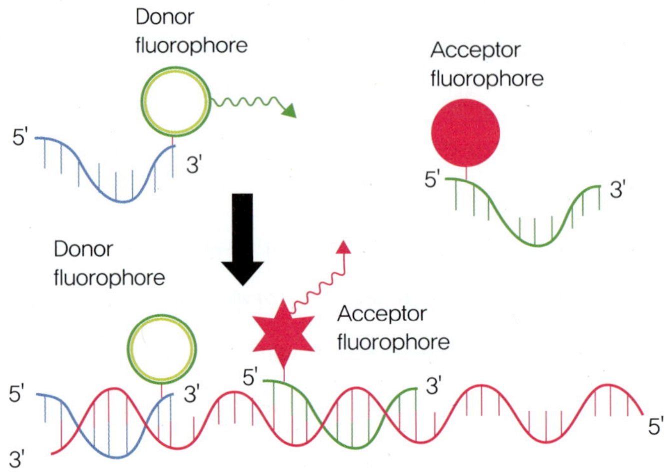

그림 1-51. Molecular beacon의 chemistry를 이용한 검출 과정

Action mode of dual hybridization probe. The dual hybridization probe consists of two hybridization probes, one brings a donor fluorophore at its 3′ end, and the other is labeled with an acceptor fluorophore at its 5′ terminus. After the denaturation phase, both probes attach to their target sequence in a head-to-tail arrangement during the annealing step. This causes the two dyes in close proximity to facilitate fluorescence resonance energy transfer (FRET). The donor dye in one of the probes transmits energy, facilitating the other one to dissipate fluorescence at a distinct wavelength

출처: Genes (Basel). 2022 Dec 16;13(12):2387. doi: 10.3390/genes13122387.

④ Scorpion probe

작용기전은 아래와 같다(그림 1-52).

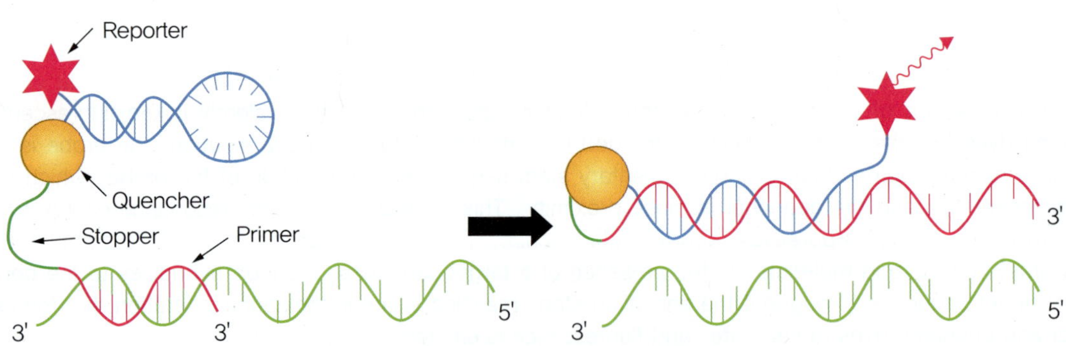

그림 1-52. Scorpion probe의 활동기전

Mechanism of action of Scorpion probe. The scorpion probe adopts a stem-and-loop conformation held by complementary stem sequences on the 5′ and 3′ sides of the probe. A fluorophore is attached to the 5′ end, and a quencher is linked to the 3′ end of the probe. A specific probe sequence is held within the hairpin loop, which is linked to the 5′ terminus of a PCR primer sequence by a PCR stopper. This chemical variation hinders PCR from amplifying the stem-loop sequence of the scorpion primer. In the course of PCR, scorpion primer is elongated to generate an amplicon. In the annealing phase, the specific probe sequence in the scorpion tail curls back to hybridize with the complementary target sequence in the amplicon, hence opening up the hairpin loop. This prevents the fluorescence from being quenched, and a signal is detected

출처: Genes (Basel). 2022 Dec 16;13(12):2387. doi: 10.3390/genes13122387.

3) Real-time PCR 분석장비

Real-time PCR에 사용되는 기기는 검체로부터 직접 반응되어 나오는 여기된 상태의 형광을 전달하고 정리하는 장치와 통합하는 형광분석기로 구성된다. 주로 사용되는 장비로는 ABI 7000, Light Cycler 등이 이용되고 있다. 대표적으로 ABI 7000은 block-based cycler를 채택하고 있으며, Light Cycler는 air based heating/cooling medium을 채택하고 있다. 특히 air를 통한 가장 큰 장점 중의 하나가 속도가 빨라서 block based cycler보다 성공적으로 수행할 수가 있다는 점이다. 그러나 열전달에서 정확하게 전달한다는 점에서 block based cycler를 여러 회사에서 채택하고 있다. 최근에는 장비에 부가된 기능이 월등하고 여러 파장의 형광을 동시에 검출하는 장비 등이 출시되어 다중검체를 동시에 분석할 수가 있다. 자세한 기기의 사양은 표 1-7과 같다.

주로 여기에서는 ABI 7000에 대하여 다루고자 한다.

표 1-7. Real-time PCR platforms의 비교

Company Model	Applied biosystems ABI 7000	Roche Light cycler
Laser/Lamp	Tungsten halogen Lamp	LED
Detector	CCD camera	3 photodetection diodes
Thermocycling	Peltier element 9700 block	Heated air
Excitation spectrum	350~750 nm	470+/- 10 nm
Filter/detection channels	4 position fixed filter wheel, FAM/SYBR green/VIC/JOE, TAMRA & ROX	3 channels; 530, 640, 710 nm
Format	96 well plate or 0.2 mL tubes	32 glass capillaries
Time(40 cycles)	1.75 hours	30 mins
Reaction volume	25~50 ul	20 ul
Flourescence chemistry	Hydrolysis probes, SYBR Green I, other chemistries possible but not supported	Hybridisation probes, hydrolysis probes, molecular beacons, SYBR Green I
Multiplexing supported	2-plex hydrolysis probes	20plex hybridisation probes
Passive reference	ROX	Not required
Dimensions(H×W×D)	39×51×53 cm	45×30×40 cm
Weight	34 Kg	20 Kg
Other features	Primer/probe design software included PCR mastermix kits Parameter Specific kits Assay by design and assay on demand services	Primer/probe design software available PCR mastermix kits Parameter specific kits Relative quantification software available

LED, light emitting diode; CCD, charge-coupled device; PMT, photomultiplier tube; FAM, carboxyfluorescein JOE, carborxy-4',5'-dichloro-2,7'-dimethoxyfluorescein; TAMRA, carboxyteteramethylrhodamine; ROX, carboxy-X-rhodimine

4) 정량 PCR의 분석

분석에서 가장 중요한 것은 위와 같은 원리에 의해 모아진 data를 정량적으로 분석하기 위해 기본적으로 설정해야 하는 threshold line의 위치이다.

앞서 제시한 바와 같이 variation이 거의 없고 재현성이 높은 exponental phases에 threshold line을 설정하여 data를 얻는 것이 가장 이상적이라 할 수 있다. 이에 따라 sample의 Ct (Cycle Threshold)가 설정되고 그로 인한 정량 data를 얻을 수 있는 것이다.

TaqMan probe와 SYBR Green I을 사용하여 PCR한 결과는 amplification plot (Log)과 standard curve를 이용해 분석할 수 있다(그림 1-53 A, B).

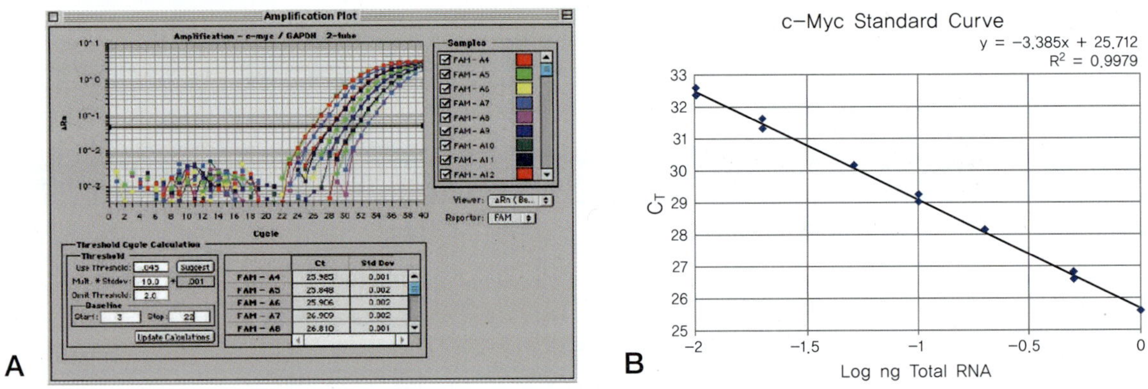

그림 1-53. A. Amplification plot(Log). B. Standard curve

단 SYBR Green I으로 실험했을 경우에는 amplification product가 non-specific product나 시발체간 결합 등에 의한 원하지 않는 결과일 수 있으므로 해리곡선[dissociation curve (melting curve)] 분석를 통한 특이산물 검증이 꼭 필요하다.

해리곡선을 그린 후 원하는 멜팅 값에 피크가 보여지는지 확인하여 실험결과를 해석한다. 보이는 그림은 목표유전자의 곡선과 비특이적 산물의 곡선을 보여준다(그림 1-54).

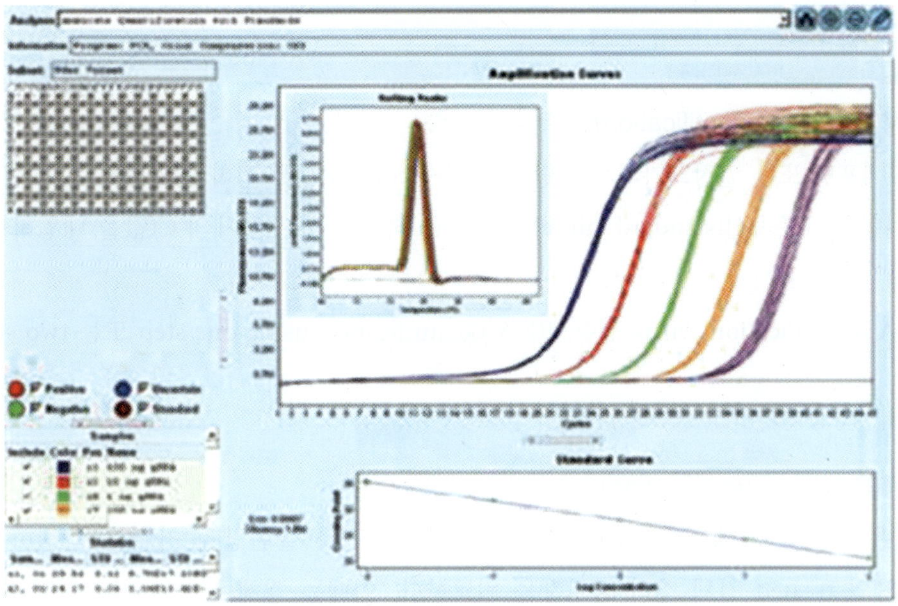

그림 1-54. Real-time PCR을 수행 후 결과로 목표유전자와 비특이적 산물의 곡선의 모식도

SYBR Green I으로 분석한 경우에는 결과 해석 시 주의가 필요하다. RT-PCR의 효율이 낮은 경우에도 증폭이 될 수 있는 여러 가지 조건이 있으므로 반드시 cDNA의 상태를 확인해 볼 필요가 있다.

필요한 경우 cDNA를 단계 희석하여 희석배수별로 증폭비율이 일정한지를 가늠할 수 있다. 이 때 일정배수로 증폭량을 유지하지 않는 경우에는 발현량을 상대적으로 비교하는 것은 매우 위험하다.

재실험 시 검토사항으로는 시발체 디자인, RT-PCR의 조건 및 시약의 조건, RNA의 순도 및 target amplicon의 Tm값, Dissociation curve (그림 1-55)등을 검토하여 시행하여야 한다.

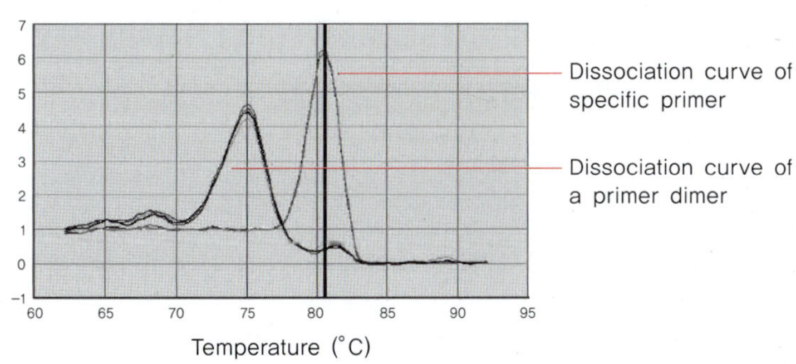

그림 1-55. Dissociation curve(melting curve) 분석

최근에는 Bio-analyzer (Aagilant technology)의 Lab-on-a-chip을 이용한 RNA micro-electrophoresis를 이용하여 RNA의 농도를 측정할 수가 있어 PCR efficiency는 물론 유전자의 발현량을 측정하는데 많은 도움이 되고 있다.

5) 정량방법

(1) 절대정량(Absolute quantification)

절대정량은 세포당 또는 일정크기의 조직당의 유전자 copy 수를 측정하는 방법으로 이미 알려진 표준검체로부터 얻어진 표준곡선(standard curve)에 정량을 하고자 하는 검체의 Ct값을 대입하여 양을 결정한다.

DNA/cDNA quantification, virus 정량, RNA Quantification using one step 또는 two step RT-PCR에 활용된다.

(2) 상대정량(Relative Quantification)

상대정량법은 주어진 검체(given sample) 간의 특정유전자 발현량의 차이를 측정하는 방법으로 untreated 검체와 treated 검체 간의 발현량을 비교한다. 이때는 검체에서 발현이 일정하게 유지되는 housekeeping gene을 사용하여 normalization하여 값의 차이를 보정하여야 한다.

(3) Calculation Methods for Relative Quantification

① 표준곡선법(Standard curve method)

목적 유전자와 내부조절 유전자 증폭이 각 튜브에서 반응시키며 적어도 적정반응이 이루어져야 하며 validation 표준곡선을 가져야 한다.

② 비교 Ct 법[Comparative Ct(threshold cycle) method]

Ct값의 차이를 이용하여 분석하므로 매번 분석 시마다 표준곡선이 필요치 않으며(comparative Ct method) 다량의 검체를 분석하기에 적당하며, 두 검체 간의 target gene과 endogenous control gene간의 증폭에 대한 efficiency가 대략 같아야 하며 이때 slope 차이가 0.1이하이면 사용해도 무방하나 그렇지 않을 경우에는 표준곡선을 함께 그려야 한다.

6) 적용분야

위에서 설명한 바와 같이 Real-time PCR의 장점을 이용하여 기존 실험과 차별화된 data를 얻을 수 있는 연구 분야는 상당히 많다.

기존의 유전자 발현(gene expression)의 연구(특정 유전자 발현 분석)에 유용하게 적용될 수 있으며,

에레이 기술(array technology)에 의해 검출된 유전자의 발현 차이(differential expression), 임상과 산업 검체에서 특정 유전자(DNA or RNA)의 측정, 제약 치료, DNA 손상, 바이러스 정량, 유전자전이 연구 분야에서 널리 적용할 수 있다. 또한 대립유전자 돌연변이 검출과 단일 유전자 다형성(SNPs) 검색에도 매우 유용하게 적용된다.

또한 현재 대유행하고 있는 변종 바이러스의 유행이 진행되는 이때 가장 정확하고 신속한 진단법으로 사용되고 있다. 신형 바이러스의 조기 진단은 가금류 등 목축업의 질병 제어를 위하여, 그리고 사람에게 전이 또는 사람 간의 전파를 조기 차단하기 위하여 그 중요성이 크게 증대되고 있으며, 그 진단대상도 가금류 전염병의 조기 발견 및 확진을 위한 수의학적 진단뿐 아니라, 사람에 대한 진단으로 확대 되었으며, 병원 등 실험실적 검사뿐 아니라, 공항 또는 항만에서의 검역 요구 등 현장성이 특히 요구되고 있다.

현재 조기 진단법은 계란을 이용한 바이러스 배양법, 혈구응집억제시험법(Hemagglutination inhibition, HI), 면역형광법(Immunofluo-rescence Assay, IFA), 효소면역시험법(Enzyme linked immuno-sorbant assay, ELISA), 중합효소연쇄반응법(PCR) 등이 적용되고 있다. 이 중 바이러스 배양법과 HI는 민감도가 높고 정확하지만 상대적으로 많은 시간을 필요로 하고, IFA와 ELISA는 빠르지만 바이러스 배양법에 비해 민감도와 특이성이 떨어지는 것으로 알려져 있다. 이들에 반해 PCR 방법은 높은 민감도를 가지고 다량의 검체를 특이적이고 신속하게 진단할 수 있다는 장점이 있고, 또 multiplex PCR, Real-time PCR, NASBA, PCR-ELISA 등 PCR 기술이 발달함에 따라 다양하게 바이러스의 진단이 가능하게 되었다.

현재 가장 보편적으로 사용하는 방법은 Real-time PCR법으로 종합병원에서 시행되고 있다.

그 외에 식품, 혈액 의약품 등에서 pathogen detection, gene therapy & monitoring 및 농업 분야 - 특정 유전자(DNA)의 존재 여부 및 정량(GMO) 등 응용 분야가 넓다.

최근에는 siRNA, DNA methylation 분석도 용이하게 사용할 수가 있다.

9. 핵산 염기서열분석법(DNA sequencing)

핵산 염기서열분석법(DNA sequencing method)의 근간은 고해상도의 denaturing polyacrylamide gel을 이용한 전기영동법에 있다. 즉 이러한 sequencing gel에서는 그 길이가 nucleotide 1개씩 차이가 나는 single-stranded oligonucleotide들을 전기영동으로 전개하여 서로 구별할 수가 있다.

실제 어떤 부위를 sequencing하고자 하면 한쪽 끝은 고정되어 서로 같고(fixed end), 다른 한쪽 끝은 sequence에 따라 한 nucleotide씩 점차 길어지는(variable end) labeled single-stranded의 set를 만들어야 하는데, 4개의 서로 다른 반응(효소적 또는 화학적)을 시행하여 variable end가 A, T, G 혹은 C로 끝나는 oligonucleotide들을 sequencing gel의 인접 4 lanes에 각각 loading oligonucleotide의 ladder를 얻게 되고 이로부터 DNA sequence를 읽을 수 있다.

현재 핵산 염기서열분석법에는 크게 두 가지의 방법이 널리 쓰이고 있는데, 그것은 효소를 이용한 dideoxy법(Sanger법)과 화학물질을 이용한 chemical법(Maxam-Gilbert법)이다. 통상 사용되는 방법이 핵산 중합효소(polymerase)를 사용하는 Sanger법이므로 여기서는 이 방법을 소개하기로 한다.

1) 다이디옥시(Dideoxy)법; Sanger법

이 방법은 DNA polymerase를 이용하여 DNA 주형(template)에 대한 labeled, complementary copy를 합성하는 방법이다. 중합효소(DNA polymerase) 등이 사용된다. DNA polymerase는 DNA chain의 합성을 개발(initate)시키지는 못하고 single-stranded template DNA에 anneal된 시발체(primer) DNA fragment의 3' 말단부(end)에서부터 염기의 연장을 일으킨다. 이같은 chain growth는 5' → 3' 방향으로 진행하며 growing end deoxynucleotide의 3'-hydroxyl group과 새로 첨가되는 deoxynucleotide의 5'-phosphte group 간에 phosphodiester 결합이 일어난다. 만일 growing chain에 2', 3'-ddNTP를 반응시켜 이 ddNTP가 growing chain의 3' 말단부에 붙으면 이 ddNTP에는 3'-hydroxyl group이 없기 때문에 다음 dNTP가 붙지 못하고 결국 chain elongation이 중단된다. 즉 한 시험관 내에 single-stranded template DNA와 primer DNA, 4종류의 dNTPs 및 DNA polymerase를 섞어주면 DNA polymerase에 의해 template DNA의 3' 말단부 쪽에 anneal되어 있는 primer DNA의 3' 말단부에서부터 template DNA에 complementary한 chain이 자라 나가는데, 만일 이 시험관 내에 한 종류의 ddNTP(예를 들어 ddATP)를 첨가하면 dATP가 붙어야 할 자리에 dATP와 ddATP가 서로 competition하게 되고 이때 dATP가 붙는다면 chain growth가 계속되지만, 만일 ddATP가 붙게 된다면 그 chain은 더 이상의 growth가 중단되게 된다.

이때 dATP와 ddATP 간의 경쟁은 무작위적이므로 chain마다 ddATP가 붙은 부위가 서로 달라 3' 말단부는 공히 A이지만 그 길이는 각각이다. 결국 이 시험관에서 5' 말단부는 annealed primer 즉 fixed 말단부이고, 3' 말단부는 A로 서로 종류를 달리한 ddATPs를 첨가하면 그 3' 말단부가 A, T, G 또는 C로 끝나는 4 set의 sample을 얻을 수 있게 된다. 이것은 폴리아크릴아마이드 겔상에서 전기영동하여자가 방사기록을 하게 되면 각 시험관 속의 반응된 절편을 모두 관찰할 수 있게 되어 전체 DNA의 염기서열을 알 수 있게 되는 것이다(그림 1-56).

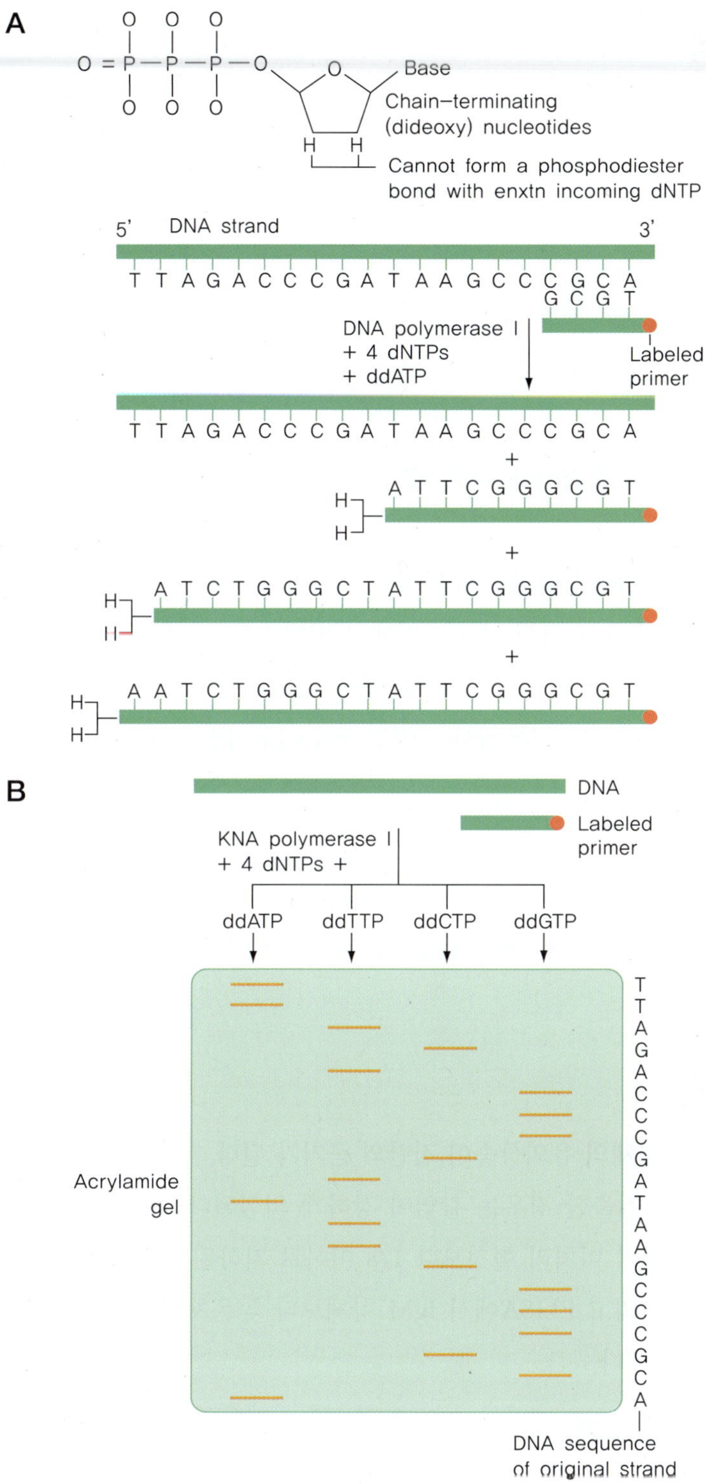

그림 1-56. Sanger의 핵산 염기서열분석법응

V. 임상 진단결과 및 해석

1. 일반적 상황

임상진단과 대비해서 결정한다.

2. 판정기준

1) 바이러스가 분리된 경우

① 수액, 혈액, 수포, 부검재료는 대개 확정적이다. 또한 급성기, 회복기의 페아혈청으로 4배 이상의 항체상승이 있으면 확정해도 좋다.

② 분변, 인두세척액, 요, 결막찰과상-불현성감염도 있을 수 있다. 이 경우는 바이러스의 건강보유자 혹은 중감염이 있으면 신중한 판단이 필요하다. 특히, 엔테로 바이러스, 아데노 바이러스, 헤르페스 바이러스 등의 경우는 혈청진단으로 4배 이상의 항체상승을 확인하는 것이 필요하다. 다만, 인플루엔자, 무균성 수막염의 유행 등에서는 일부에서 혈청진단이 이루어졌으면 대체로 단정하여도 좋다.

2) 바이러스 항원 또는 봉입체가 검출된 경우

수액, 혈액, 수포, 부검재료는 대개 확정적이다. 또한 급성기, 회복기의 페아혈청으로 4배 이상의 항체상승이 있으면 확정해도 좋다.

3) 바이러스가 분리되지 않은 경우

① 페어혈청에서 4배 또는 그 이상의 항체의 유의상승이 진단의 근거가 된다.

② 감염 조기에 출현하는 IgM 항체를 검출한 경우는 감염이 강하게 의심된다. IgA 항체는 2머 캅토에탄올 처리로 불활성화함으로 항체가 미처리 혈청보다 1/8 이하로 저하된 경우, 단일 혈청이라도 최근의 감염으로 생각해도 좋다. 그리고 ELISA에서 IgM 항체보다 높은치의 IgM 항체를 검출한 경우(풍진의 예)도 마찬가지로 생각된다.

3. 바이러스 분리와 그 의의에 대한 문제점

1) 분리가 안되고 끝난 경우의 검사사항

① 검체채취 시기가 부적당

② 적절성이 결여된 검체의 채취

③ 검체수송, 보존상의 잘못

④ 분리기술의 부적당

2) 바이러스의 동정의 문제

① 분리주가 표준주보다 변이해 있다.

② 2종 이상의 바이러스의 중감염

③ 세균, 마이코플라즈마의 오염

④ 알려지지 않은 바이러스

4. 분리 바이러스와 질환과의 관련

① 수액, 수포 등에서의 바이러스 분리는 질환과 연계되지만, 분변, 인두세척액 등의 경우는 신중하지 않으면 안된다. 이 경우 확정적으로 혈청진단과의 관련성을 중시할 필요가 있다.

② 감기증후군에서는 인플루엔자, RS, 아데노 바이러스 등의 중감염이 있다.

③ 엔테로 바이러스는 무증상감염으로서 가끔 분리된다.

④ 무균성 수막염 환자의 경우, 분변만이 아니고 수액에서의 분리도 시험해 본다.

⑤ 아데노 바이러스도 인두부에 상재함으로 주의가 필요하다.

⑥ 인플루엔자 바이러스는 항원변이가 매우 심하기 때문에 동정에는 유의할 필요가 있다.

5. 바이러스에 의한 급성호흡기 감염증의 임상 특성 및 진단기준

감염증	잠복기	임상증상	진단기준
아데노바이러스 감염증	2~14일 (평균 4~5일)	- 발열, 기침, 콧물, 인후통, 두통 - 인두염 등 상기도감염, 폐렴 등 하기도감염	급성호흡기감염증에 부합되는 임상증상을 나타내면서 진단을 위한 검사기준' 에 따라 감염병병원체 감염이 확인된 사람 *검체(인후도찰물, 비인두도 찰물, 비강흡인물, 비인두 흡인물, 폐포세척액 객담 등) 에서 해당 병원체 분리 동정 또는 특이 유전자 검출
사람 보카바이러스 감염증	1~4일	- 발열, 기침, 콧물, 가래, 인후통 - 인두염 등 상기도감염, 폐렴 등 하기도감염	
파라인플루엔자 바이러스 감염증	2~7일	- 발열, 콧물, 기침 - 상기도감염, 기관지염이나 폐렴 등 하기도감염 *소아에서 흔하고 연령에 따라 임상증상의 차이가 있음	
호흡기세포융합 바이러스 감염증	2~8일 (평균 5일)	- 콧물, 기침, 재채기, 발열, 천명음 - 인두염 등 상기도감염, 폐렴 등 하부호흡기감염 *1세미만 영아에서 모세기관지염	
리노바이러스 감염증	1~3일	- 인후통, 콧물, 기침, 재채기, 두통 - 비염이나 인두염 등 상기도감염, 드물게 하기도감염	
사람 메타뉴모 바이러스 감염증	4~6일	- 기침, 발열, 비충혈 - 상기도감염, 모세기관지염이나 폐렴 등 하기도감염	
사람코로나바이러스 감염증	2~4일	- 콧물, 기침, 인후통, 발열 - 상기도감염, 폐렴 등 하기도감염 *심폐기계질환자, 면역억제자, 고령자에서 하기도감염	
인플루엔자	1~4일	발열, 두통, 근육통, 피로감 등 전신증상과 기침, 인후통, 객담 등의 호흡기증상	
마이코플라스마 폐렴균 감염증	1~4주	- 인후통, 권태감, 발열, 기침, 두통 - 인두염 등 상기도감염, 기관지염이나 폐렴 등 하기도감염	급성호흡기감염증에 부합되는 임상증상을 나타내면서 진단을 위한 검사기준' 에 따라 감염병 병원체 감염이 확인된 사람 • 검체(인후도찰물, 비인두도찰물, 비강흡인물, 비인두흡인물, 폐포세척액, 객담 등)에서 해당 병원체 분리 동정 또는 특이 유전자 검출
클라미디아 폐렴균 감염증	2~4주	- 콧물, 코막힘, 권태감, 발열, 쉰목소리, 인후통, 기침, 두통 - 인두염 등 상기도감염, 폐렴 등 하기도 감염	

출처: 2019 급성호흡기감염증 관리지침(지정감염병)

VI. 바이러스 실험실의 안전 관리

1. 개요

바이러스를 다루는 실험실에 근무하는 연구자나, 실험실 주위의 사람들은 바이러스성 감염질환에 이환될 수 있다. 실험실 감염은 미생물학의 역사를 통해 수세기 동안 발생하였는데 보고된 예들은 장티푸스, 콜레라, 점막마비저(glanders), 브루셀라증, 파상풍 등이다.

1949년, Sulkin과 Pike는 처음으로 222례의 바이러스 감염증으로 대표되는 실험실 관련 감염을 발표하였는데, 적어도 1/3에서 가능한 감염된 동물이나 조직이었다. 1951년, Sulkin과 Pike는 5,000여개의 실험실에 보낸 질문서에 근거한 실험실 관련 감염 요약서를 발표했는데 전체 1,342례의 감염 중 1/3만이 조사보고서에 보고되었다. 브루셀라증은 가장 흔한 실험실 감염증이었고, 결핵, 야토병, 장티푸스, 연쇄상구균 감염증과 함께 모든 실험실 세균감염증의 72%, 전체 실험실 감염증의 31%를 차지했다. 치명률은 3%이었다. 보고된 감염증의 16%만 그 원인이 알려졌다. 원인의 대부분은 입으로 피펫(Pipet)을 조작하는 것과 부주의한 주사기 사용이었다. 이 조사는 1976년에 더 추가되어 전체 3,921명의 발생을 요약 보고하였는데, 브루셀라증, 장티푸스, 야토병, 결핵, 감염, 베네수엘라 마뇌염(Venezuelan Equine Encephalitis) 등이 흔히 보고되었고, ahes urddn의 20% 이하에서만 원인이 알려졌다.

1967년 Hanson 등은 arbo virus의 실험실 감염 428례를 보고하였다. 감염성 에어로졸에의 노출이 가장 흔한 감염원으로 간주되었다. 1974년 Skinhoj는 덴마크의 임상화학 연구실 사람이 보통사람보다 7배나 높은 감염 발생을 보였다고 보고했다(1년에 1,000명당 2~3명). Harrington과 Shannon은 영국의 의료실험 종사자들이 일반인과 비교해 볼 때, 결핵의 위험이 5배 높다고 보고하였다. 결핵은 B형간염, 이질과 함께 영국에서 직업 관련 감염 중 가장 흔한 질병이었다.

Q열을 연구하는 실험실에서 나온 아마포(linen)와 가운세탁과 관련된 6례의 Q열 발생 보고가 있었다. 1례는 실험실을 방문한 사람이었고, 2례는 리켓치아 학자의 가족과 접촉한 사람들이었다. 이런 예들은 감염원을 다루는 실험실 사람에게서 감염이 산발적으로 일어난다는 것을 보여준다.

질병관리본부에서는 감염성 물질을 취급하는 국내 시험연구종사자 및 연구기관들이 자율적으로 실험실 생물안전 관리체계를 수립하여 운영할 수 있도록 하기 위해 「실험실 생물안전지침」을 2006년 제정하여 발간하였다. 그러나 이후 법률적 규제기준 및 실험실 안전관리 관련 정책 환경 등이 다수 변화 하였기에 2015년까지 변경된 관련 법률 규정을 반영하고, WHO 가이드라인 등 국제 기준을 적용 · 현행화하여 실험실 생물안전에 대한 사항을 세부적으로 기술하는 지침을 개정하였다. 본 내용은 실험실생물안전지침(2015)에 근거하여 기술하였다.

2. 올바른 실험실 복장 및 탈·착의순서

생물안전 1 또는 2등급시설에서 올바른 복장 탈 · 착의 순서는 다음과 같다(그림 1-57).

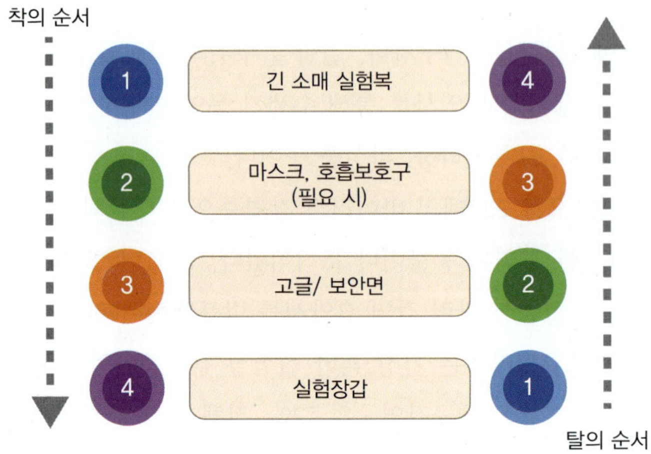
착의 순서
1
긴 소매 실험복
4
2
마스크, 호흡보호구
(필요 시)
3
3
고글/ 보안면
2
4
실험장갑
1
탈의 순서

그림 1-57. 올바른 실험실 복장의 탈 · 착의 순서

3. 생물안전 작업대(Biosafety cabinet, BSC)

생물안전시설이란 감염병 병원체의 생물학적 위험성을 기준으로 사람과 환경을 보호하기 위한 생물안전장비와 밀폐의 조합으로 세계적으로 4개의 등급으로 구분하고 있다. 일반적으로 병원체의 위험군에 따라 생물안전 등급이 정해지지만 대량배양 여부, 실험 중 에어로졸 발생위험 등 실험의 특성을 고려하여 더 높은 등급이 요구될 수도 있다. 생물안전 1, 2등급 연구시설을 설치 · 운영하고자 하는 기관은 「유전자변형생물체의 국가간 이동 등에 관한 법률(이하 LMO법)」에 의거하여 미래창조과학부 또는 보건복지부에 신고하여야 한다. 반면에 생물안전 3, 4등급 연구시설의 경우에는 보건복지부에 허가를 받아야 한다. 생물안전작업대(biosafety cabinet, BSC)는 병원체 및 감염성 물질을 다루는 실험실에서 취급물질, 시험연구종사자 및 연구 환경을 안전하게 보호하기 위해 사용하는 1차적 밀폐장치로 물리적 밀폐능이 있는 대표적인 실험 장비이다. 생물안전작업대는 Class I, II, III로 구분되며, 특성 및 세부사항에 대해 구조 모식도(그림 1-58), 생물안전작업대의 비교(표 1-8)에 대해 다음과 같다.

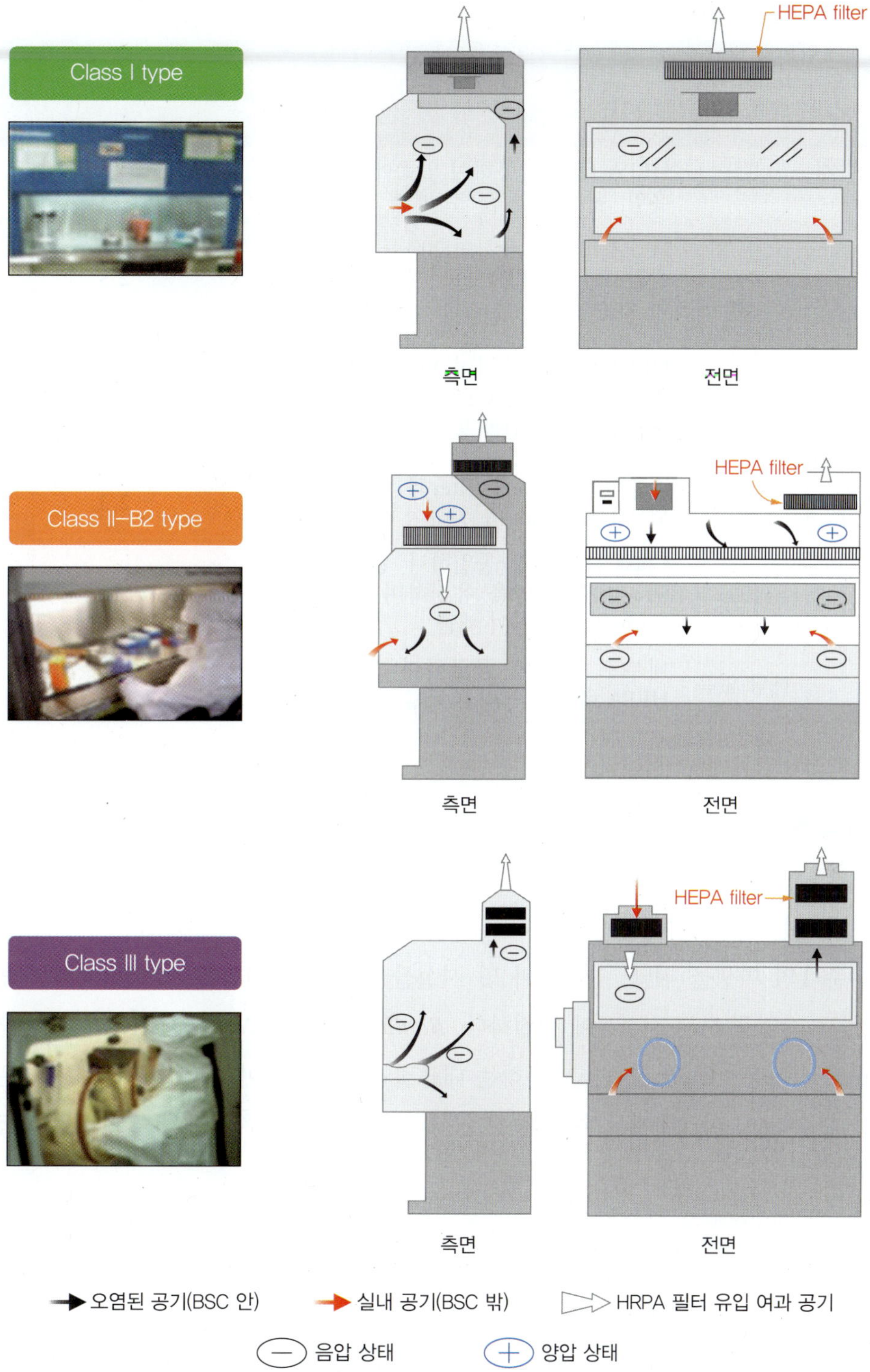

그림 1-58. 생물안전작업대의 구조 모식도

표 1-8. 생물안전 작업대의 비교

등급(Class)	유속(face velocity)-(lfpm)	공기흐름의 형태	방사성물질/독성화학물	생물학적 안전 수준(Biosafety levels)	작업내용물 보호(Product Protection)
Class I; 전면개방(open front)	75	HEPA filter를 통하여 앞측에서 유입, 뒷측과 윗측으로 배출	×	2,3	×
Class II; A형(Type A)	75	HEPA filter를 통하여 70%를 재순환시키고 HEPA filter를 위하여 배출	×	2,3	○
Class II; B1형(Type B1)	100	HEPA filter를 통하여 30%를 재순환시키고 HEPA filter와 하드덕트(Hard duct)를 통하여 배출	○ (저준위/휘발성)	2,3	○
Class II; B2형(Type B2)	100	순환없음, HEPA filter와 하드덕트(Hard duct)를 통하여 배출	○	2,3	○
Class II; B3형(Type B3)	100	Class II A형과 동일하나 실내에 대하여 음압을 유지하며 덕트(duct)를 통하여 배출	○	2,3	○
Class III	해당 없음	내부로 공기를 공급하며 2중 HEPA filter를 통하여 배출	○	2,3	○

(1) 생물안전 수준 1

생물안전 1등급 연구시설(Biosafety Level 1, BL1)은 *E. coli, Saccharomyces* 등 건강한 성인에게서는 질병을 일으키지 않는 제 1위험군 병원체를 다루는 실험시설이다.

생물안전 수준 1의 미생물 취급, 안전장비 및 시설들은 교육용 실험실, 건강인에게 질병을 일으키지 않은 미생물로 작업을 하는 시설들에 적절하다. *Bacillus subtilis, Naegleria gruberi*, 감염성이 있는 canine hepatitis virus는 이러한 기준을 만족하는 대표적인 미생물들이다. 생물안전 수준 1은 표준 미생물 실험지침을 준수하면, 싱크대에서 손 씻는 것 이상의 일차 혹은 이차봉쇄가 필요 없는 안전수준을 말한다.

(2) 생물안전 수준 2

생물안전 2등급 연구시설(BL2)은 *Clostridium botulinum, Human adenovirus* 등과 같이 사람에게 경미한 질병을 일으키며 발병하더라도 치료가 용이한 질병을 일으키는 제 2위험군 병원체를 취급하는 실험시설이다. B형간염 바이러스, 살모넬라, 톡소플라스마속 spp.는 이러한 봉쇄 수준에 맞는 대표적인 미생물들이다. 생물안전 수준 2는 감염원 존재 여부를 알 수 없는 사람에게서 얻은 혈액, 체액, 조직 등을 다룰 때 적합하다. 이런 병원체를 다루는 사람들에게 일차적 위험들은 우발적인 경피 또는 점막노출, 감염원 섭취 등 이다. 오염된 주사기 또는 날카로운 기구를 다룰 때에는 매우 조심해야 한다.

(3) 생물안전 수준 3

생물안전 3등급 연구시설(BL3)은 *Bacillus anthracis, Yersinia pestis* 등 사람에게 발병할 경우 증세가 심각할 수 있으나 전염성이 낮고 치료가 가능한 질병을 일으키는 제 3위험군 병원체를 취급하는 실험시설로서 저위험구역으로부터 고위험구역으로 형성되는 순차적 음압 및 기류흐름, 헤파필터(HEPA filter)가 장착된 배기 시스템 등 시설 밀폐를 위한 다양한 공학적 기술이 적용된다.

생물안전 수준 3의 미생물 취급, 안전장비 및 시설들은 호흡기 전염 가능성이 있고, 중증 혹은 치명적 감염증을 일으킬 수 있는 미생물을 다루는 임상시설, 진단시설, 교육 및 연구시설, 생산시설 등에 적용될 수 있다. *Mycobacterium tuberculosis, St. Louis encephalitis virus, Coxiella burnetii*는 생물안전 수준 3에서 다루어져야 할 대표적 미생물들이다.

생물안전수준 3에 필요한 이차봉쇄에는 실험실로부터 감염원의 에어로졸이 방출되는 것을 최소화하는 특별한 환기장치 설치, 실험실 출입관리 등이 포함된다.

(4) 생물안전 수준 4

생물안전 4등급 연구시설(BL4)은 최근에 서아프리카 지역에서 발생하여 전 세계적으로 관심을 가지는 *Ebola virus*를 비롯하여 *Variola virus, Lassa virus* 등 사람에게 치명적인 질병을 일으키며 전염성 이 높아 공중보건상 심각한 위험을 가할 수 있으나 이에 대한 효과적인 예방 및 치료제가 존재하지 않는 제 4위험군 병원체를 다루고자 할 때 사용되는 실험시설이다. BL4 시설은 앞에서 언급한 생물안전 3등급 연구시설에 요구되는 설비적 특성을 기본적으로 갖추어야 할 뿐만 아니라 환기횟수, 헤파필터정화단계, 화학샤워시스템(chemical shower system), 호흡용 공기공급시스템(Breathing Air System, BAS), 폐수처리설비(Effluent Decontamination System, EDS) 등 여러 영역에서 강화된 설비를 갖추어야 한다. 이러한 이유로 BL4 시설을 설계, 시공하기 위해서는 다른 등급의 연구시설에 비하여 더 높은 수준의 공학기술이 요구되며 시설의 시공 및 유지보수에서 발생하는 경제적 부담도 상당히 크다.

그럼에도 불구하고 많은 국가에서 BL4 시설 건립에 투자를 아끼지 않는 이유는 신 · 변종 감염병 발생이나 치사율이 높고 예방 · 치료가 불가능한 감염병 확산, 생물 테러 등 국가적 재난발생 시 신속히 진단할 수 있는 체계가 마련되기 때문이다. 이러한 재난대응 목적 이외에도 평상 시 고위험병원체에 대한 연구역량을 강화할 수 있다는 장점이 있다.

BL4 시설은 생물학적 위해물질을 다루는 시설이기 때문에 음압을 유지하여 오염 물질의 외부유출을 방지하여야 한다. 이를 구현하기 위해 배기량을 급기량보다 높게 유지하도록 설계된다. 이와 더불어 시설 내부적으로는 생물학적 위해도가 낮은 구역(갱의실 등)으로부터 생물학적 위해도가 높은 구역(실험실, 부검실 등)으로 일정한 기류흐름이 형성되도록 해야 하는데, 이를 위해 실별로 순차적인 음압을 확보한다.

*Marburg, Congo-Crimean hemorrhagic fever*의 원인 바이러스는 생물안전 수준 4에서 다루고 있다.

실험실 종사자가 에어로졸 감염성 병원체로부터 완전히 격리되기 위해서는 Class III 생물안전 캐비넷을 사용해야 한다. 생물안전 수준 4 시설은 일반적으로 주위환경으로 살아있는 병원체가 방출되는 것을 막기 위해서, 독립된 건물이거나 특별 환기시설과 폐기물 관리체계를 갖춘 완전히 격리된 지역에 위치해야 한다.

4. 멸균 지표인자(Indicator)

1) 화학적 지표인자(Chemical indicator)

(1) 화학적 색깔변화 지표인자(Chemical color change indicator)

화학적 색깔변화 지표인자는 일반적으로 고압증기멸균기가 작동하기 시작하여, 121℃(250℉)의 적정온도에서 수분간 노출이 되면 색깔이 변하게 된다. 이는 멸균기 내의 열 침투에 대해 빠른 시간 내에 시각적으로 관찰이 가능하게 하며 일반적으로 멸균 대상물의 중앙부위에 위치하도록 배치하여 사용한다. 그러나 대부분의 화학적 지표인자는 멸균기의 온도가 121℃에 이르렀느냐를 확인시켜 줄 뿐, 멸균시간에 대한 측정 기능은 없다. 따라서 화학적 지표인자는 병원체들이 실제로 멸균시간 동안에 사멸되었다는 것을 증명하지 못한다.

(2) 테이프 지표인자(Tape indicator)

테이프 지표인자는 열 감지능이 있는 화학적 지표인자가 종이테이프에 부착되어 있다. 일반적으로 사용되는 것은 대각선 줄에 들어 있는 것도 있고(멸균용 테이프) 또는 'Sterile'이라는 글씨에 들어 있는 것도 있다. 이것은 테이프가 고압증기멸균기 내에서 멸균하기 위해 설정한 온도에 수분간 노출이 되면 나타나게 된다. 그러나 테이프 지표인자는 멸균기의 온도가 121℃에 이르렀느냐를 확인시켜 줄 뿐 병원체들이 실제로 멸균시간 동안에 사멸이 되었다는 것을 증명하지 못한다. 테이프 지표인자는 비오염화를 시키는 모든 물건에 사용할 수 있다. 3~4개 정도의 줄이 있는 멸균테이프를 고압증기멸균용 통, 봉투, 또는 개별 용기 등의 외부 표면에 부착하여서 사용한다.

2) 생물학적 지표인자(Biological indicator)

생물학적 지표인자는 고압증기멸균기의 미생물을 사멸시키는 기능이 적절한지를 가늠하기 위해서 고안된 것이다. 상용화된 생물학적 지표인자 중 대표적인 것은 Geobacillus stearothermophilus (ATCC #7953) 포자이며, 고압증기멸균기의 효능을 측정하기 위해 사용할 수 있다. 대부분의 생물학적 지표인자는 살아있는 spore strip이나 포자가 들어 있는 배지와 지표 염색약이 들어 있는 작은 유리앰플로 되어 있다. 일반적으로 생물학적 지표인자는 고압증기멸균을 한 뒤에 멸균 물품으로부터 수거하여 56℃의 배양기에 넣고 3일간 배양하거나 제조회사의 설명서에 따라 배양한다. 그리고 멸균하지 않은 살아있는 대조군을 배양 후에 혼탁도 또는 지시약의 색깔 변화를 비교 · 측정하면 된다. 성공적으로 멸균이 된 경우, 시험용 vial에서는 포자의 증식 없이 깨끗하고 맑은 용액 상태로 지시약의 색깔 변화가 없고, vial의 용액이 혼탁하거나 색깔이 변했다면 용액 내 포자가 발아한 것으로, 고압증기멸균이 정상적으로 작동하지 않는다는 것을 의미한다.

5. 임상 검사실

임상 검사실에서는 임상검체들을 이용한 다양한 진단검사들이 시행된다. 보통 임상검체들의 감염성을 모르는 채 여러 가지 미생물학적 검사의뢰를 받게 되는데, 실험실 책임자는 검체의 감염위험을 실질적으로 막을 수 있는 조치사항을 강구해야 한다.

예외적 상황(예: 출혈열이 의심될 때)을 제외하고, 임상검체의 조작과 미생물의 분리동정은 생물 안전 수준 2에서 안전하게 수행될 수 있다. 생물안전 수준 2는 B형간염 바이러스, 인간 면역결핍 바이러스(Human Immunodeficiency Virus; 이하 HIV로 표기)와 같은 혈행성 병원체를 다룰 때의 수준이다.

생물안전 수준 2 권장사항은 경피 또는 점막을 통한 감염원 노출을 방지하는 데 초점을 맞춘다. 비말이 튀거나 분무될 우려가 있을 때에는 생물안전 캐비넷(Class I 혹은 II)과 같은 안전장비를 사용해야 한다. 생물안전 캐비넷은 또한 감염성 에어로졸에 의해 쉽게 전파될 수 있는 병원체(예: M. tuberculosis)가 존재할 가능성이 있을 때, 또는 생물안전 캐비넷(Class II)의 사용이 검체의 안정성을 보존할 수 있을 때 사용한다. 임상 검사실을 격리시키는 것과 출입제한을 하는 것은 실험실 감독자의 책임이다.

6. 병원체(B형, C형 및 D형간염 바이러스) 권장 수준

B형간염 바이러스 감염은 가장 흔한 실험실 관련 감염의 하나이며, 실험실 종사자들은 B형간염의 고위험군이다. B형간염 바이러스에 감염된 사람들은 D형간염 바이러스 감염위험이 높은데, 이 바이러스는 불완전 바이러스로 증식할 때 B형간염 바이러스의 도움이 필요하다. C형간염 바이러스 감염도 실험실에서 발생할 수 있다. C형간염 바이러스는 주로 비경구적 경로에 의해 전파된다.

1) 실험실 위험

B형간염 바이러스는 사람의 혈액, 혈액제제, 요, 정액, 뇌척수액 및 타액에 존재할 수 있다. 비경구적 접종, 점막 또는 상처난 피부가 비밀에 노출되는 것이 일차적인 실험실 위해가 된다. 바이러스는 건조한 혈액이나 혈액성분에서도 수일간 살 수 있다. 약독화 또는 무독 균주는 아직 확인되지 않았다. C 형간염 바이러스는 주로 혈액과 혈청에 있고, 타액에는 약간 존재하고 드물게 요와 정액에 있다. 실온 및 반복되는 동결-해동에 비교적 불안정하다.

2) 권장 주의사항

BSL 2가 권장된다. 다량의 고농도 병원체를 포함한 작업 시 BSL 3에서 기술된 추가적인 일차 봉쇄와 개인 주의사항을 적용한다. 감염된 침팬지 등 영장류의 실험에는 ABSL 2를 적용한다. 감염원과 피부가 접촉할 가능성이 있을 때, 감염동물을 다룰 때 장갑을 껴야 한다. 실험실 종사자는 B형간염 바이러스에 대한 재조합 백신을 맞아야 한다. C형 및 D형간염 바이러스에 대한 백신은 없다.

7. 병원체(Retro viruses-Human and Simian Immunodeficiency Viruses, HIV, and SIV)의 권장수준

실험실 업무와 관련된 HIV 감염 자료는 두 가지의 국가감시체계(AIDS 감시사업, 직업적 노출로 인해 HIV 감염이 된 사람들의 감시사업)를 통해 수집된다. 감시목적상 실험실 작업자는 1978년 이래로 HIV 실험실에서 일해온 학생과 훈련생을 포함한 종사자들로 정의한다. 이런 두 가지 체계로부터 보고된 사람들은 직업과 관련한 HIV 감염이 입증된 군과 직업과 관련한 HIV 감염가능성이 있는 군으로 구분된다.

직업과 관련한 HIV 감염이 입증된 군은 피하, 점막이 업무 중 혈액, 체액, 기타 임상검체에 노출된후, HIV 항체의 양보(sero conversion; HIV에 노출된 당시는 음성이었으나, 후에 양성으로 전환)을 보이는 사람에 해당한다. 직업과 관련한 HIV 감염가능성이 있는 군은 혈액, 체액, 임상 검체에 피하나 점막이 노출되었으나, HIV 항체의 양전은 입증되지 않고, 추적조사 동안 HIV에 노출될 가능성이 있는 성관계나 수혈 등의 위험요소를 보이지 않은 사람에 해당한다.

1992년 9월 30일자로, 미국질병관리센터(Centers for Disease Control, CDC)는 직업과 관련한 HIV 감염이 입증된 실험실 종사자 12명(11명은 임상증상 보임)과, 직업과 관련한 HIV 감염가능성이 있는 실험실 종사자 13명(12명은 임상증상 보임)을 보고하였다. 직업과 관련한 HIV 감염이 입증된 실험실종사자 중 8명은 피부를 통해, 3명은 점막을 통해, 1명은 피부와 점막을 통해 HIV에 노출되었다. 11명은 HIVDP 감염된 혈액에 노출되었고, 1명은 농축된 HIV에 노출되었다. 전파와 가장 많이 관련된 과정은 정맥절개술(phlebotomy)이었다. 직업과 관련한 HIV 감염가능성이 있는 13명 중, 9명에게서 AIDS가 발생하였다.

1) 실험실 위험

HIV는 감염된 사람과 실험적으로 감염된 영장류의 혈액, 정액, 타액, 눈물, 요, 뇌척수액, 양수, 젖, 자궁경부 분비물, 조직으로부터 분리된다. 혈액 이외에 대변, 타액, 요, 눈물, 땀, 토사물, 젖과 같은 체액을 다룰 때에도 장갑을 끼는 것이 바람직하다. 실험실에서, 바이러스는 혈액 또는 혈액으로 오염된 모든 임상검체, 고정되지 않은 인체 조직 또는 장기, HIV 배양 및 그로부터 유래된 모든 검체, 이러한 검체를 다루는 기구에 있을 수 있다고 추정해야 한다. SIV는 감염된 영장류의 혈액, 뇌척수액, 여러 조직에서 분리된다. 정액, 타액, 자궁경부 분비물, 요, 젖, 양수에도 바이러스가 있을 수 있다.

실험실에서, 바이러스는 모든 SIV 배양액, SIV에 감염되었거나 SIV에 오염된 동물 및 이런 검체를 다루는 기구들에 있다고 추정해야 한다.

실험실에서, HIV와 SIV의 감염은 피부(트기, 긁힘, 자상, 찰과상, 피부염, 기타 손상)와 눈, 코, 입의 점막을 통해 이루어진다. 호흡기를 통한 감염이 있는지는 확실하지 않다. 바늘, 날카로운 기구, 깨진 유리, 다른 날카로운 도구들을 조심스럽게 다루어야 하며 적절히 폐기되어야 한다. 감염된 세포배양액이나 바이러스를 함유한 감염물질이 튀거나 쏟아지지 않도록 주의하여야 한다.

2) 권장 주의사항

① 혈액이 묻어 있는 모든 임상검체나 체액, 조직을 다룰 때와, HIV나 SIV에 오염된 동물의 혈액이 묻은 임상검체, 체액, 조직을 다룰 때는 BSL 2의 기준에 의거하여 실시한다.

② 연구소 수준의 HIV나 SIV 취급, 농축된 바이러스의 조작 및 포말이나 입자가 만들어질 수 있는 실험은 BSL 2 시설에서 BSL 3의 실기 및 봉쇄 기구를 사용하여 시행한다.

③ 산업용 수준의 많은 양 또는 농축된 HIV나 SIV를 생산하는 작업은 BSL 3의 기준에 의거하여 실시한다.

④ HIV나 SIV에 감염된 원숭이 혹은 다른 동물들은 ABSL 2의 기준에 의거하여 관리한다.

3) 추가사항

① 실험복을 매개로 retro virus가 전파된다는 증거는 없으나, HIV 또는 SIV에 감염된 의복은 세탁 또는 폐기 전에 소독해야 한다. 실험실 종사자는 실험실 이외의 지역으로 가기 전에 실험복을 벗어야 한다.

② 작업이 끝난 후와 작업대가 오염되었을 때, 작업표면을 적절한 화학 살균제로 소독한다. 감염성 물질이 쏟아졌을 때에는 즉시 살균을 시행한다.

③ 시험과정에서 대조군 또는 반응물(reagent)로 사용되는 사람의 혈청은 BSL 2에서 취급되어야 한다.

④ 모든 연구소에 HIV와 SIV의 실험실 노출 관리에 대한 문서화된 정책을 마련할 것을 권장한다. 이러한 정책에는 비밀유지, 실험에 대한 동의, 적절한 예방약물 투여, 상담, 기타 관련된 사항들이 고려되어야 한다. 만약 실험실 종사자가 혈액, 체액, 바이러스 배양물질 등에 점막 혹은 경피적으로 노출된다면, 감염원을 확인해야 하며, 가능하다면, 바이러스 검사를 시행해야 한다. 만약 감염원의 HIV 항체, 바이러스, 혹은 항원에 대한 검사결과가 양성이면, 실험자는 감염위험에 대해 상담을 받아야 하며, HIV 감염 여부에 대해 임상적, 혈청학적으로 평가받아야 한다. 실험자는 노출 후 12주 이내에 발생한 급성열성질환을 보고하여 의학적 평가를 받도록 한다. 발열, 발진, 림프절병증은 최근의 HIV 감염에 의해 발생할 수 있다. 만약 혈청학적으로 음성이라면, 실험자는 노출 6주 후에

다시 검사 받고, 그 후에도 정기검사를 반복한다(즉, 노출 후 12주, 6개월, 9개월, 12월).

⑤ HIV에 감염된 사람의 체액과 조직에는 또한 다른 감염원들이 존재할 수 있다. 실험자들은 임상검체 또는 영장류의 검체에 있을 수 있는 병원체로부터 감염을 막기 위해 권장된 생물안전 수준의 기준에 따라야 한다.

VII. 최근 유행 바이러스 감염의 진단을 위한 동향

발생인도	감염병 종류	피해내용
2003	중증호흡기증후군(SARS)	29개국 발생, 8,098명 감염, 774명 사망
2009	신종 인플루엔자(H1N1)	전 세계적 발생. 13만 명 이상 감염. 18,239명 사망
2013	조류 인플루엔자(H7N9)	중국 발생, 571명 감염. 212명 사망
2014	에볼라 바이러스	아프리카 발생 24,509명 감염. 10,096명 사망
2015	중동호흡기증후군(MERS)	중동 · 북아프리카 12개국 발생. 1,040명 감염. 383명 사망
2016	지카 바이러스	중남미지역 포함 총 43개국 발생. WHO의 '국제보건 위기상황' 유지 중
2019	신종코로나바이러스	218개국 발생. 4,049,091 감염. 281,369명 사망 ('20.05.11기준), 지속적으로 발생 중

출처: 국내 · 외 감염병 연구개발 및 정책동향. BioINpro 2020. 4 Vol 75

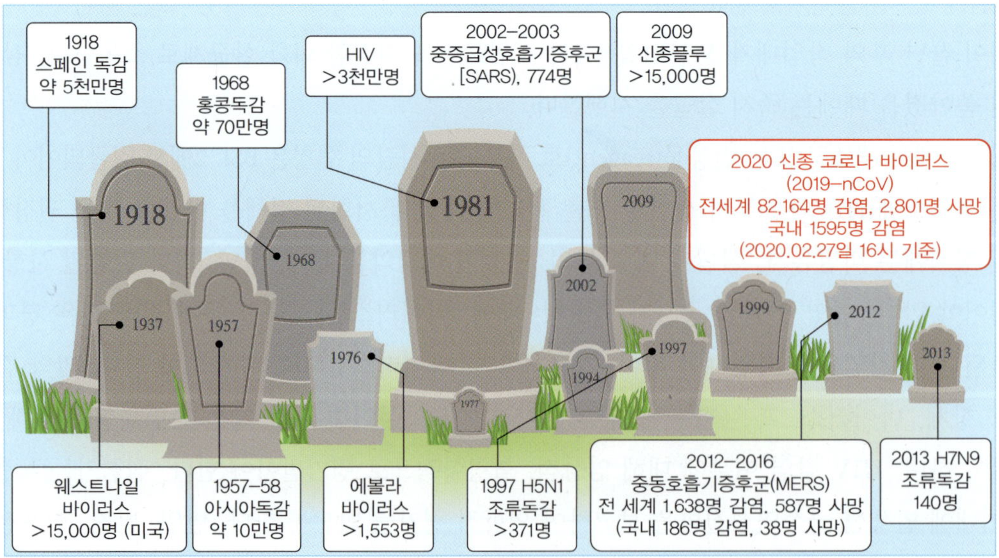

출처: 바이러스 창궐의 시대의 주역, 인수공통감염병 BioINpro 2020. 4 Vol 75

1. 급성 호흡기감염증

급성 호흡기감염증(acute respiratory infectious disease, ARI)은 전 세계적으로 성인과 어린이 모두에서 이환과 사망의 주요 원인이 되며, 확인된 감염의 80% 이상은 호흡기 바이러스에 의한 것이다.

급성 호흡기감염증은 약 200여 종류의 바이러스에 의해 발생하는 것으로 알려져 있으나, 사람 아데노바이러스(human adeno virus, HAdV), 사람 파라인플루엔자 바이러스(human parainf luenza virus, HPIV), 사람 호흡기세포융합 바이러스(human respiratory syncytial virus, HRSV), 인플루엔자 바이러스(influenza virus, IFV), 사람 코로나 바이러스(human coronavirus, HCoV), 사람 라이노 바이러스(human rhinovirus, HRV), 사람 보카 바이러스(human bocavirus, HBoV) 그리고 사람 메타뉴모바이러스(human metapneumovirus, HMPV) 등이 주요하다. 계절적 분포는 다음과 같다(그림 1-59). 또한 Real-time PCR을 통한 호흡기감염 바이러스의 진단법(표 1-9), 아래는 급성호흡기 감염증의 원인별 발생현황이다.

표 1-9. Real-time PCR을 통해 호흡기감염 바이러스 진단들

Method	Respiratory virus
Real-time PCR	HAdV, HBoV
Real-time RT-PCR	HPIV, HRSV, IFV, HCoV, HRV, HMPV

급성호흡기 감염증 원인별 발생현황(2015년-2024.1월현재)

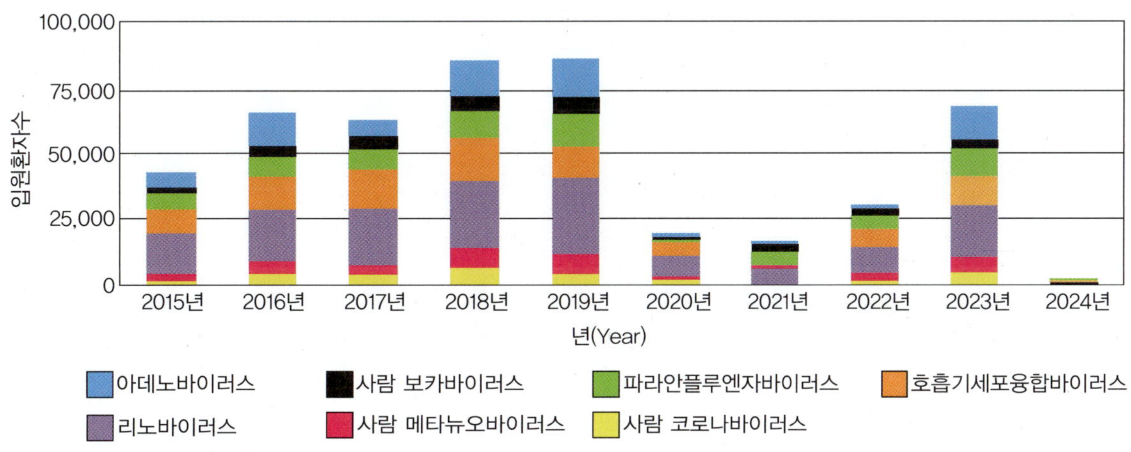

구분	계	바이러스						
		아데노 바이러스	사람 보카 바이러스 감염증	파라인플루엔자 바이러스 감염증	호흡기세포 융합 바이러스 감염증	리노바이러스 감염증	사람 메타 뉴모 바이러스 감염증	사람코로나바이러스 감염증
2015	432,441	5,996	2,875	5,845	8,736	15,453	3,040	1,495
2016	66,392	12,732	4,605	7,035	10,606	18,993	4,338	5,083
2017	63,345	6,663	4,581	7,971	14,450	21,467	4,388	3,825
2018	85,918	13,627	5,446	10,586	16,227	25,896	7,052	7,084
2019	87,269	15,162	6,426	12,804	11,897	29,653	6,951	4,376
2020	20,081	2,283	1,309	707	4,390	7,307	782	3,303
2021	16,555	1,092	3,216	4,415	743	6,929	34	126
2022	30,608	1,656	3,004	3,763	8,405	8,646	3,461	1,673
2023	68,623	13,063	3,462	10,836	11,361	19,651	5,262	4,988
2024	2,276	176	49	83	891	494	98	485

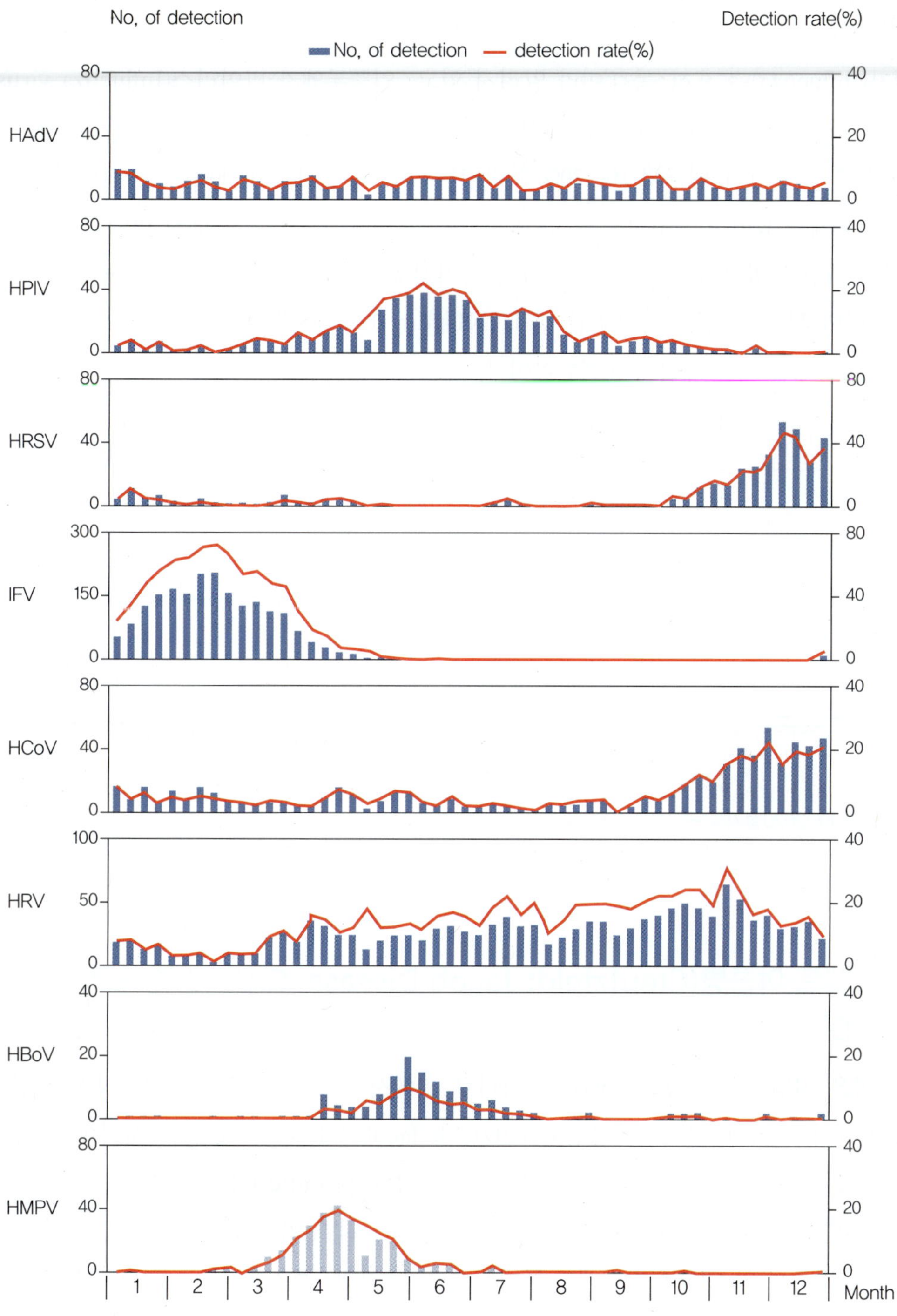

그림 1-59. 급성 호흡기감염증(acute respiratory infectious disease, ARI) 환자에서 호흡기바이러스의 계절적 분포

[출처 : 「주간건강과 질병」 9권 2호]

2. 인플루엔자

인플루엔자(Influenza)는 흔히 '독감'이라 알려져 있고, 인플루엔자 바이러스(Influenza virus)에 의해 발병되는 급성 호흡기 질환이다. 매년 전 세계적으로 크고 작은 유행을 일으키며, 인플루엔자의 유행이 시작되면 통상 2~3주 내에 인구의 10~20%가 감염될 정도로 전염성이 대단히 큰 질병이다. 국내의 인플루엔자 감시체계를 통한 인플루엔자 발생현황을 살펴보면 검출된 인플루엔자 바이러스의 아형으로는 A(H3N2)형이 가장 많았으며, 검출률 또한 계속 증가하고 있다. 2014~2015 절기 동안 총 386건의 검출건수 중 아형별로는 A(H3N2)형 288건, A(H1N1)pdm 09형 58건, B형 40건의 인플루엔자바이러스가 검출되었다. 아래는 최근 계절적 발생현황이다.

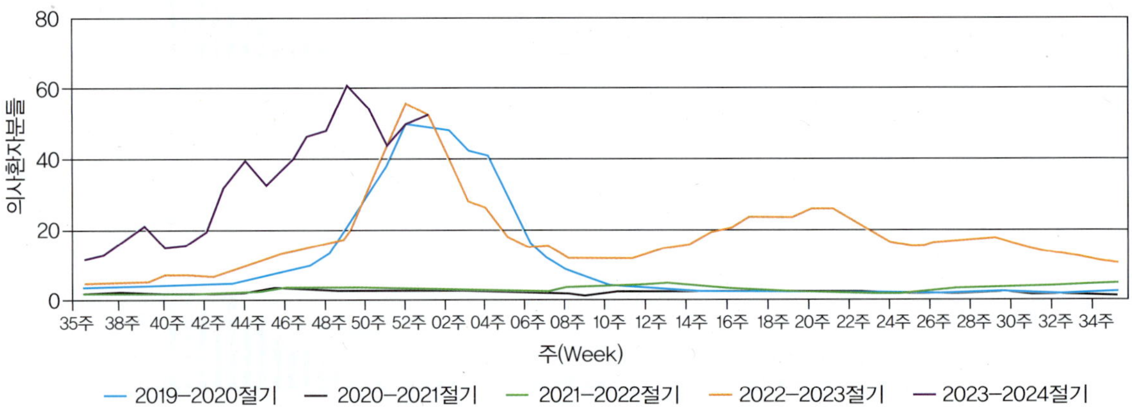

3. 크로이츠펠트-야콥병(Creutzfeldt-Jacob Disease, CJD) 및 변종크로이츠펠트-야콥병(vCJD)

프리온 질병은 치명적인 퇴행성뇌질환 중 하나로 뇌에서 프리온 단백질의 비정상적인 접힘과 축적에 의해 발병하며, 크로이츠펠트-야콥병(Creutzfeldt-Jacob Disease, CJD)은 사람에게 나타나는 프리온 질환 중 하나이다. CJD는 95% 이상이 산발적 CJD(sporadic CJD, sCJD)이며 World Health Organization(WHO) 가이드라인에서 sCJD에 대한 실험실 진단 기준으로 뇌척수액 내 14-3-3 단백질 검출(정상인 대비 증가)과 CJD 환자에게도 특이적으로 발현되는 특징을 갖는 sCJD 의심환자에게서 tau 단백질의 두 가지 타입(total tau, t-tau; phospho-tau, p-tau)과 p-tau/t-tau ratio(p/t ratio)를 측정하는 항목이 진단에 이용된다. 아래는 발생현황이다.

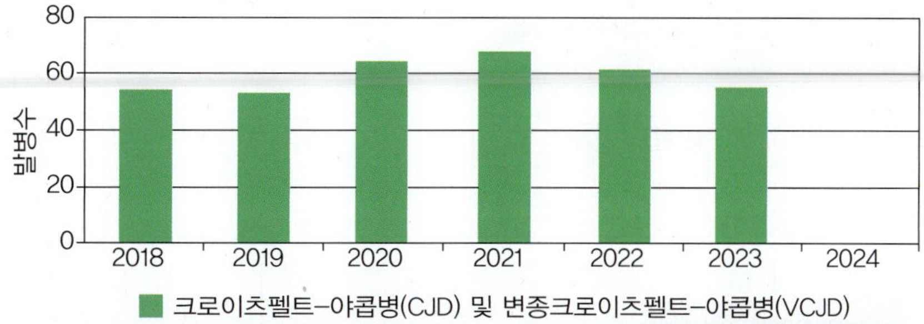

구분	2018	2019	2020	2021	2022	2023	2024
크로이츠펠트-야콥병(CJD) 및 변종크로이츠펠트-야콥병(vCJD)	54	53	64	68	61	55	0

4. HCV

C형간염 바이러스 감염이 의심되는 환자는 채혈 후, 바이러스 특이 면역항체 생성 유무를 확인하기 위해 항HCV 혈청 항체검사를 가장 먼저 실시한다. 항HCV 항체검사는 일반적으로 감염 후 2~3개월 이후에 진단이 가능하며, C형간염 바이러스에 감염이 되지 않은 사람은 항체검사에서 음성을 보이고, 감염이 되었거나 혹은 과거에 감염력이 있던 사람의 경우 항체검사에서 양성을 보인다.

항체검사에서 양성이 나온 환자들의 경우에는 혈중 HCV RNA 유전자 정량검사(Viral load)를 실시한다. 항체 검사에서 양성이 나왔지만 HCV RNA 유전자 정량검사에서 음성이 나온 경우 과거 감염력은 있으나 현재 감염이 되어 있지 않은 상태로 판단된다. 하지만 감염된 바이러스의 양이 매우 낮거나 재발 가능성이 있으므로 추가적인 진단검사가 요구된다. 두 검사에서 모두 양성이 나온 경우 감염자로 판단하고 정밀진단과 치료를 필요로 한다. 그림 1-60에서는 C형간염 진단을 위한 흐름도를 제시한다. 아래는 발생현황이다.

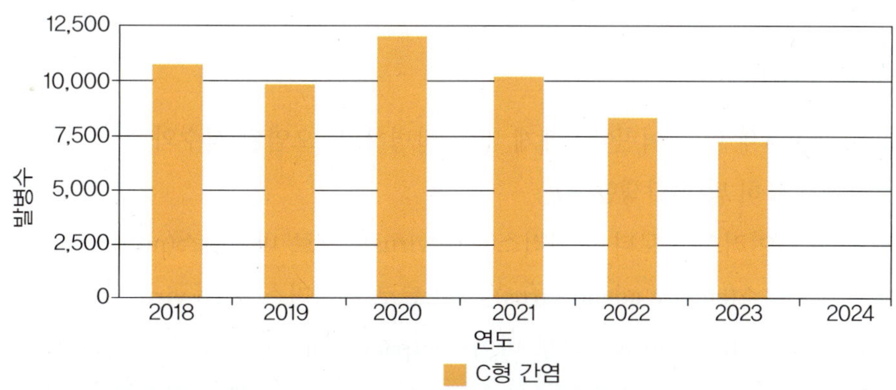

구분	2018	2019	2020	2021	2022	2023	2024
C형 간염	10,811	9,810	11,849	10,115	8,308	7,225	0

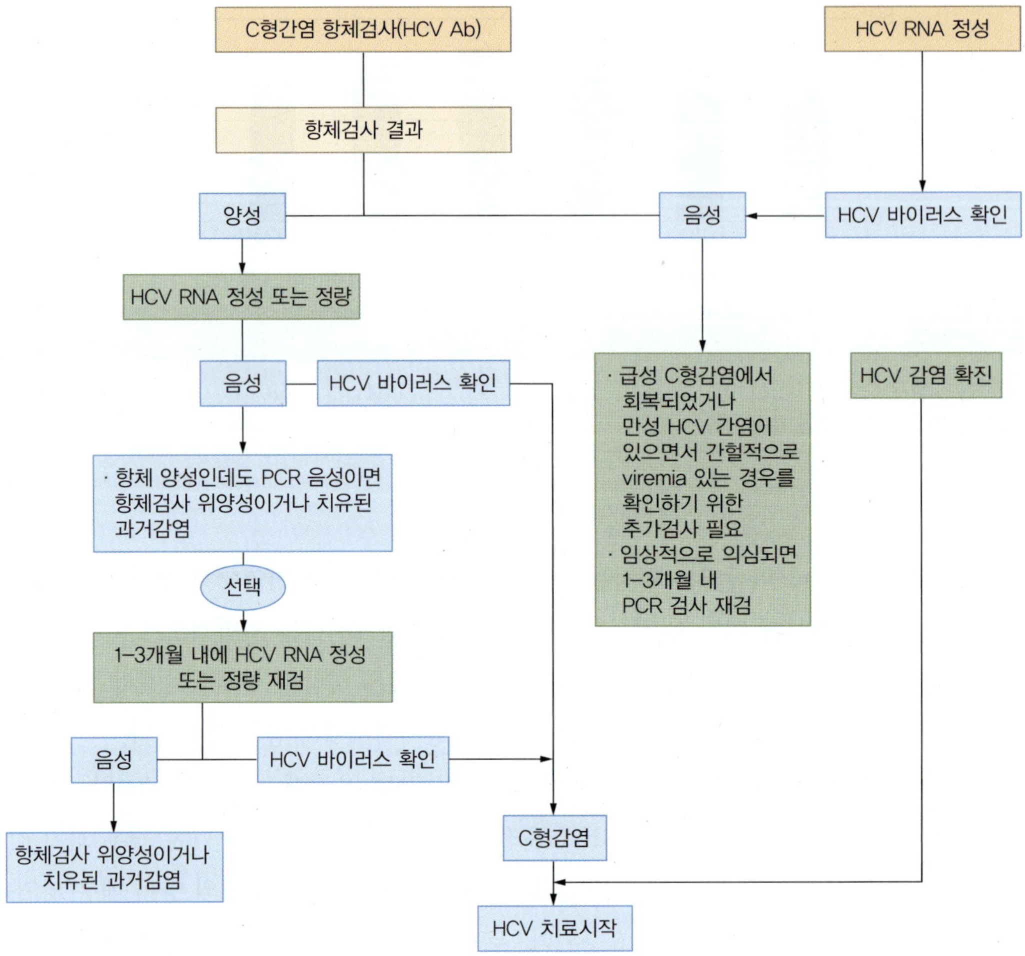

그림 1-60. C형간염 진단을 위한 흐름도

5. 급성 설사질환 바이러스

급성 설사질환은 주로 5세 이하 어린아이에게 많이 발병하고, 오염된 식수와 좋지 않은 위생 상태에 노출된 개발도상국에서 특히 많이 발생한다.

급성 설사증의 원인 바이러스는 로타 바이러스(rota virus), 노로 바이러스(noro virus, Norwalklike virus), 장관아데노 바이러스(enteric adeno virus), 아스트로 바이러스(astro virus) 등이 주로 알려져 있고, 기타로는 토로 바이러스(toro virus), 파보 바이러스(parvo virus), 코로나 바이러스(corona virus), 엔테로 바이러스(entero virus), 인플루엔자 바이러스(influenza virus) 등도 검출된다. 로타 바이러스나 인플루엔자 증상을 동반한 위장염을 일으키는 노로 바이러스, 아스트로 바이러스는 주로 동절기에 많이 발생되며, 엔테로 바이러스는 하절기에, 장관 아데노 바이러스, 산발형의 노로 바이러스는 연중 설사 환자의 대변에서 검출된다. 노로 바이러스(Noro virus), A형 로타 바이러스(Group A rota virus), 장 아데노 바이러스(Enteric adeno virus), 아스트로바이러스(Astro virus), 그리고 사포바이러스(Sapo virus)가 대표적인 원인체로 알려져 있다 2014년 바이러스성 급성 설사질환을 조사하기 노로바이러스(GII. 17)가 가장 높은 검출률(9.7%)을 보이는 병원체였다. A형 로타 바이러스 또한 높은 검출률(5.0%)을 보인다. [출처:「주간건강과 질병」8권 49호]

엔테로바이러스감염증의 발생현황은 아래와 같다.

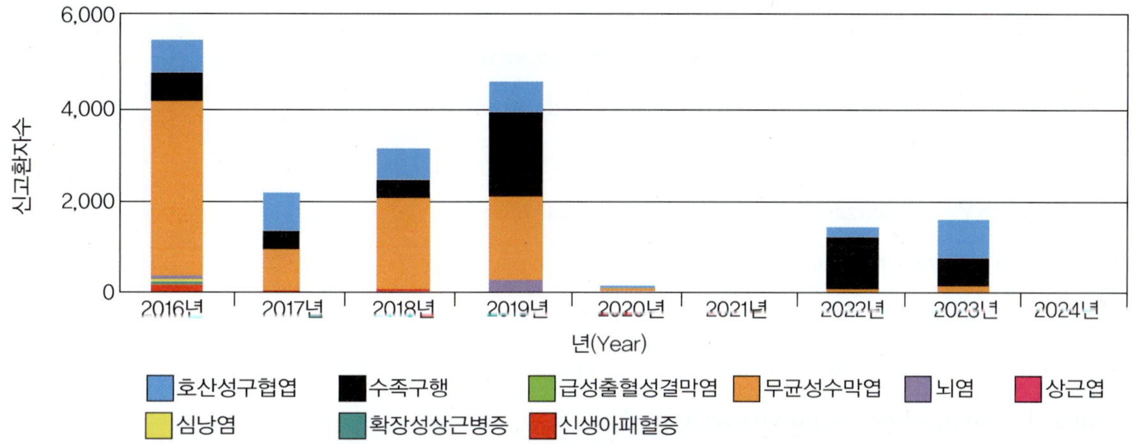

구분	계	엔테로바이러스								
		포진성 구협염	수족구병	급성 출혈성 결막염	무균성 수막염	뇌염	심근염	심낭염	확장성 심근병증	신생아 패혈증
2016	5,463	695	609	11	3,786	54	18	40	27	223
2017	2,183	830	401	2	855	21	11	3	14	46
2019	3,166	672	427	4	1,947	48	7	1	1	59
2018	4,582	623	1,847	4	1,829	234	6	3	1	35
2020	99	9	15	0	62	5	4	3	1	0
2021	55	8	12	0	18	2	12	1	0	2
2022	1,446	197	1,180	0	55	6	6	0	0	2
2023	1,623	853	610	9	131	8	2	3	1	6
2024	16	3	3	1	8	0	0	0	1	0

6. 호흡기 바이러스 감염

1) 호흡기 바이러스의 분류

상기도 감염 호흡기 바이러스는 다음과 같다.

Common cold 가장 흔함: rhino viruses(30~50%), corona viruses(10~15%)

기타: RSV, parainfluenza viruses, adeno viruses, entero viruses

Pharyngitis adeno viruses, EBV, entero viruses(coxsackie viruses), HSV, RSV, measles, influenza, parainfluenza viruses

Laryngitis influenza & parainfluenza viruses, rhino viruses, adeno viruses

Croup influenza & parainfluenza viruses, RSV, adeno viruses

하기도 감염 호흡기 바이러스는 다음과 같다.

Bronchitis RSV, influenza & parainfluenza viruses

기타: adeno viruses, measles virus

Bronchiolitis RSV

기타: influenza & parainfluenza viruses(특히 type 3), adeno viruses

Pertussislike syndrome adeno viruses(type 1, 2, 3, 5, 12, 19)

Pneumonia RSV, adeno viruses, influenza & parainfluenza viruses(특히 type 3)

Pneumonia(면역결핍) CMV, VZV, adeno viruses, RSV, influenza & parainfluenza viruses, measles virus, HSV

2) 호흡기 바이러스의 검사방법과 장단점

호흡기 바이러스의 동정법은 전통적 세포배양법, shell vial 배양법, 면역형광염색법, 신속항원검출법, 핵산증폭법(PCR, multiplex PCR) 등이 있다. 전통적 세포배양법은 여전히 gold standard법으로 받아들여지고 있는 검사로 세포변성효과(cytopathic effect)를 관찰하여 바이러스의 존재를 확인할 수 있으나 동정하기 위해서는 면역형광염색이나 적혈구흡착(hemadsorption) 등의 방법을 추가로 실시해야 하며 2~14일의 시간이 소요되는 단점이 있다.

이러한 단점을 개선하기 위해 원심분리를 통해 바이러스의 세포 감염을 향상시킨 shell vial 배양법이 있으나 18~48시간이 소요되어 신속 동정에는 여전히 한계가 있다.

그 밖에 바이러스에 대한 특이항체를 검출하는 방법으로 중화시험, 보체결합, 적혈구 응집억제법 등이 있으나 수주의 시간이 걸리고 노동집약적인 단점이 있어 검사실에서는 거의 실시되지 않는다.

상기의 단점들을 보완하기 위해 최근에 분자생물학적 방법으로 신속히 호흡기 바이러스를 동정할 수 있는 방법들이 개발되고 있으며, 이러한 핵산증폭검사는 한 번의 반응으로 동시에 5~20여 종의 호흡기 바이러스를 감별할 수 있을 뿐 아니라 5~8시간 안에 검사 결과를 확인할 수 있다. 핵산증폭검사는

multiplex RT-PCR을 기본으로 하고 서로 다른 증폭, 표식, 신호검출 기술을 사용한다.

3) 호흡기 바이러스 7종 Multiplex-PCR 검사

급성 하기도 감염의 주된 원인인 RSV A/B, Parainfluenza virus 1/2/3, Influenza A/B virus, Adeno virus와 급성 하기도 감염과 천식 악화의 주원인으로 보고되는 Rhino virus 및 최근 소아에서 급성 하기도 감염을 일으키는 원인으로 대두되고 있는 Metapneumo virus를 7종 multiplex-PCR 검사에 의해서 검출한다. 호흡기 바이러스 7종 각각에 특이한 primer를 이용하여 바이러스를 증폭하여 검출하므로 특이도와 민감도가 뛰어나며 신속히 진단한다(그림 1-61).

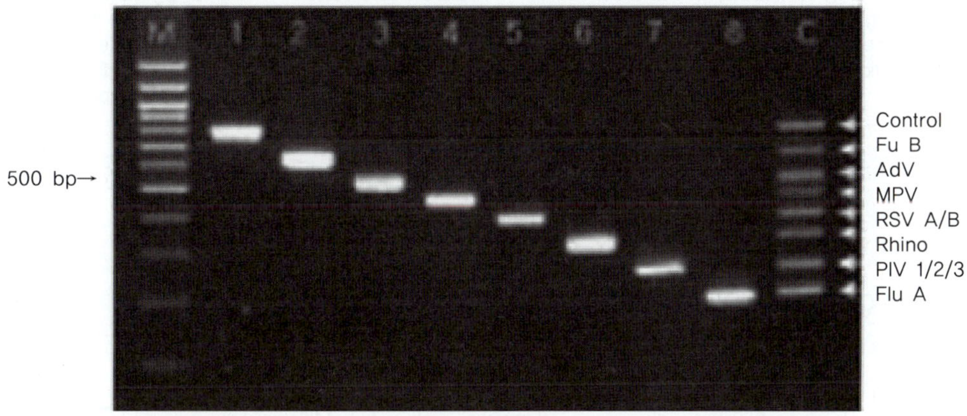

그림 1-61. 7종의 각각 특이 시발체를 이용해 증폭된 전기영동 모식도

4) 바이러스 신속 배양 검사(Rapid shell vial culture)

바이러스 신속배양 검사는 Respiratory Syncytial Virus (RSV), Adeno virus, Influenza A · B virus, Parainfluenza virus를 centrifugation enhanced rapid shell vial culture법으로 배양하고 immunofluorescence법으로 확인 동정하는 방법이다. 기존 배양 검사로는 2주일 걸리던 검사를 3일~5일(음성인 경우 5일에 최종결과) 만에 결과 보고할 수 있다. 특정 호흡기 바이러스나 호흡기 바이러스 5종 이내의 감염만을 의심할 때 적은 비용으로 신속하고 정확한 검사 결과를 보고 받을 수 있다.

동일한 검체에서 바이러스 양성률이 Multiplex-PCR > 바이러스 배양검사 > 항원검사 순으로 높다.

5) 호흡기 바이러스 신속검사의 실제

① BD Veritor™ System for Rapid Detection of Flu A+B

Streamlined Workflow – provides a digital result in < 11 minutes–with < 50 seconds of hands–on time

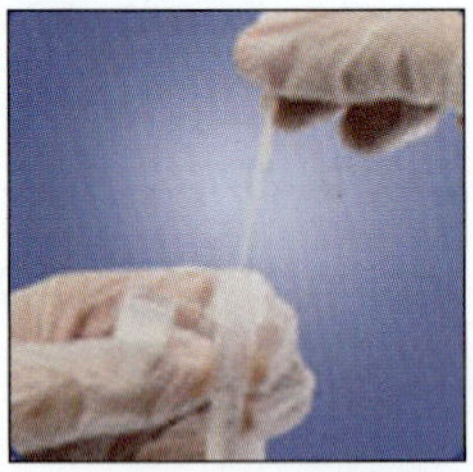

Easy sample processing
Unitized tube containing the correct volume of process reagent faditates workflow

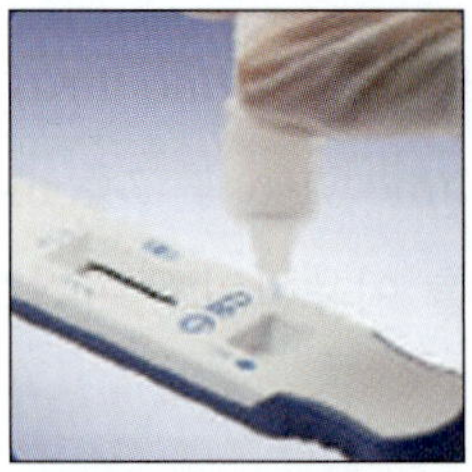

Ready in minutes
Test device is ready to insert into reader 10 minutes after sample is added

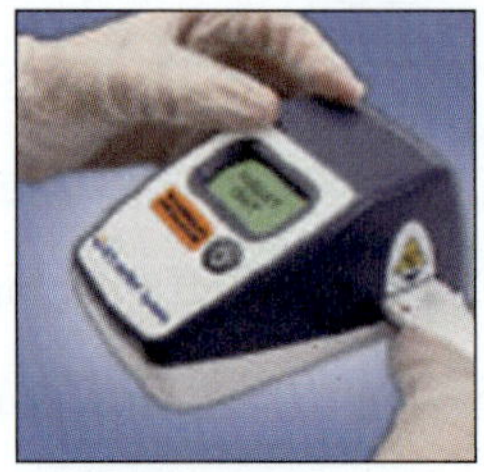

Insert and read
Simple one–touch button readies the reader for test device insertion

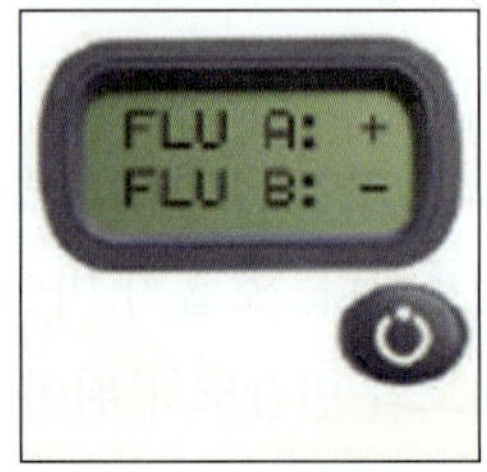

Results delivered
Once the test device is inserted in the reader, an objective, digital test result is displayed in 10 seconds

② SD Influenza virus A & B antigen test

Methods of Sample Collection

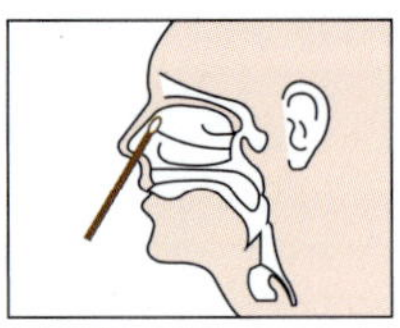

Nasal swab

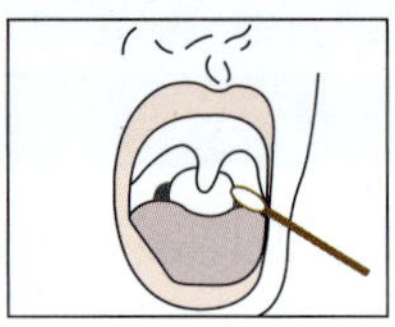

Throat swab

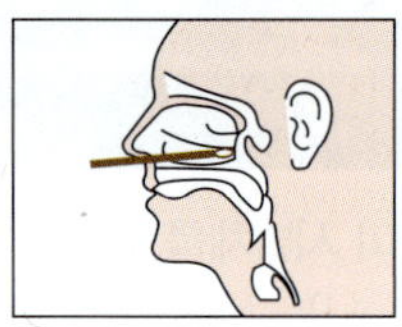

Nasopharyngeal swab

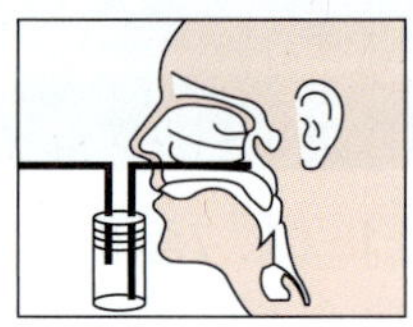

Nasal aspirate

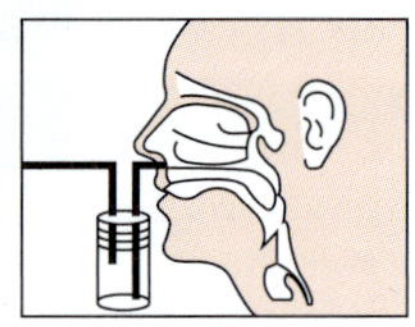

Nasopharyngeal aspirate

I. All swab Samples

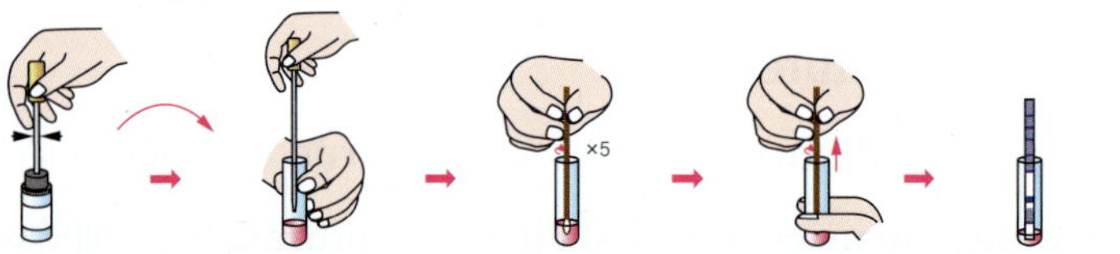

Up to Fill Line (approximately 300㎕) → Transfer 300㎕ of assay diluent drawn from bottle to a test tube. → Insert the swab specimen, swirl the swabat least five times. → Remove the swab while squeezing → Place the test strip into the test tube.

II. Nasal aspirate, nasopharyngeal aspirate specimen or Extracted specimen into transport media

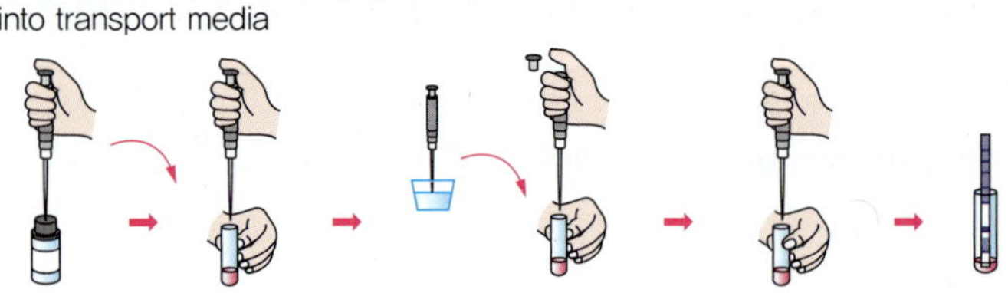

Dispense 100㎕ of assay diluent into a test tube. → Directly pipet 100㎕ of extracted specimen, or aspirates, transfer specimen into the same test tube. → Mix well → Place the test strip into the test tube.

10~15min.

Interpretation

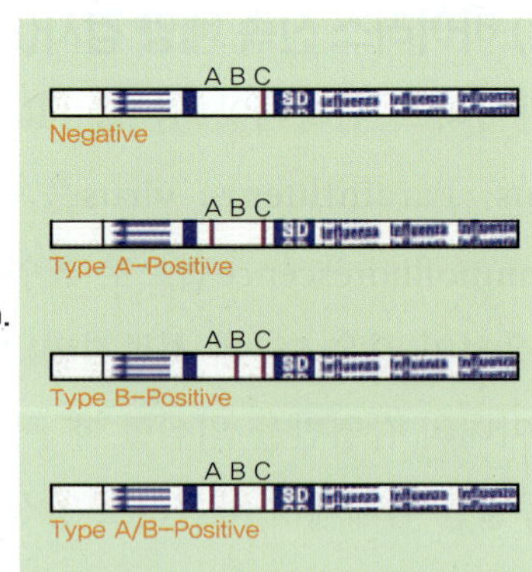

③ BD Veritor™ System - For Rapid Detection of RSV

Convenient Workflow Delivers Results in Minutes

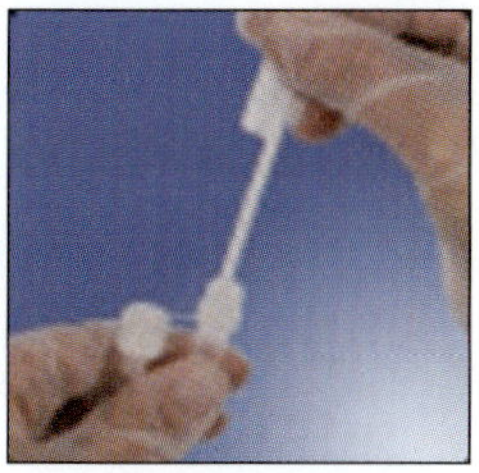

Easy sample processing
Prefilled unitized tube facilitates workflow

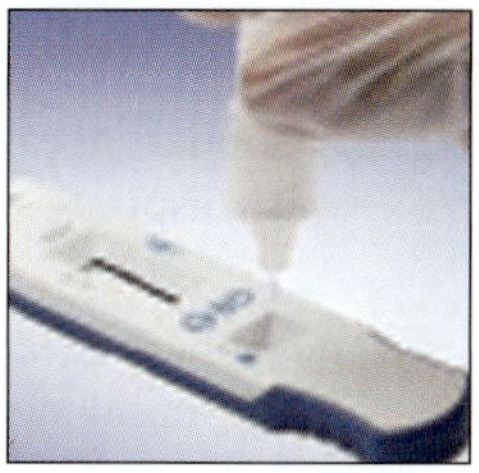

Ready in minutes
Test device is ready to insert into reader 10 minutes after sample is added

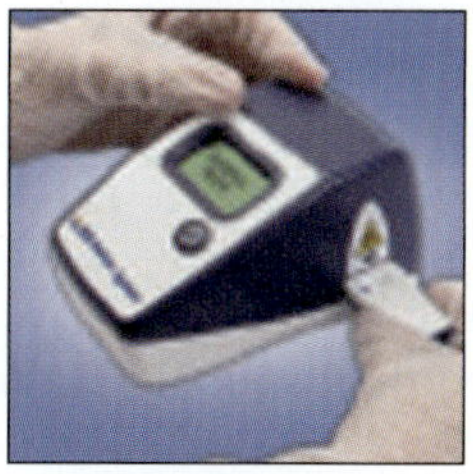

Insert and read
Simple one-touch button readies the reader for test device insertion

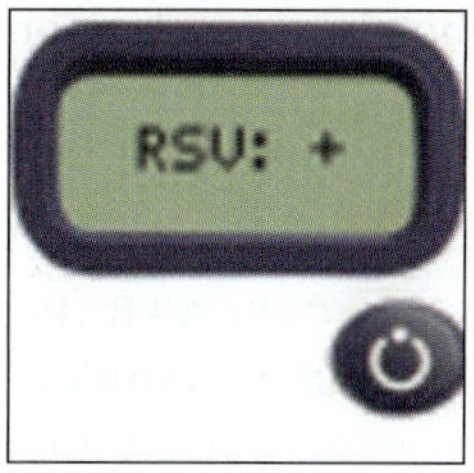

Objective results
Once the test device is inserted in the reader, an objective, digital test result is displayed in 10 seconds

④ SD Respiratory syncytial virus antigen test (NPS)

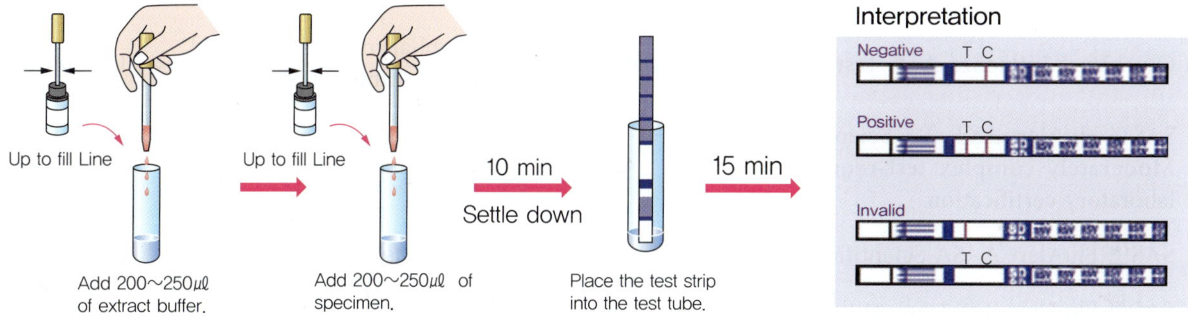

⑤ 상용화된 인플루엔자바이러스 검출법

Procedure (Manufacturer/Distributor)	Influenza Virus Types Detected	Approved Specimens	Test Time
3M™ Rapid DetectionFlu A+B Test (3M) Moderately complex test-requires specific laboratory certification	A and B	nasopharyngeal/swab/aspirate nasal wash/aspirate	15 minutes
Alere Influenza A & B (Alere)	A and B	Nasal swab	15 minutes
BD Veritor System for Rapid Detection of Flu A+B (Becton Dickinson) Requires use of a separate analysis device	A and B	nasopharyngeal/swab/nasal swab	10 minutes

BD Veritor System for Rapid Detection of Flu A+B Moderately Complex (Becton-Dickinson) Requires use of a separate analysis device Moderately complex test-requires specific laboratory certification	A and B	nasopharyngeal wash/aspirate/swab	10 minutes
BinaxNOW® Influenza A&B (Alere)	A and B	nasopharyngeal/swab/nasal wash/aspirate	15 minutes
BioSign® Flu A+B (Princeton BioMedtech) Moderately complex test-requires specific laboratory certification	A and B	nasopharyngeal swab/aspirate/wash, nasal swab	15 minutes
Directigen™ EZ Flu A+B (Becton-Dickinson) Moderately complex test-requires specific laboratory certification	A and B	nasopharyngeal wash/aspirate/swab/throat swab	15 minutes
OSOM® Influenza A&B (Sekisui diagnostics) Moderately complex test-requires specific laboratory certification	A and B	nasal swab	10 minutes
QuickVue® Influenza Test (Quidel)	A or B	nasal wash/aspirate/swab	10 minutes
QuickVue® Influenza A+B Test (Quidel)	A and B	nasopharyngeal swab/nasal wash/aspirate/swab	10 minutes
SAS™ FluAlert A&B (SA Scientific) Moderately complex test-requires specific laboratory certification	A and B	nasal wash/aspirate	15 minutes
SAS™ FluAlert A (SA Scientific)	A only	nasal wash/aspirate	15 minutes
SAS™ FluAlert B (SA Scientific)	B only	nasal wash/aspirate	15 minutes
Sofia Influenza A+B (Quidel) Requires use of a separate analysis device Immunofluorescence assay	A and B	nasopharyngeal aspirate/swab/wash nasal wash	15 minutes
TRU FLU® (Merician Bioscience) Moderately complex test-requires specific laboratory certification	A and B	nasopharyngeal aspirate/swab/nasal wash	15 minutes
XPECT™ Flu A&B (Remel/Thermofisher) Moderately complex test-requires specific laboratory certification	A and B	nasal wash/swab throat swab	15 minutes

⑥ 인플루엔자바이러스의 one-step RT-PCR을 위한 Primer

Type/subtype	Gene fragment	Primer	Sequence	product size
Influenza type A	Matrix (M)	M30F2/08 M264R3/08	ATGAGYCTTYTAACCGAGGTCGAAACG TGGACAAANCGTCTACGCTGCAG	244bp
Influenza A (H1N1)2009 virus	HA	HKU-SWF HKU-SWR	GAGCTCAGTGTCATCATTTGAA TGCTGAGCTTTGGGTATGAA	173bp
Influenza A (H3N2) virus	HA	H3A1F3 HARUc	TGCATCACTCCAAATGGAAGCATT ATATCGTCTCGTATTAGTAGAAACAAGGGTGTT TT	863bp
Influenza A (H5N1) virus	HA	H5-1087F H5-1231R	CAGGGAATGGTAGATGGTTGGTA CGGCCTCAAACTGAGTRTTCAT	153bp
Influenza B Victoria	HA	Bvf224	ACATACCCTCGGCAAGAGTTTC	
lineage		Bvr507	TGCTGTTTTGTTGTTGTCGTTTT	284bp
Influenza B Yamagata lineage	HA	BYf226 BYr613	ACACCTTCTGCGAAAGCTTCA CATAGAGGTTCTTCATTTGGGTTT	388bp

[출처 : London WHOCC; May 2011. http://www.who.int/influenza/resources/documents/diagnostic_recommendations/en/]

⑦ 인플루엔자바이러스의 real-time PCR을 위한 Primer

Type/subtype	Gene fragment	Primer	Sequence
Influenza type A	Matrix (M)	MP-39-67F MP-183-153R MP-183-153R	CCMAGGTCGAAACGTAYGTTCTCTCTATC TGACAGRATYGGTCTTGTCTTTAGCCAYTCCA 5' -(FAM) -ATYTCGGCTTTGAGGGGGCCTG-(MGB)-3'
Influenza A (H1N1)2009 virus	HA	NIID-swH1 TMPrimer-F1 NIID-swH1 TMPrimer-R1 NIID-swH1 Probe2	AGAAAAGAATGTAACAGTAACACACTCTGT TGTTTCCACAATGTARGACCAT 5'-(FAM)-CAGCCAGCAATRTTRCATTTACC-(MGB)-3'
Influenza A (H3N2) virus	HA	NIID-H3 TMPrimer-F1 NIID-H3 TMPrimer-R1 NIID-H3 Probe1	CTATTGGACAATAGTAAAACCGGGRGA GTCATTGGGRATGCTTCCATTTGG 5'-(FAM)-AAGTAACCCCKAGGAGCAATTAG-(MGB)-3'
Influenza A (H5N1) virus	HA	H5HA-205-227v2-F H5HA-326-302v2-Rev H5-Probe-239-RVa3	CGATCTAGAYGGGGTGAARCCTC CCTTCTCCACTATGTANGACCATTC 5'-(FAM)-AGCCAYCCAGCTACRCTACA-(MGB)-3'

바이러스학 진단법

Influenza type B	NS	NIID-TypeB TMPrimer-F1 NIID-TypeB TMPrimer-R1 NIID-TypeB Probe1	GGAGCAACCAATGCCAC GTKTAGGCGGTCTTGACCAG 5'-(FAM)-ATAAACTTTGAAGCAGGAAT-(MGB)-3'

[출처 : London WHOCC; May 2011. http://www.who.int/influenza/resources/documents/diagnostic_recommendations/en/ ; Acta Biochim Pol. 2014; 61(3):465–70)]

⑧ SARS-CoV-2 진단

아래는 SARS-CoV-2의 분자구조와 유전체구조 및 표적위치에 대한 부분이다 또한 CDC에서 추천하는 SARS-CoV-2의 real-time PCR 조건이다

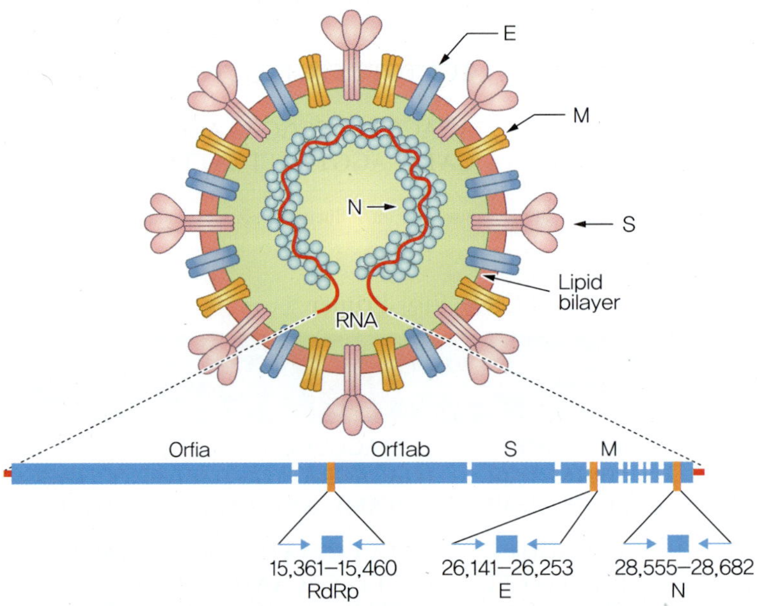

Schematic diagram of molecular structure, genome organization, and relative positions of amplicon targets on the SARS–CoV–2 genome. On the SARS–CoV–2 virion, together with membrane protein and envelope protein, the spike protein glycoprotein projects from a lipid bilayer, giving the virion a distinctive appearance. SARS–CoV–2 virion (top): M: membrane protein; E: envelope protein; S: spike protein; N: nucleocapsid protein. The SARS–CoV–2 genomic RNA is associated with the nucleocapsid protein forming the ribonucleoprotein with a helical structure. The SARS–CoV–2 genome encodes structural (S, M, E, N) and nonstructural proteins. The relative positions of amplicon targets (RdRp, E, N) are shown. SARS–CoV–2 genome (bottom): Orf1a: open reading frame 1a; Orf1ab: open reading frame 1ab; S: spike protein gene; M: membrane protein gene; RdRp: RNA–dependent RNA polymerase gene; E: envelope protein gene; N: nucleocapsid protein gene

출처: Genes (Basel) . 2022 Dec 16;13(12):2387. doi: 10.3390/genes13122387.

Primers suggested by Centers for Disease Control and Prevention (CDC) previously

Name	Sequence	Conc
2019-nCoV N1 Forward Primer	5'-GAC CCC AAA ATC AGC GAA AT-3'	20 μM
2019-nCoV N1 Reverse Primer	5'-TCT GGT TAC TGC CAG TTG AAT CTG-3'	20 μM
2019-nCoV N1 Probe	5-FAM-ACC CCG CAT TAC GTT TGG TGG ACC-BHQ1-3'	5 μM
2019-nCoV N2 Forward Primer	5'-TTA CAA ACA TTG GCC GCA AA-3'	20 μM
2019-nCoV N2 Reverse Primer	5'-GCG CGA CAT TCC GAA GAA-3'	20 μM
2019-nCoV N2 Probe	5'-FAM-ACA ATT TGC CCC CAG CGC TTC AG-BHQ1-3'	5 μM
2019-nCoV N3 Forward Primer	5'-GGG AGC CTT GAA TAC ACC AAA A-3'	20 μM
2019-nCoV N3 Reverse Primer	5'-TGT AGC ACG ATT GCA GCA TTG-3'	20 μM
2019-nCoV N3 Probe	5'-FAM-AYC ACA TTG GCA CCC GCA ATC CTG-BHQ1-3'	5 μM

Cycle conditions for SARS–Cov–2 real–time reverse transcriptase polymerase chain reaction (RT–PCR) detection based in Centers for Disease Control and Prevention (CDC) primers

Steps	Cycles	Temperature	Time
Reverse transcription	1	45°C	5 min
Reverse transcriptase inactivation and DNA Polymerase activation	1	95°C	2 min
Denaturation	40	95°C	3 sec
Annealing and extension	40	60°C	30 sec

7. 위장염 바이러스 신속검사의 실제

① Rapid-VIDITEST Norovirus

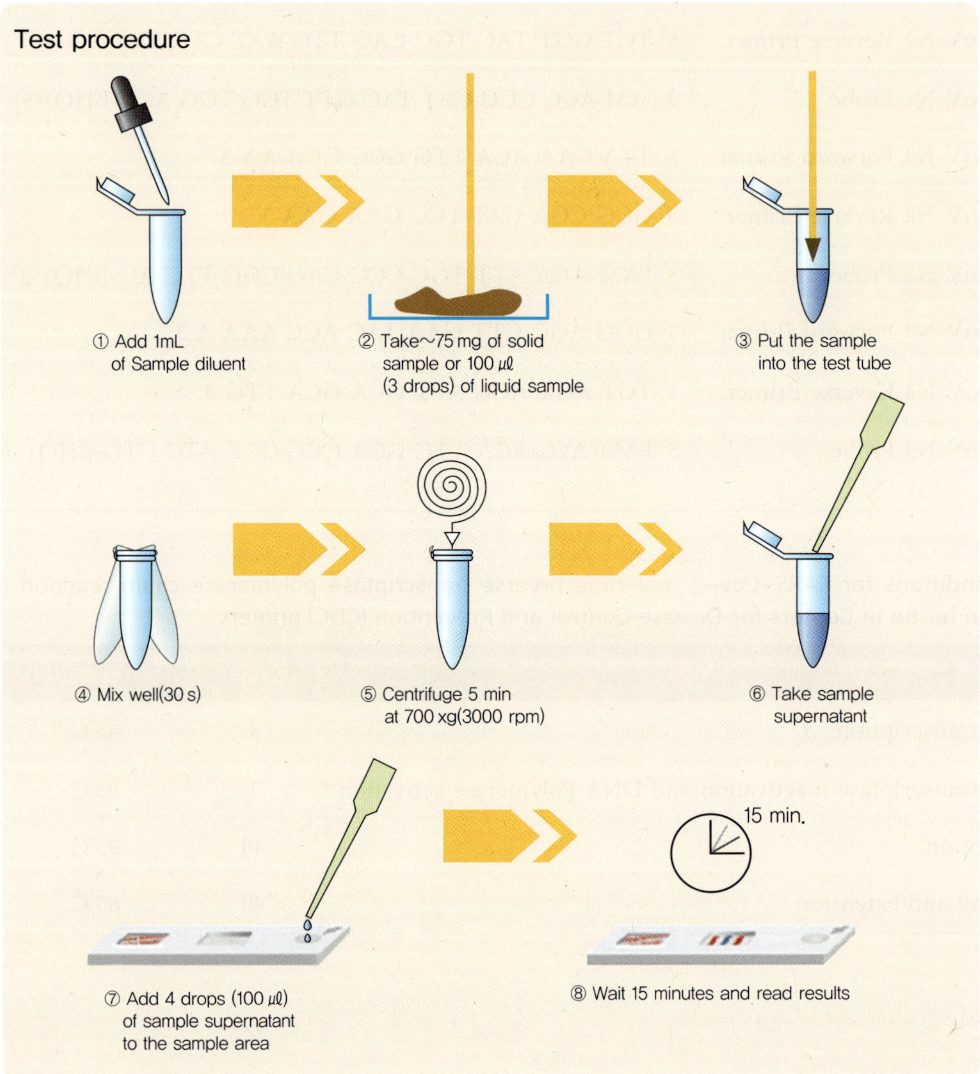

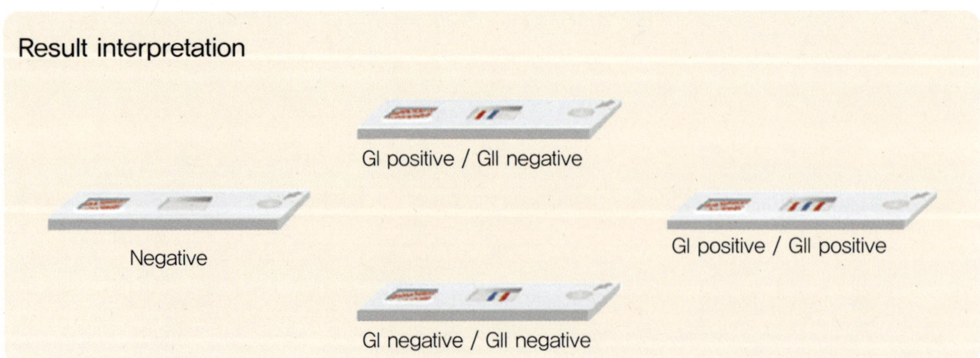

② Alere TM SD Norovirus Antigen Test

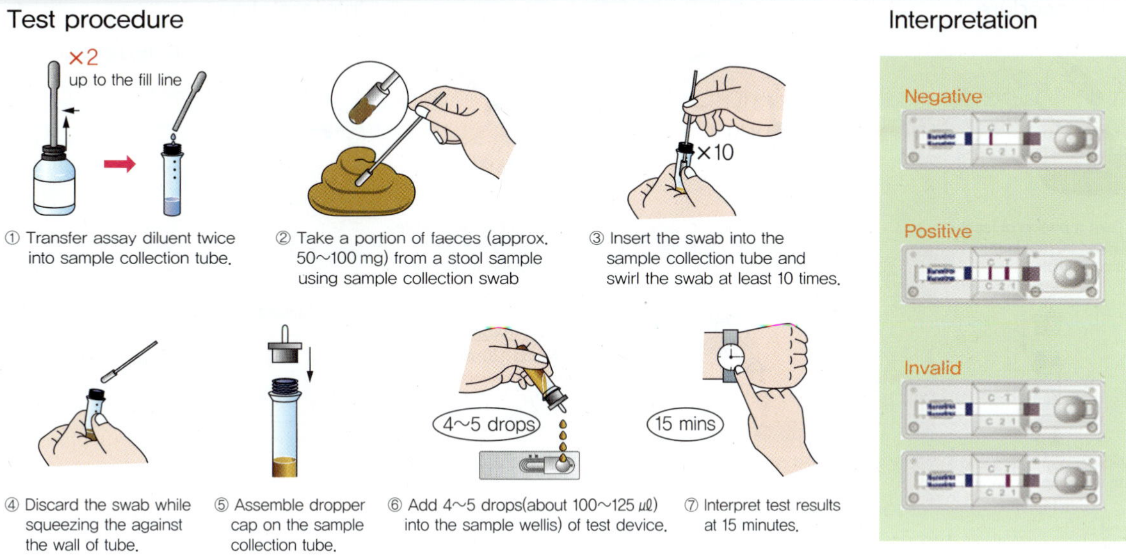

③ Rapid-VIDITEST Enterovirus

Simple use, result in 10 minutes, easy interpretation

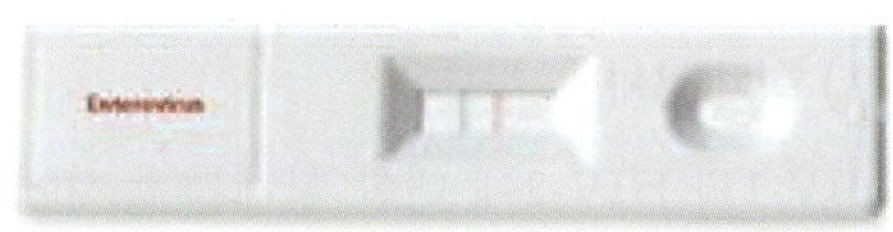

Sample: stool
Test format: cassette
Sensitivity: > 99% (compared with other comercial rapid tests)
Specificity: > 99% (compared with other comercial rapid tests)

④ Rapid-VIDITEST Rota-Adeno

Simple use, result in 10 minutes, easy interpretation

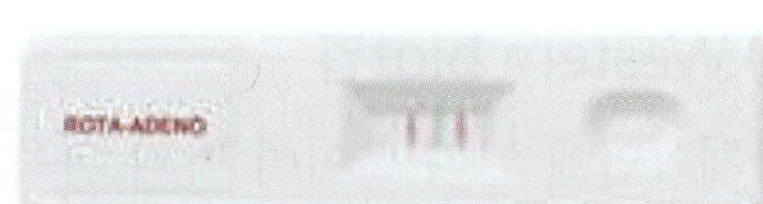

Test format: cassette/strip
Results interpretation: green line-control line
red line T1-Adenovirus positive
red line T2-Rotavirus positive

⑤ SD BIOLINE Rota/Adeno Rapid

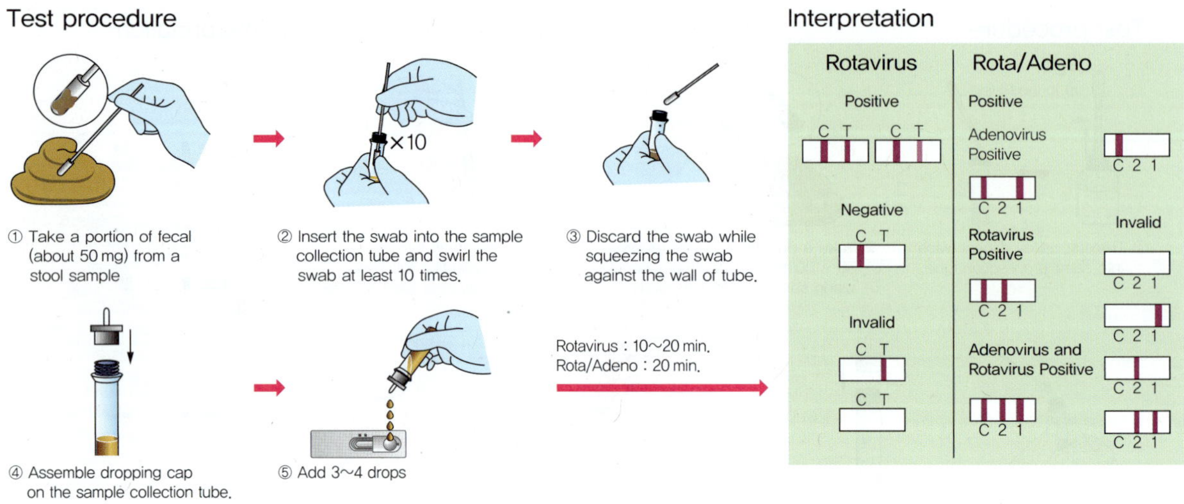

8. Human immunodeficiency virus (HIV) 감염의 진단

1) 혈청학적 선별검사

(1) 항체검사

HIV-1과 HIV-2에 대한 항체를 동시에 검사한다. 효소면역검사에 성인의 경우는 반드시 western blot 법으로 확인검사를 시행한다.

(2) 항원검사

감염의심자의 혈청에서 HIV p24 항원을 검출한다. 이 항원의 측정은 항체가 생기기전, 초기 HIV 감염을 진단하는 데 유용하다.

2) Western blot법

항체확인에 널리 쓰이며 막의 위쪽부터 gp160, gp120, p66, p51, gp41, p31, p24, p17, p15가 보이는데 몇 개의 양성밴드가 보이는지 확인한다. 이때 p24, gp41, gp120/160 항원 중 최소 2개 이상의 항원에 반응하면 양성으로 판정한다.

3) 핵산증폭법

env, gag, pol 유전자의 시발체를 이용해 바이러스 핵산을 증폭하여 검출한다.

4) 진단을 위한 검사기준

생후 18개월 미만인 자에서는 두 번 이상 채취한 검체(제대 혈액을 제외)에서 HIV 핵산 검출, HIV p24 항원 검출, HIV 분리(바이러스 배양)에서 양성인 경우를 판정하고 생후 18개월 이상인 자는 확인 검사(웨스턴블롯법)에서 양성인 경우, HIV NAT 검사 양성반응인 경우, HIV p24 항원 및 항원중화검사 모두에서 양성인 경우에 판정한다.

핵/심/문/제

01. 신증후출혈열의 진단을 위해서는 혈청을 이용해 간접면역형광항체법으로 한다.

(○, ×)

02. HIV 최종 확진 검사법은 western blot이다.

(○, ×)

03. HIV 검사법를 위해 gas chromatography을 사용한다.

(○, ×)

04. HIV를 확진하는 검사법은?

(　　　　　　)

05. AIDS의 진단은 ELISA법과 웨스턴 블롯을 통해 이루어진다.

(○, ×)

06. HSV 진단을 위해 Ig G항체검사, 보체결합 반응, ELISA, 라텍스응집반응을 이용한다.

(○, ×)

07. 아래는 MRC-5 세포에서 배양후 형광염색 사진이다 해당하는 바이러스는?

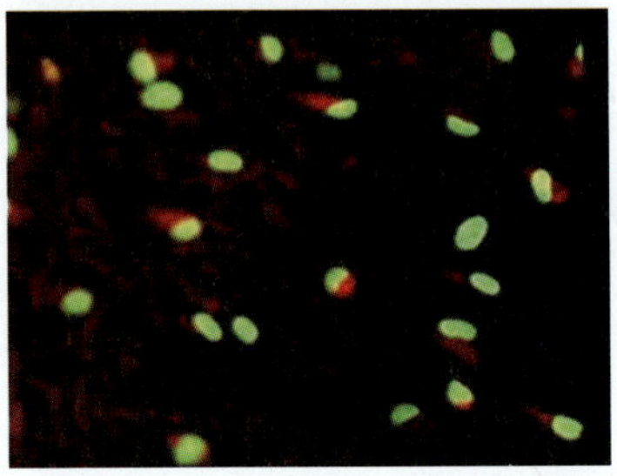

(　　　　　　)

08. Polio배양을 위한 검체는 대변과 인두점막액이다.

(○, ×)

09. RNA 바이러스를 진단하기 위한 검사법은 RT-PCR(역전사효소중합효소연쇄반응)이다.

(○, ×)

10. 정량적으로 유전자를 검출하는 것은 realtime PCR이다.

(○, ×)

정답

1. ○ 2. ○ 3. × 4. western blot 5. ○ 6. ○ 7. CMV 8. ○ 9. ○ 10. ○

11. 자외선에 의한 형광현상을 이용하는 현미경은 형광현미경이다.

(○, ×)

12. Agarose에서 DNA 전기영동을 위해서는 전기영동시간은 영향을 미치지 않는다.

(○, ×)

13. MDCK 세포주에서 배양하여 인플루엔자 바이러스를 면역형광항체법을 통해 동정한다.

(○, ×)

14. 거대세포바이러스를 신속하게 검사하기 위해 사용하는 배양법은?

(　　　　　　)

15. shell vial 배양법은 신속하게 16~24시간 배양하여 단틀론항체를 이용해 immuno-fluorescence 염색을 하여 동정한다.

(○, ×)

16. 아래의 쉘바이얼 기구의 용도는 바이러스 신속배양을 위한 기구이다.

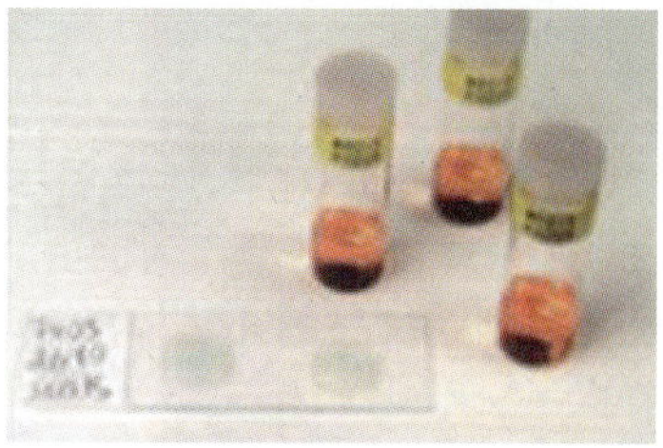

(○, ×)

17. 다음 중 Influenza virus의 진단 검사방법으로 옳지 않은 것은?

① 인플루엔자 바이러스 핵산을 입증하는 RTPCR법
② 환자의 혈구 중의 항원가의 유의한 상승을 증명하는 적혈구 응집저지반응(HI)
③ 인플루엔자 바이러스 특이 항체로 염색하여 바이러스를 감지하는 면역형광법
④ 인플루엔자 바이러스의 뉴클레오 단백질을 항원으로 발견하는 신속항원검사법
⑤ 원숭이의 신장세포(PMKC)나 부화란의 양막강을 이용한 바이러스 분리배양법

18. PCR 수행을 위한 구성물은 TaqDNA polymerase, Template (double strand DNA), dNTPs, Primer (Forward, Reverse), Mg^{2+}가 요구된다.

(○, ×)

정답

11. ○ 12. ○ 13. ○ 14. shell vial 15. ○ 16. ○ 17. ○ 18. ○

19. 아래와 같은 결과를 보이는 검사법은?

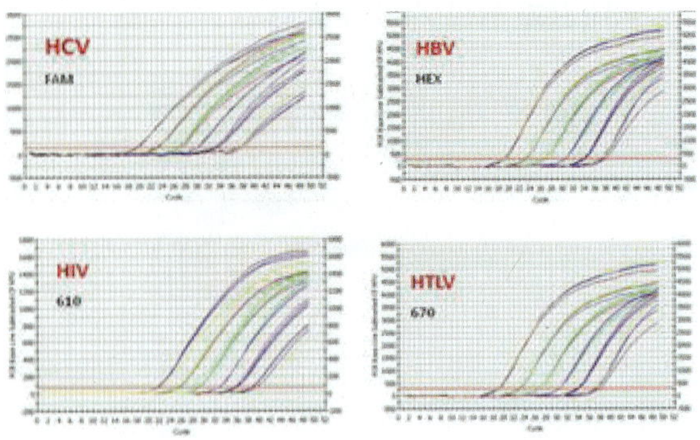

( )

20. 아래와 같은 웨스턴 블럿의 결과(c)에 해당 하는 p24가 검출되는 바이러스는?

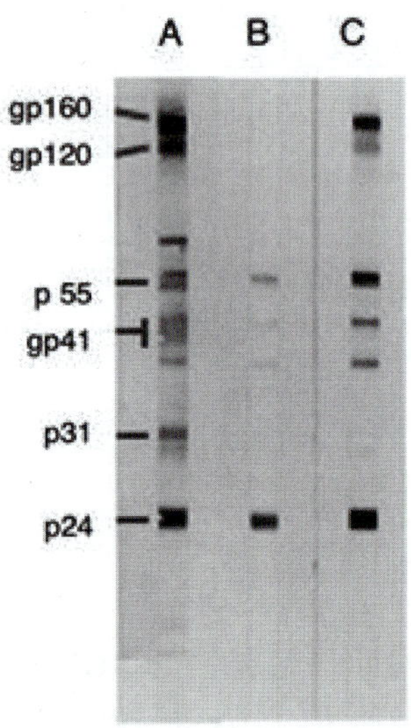

( )

21. 아래와 같은 기구 및 기기를 이용한 바이러스 배양 기술은?

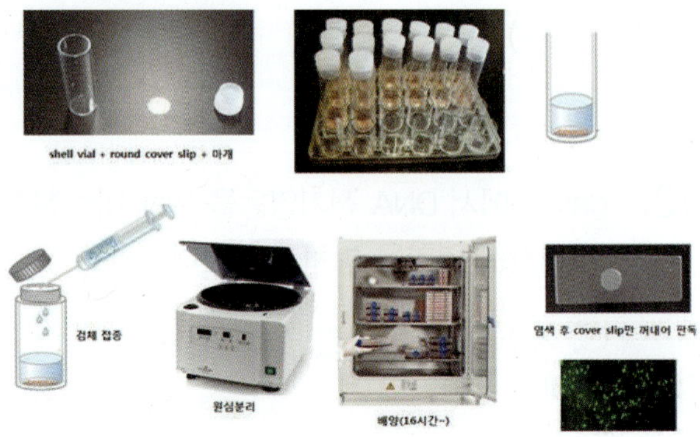

( )

22. 아래와 같이 측정하는 방법 이름과 해당 바이러스는?

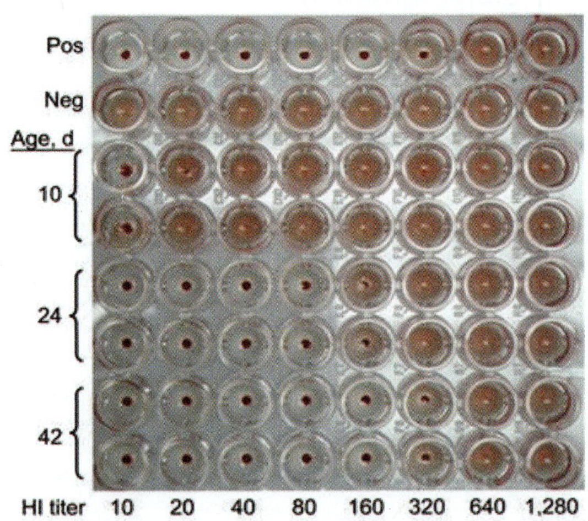

( )

정답

19. real-time PCR 20. HIV 21. shell vial assay 22. HI, influenza virus 역가측정

23. 아래와 같은 방법으로 chorioallantoic (CAM) 접종법을 수행하는 바이러스는?

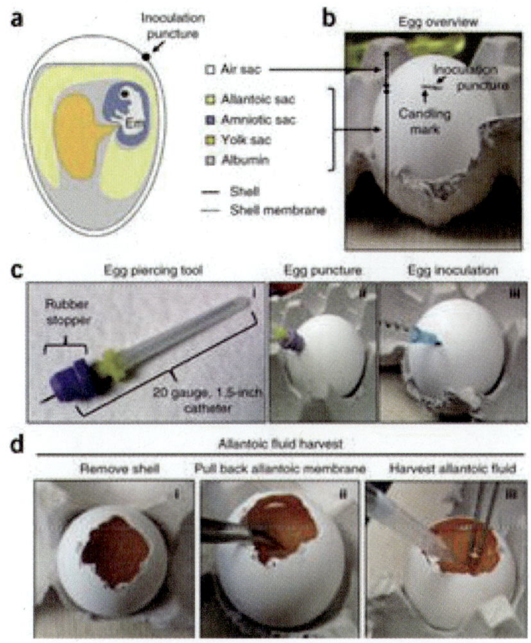

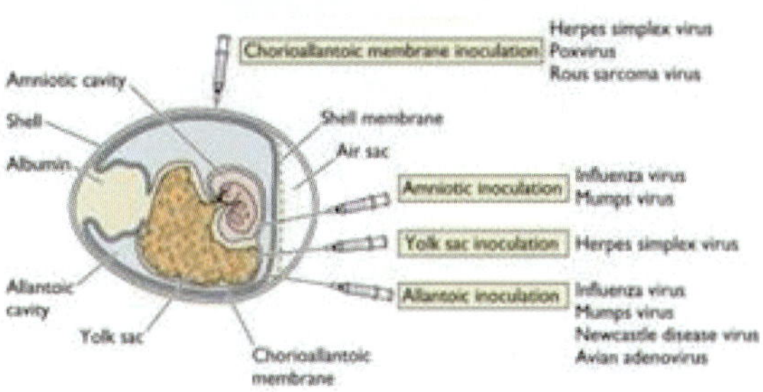

(　　　　　　　　)

24. 핵산을 증폭하는 장비는 thermal cycler 이다.

(○, ×)

25. 아래와 같은 방법으로 채취하는 급성기 감염증 바이러스는?

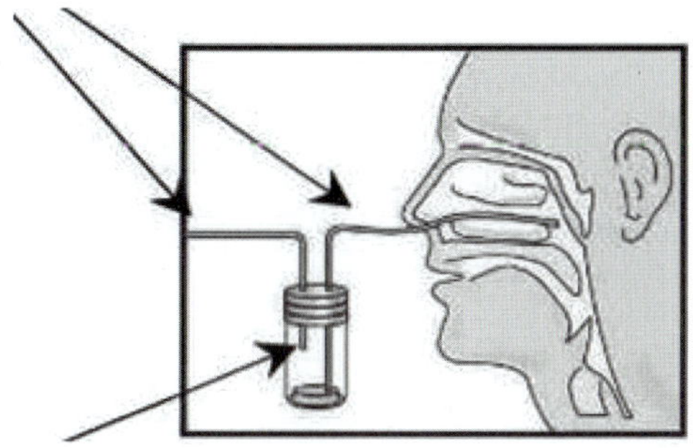

(　　　　　　　　)

26. 호흡기 바이러스 검출용으로 적합한 검체는?

(　　　　　　　　)

27. 바이러스성 수막염을 일으키는 원인바이러스로 분변, 구강경로를 통해 전파하며 RTPCR을 통해 진단을 하는 바이러스는?

(　　　　　　　　)

정답

23. 인플루엔자바이러스　24. ○　25. RSV　26. 비인두흡인액　27. enterovirus

제4편

부록

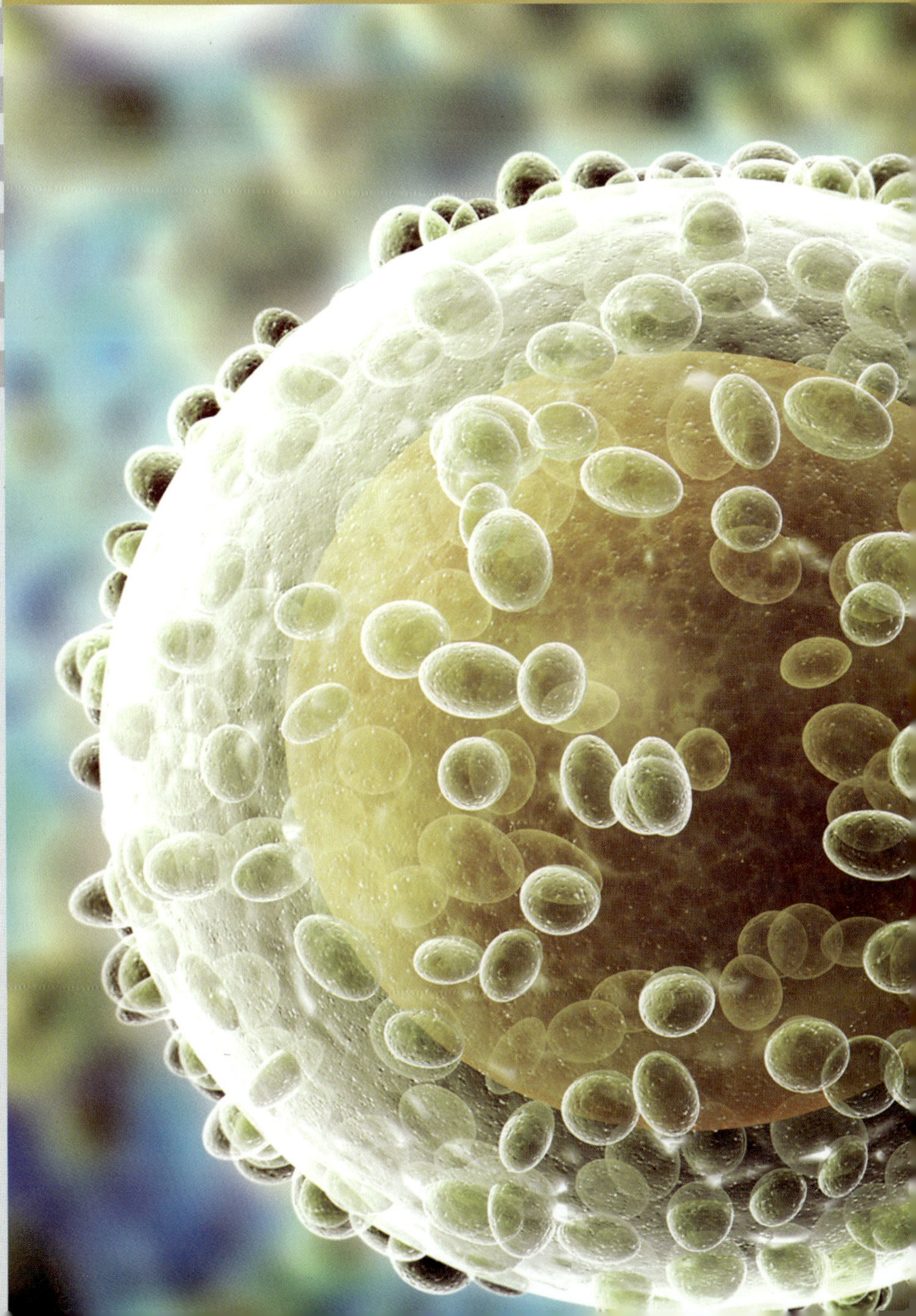

Chapter 01 혈청학적 진단

1. 적혈구 응집억제 시험 : Hemagglutination inhibtion test (HIT)

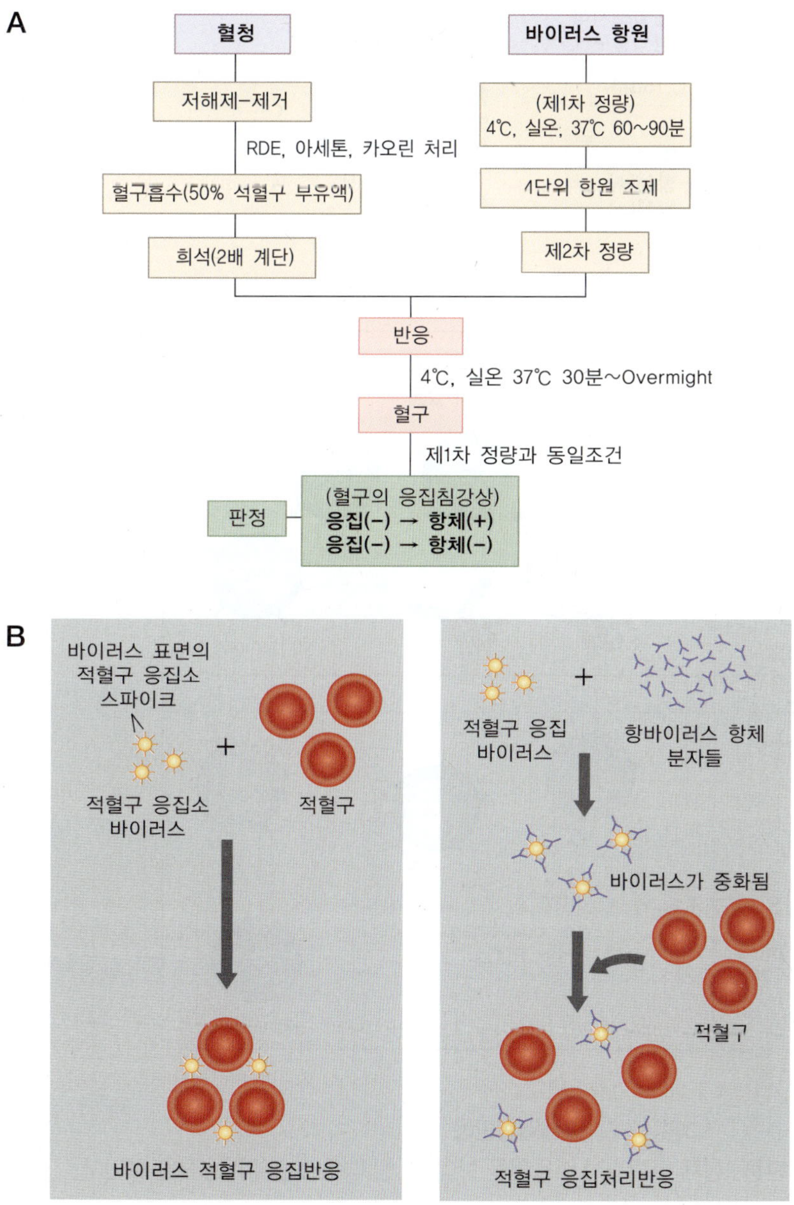

그림 1-1.
A. 적혈구 응집억제 시험법. B. 적혈구 응집억제반응, 적혈구응집소를 지닌 바이러스는 적혈구끼리 반응·결합하여 응집을 일으킨다. 그러나 바이러스에 대한 항체가 존재 시 응집을 억제시킨다.

2. 보체결합반응 : Complement fixation test (CFT)

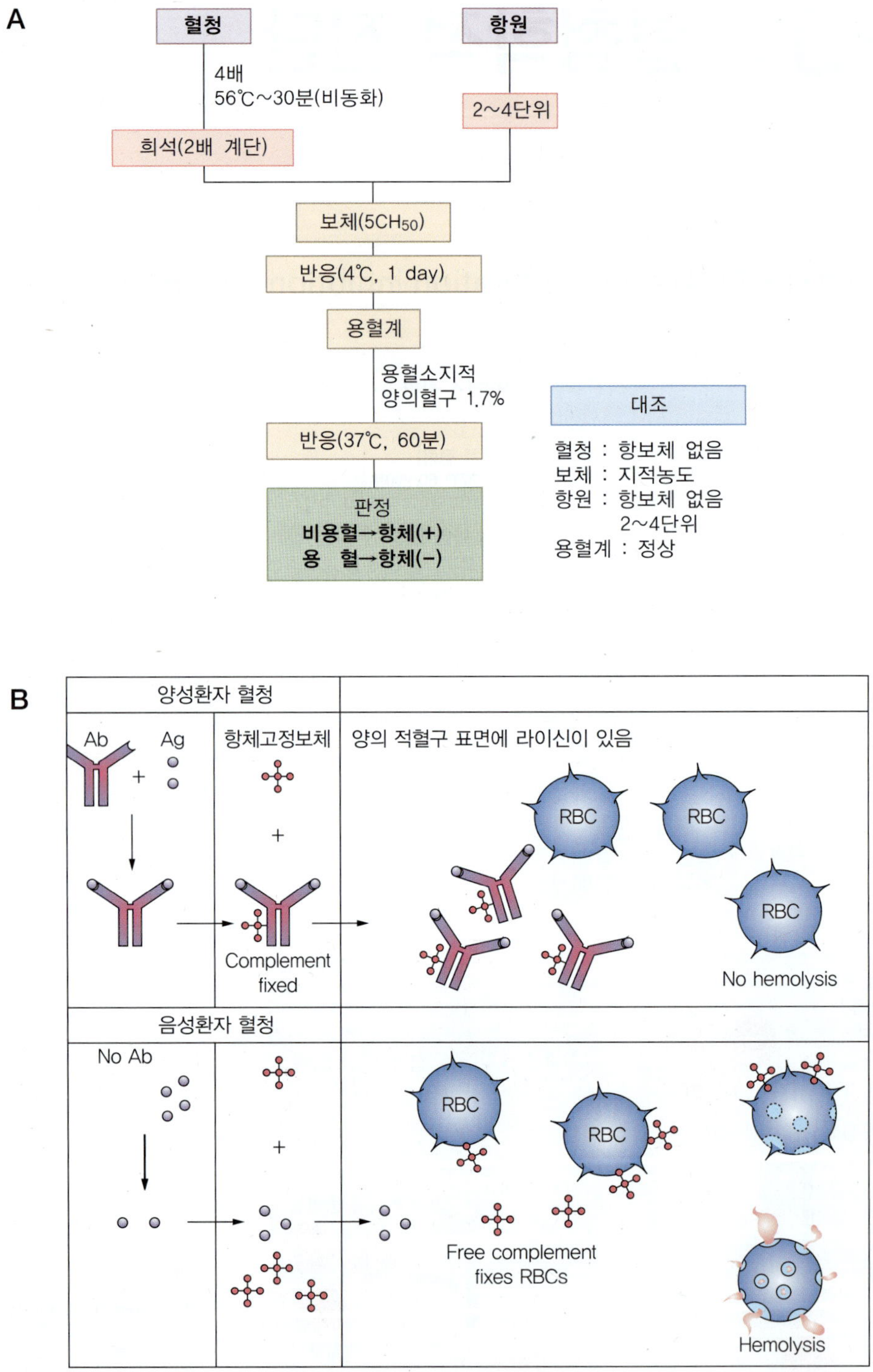

그림 1-2. **보체결합반응**

A. 보체결합 시험법 B. 보채결합반응. 항체가 존재시 비용혈을 보이고, 항체가 없을경우 용혈을 보인다.

3. 중화시험 : Neutralization test (NT)

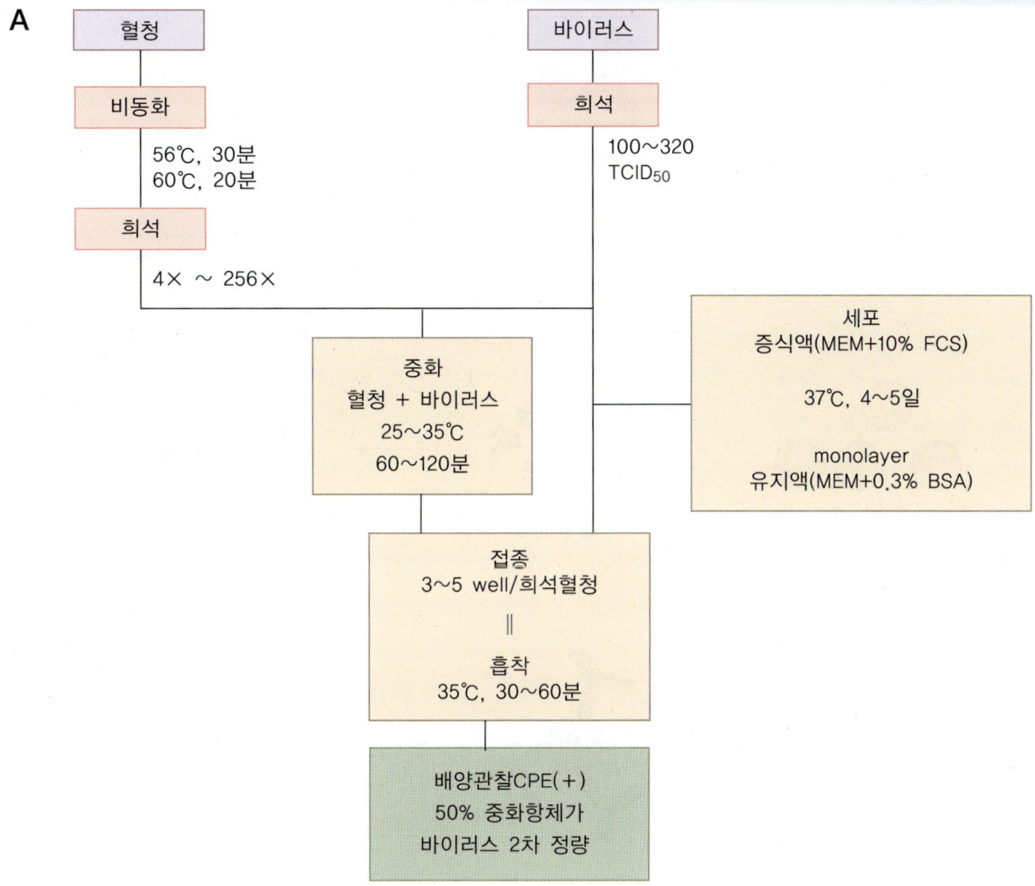

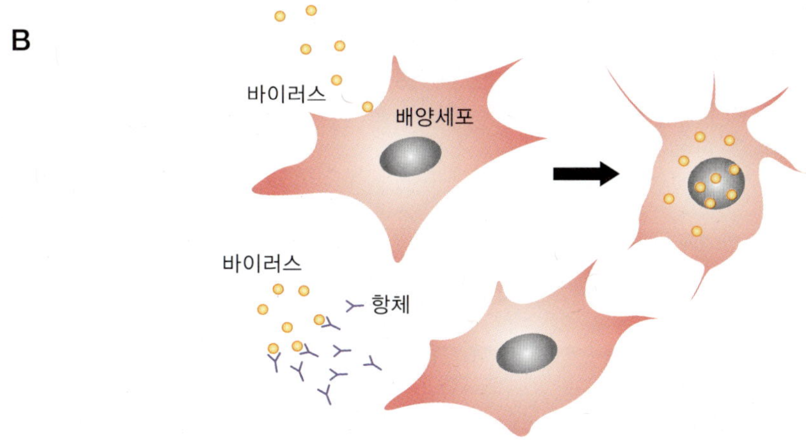

그림 1-3. A. 중화시험법. B. 바이러스 중화 반응. 바이러스의 감염을 받은 배양세포는 형태상으로 변화를 일으킨다(cytopathogenic effect). 바이러스에 대한 항체(중화항체)가 있어서 저지시킨다.

4. 간접 적혈구 응집시험 : Passive hemagglutination test (PHAT)

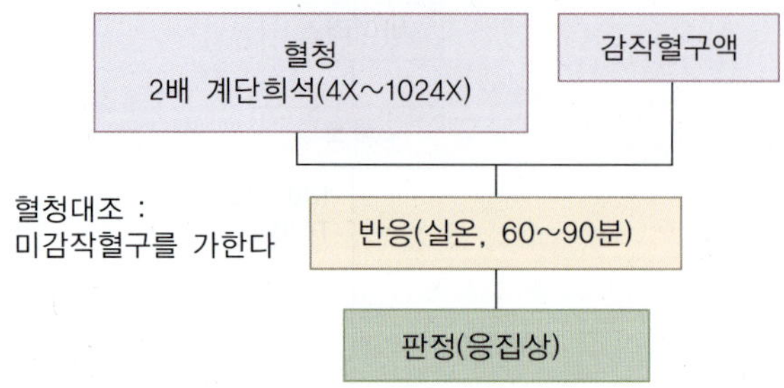

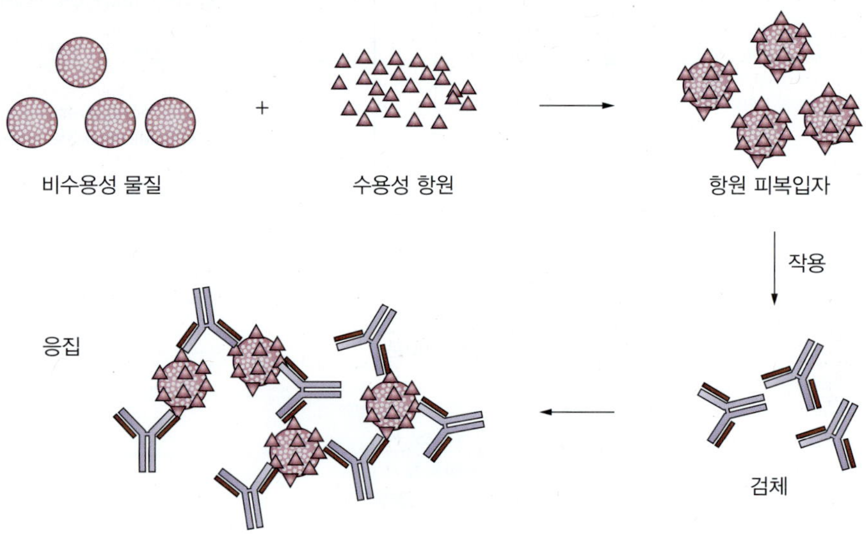

그림 1-4. 간접 적혈구 응집시험법

5. 역간접 적혈구 응집시험 : Reversed passive hemagglutination test (RPHAT)

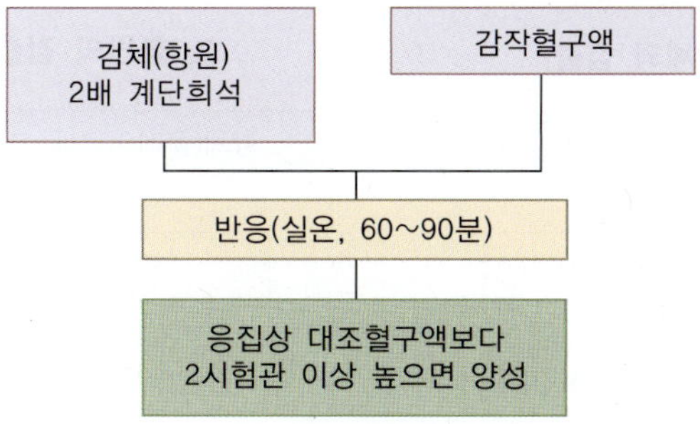

그림 1-5. 역간접 적혈구 응집시험법

6. 면역점착혈구 응집시험 : Immune adherence hemagglutination test (IA-HAT)

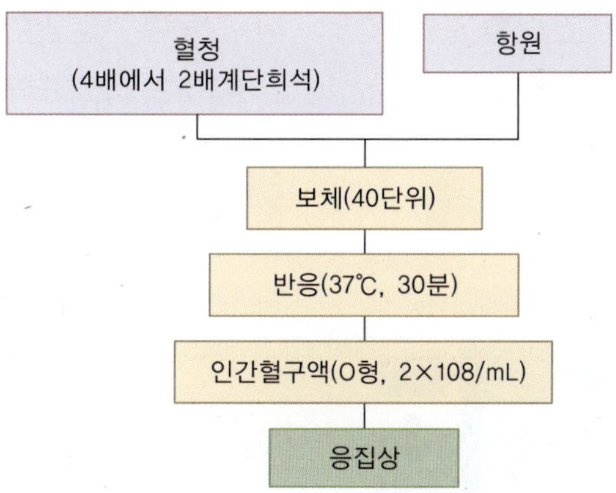

그림 1-6. 면역점착시험법

7. 효소결합 면역흡착분석법 : Enzyme-linked immunosorbent assay (ELISA·EIA)

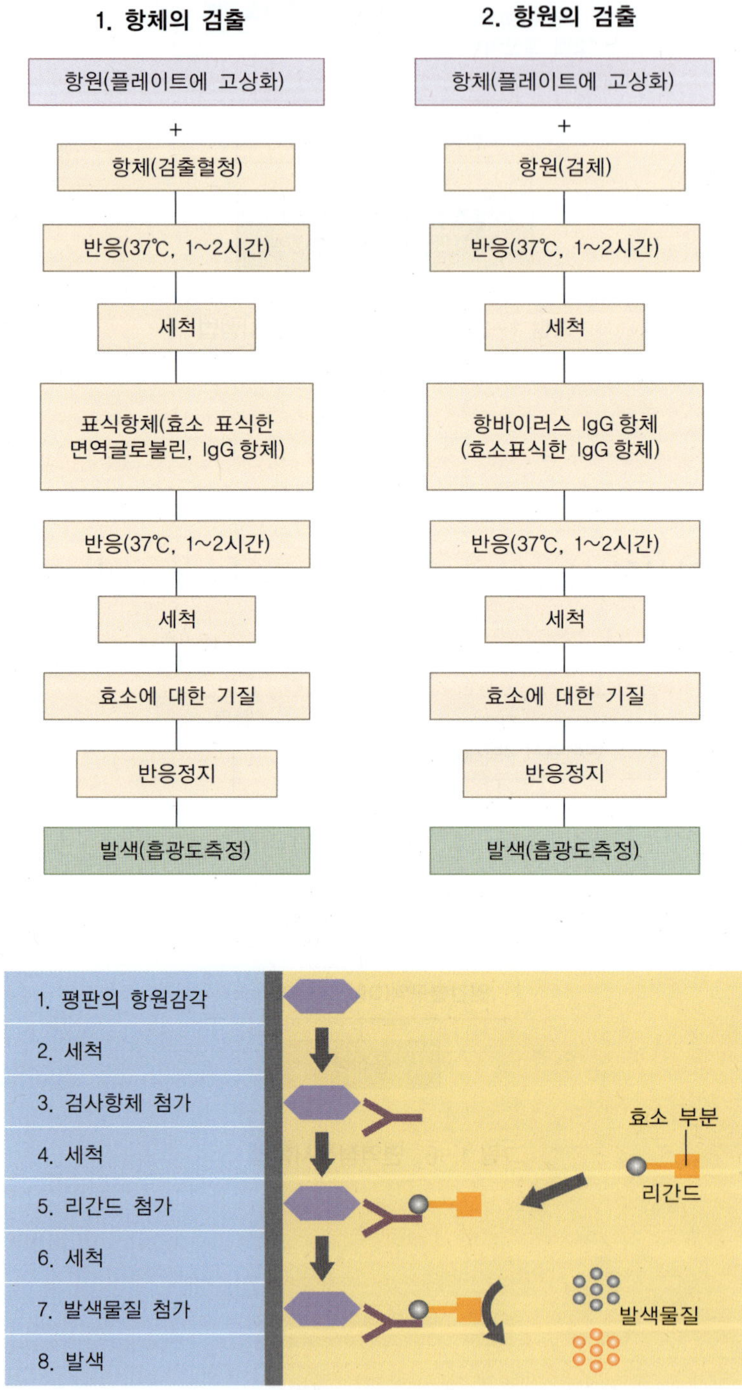

그림 1-7. A. 효소면역측정법. B. ELISA법에 의한 측정 모식도. 효소 : peroxidase 또는 alkaline phosphatase, 기질 : peroxidase-H_2O_2, 5-aminosalicylic acid, alkaline phosphatase-4-nitrophenyl phosphate.

8. 겔내 침강반응 : Agar gel precipitation test (AGPT)

1) 옥테로니법(Ouchterlony method)

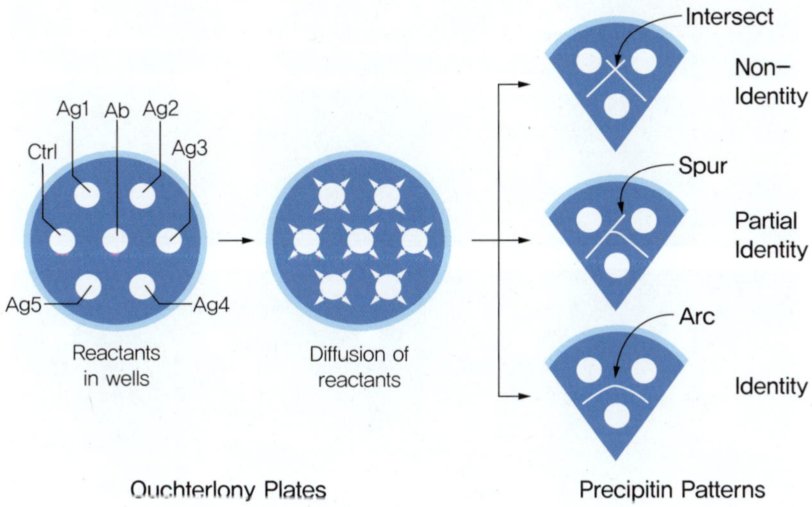

그림 1-8. 옥테로니법(Ouchterlony method)

2) 면역 전기영동법(Immunoelectrophoresis)

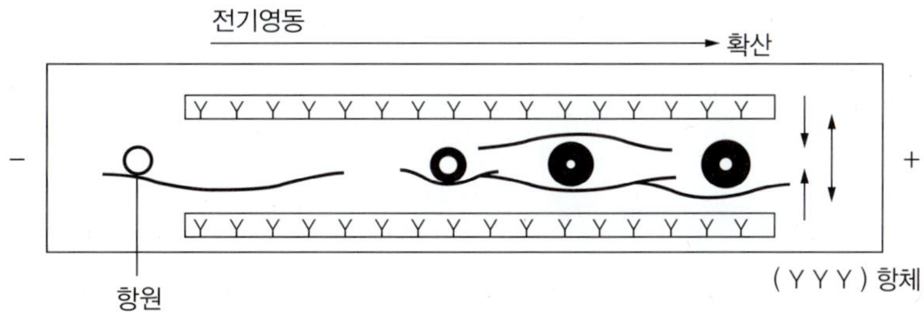

그림 1-9. 면역전기영동법

3) 일원방사상확산 용혈반응(Single radial hemolysis)

1
2
3
4

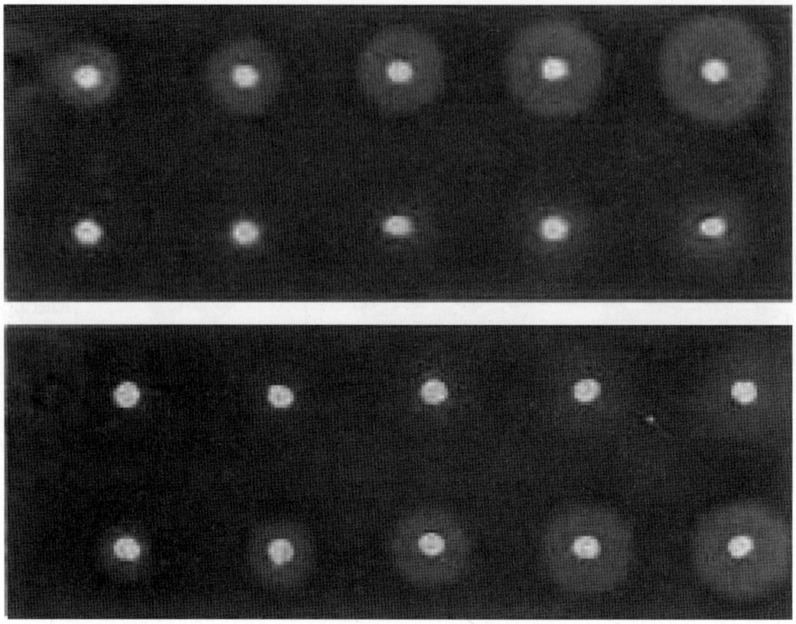

그림 1-10. 일원방사확산 용혈반응

Chapter 02 법정 감염병 중 바이러스 질환

1. [1급] 에볼라바이러스병(Ebola virus disease)

에볼라 바이러스(Ebola virus) 감염에 의한 급성 발열성 출혈성 실환

(1) 신고범위 : 환자, 의사환자

(2) 신고를 위한 진단기준

- 환자 : 에볼라바이러스병에 부합되는 임상증상을 나타내면서 진단을 위한 검사기준에 따라 감염병병원체 감염이 확인된 사람
- 의사환자 : 임상증상 및 역학적 연관성을 감안하여 에볼라바이러스병이 의심되나 진단을 위한 검사기준에 부합하는 검사결과가 없는 사람

(3) 임상증상

- 급성 발병 환자로, 38C 이상의 발열과 다음 중 하나 이상의 증상 동반
  - 심한두통, 근육통, 발진 증상 발현 3~4일 후 미세박리를 동반한 몸통의 홍반성 반점구진성 발진, 구토, 설사, 복통, 손상과 무관한 출혈, 혈소판감소증

(4) 역학적 연관성

- 증상 발현 21일 이내에 다음의 위험요인 중 하나 이상 해당
  - 에볼라바이러스병 (의사)환자와 유증상기에 접촉
  - 에볼라바이러스병 위험지역 여행 또는 거주
  - 에볼라바이러스 검체 실험, 취급
  - 에볼라바이러스병 위험지역으로부터 온 동물(박쥐, 영장류)을 실험, 취급
  - 에볼라바이러스병 확진환자와 첫 증상일로부터 10주 이내에 성접촉

(4) 진단을 위한 검사기준

- 검체(혈액, 체액 등)에서 특이 유전자 검출

(5) 신고시기 : 즉시 신고

2. [1급] 마버그열(Marburg Hemorrhagic fever)

마버그 바이러스(Marburg virus) 감염에 의한 급성 발열성 출혈성 질환

(1) 신고범위 : 환자, 의사환자

(2) 신고를 위한 진단기준

- 환자 : 마버그열에 부합되는 임상증상을 나타내면서 진단을 위한 검사기준에 따라 감염병병원체 감염이 확인된 사람
- 의사환자 : 임상증상 및 역학적 연관성을 감안하여 마버그열이 의심되나 진단을 위한 검사기준에 부합하는 검사결과가 없는 사람

(3) 임상증상

- 급성 발병 환자로, 38C 이상의 발열과 다음 중 하나 이상의 증상 동반
  - 심한두통, 근육통, 발진 증상 발현 3~4일 후 미세박리를 동반한 몸통의 홍반성 반점구진성 발진, 구토, 설사, 복통, 손상과 무관한 출혈, 혈소판감소증

(4) 역학적 연관성

- 증상 발현 21일 이내에 다음의 위험요인 중 하나 이상 해당
  - 마버그열 (의사)환자와 유증상기에 접촉
  - 마버그열 위험지역 여행 또는 거주
  - 마버그 바이러스 검체 실험, 취급
  - 마버그열 위험지역으로부터 온 동물(박乳, 영장류)을 실험, 취급
  - 마버그열 확진환자와 첫 증상일로부터 10주 이내에 성접촉

(4) 진단을 위한 검사기준

- 검체(혈액, 체액 등)에서 특이 유전자 검출

(5) 신고시기 : 즉시 신고

3. [1급] 라싸열(Lassa fever)

라싸 바이러스(Lassa virus) 감염에 의한 급성 발열성 출혈성 질환

(1) 신고범위 : 환자, 의사환자

(2) 신고를 위한 진단기준

- 환자 : 라싸열에 부합되는 임상증상을 나타내면서 진단을 위한 검사기준에 따라 감염병병원체 감염이 확인된 사람
- 의사환자 : 임상증상 및 역학적 연관성을 감안하여 라싸열이 의심되나 진단을 위한 검사기준에 부합하는 검사결과가 없는 사람

(3) 임상증상

- 급성 발병 환자로, 38C 이상의 발열과 다음 중 하나 이상의 증상 동반
- 심한두통, 근육통, 발진 증상 발현 3~4일 후 미세박리를 동반한 몸통의 홍반성 반점구진성 발진, 구토, 설사, 인두염, 손상과 무관한 출혈, 흉골후방흉통복통, 단백뇨, 혈소판감소증

(4) 역학적 연관성

- O 증상 발현 21일 이내에 다음의 위험요인 중 하나 이상 해당
- 라싸열 (의사)환자와 유증상기에 접촉
- 라싸열 위험지역 여행 또는 거주
- 라싸 바이러스 검체 실험, 취급
- 라싸열 위험지역으로부터 온 동물(설치류) 실험, 취급
- 라싸열 확진환자와 첫 증상일로부터 10주 이내에 성접촉

(4) 진단을 위한 검사기준

- O 검체(혈액, 체액 등)에서 특이 유전자 검출

(5) 신고시기 : 즉시 신고

4. [1급] 크리미안콩고출혈열(Crimean-Congo Hemorrhagic fever)

크리미안콩고출혈열 바이러스(Crimean-Congo hemorrhagic fever virus) 감염에 의한 급성 발열성 출혈성 질환

(1) 신고범위 : 환자, 의사환자

(2) 신고를 위한 진단기준

- 환자 : 크리미안콩고출혈열에 부합되는 임상증상을 나타내면서 진단을 위한 검사 기준에 따라 감염병병원체 감염이 확인된 사람
- 의사환자 : 임상증상 및 역학적 연관성을 감안하여 크리미안콩고출혈열이 의심되나 진단을 위한 검사기준에 부합하는 검사결과가 없는 사람

(3) 임상증상

- 급성 발병 환자로, 38C 이상의 발열과 다음 중 하나 이상의 증상 동반
  - 심한두통, 근육통, 발진 증상 발현 3~4일 후 미세박리를 동반한 몸통의 홍반성 반점구진성 발진, 구토, 설사, 복통, 손상과 무관한 출혈, 혈소판감소증

(4) 역학적 연관성

- 증상 발현 21일 이내에 다음의 위험요인 중 하나 이상 해당
  - 크리미안콩고출혈열(의사)환자와 유증상기에 접촉
  - 크리미안콩고출혈열 위험지역 여행 또는 거주
  - 크리미안콩고출혈열 위험지역에서 진드기에 물림
  - 크리미안콩고출혈열 바이러스 검체 실험, 취급
  - 크리미안콩고출혈열 위험지역으로부터 온 동물 실험, 취급
  - 크리미안콩고출혈열 확진환자와 첫 증상일로부터 10주 이내에 성접촉

(4) 진단을 위한 검사기준

- 검체(혈액, 체액 등)에서 특이 유전자 검출

(5) 신고시기 : 즉시 신고

5. [1급] 남아메리카출혈열(South American hemorrhagic fever)

남아메리카출혈열 바이러스(South American hemorrhagic fever viruses)* 감염에 의한 급성 발열성 출혈성 질환

* Junin 바이러스 감염에 의한 아르헨티나출혈열(Argentine hemorrhagic fever)
* Machupo 바이러스 등 감염에 의한 볼리비아출혈열(Bolivian hemorrhagic fever)
* Guanarito 바이러스 감염에 의한 베네수엘라출혈열(Venezuelan hemorrhagic fever)
* Sabia 바이러스 등 감염에 의한 브라질출혈열(Brazilian hemorrhagic fever)

(1) 신고범위 : 환자, 의사환자

(2) 신고를 위한 진단기준

- 환자 : 남아메리카출혈열에 부합되는 임상증상을 나타내면서 진단을 위한 검사 기준에 따라 감염병병원체 감염이 확인된 사람
- 의사환자 : 임상증상 및 역학적 연관성을 감안하여 남아메리카출혈열이 의심되나 진단을 위한 검사기준에 부합하는 검사결과가 없는 사람

(3) 임상증상

- 급성 발병 환자로, 38C 이상의 발열과 다음 중 하나 이상의 증상 동반
  - 심한두통, 근육통, 발진 증상 발현 3~4일 후 미세박리를 동반한 몸통의 홍반성 반점구진성 발진, 구토, 설사, 인두염, 손상과 무관한 출혈, 흉골후방흉통복통, 단백뇨, 혈소판감소증

(4) 역학적 연관성

- 증상 발현 21일 이내에 다음의 위험요인 중 하나 이상 해당
  - 남아메리카출혈열(의사)환자와 유증상기에 접촉
  - 남아메리카출혈열 위험지역 여행 또는 거주
  - 남아메리카출혈열 바이러스 검체 실험, 취급
  - 남아메리카출혈열 위험지역으로부터 온 동물(설치류) 실험, 취급
  - 남아메리카출혈열 확진환자와 첫 증상일로부터 10주 이내에 성접촉

(4) 진단을 위한 검사기준

- 검체(혈액, 체액 등)에서 특이 유전자 검출

(5) 신고시기 : 즉시 신고

6. [1급] 리프트밸리열(Rift Valley fever)

리프트밸리열 바이러스(Rift Valley fever virus) 감염에 의한 급성 발열성 출혈성 질환

(1) 신고범위 : 환자, 의사환자

(2) 신고를 위한 진단기준

- 환자 : 리프트밸리열에 부합되는 임상증상을 나타내면서 진단을 위한 검사기준에 따라 감염병 병원체 감염이 확인된 사람
- 의사환자 : 임상증상 및 역학적 연관성을 감안하여 리프트밸리열이 의심되나 진단을 위한 검사기준에 부합하는 검사결과가 없는 사람

(3) 임상증상

- 급성 발병 환자로, 38C 이상의 발열과 다음 중 하나 이상의 증상 동반
  - 허약감, 요통, 어지럼증 등 비특이적 증상 지속
  - 중증 환자의 경우, 망막병변(Retinal lesion), 뇌수막염(Meningo encephalitis) 또는 출혈열(hemorrhagic fever)

(4) 역학적 연관성

- 증상 발현 6일 이내에 다음의 위험요인 중 하나 이상 해당
  - 리프트밸리열 위험지역에서 감염된 동물의 혈액, 장기 등 직접 또는 간접 접촉
  - 리프트밸리열 위험지역에서 모기 또는 흡혈파리에 물림
  - 리프트밸리열 위험지역에서 비멸균 우유 섭취

(4) 진단을 위한 검사기준

- 검체(혈액, 체액 등)에서 특이 유전자 검출

(5) 신고시기 : 즉시 신고

7. [1급] 두창(Smallpox)

두창 바이러스(Variola virus) 감염에 의한 급성 발열성 발진성 질환

(1) 신고범위 : 환자, 의사환자

(2) 신고를 위한 진단기준

- 환자 : 두창에 부합되는 임상증상을 나타내면서 진단을 위한 검사기준에 따라 감염병병원체

감염이 확인된 사람

• 의사환자 : 임상증상 및 역학적 연관성을 감안하여 두창이 의심되나 진단을 위한 검사기준에 부합하는 검사결과가 없는 사람

(3) 임상증상

• 특징적인 두창
- 갑작스런 고열, 허약감, 오한이 두통 및 허리통증과 함께 나타나며 때때로 심한 복통과 섬 망이 전구기에 나타남
- 반점구진성 발진이 구강, 인두, 안면, 팔 등에 나타난 후 몸통과 다리로 퍼져나가며 1일 내지 2일 이내에 수포로 바뀐 다음 농포로 바뀜 농포는 특징적으로 둥글고 팽팽하며(팽윤되어 있으며) 피부에 깊게 박혀 있는데 8일 내지 9일경에 딱지가 생김
- 회복되면서 딱지가 떨어진 자리에 서서히 깊은 흉터가 남음
- 예방접종으로 면역을 획득한 경우나 소두창의 경우는 임상 증상이 약함

• 출혈성 두창
- 짧은 잠복기가 지난 후 전구기에 심한 오한, 고열, 두통, 허리통증, 복통이 나타남
- 거무스름한 홍반이 발생한 후에 피부와 점막에 점상출혈 및 출혈이 일어나고 치명적인 경과를 보여 발진 출현 5일 내지 6일 경에 사망함
- 진단이 어려우며 연령 및 성별에 따른 감수성의 차이는 없으나 임신부에서 잘 발생함

• 악성 두창
- 심한 전신증상이 나타나고 부드럽고 평평한 서로 융합되는 피부병변을 보이며 농포단계로 발전하지 않음
- 피부가 미세한 나무결처럼 보이고 때로 출혈이 있을 수 있으며 환자가 생존하는 경우에 딱지 없이 회복되나 중증인 경우에 피부(표피) 박탈이 심하게 일어남

(4) 역학적 연관성

• 증상 발현 19일 이내에 다음의 위험요인 중 하나 이상 해당
- 두창 발생지역에서 거주 및 여행력
- 두창 바이러스 검체 실험, 취급, 취급기관 방문

(4) 진단을 위한 검사기준

• 검체(혈액, 피부병변조직, 피부병변액, 가피 등)에서 특이 유전자 검출

(5) 신고시기 : 즉시 신고

8. [1급] 중증급성호흡기증후군(Severe Acute Respiratory Syndrome, SARS)

사스코로나바이러스(SARS-CoV) 감염에 의한 급성 호흡기 질환

(1) 신고범위 : 환자, 의사환자

(2) 신고를 위한 진단기준

- 환자 : 중증급성호흡기증후군에 부합되는 임상증상을 나타내면서 진단을 위한 검사 기준에 따라 감염병병원체 감염이 확인된 사람
- 의사환자 : 임상증상 및 역학적 연관성을 감안하여 중증급성호흡기증후군이 의심

되나 진단을 위한 검사기준에 부합하는 검사결과가 없는 사람

(3) 임상증상

- 발열(≥38℃)이 있으면서 아래 3가지 조건을 모두 충족하는 경우
  - 하부 호흡기증상(기침, 호흡곤란, 숨참)이 1개 이상 있을 경우(AND)
  - 방사선소견상 폐렴 또는 급성호흡곤란증후군(ARDS)에 부합되는 폐 침윤 소견이 있거나, 부검소견상 특별한 원인 없이 폐렴 또는 급성호흡곤란증후군(ARDS)의 병리소견을 보일경우(AND)
  - 해당 질환을 명확하게 설명할 수 있는 다른 진단이 없는 경우

(4) 역학적 연관성

- 발병 전 10일 이내에 사스 감염위험지역에서 거주 및 여행력이 있거나, 또는
- 발병 전 10일 이내에 사스 환자 또는 의심환자와 밀접한 접촉*을 한 경우

  * 환자와 같이 거주한 사람, 환자를 돌본 간병인 또는 의료인, 환자의 체액 또는 호흡기분비물에 직접적으로 접촉한 사람

(4) 진단을 위한 검사기준

- 검체(구인두도말, 비인두도말, 비인두흡인물, 가래, 기관지폐포세척액 등)에서 특이 유전자 검출

(5) 신고시기 : 즉시 신고

9. [1급] 중동호흡기증후군(Middle East Respiratory Syndrome: MERS)

메르스코로나바이러스(MERS-CoV) 감염에 의한 급성 호흡기 질환

(1) 신고범위 : 환자, 의사환자, 병원체보유자

(2) 신고를 위한 진단기준

- 환자 : 중동호흡기증후군에 부합되는 임상증상을 나타내면서 진단을 위한 검사기준에 따라 감염병병원체 감염이 확인된 사람
- 의사환자
  - 발열과 동반되는 폐렴 또는 급성호흡곤란증후군(Acute Respiratory Distress Syndrome, ARDS)의 임상적 또는 방사선학적 진단이 있으면서
- 증상이 나타나기 전 14일 이내에 중동지역을 방문한 자 또는
- 중동지역을 방문한 후 14일 이내에 발열과 급성호흡기증상이 나타난 자와 밀접하게 접촉한 자
  - 발열과 호흡기 증상[기침, 호흡곤란(Shortness of Breath) 등]이 있으면서, 증상이 나타나기 전 14일 이내에 중동지역 의료기관에 직원, 환자, 방문자로 있었던 자
  - 발열 또는 호흡기 증상[기침, 호흡곤란(Shortness of Breath) 등]이 있고, 메르스 확진환자가 증상이 있는 동안 밀접하게 접촉한 자
  - 발열과 호흡기 증상이 있으면서 증상 14일 이내에 메르스가 유행한 의료기관에 직원, 환자, 방문자로 있었던 자
- 병원체보유자 : 임상증상은 없으나 진단을 위한 검사기준에 따라 감염병병원체 감염이 확인된 사람

(3) 임상증상

- 주로 발열을 동반한 호흡기 증상이 나타나며, 설사 구토와 같은 소화기 증상도 흔히 관찰됨. SARS-CoV보다 급성 신부전 동반 사례가 많으며, 림프구 감소증, 혈소판 감소증이 흔히 관찰됨

(4) 진단을 위한 검사기준

- 검체(가래, 기관흡인물, 기관지폐포세척액, 구인두도말, 비인두도말, 비인두흡인물, 비강흡인물 등)에서 특이 유전자 검출

(5) 신고시기 : 즉시 신고

4 부

10. [1급] 동물인플루엔자 인체감염증(Human infection with zoonotic influenza)

동물 인플루엔자 바이러스(Animal influenza virus)의 인체 감염에 의한 급성 호흡기 질환

(1) 역학적 연관성

• 증상발현 10일 이내에 다음의 위험요인 중 하나 이상 해당
- 의심환자, 정환자 또는 환자와 2미터 내에서 긴밀한 접촉(예, 간병, 대화, 만지기 등)
- 동물이나 사람에서 조류 인플루엔자가 발생한 지역에서 가금류 또는 야생조류 또는 그들의 몸체 일부 또는 그 사체에 대한 노출, 또는 그들의 분변에 오염된 환경에 의한 노출(운반 등 각종 취급, 살처분, 털뽑기, 도축, 조리 및 조리 준비 과정 등)
- 동물이나 사람에서 조류 인플루엔자가 발생한 지역의 가금류를 생으로 또는 덜 익혀 먹음
- 가금류나 야생조류가 아니더라도 조류 인플루엔자 바이러스에 감염된 것으로 확인된 동물(예, 고양이나 돼지 등)과 긴밀한 접촉
- 실험실이나 기타 환경에서, 조류 인플루엔자 바이러스를 합유하고 있을 것으로 의심되는 동물이나 사람의 검체 취급

※ 조류 외 기타 동물인플루엔자 인체감염의 경우 상기 2호~5호 내용 중 조류인플루엔자 노출력을 해당 동물과의 접촉력으로 대체하여 판단

(2) 진단을 위한 검사기준

• 검체(구인두도말, 비인두도말, 비인두흡인물, 가래, 기관지흡인물, 기관지폐포세척액)에서 Animal influenza virus 분리
• 회복기 혈청의 항체가가 급성기에 비하여 4배 이상 증가
• 검체(구인두도말, 비인두도말, 비인두흡인물, 가래, 기관지흡인물, 기관지폐포세척액에서 특이 유전자 검출

(3) 신고시기 : 즉시 신고

11. [1급] 신종인플루엔자(Novel influenza)

인플루엔자 바이러스의 대변이에 의해 출현한 새로운 인플루엔자 바이러스의 감염에 의한 급성 호흡기 질환

(1) 신고범위 : 환자, 의사환자

(2) 신고를 위한 진단기준

- 환자 : 인플루엔자에 부합하는 임상증상을 나타내면서 진단을 위한 검사기준에 따라 감염병병원체 감염이 확인된 사람
- 의사환자 : 임상증상 및 역학적 연관성을 감안하여 신종인플루엔자가 의심되나 진단을 위한 검사기준에 부합하는 검사결과가 없는 사람

(3) 임상증상

- 38C 이상의 갑작스러운 발열, 두통, 근육통, 피로감 등의 전신 증상과 인후통, 기침, 가래 등의 호흡기 증상을 보임

(4) 진단을 위한 검사기준

- 검체(구인두도말, 비인두도말, 비인두흡인물, 가래, 기관지흡인물, 기관지폐포세척액)에서 바이러스 분리
- 회복기 혈청의 항체가가 급성기에 비하여 4배 이상 증가
- 검체(혈액)에서 특이 항체 검출
- 검체(구인두도말, 비인두도말, 비인두흡인물, 가래, 기관지흡인물, 기관지폐포세척액)에서 특이 유전자 검출

 * 새로운 바이러스의 유행이 보고되면 세계보건기구의 결정에 근거하여 질병관리 청장이 지정

(5) 신고시기 : 즉시 신고

12. [2급] 수두(Varicella)

수두 바이러스(Varicella Zoster Virus) 감염에 의한 급성 발진성 질환

(1) 신고범위 : 환자, 의사환자

(2) 신고를 위한 진단기준

- 환자 : 수두에 부합되는 임상증상을 나타내면서 진단을 위한 검사기준에 따라 감염병 병원체 감염이 확인된 사람
- 의사환자 : 임상증상 및 역학적 연관성을 감안하여 수두가 의심되나 진단을 위한 검사기준에 부합하는 검사결과가 없는 사람

(3) 임상증상

- 선천성 수두 : 임신 20주 이내에 수두에 감염된 어머니에서 태어나는 신생아는 선천성 수두 증후군이 발생할 수 있음. 저체중, 사지 형성 저하, 피부 가피, 부분적 근육 위축, 뇌염, 뇌피질

위축, 맥락망막염과 소두증 등 다양한 이상소견이 나타남

- 출생 후 발생한 수두
  - 전구기 : 전구기는 발진 발생 1일 내지 2일 전에 발생할 수 있으며 권태감과 미열이 나타남. 소아는 발진이 첫 번째 증후로 나타나는 경우가 많음
  - 발진기 : 발진은 주로 몸통, 두피, 얼굴에 발생하며 소양감을 동반하고, 24시간 내에 반점(macules), 구진(papules), 수포(vesicles), 농포(pustules), 가피의 순으로 빠르게 진 행되며 동시에 여러 단계의 발진이 관찰됨
  - 회복기 : 모든 병변에 가피가 형성되며 회복됨

(4) 진단을 위한 검사기준

- 검체(수포액, 가피, 구인두도말, 비인두도말, 혈액, 뇌척수액 등)에서 Varicella Zoster virus 분리
- 회복기 혈청의 항체가가 급성기에 비하여 4배 이상 증가
- 검체(혈액)에서 특이 IgM 항체 검출
- 검체(수포액, 가피, 구인두도말, 비인두도말, 혈액, 뇌척수액 등)에서 특이 유전자 검출

(5) 신고시기 : 24시간 이내 신고

13. [2급] 홍역(Measles)

홍역 바이러스(Measles virus) 감염에 의한 급성 발열 및 발진성 질환

(1) 신고범위 : 환자, 의사환자

(2) 신고를 위한 진단기준

- 환자 : 홍역에 부합되는 임상증상을 나타내면서 진단을 위한 검사기준에 따라 감염병 병원체 감염이 확인된 사람
- 의사환자 : 임상증상 및 역학적 연관성을 감안하여 홍역이 의심되나 진단을 위한 검사기준에 부합하는 검사결과가 없는 사람

(3) 임상증상

- 전구기 : 전염력이 강한 시기로, 3일 내지 5일간 지속되며 발열, 기침, 콧물, 결막염, 특징적인 구강내 병변(Koplik's spot) 등이 나타남
- 발진기 : 홍반성 구진성 발진이 목 뒤, 귀 아래에서 시작하여 몸통, 팔다리 순서로 퍼지고 손바닥과 발바닥에도 발생하며 서로 융합됨. 발진은 3일 이상 지속되고 발진이 나타난 후 2일 내

지 3일간 고열을 보임

- 회복기 : 발진이 사라지면서 색소 침착을 남김
- 연령, 백신 접종력, 수동 면역항체 보유여부에 따라 뚜렷한 전구증상 없이 발열과 가벼운 발진이 나타나는 경우도 있음

(4) 진단을 위한 검사기준

- 검체(비강도말, 구인두도말, 비인두도말, 혈액, 소변 등)에서 Measles virus 분리
- 회복기 혈청의 항체가가 급성기에 비하여 4배 이상 증가
- 검체(혈액)에서 특이 IgM 항체 검출
- 검체(비강도말, 구인두도말, 비인두도말, 혈액, 소변 등)에서 특이 유전자 검출

(5) 신고시기 : 24시간 이내 신고

14. [2급] A형간염(Viral hepatitis A)

A형간염 바이러스(Hepatitis A virus) 감염에 의한 급성 간염 질환

(1) 신고범위 : 환자, 의사환자, 병원체보유자

(2) 신고를 위한 진단기준

- 환자 : A형간염에 부합되는 임상증상을 나타내면서, 진단을 위한 검사기준에 따라 감염병병원체 감염이 확인된 사람
- 의사환자 : 임상증상 및 역학적 연관성*을 감안하여 A형간염이 의심되나 진단을 위한 검사기준에 부합하는 검사 결과가 없는 사람

  * 역학적 연관성 환자의 증상발생 전 15~50일 동안 감염력이 있는** A형간염 환자와 일상접촉 성접촉 경력이 있는 경우

  ** 환자의 증상 발생 2주 전 ~ 증상발생 1주 후
- 병원체보유자 : 임상증상은 없으나 진단을 위한 검사기준에 따라 감염병병원체 감염이 확인된 사람

(3) 임상증상

- 발열, 두통, 권태감, 식욕부진, 오심, 구토, 복통, 설사 등의 증상이 있으면서 황달 또는 간기능 수치(AST 또는 ALT) 상승과 같은 소견을 보임

(4) 진단을 위한 검사기준

- 검체(혈액)에서 특이 항체(IgM) 검출
- 검체(혈액, 대변, 직장도말)에서 특이 유전자 검출

(5) 신고시기 : 24시간 이내 신고

15. [2급] 유행성이하선염(Mumps)

유행성이하선염 바이러스(Mumps rubulavirus) 감염에 의한 이하선 부종이 특징적인 급성 발열성 질환

(1) 신고범위 : 환자, 의사환자

(2) 신고를 위한 진단기준

- 환자 : 유행성이하선염에 부합되는 임상증상을 나타내면서 진단을 위한 검사기준에 따라 감염병병원체 감염이 확인된 사람
- 의사환자 : 임상증상 및 역학적 연관성을 감안하여 유행성이하선염이 의심되나 진단을 위한 검사기준에 부합하는 검사결과가 없는 사람

(3) 임상증상

- 전구기에 근육통, 식욕부진, 권태감, 두통, 미열 등 비특이적인 증상이 나타남
- 2일 이상 지속되는 침샘의 부종과 통증이 특징적임
- 이하선염이 가장 흔하여 한쪽 또는 양쪽을 침범할 수 있고, 하나의 침샘 혹은 여러 침샘을 침범할 수 있음
- 통상 1일 내지 3일째 가장 심한 증상을 나타내다가 3일 내지 7일 이내에 호전됨

(4) 진단을 위한 검사기준

- 검체(타액, 볼점막도말, 구인두도말, 비인두도말, 혈액, 소변, 뇌척수액)에서 Mumps rubulavirus 분리
- 회복기 혈청의 항체가가 급성기에 비하여 4배 이상 증가
- 검체(혈액)에서 특이 IgM 항체 검출
- 검체(타액, 볼점막도말, 구인두도말, 비인두도말, 혈액, 소변, 뇌척수액)에서 특이 유전자 검출

(5) 신고시기 : 24시간 이내 신고

16. [2급] 풍진(Rubella)

풍진 바이러스(Rubella virus) 감염에 의한 급성 발열성 질환

(1) 신고범위 : 환자, 의사환자

(2) 신고를 위한 진단기준

- 환자
  - 선천성 풍진 : 선천성 풍진에 부합되는 임상증상을 나타내면서 진단을 위한 검사 기준에 따라 감염병병원체 감염이 확인된 사람
  - 후천성 풍진 : 후천성 풍진에 부합되는 임상증상을 나타내면서 진단을 위한 검사 기준에 따라 감염병병원체 감염이 확인된 사람
- 의사환자 : 임상증상 및 역학적 연관성을 감안하여 선천성 풍진 또는 후천성 풍진이 의심되나 진단을 위한 검사기준에 부합하는 검사결과가 없는 사람

(3) 임상증상

- 선천성 풍진
  - 선천성 난청, 선천성 백내장, 선천성 심장기형(동맥관 개존증, 말초 폐동맥 협착 등), 소두증, 정신지체, 자반증, 간비종대 등을 보임
- 후천성 풍진
  - 발열, 피로, 결막염 등 비교적 가벼운 임상경과를 거치며 무증상 감염도 흔하게 나타남
  - 특징적으로 귀 뒤, 목 뒤, 후두부의 림프절이 통증을 동반하며 종대됨
  - 발진 : 얼굴에서 시작하여 신체의 하부로 퍼지는 홍반성 구진으로 서로 융합되지 않으며 색소침착도 없음. 첫째 날에는 홍역의 발진과 비슷하며, 둘째날은 성홍열의 발진과 비슷하고, 셋째날은 사라지는 경우가 많음

(4) 진단을 위한 검사기준

- 선천성 풍진
  - 검체(비강도말, 구인두도말, 비인두도말, 혈액, 소변, 뇌척수액)에서 Rubella virus 분리
  - 모체 항체가가 없어지는 시기(생후 약 9개월) 이후에도 항체 지속 검출
  - 검체(혈액)에서 특이 IgM 항체 검출
  - 검체(비강도말, 구인두도말, 비인두도말, 혈액, 수변, 뇌척수액)에서 특이 유전자 검출
- 후천성 풍진
  - 검체(비강도말, 구인두도말, 비인두도말, 혈액, 소변, 뇌척수액)에서 Rubella virus 분리
  - 회복기 혈청의 항체가가 급성기에 비하여 4배 이상 증가

- 검체(혈액)에서 특이 IgM 항체 검출
- 검체(비강도말, 구인두도말, 비인두도말, 혈액, 소변, 뇌척수액)에서 특이 유전자 검출

(5) 신고시기 : 24시간 이내 신고

17. [2급] 폴리오(Poliomyelitis)

폴리오바이러스(Poliovirus) 감염에 의한 급성 이완성 마비 질환

(1) 신고범위 : 환자, 의사환자

(2) 신고를 위한 진단기준

- 환자 : 폴리오에 부합되는 임상증상을 나타내면서 진단을 위한 검사기준에 따라 감염병병원체 감염이 확인된 사람
- 의사환자 : 임상증상 및 역학적 연관성을 감안하여 폴리오가 의심되나 진단을 위한 검사기준에 부합하는 검사결과가 없는 사람

(3) 임상증상

- 불현성 감염이나 비특이적 열성 질환이 대부분이며, 드물게 뇌수막염, 마비성 폴리오가 나타남
  - 비특이적 열성질환 : 발열, 권태감, 인후통, 근육통, 두통 등을 보이나 대체로 3일 이내에 사라짐
  - 뇌수막염 : 발열, 권태감이 나타난 후에 수막염 증상이 나타남
  - 마비성 폴리오 : 발열, 인후통, 구역, 구토 등의 비특이적인 증상을 보이다가 수일 간의 무증상기를 거친 후 비대칭성의 이완성 마비가 나타남
  - 척추형 폴리오 : 경부, 복부, 체간, 횡격막, 흉막, 사지 근육의 허약 등을 보임
  - 구형(bulbar) 폴리오 : 뇌신경 지배 근육의 허약, 호흡 · 순환 장애 등이 나타날 수 있 음
  - -- 구척추형(bulbospinal) 폴리오 : 척추형 및 구형 폴리오의 증상이 모두 나타남

(4) 진단을 위한 검사기준

- 검체(대변, 뇌척수액, 구인두도말, 비인두도말, 혈액)에서 Poliovirus 분리

(5) 신고시기 : 24시간 이내 신고

18. [2급] E형간염(Viral hepatitis E)

E형간염 바이러스(Hepatitis E virus) 감염에 의한 급성 간염 및 만성 간 질환

(1) 신고범위 : 환자, 병원체보유자

(2) 신고를 위한 진단기준

- 환자 : E형간염에 부합되는 임상증상을 나타내면서, 진단을 위한 검사기준에 따라 감염병 병원체 감염이 확인된 사람
- 병원체보유자 : 임상증상은 없으나 진단을 위한 검사기준에 따라 감염병병원체 감염이 확인된 사람

(3) 임상증상

- 발열, 두통, 권태감, 식욕부진, 오심, 구토, 복통, 설사 등의 증상이 있으면서 황달 또는 간기능 수치(AST 또는 ALT) 상승과 같은 소견을 보임
- 약 1~2%는 급성 간부전으로 진행 가능

(4) 진단을 위한 검사기준

- 검체(혈액)에서 특이항체(IgM) 검출
- 검체(혈액, 대변, 직장도말)에서 특이 유전자 검출

(5) 신고시기 : 24시간 이내 신고

19. [3급] B형간염(Viral hepatitis B)

B형간염 바이러스(Hepatitis B virus) 감염에 의한 급성 간염 질환

(1) 신고범위 : 환자

(2) 신고를 위한 진단기준

- 환자 : 급성 B형간염에 부합되는 임상증상을 나타내면서 진단을 위한 검사기준에 따라 감염병 병원체 감염이 확인된 사람

(3) 임상증상

- 급성으로 황달, 흑뇨, 식욕부진, 오심, 근육통, 심한 피로, 우상복부 압통 등이 나타나나 무증상 감염도 있을 수 있음

- 일반적으로 6개월 이내에 임상증상 및 간기능 검사 상 이상이 회복되고 바이러스가 제거되지만 이상이 6개월 이상 지속되고 HBsAg 양성을 보이는 경우 만성간염으로 이행함

(4) 진단을 위한 검사기준

- 검체(혈액)에서 특이 항원(HBsAg) 및 특이 항체(IgM anti-HBc) 검출
  (단, 6개월 전에 B형간염을 진단받았던 자는 제외함)
- 검체(혈액)에서 특이 항체(IgM anti-HBc) 검출

(5) 신고시기 : 24시간 이내 신고

20. [3급] 일본뇌염(Japanese encephalitis)

일본뇌염 바이러스(Japanese encephalitis virus) 감염에 의한 질환

(1) 신고범위 : 환자, 의사환자

(2) 신고를 위한 진단기준

- 환자 : 일본뇌염에 부합되는 임상증상을 나타내면서 확인 진단을 위한 검사기준에 따라 감염병병원체 감염이 확인된 사람
- 의사환자
  - 의심환자 : 임상증상 및 역학적 연관성을 감안하여 일본뇌염이 의심되나 진단을 위한 검사기준에 부합하는 검사결과가 없는 사람
  - 추정환자 : 임상증상 및 역학적 연관성을 감안하여 일본뇌염이 의심되며, 추정진단을 위한 검사기준에 따라 감염이 추정되는 사람

(3) 임상증상

- 불현성 감염이 대부분이나 약 250명 중 한 명 정도에서 임상 양상이 나타남
- 급성 뇌염, 무균성 수막염, 비특이적인 열성 질환 등으로 발현할 수 있음
- 현성 감염인 경우 급성으로 진행하여, 고열(39~40℃), 두통, 현기증, 구토, 복통, 지각 이상 등을 보임
- 뇌염의 경우 의식장애, 경련, 혼수 등에 이르며, 회복되어도 1/3에서는 신경계 합병증이 남을 수 있음

(4) 진단을 위한 검사기준

- 확인 진단
  - 검체(혈액, 뇌척수액)에서 Japanese encephalitis virus 분리

- 회복기 혈청의 항체가가 급성기에 비하여 4배 이상 증가
- 검체(혈액, 뇌척수액)에서 특이 항체 검출
- 검체(혈액, 뇌척수액)에서 특이 유전자 검출

• 추정진단
  - 검체(혈액, 뇌척수액)에서 ELISA를 이용하여 특이 IgM 항체 검출

(5) 신고시기 : 24시간 이내 신고

21. [3급] C형간염(Viral hepatitis C)

C형간염 바이러스(Hepatitis C virus) 감염에 의한 간염 질환

(1) 신고범위 : 환자, 병원체보유자

(2) 신고를 위한 진단기준

• 환자 : C형간염에 부합되는 임상증상을 나타내면서 진단을 위한 검사기준에 따라 감염병병원체 감염이 확인된 사람
• 병원체보유자 : 임상증상은 없으나 진단을 위한 검사기준에 따라 감염병병원체 감염이 확인된 사람

(3) 임상증상

• 급성 C형간염
  - 초기 감염 후 약 70~80%의 환자에서 무증상
  - 서서히 시작되는 감기 몸살 증세, 전신 권태감, 오심, 구역질, 식욕부진, 우상복부 불쾌감 등의 증상이 나타남
• 만성 C형간염
  - 대부분의 환자(약 60~80%)에서 무증상
  - 만성 피로감, 간부전이나 문맥압 항진증 등의 간경변증 발생

(4) 진단을 위한 검사기준

• 검체(혈액)에서 특이 유전자 검출

(5) 신고시기 : 24시간 이내 신고

22. [3급] 공수병(Rabies)

공수병 바이러스(Rabies virus)의 감염에 의한 질환

(1) 신고범위 : 환자, 의사환자

(2) 신고를 위한 진단기준

- 환자 : 공수병에 부합되는 임상증상을 나타내면서 진단을 위한 검사기준에 따라 감염병병원체 감염이 확인된 사람
- 의사환자 : 임상증상 및 역학적 연관성을 감안하여 공수병이 의심되나 진단을 위한 검사기준에 부합하는 검사결과가 없는 사람

(3) 임상증상

- 초기 : 발열, 두통, 전신쇠약감 등의 비특이적 증상을 보임
- 후기 : 불면증, 불안, 혼돈, 부분적인 마비, 환청, 흥분, 타액의 과다분비, 연하곤란, 물을 두려워하는 증세 등을 보이고, 수일(평균 4일) 이내에 사망하게 되는 치명적인 질환임

(4) 진단을 위한 검사기준

- 검체(타액)에서 Rabies virus 분리
- 검체(목 피부조직, 뇌조직)에서 특이 항원 검출
- 검체(혈액, 뇌척수액)에서 특이 항체 검출
- 검체(타액, 목 피부조직, 뇌조직)에서 특이 유전자 검출

(5) 신고시기 : 24시간 이내 신고

23. [3급] 후천성면역결핍증(AIDS)

인간면역결핍바이러스(Human immunodeficiency virus) 감염에 의한 질환

(1) 신고범위 : 환자, 병원체보유자

(2) 신고를 위한 진단기준

- 환자 : 후천성면역결핍증에 부합되는 임상증상을 나타내면서 진단을 위한 검사기준에 따라 감염병병원체 감염이 확인된 사람
- 병원체보유자 : 임상증상은 없으나 진단을 위한 검사기준에 따라 감염병병원체가 확인된 사람

(3) 임상증상

- 급성 감염기 : 감염 후 3주 내지 4주 이내에 비특이적인 발열, 인후통, 기침, 근육통, 뇌수막염 증상, 발진 등의 감기 증상과 유사한 증상이 30% 내지 50% 정도에서 나타나고 대부분 1주 내지 6주 후에 저절로 호전됨
- 무증상기 : 급성 감염기 증상이 사라진 후 8년 내지 10년간 증상은 없으나 면역기능은 계속 떨어지며 바이러스는 감염자의 체내에서 계속 증식함
- 후천성면역결핍증 관련 증후군 및 초기 증상기 : 무증상기가 지난 후 후천성면역결핍증으로 이행되기 전에 느끼는 전구증상으로는 발열, 오한 및 설사, 체중감소, 불면증 등의 증상과 아구창, 구강백반, 칸디다 질염, 골반내 감염, 피부질환 등이 동반됨

(4) 진단을 위한 검사기준

- 생후 18개월 미만인 자
  - 검체(혈액)에서 p24 특이 항원 검출이면서 항원중화검사 양성
  - 검체(혈액)에서 득이 유전자 검출
- 생후 18개월 이상인 자
  - 검체(혈액)에서 특이 항체 검출(웨스턴블롯법으로 양성인 경우)
  - 검체(혈액)에서 p24 특이 항원 검출이면서 항원중화검사에서 양성
  - 검체(혈액)에서 특이 유전자 검출

(5) 신고시기 : 24시간 이내 신고

24. [3급] 크로이츠펠트-야콥병(Creutzfeldt Jaob disease) 변종 크로이츠펠트-야콥병(vCJD)

변형 프리온 단백(abnormal prion protein)이 중추신경계에 축적되어 중추신경계의 변성을 유발함으로써 특정 신경학적 소견을 나타내는 질환

(1) 신고범위 : 환자, 의사환자

(2) 신고를 위한 진단기준

가. 크로이츠펠트-야콥병

1) 산발성 크로이츠펠트-야콥병(sporadic CJD)

- 환자 : 진행성 신경학적 증상이 있으면서 신경병리학적 또는 면역세포학적 또는 생화학적으로 크로이츠펠트-야콥병에 합당한 소견을 보이는 사람

• 의사환자
• 추정환자(probable)
- (표 1)의 I, II, III을 만족하는 사람, 또는
- (표 1)의 I, II, IV를 만족하는 사람, 또는
- (표 1)의 I, II를 만족하며 뇌척수액에서 14-3-3 단백질이 검출된 사람, 또는
- 진행성 신경학적 증상이 있으면서 뇌척수액 또는 다른 조직에서 RT-QuIC 양성인 사람
• 의심환자(possible)
- (표 1)의 I, II를 만족하면서 이환기간이 2년 이내인 자

[표 1] 산발성 크로이츠펠트-야콥병 진단기준
I. 급속히 진행하는 치매(인지장애)
II. 다음 소견 중 2가지 이상 A 간대성 근경련 B 시각 또는 소뇌기능장애 C 추체로 또는 추체외로 기능장애 D 무동성 무언증(akinetic mutism)
III. 전형적인 뇌파검사 소견(periodic sharp wave complexees) 뇌 자기공명영상(.RI, .agnatic resonance imaging)의 미상핵(caudate nucleus) 또는 피각(putamen)에 고신호 강도가 있거나 또는 확산강조영상(DWI, Deffusion−weight imaging) 혹은 액체감쇄역전회복(FLAIR, fluid attenuated inversion recovery)에서 적어도 2개 피질(temporal, parietal, occipital)에서 고 신호 강도가 있는 경우

2) 의인성 크로이츠펠트-야콥병(iatrogenic CJD 또는 accidentally transmitted TSE*)
• NCJDSU(영국 CJD 감시기구, The National CJD Surveillance Unit) 진단기준(2010년 개정판)에서는 상기 분류를 'accidentally transmitted TSE(Transmissible Spongiform Encephalopathy)'로 지칭하고 있음
• 환자 : 크로이츠펠트-야콥병으로 확진된 자로서 확인된 의인성 위험 요인(표 2)이 있는 자
• 의사환자

〈추정환자(probable)〉

① 사람 기원의 뇌하수체 호르몬을 투여받은 자로서 진행성의, 소뇌위주의 기능장애를 보이는 자
② 크로이츠펠트-야콥병 추정환자(probable)로서 확인된 의인성 위험 요인(표 2)이 있는 자

[표 2] 의인성 크로이츠펠트-야콥병으로 분류하기 위한 관련 폭로 위험 요인

폭로와 발병의 인과성을 갖추기 위해서는 잠복기, 질병 발병시점 등을 감안하여 폭로로부터 발병까지의 시간적인 측면이 고려되어야 함

이 사람 기원의 뇌하수체 성장호르몬, 생식선자극호르몬 투여, 또는 뇌경막을 이식 받은 경우

- 인간 프리온 질환 환자 또는 추정환자(probable)인 공여자로부터 각막을 이식받은 경우
- 인간 프리온 질환 환자 또는 추정환자(probable)에게서 사용되었던 신경외과적 수술 도구에 노출된 경우

(이 목록은 인간 프리온 질환의 명확한 기전이 밝혀지지 않은 이유로 인해 잠정적임)

[표 3] 병원성 PRNP 유전자 돌연변이 등

- 신경병리학적 표현형 게르스트만-슈트로이슬러-인케르 증후군(Gerstmann-Sträussler-Scheinker syndrome, SCC)과 관련된 PRNP 유전자 돌연변이
- P102L, P105L, A117V, G131V, F198S, D202N, Q212P, Q217R, M232T, 192bpi
- 신경병리학적 표현형 크로이츠펠트-야콥병과 관련된 PRNP 유전자 돌연변이
- D178N-129V, V180I, V180I+M232R, T183A, T188A, E196K, E200K, V203I, R208H,V210I, E211Q, M232R, 96bpi, 120bpi, 144bpi, 168bpi, 48bpdel
- 신경병리학적 표현형 가족성 치명성 불면증과 관련된 PRNP 유전자 돌연변이
- D178N-129M
- 혈관성 PRP 아밀로이드와 관련된 PRNP 유전자 돌연변이
- Y145s
- 확진되었으나 아형 미분류 프리온 병과 관련된 PRNP 유전자 돌연변이
- H187R, 216bpi
- 프리온 병으로 확진되지 않은 신경-정신 질환과 관련된 유전자 돌연변이
- I138M, G142S, Q160S, T188K, M232R, :24bpi, 48bpi, 48bpi + 기타 octapeptides영역의 뉴클레오타이드 치환
- 임상, 신경병리학적 자료가 없는 PRNP 유전자 돌연변이
- T188R, P238S
- 표현형에 영향을 주는 PRNP 다형성
- M129V
- 표현형에 영향을 줄 것으로 의심되는 PRNP 다형성
- N171S, E219K, 24 bp deletion
- 표현형에 영향을 주지 않는 PRNP 다형성
- P68P, A117A, G124G, V161V, N173N, H177H, T188T, D202D, Q212Q, R228R, S230S

[표 4] 변종크로이츠펠트-야콥병 진단기준

I.	A 진행성 신경-정신 질환 B 이환기간이 6개월 이상 C 일반검사에서 다른 진단을 의심할 만한 소견이 없음 D 전파 가능한 의인성 위험요인에 폭로된 과거력이 없음 E 가족성 크로이츠펠트-야콥병의 증거가 없음
II	다음 중 4가지 이상의 소견 A 초기에 나타나는 정신과적 증상[1)] B 지속적인 통증성 감각증상[2)] C 운동실조 D 근경련증이나 무도증 또는 근긴장이상증 E 치매
III	A 질병의 초기 단계에 뇌파검사상 산발성 크로이츠펠트-야콥병의 전형적 소견[3)]을 보이지 않는 경우 또는 뇌파검사를 시행하지 않은 경우[4)] B 뇌 자기공명영상에서 양측 시상베개에 고신호강도가 있는 경우
IV	A 편도 조직검사상 변종크로이츠펠트-야콥병에 합당한 소견[5)]

1) 우울증, 불안증, 무감동증, 감정위축(withdrawal), 망상
2) 통증이나 이상감각 중 하나 혹은 모두 있는 경우(pain and/or dysaesthesia)
3) 전반적으로 나타나는 약 1 Hz 주기의 삼상파(triphasic periodic complexes), 변종 크로이츠펠트-야콥병에서는 후기 단계에서 나타날 수 있음
4) WHO 기준에서는 /EEG unknown'으로 표기하고 있음
5) 편도 조직검사는 통상적인 검사로써는 권장되지 않으며, 특히 뇌파검사상 산발성 크로이츠펠트-야콥병을 시사하는 경우에는 시행할 필요 없음. 반면, 임상적인 소견상 변종크로이츠펠트-야콥병이 의심되나 뇌 자기공명영상에서 양측 시상베개에 고신호강도가 보이지 않는 경우, 진단에 도움이 됨

(3) 임상증상

- 크로이츠펠트-야콥병
  - 서서히 진행되는 혼동, 진행성 치매, 다양한 양상의 운동실조를 보이고 후기에는 근경련과 함께 여러 신경학적인 징후들을 보임
  - 환자의 연령은 16세에서 80세 이상까지 다양하게 보고되지만 거의 대부분이 35세 이상의 환자들이며 질병경과가 빠르게 진행하여 3개월 내지 12개월이면 사망에 이르게 됨
  - 일반적인 뇌척수액 검사상 정상소견을 보이고 전형적인 주기성 뇌파소견이 특징임
  - 약 5~10%의 환자는 가족력을 보이며 아밀로이드 형성(amyloidogenic) 전구 단백질을 암호화하는 20번 염색체의 프리온유전자상 몇가지 돌연변이를 보임
- 변종크로이츠펠트-야콥병(vCJD)
  - 크로이츠펠트-야콥병 환자와 달리 초기에 우울증, 불안감, 초조감, 공격적 성향, 무감동증 등과 같은 정신 증상이 나타나서 지속됨
  - 초기부터 기억장애나 지속적인 감각 장애 등이 나타나는 경우도 있지만, 명확한 신경학적 증상은 초기 증상 발생 후 평균 6개월 정도 뒤에 나타남

- 가장 빈번히 나타나는 증상은 팔, 다리의 감각 이상 증상으로 통증을 동반하기도 하고 동반하지 않기도 함
- 빠르게 진행하는 운동실조증이 가장 흔하게 나타나는 신경학적 징후이며, 모든 환자들에서 운동 실조증과 근경련(myoclonus), 무도증(chorea), 근긴장 이상증(dystonia) 등의 이상 운동증을 보였음
- 말기증상은 크로이츠펠트-야콥병 환자의 증상과 유사하여 인지장애가 점차 진행하고, 운동불능, 무언증의 상태가 되며 증상 발현 후 평균 14개월에 사망에 이르게 됨
- 변종크로이츠펠트-야콥병은 크로이츠펠트-야콥병보다 젊은 연령(20~30세)에서 발생하며 전형적인 주기성 뇌파소견을 보이지 않음

(5) 신고시기 : 24시간 이내 신고

25. [3급] 황열(Yellow fever)

황열 바이러스(Yellow fever virus) 감염에 의한 질환

(1) 신고범위 : 환자, 병원체보유자

(2) 신고를 위한 진단기준

- 환자 : 황열에 부합되는 임상증상을 나타내면서 진단을 위한 검사기준에 따라 감염병 병원체 감염이 확인된 사람
- 병원체보유자 : 임상증상은 없으나 진단을 위한 검사기준에 따라 감염병병원체 감염이 확인된 사람

(3) 임상증상

- 대부분의 경우 무증상임
- 다음과 같은 급성 증상이 1가지 이상 나타남 : 발열, 황달 또는 빌리루빈 수치가 3 mg/dL 이상
- 두통, 권태감, 오심, 구토, 근육통, 요통, 서맥 등이 나타나기도 하며 중증에서는 간부전, 신부전, 심혈관 증상, 출혈(비출혈, 엇몸출혈, 위장관출혈 등) 등이 나타남

(4) 진단을 위한 검사기준

- 검체(혈액)에서 Yellow fever virus 분리
- 회복기 혈청의 항체가가 급성기에 비하여 4배 이상 증가
- 검체(혈액)에서 특이 IgM 항체 검출
- 검체(혈액)에서 특이 유전자 검출

(5) 신고시기 : 24시간 이내 신고

26. [3급] 뎅기열(Dengue fever)

뎅기 바이러스(Dengue virus) 감염에 의한 질환

(1) 신고범위 : 환자, 병원체보유자

(2) 신고를 위한 진단기준

- 환자 : 뎅기열에 부합되는 임상증상을 나타내면서 진단을 위한 검사기준에 따라 감염병병원체 감염이 확인된 사람
- 병원체보유자 : 임상증상은 없으나 진단을 위한 검사기준에 따라 감염병병원체 감염이 확인된 사람

(3) 임상증상

- 뎅기
  - 발열이 있으면서 다음과 같은 증상이 1개 이상 나타남
- 오심/구토, 발진, 통증(두통, 안구후방 통증, 관절통, 근육통 등), 압박띠 검사 양성, 백혈구감소(<5,000/mm^3)
- 중증뎅기 전조증상 : 복통, 지속적인 구토, 혈관외 체액 축적(예: 흉막삼출, 심낭삼출 복수 등)
- 점막출혈
- 간비대 (2 cm 초과)
- 급격한 혈소판 감소와 동반된 적혈구용적율 증가
- 중증 뎅기
  - 다음과 같은 증상이 1개 이상 나타난 뎅기
- 심각한 혈장 유출 — 저혈량성 속, 호흡부전을 동반한 혈관외 체액 축적(예: 흉막삼출, 심낭삼출, 복수 등), 혈장 유출을 시사하는 환자의 나이 및 성별 대비 높은 적혈구 용적율
- 심각한 출혈 — 수혈 또는 정맥주사치료가 필요한 위장관계 출혈(토혈, 혈변) 또는 월경과다
- 심각한 장기 손상
  - 간효소 수치 상승- AST 또는 ALT(≥1,000 U/L)
  - 의식 장애, 뇌염, 뇌병증 또는 수막염
  - 심장 또는 다른 장기 침범 — 심근염, 담낭염, 췌장염

(4) 진단을 위한 검사기준

- 검체(혈액, 뇌척수액)에서 Dengue virus 분리
- 검체(혈액)에서 특이 항원 검출
- 회복기 혈청의 항체가가 급성기에 비하여 4배 이상 증가
- 검체(혈액, 뇌척수액)에서 특이 IgM 항체 검출
- 검체(혈액, 뇌척수액 등)에서 특이 유전자 검출

(5) 신고시기 : 24시간 이내 신고

27. [3급] 웨스트나일열(West Nile fever)

웨스트나일 바이러스(West Nile virus) 감염에 의한 질환

(1) 신고범위 : 환자, 의사환자, 병원체보유자

(2) 신고를 위한 진단기준

- 환자 : 웨스트나일열에 부합되는 임상증상을 나타내면서 진단을 위한 검사기준에 따라 감염병 병원체 감염이 확인된 사람
- 의사환자 : 임상증상 및 역학적 연관성을 감안하여 웨스트나일열이 의심되나 진단을 위한 검사기준에 부합하는 검사결과가 없는 사람
- 병원체보유자 : 임상증상은 없으나 진단을 위한 검사기준에 따라 감염병병원체 감염이 확인된 사람

(3) 임상증상

- 신경계 비침습 질환 (Non-neuroinvasive disease)
  - 임상 진단 기준 : 발열, 오한이 있으면서 신경계 침습이 없고 다른 질환으로 진단을 설명할 수 없음
  - 주로 두통, 근육통, 발진, 관절통, 어지러움, 구토, 마비, 후경부 경직 등
- 신경계 침습 질환 (Neuroinvasive disease)
  - 임상 진단 기준 : 수막염, 뇌염, 급성 이완성 마비(acute flaccid paralysis) 또는 급성의 중추 혹은 말초 신경계 이상을 보이면서, 다른 질환으로 진단을 설명할 수 없음

(4) 진단을 위한 검사기준

- 검체(혈액, 뇌척수액, 조직)에서 West Nile virus 분리
- 회복기 혈청의 항체가가 급성기에 비하여 4배 이상 증가

- 검체(혈액, 뇌척수액)에서 특이 항체 검출
- 검체(혈액, 뇌척수액, 조직)에서 특이 유전자 검출

(5) 신고시기 : 24시간 이내 신고

28. [3급] 진드기매개뇌염(Tick-borne Encephalitis)

진드기매개뇌염 바이러스(Tick-borne encephalitis virus) 감염에 의한 질환

(1) 신고범위 : 환자

(2) 신고를 위한 진단기준

- 환자 : 진드기매개뇌염에 부합되는 임상증상을 나타내면서 진단을 위한 검사기준에 따라 감염병병원체 감염이 확인된 사람

(3) 임상증상

- 발병 초기 : 발열, 권태감, 식욕부진, 근육통, 두통, 오심, 구토 등이 발생
- 발병 후기 : 2 3 의 환자에서 관해 후 약 일 뒤에 발열, 두통이나 경부강직, 기면, 혼돈, 감각장애, 마비 등 중추신경계 증상이 발생가능
- 세 가지 아형인 유럽형, 극동형, 시베리아형에 따라 주증상 및 치명률이 다름

(4) 진단을 위한 검사기준

- 검체(혈액, 뇌척수액)에서 Tick-borne encephalitis virus 분리
- 회복기 혈청의 항체가가 급성기에 비해 4배 이상 증가
- 검체(혈액, 뇌척수액)에서 특이 IgM 항체 검출
- 검체(혈액, 뇌척수액)에서 특이 유전자 검출

(5) 신고시기 : 24시간 이내 신고

29. [3급] 치쿤구니야열(Chikungunya fever)

치쿤구니야 바이러스(Chikungunya virus) 감염에 의한 질환

(1) 신고범위 : 환자, 병원체보유자

(2) 신고를 위한 진단기준

- 환자 : 치쿤구니야열에 부합되는 임상증상을 나타내면서 진단을 위한 검사기준에 따라 감염병

병원체 감염이 확인된 사람

- 병원체보유자 : 임상증상은 없으나 진단을 위한 검사기준에 따라 감염병병원체 감염이 확인된 사람

(3) 임상증상

- 급성기 동안 갑자기 시작된 열, 두통, 피로, 오심, 구토, 근육통, 발진, 관절통, 다발성 관절염 등
- 뇌수막염, 길랑-바레 증후군, 마비 등 신경학적 질병과 심근염, 간염 등의 중증 합병증을 일으킬 수 있음
- 급성기 이후 관절 관련 증상이 3주~3달 이상 지속되기도 함

(4) 진단을 위한 검사기준

- 검체(혈액)에서 Chikungunya virus 분리
- 회복기 혈청의 항체가가 급성기에 비해 4배 이상 증가
- 검체(혈액)에서 특이 IgM 항체 검출
- 검체(혈액)에서 특이 유전자 검출

(5) 신고시기 : 24시간 이내 신고

30. [3급] 중증열성혈소판감소증후군(Severe fever with Thrombocytopenia Syndrome: SFTS)

중증열성혈소판감소증후군 바이러스(Dabie bandavirus)감염에 의한 질환

(1) 신고범위 : 환자, 의사환자

(2) 신고를 위한 진단기준

- 환자 : 중증열성혈소판감소증후군에 부합되는 임상증상을 나타내면서 진단을 위한 검사기준에 따라 감염병병원체 감염이 확인된 사람
- 의사환자 : 임상증상 및 역학적 연관성을 감안하여 중증열성혈소판감소증후군이 의심되나 진단을 위한 검사기준에 부합하는 검사결과가 없는 사람

(3) 임상증상

- 발열, 소화기증상(오심, 구토, 설사, 복통 등)을 특징으로, 두통, 근육통, 신경계 증상, 림프설 종창, 출혈 증상 등을 동반
- 혈액 검사 결과는 혈소판감소, 백혈구감소, 혈청 효소(ALT, AST, LDH, CK 등) 상승

4 부록

(4) 진단을 위한 검사기준

- 검체(혈액)에서 중증열성혈소판감소증후군 바이러스 분리
- 회복기 혈청의 항체가가 급성기에 비하여 4배 이상 증가
- 검체(혈액)에서 특이 IgM 항체 검출
- 검체(혈액)에서 특이 유전자 검출

(5) 신고시기 : 24시간 이내 신고

31. [3급] 지카바이러스 감염증(Zika virus infection)

지카바이러스(Zika virus) 감염에 의한 질환

(1) 신고범위 : 환자, 의사환자, 병원체보유자

(2) 신고를 위한 진단기준

- 환자
  - 선천성 지카바이러스감염증 : 선천성 지카바이러스감염증에 부합되는 임상증상을 나타내면서 확인 진단을 위한 검사기준에 따라 감염병병원체 감염이 확인된 사람
  - 후천성 지카바이러스감염증 : 후천성 지카바이러스감염증에 부합되는 임상증상을 나타내면서 확인 진단을 위한 검사기준에 따라 감염병병원체 감염이 확인된 사람
- 의사환자
  - 추정환자 : 임상증상 및 역학적 연관성을 감안하여 선천성 또는 후천성 지카바이러스 감염증이 의심되며, 추정 진단을 위한 검사기준에 따라 감염이 추정되는 사람

※ 역학적 연관성: 증상 시작 전 2주이내 이내
(1) 지카바이러스 감염증발생국가 여행력
(2) 지카바이러스 감염자와 성접촉
(3) 지카바이러스 감염증 발생지역에 최근 6개월 이내 방문 이력이 있는 사람과 성접촉
(4) 지카바이러스 감염증 발생국가에서 수혈력이 있는 경우

* 선천성 지카바이러스감염증의 경우 산모의 역학적 연관성이 고려되어야 함

- 병원체보유자 : 임상증상은 없으나 확인 진단을 위한 검사기준에 따라 감염병병원체 감염이 확인된 사람

(3) 임상증상

• 선천성 지카바이러스감염증

- 감염된 모체에 의한 수직감염으로 소두증이나 두개 내 석회화 병변, 기타 선천성 장애(선천성 난청, 선천성 백내장, 정신지체 등) 초래

• 후천성 지카바이러스감염증

- 반점구진성 발진과 합께 다음 증상 중 2개 이상 증상 동반

• 발열, 비화농성결막염/결막충혈, 관절통, 근육통, 관절 부종 등

- 때로 신경계증상(길랑-바레 증후군) 나타남

(4) 진단을 위한 검사기준

• 확인 진단

- 검체(혈액, 소변 등)에서 Zika virus 분리
- 회복기 혈청의 항체가가 급성기에 비하여 4배 이상 증가
- 검체(혈액)에서 특이 항체 검출
- 검체(혈액, 소변 등)에서 특이 유전자 검출

• 추정 진단

- 검체(혈액)에서 ELISA를 이용하여 특이 IgM 항체 검출

(5) 신고시기 : 24시간 이내 신고

32. [4급] 인플루엔자(Influenza)

인플루엔자 바이러스(Influenza virus A · B · C) 감염에 의한 급성 호흡기 질환

(1) 신고범위 : 환자, 의사환자

(2) 신고를 위한 진단기준

• 환자 : 인플루엔자에 부합되는 임상증상을 나타내면서 진단을 위한 검사기준에 따라 감염병병원체 감염이 확인된 사람
• 의사환자 : 38C 이상의 발열과 더불어 기침 또는 인후통을 보이는 사람

(3) 임상증상

• 38℃ 이상의 발열, 두통, 전신 권태감 및 근육통 등의 전신 증상과 인후통, 기침, 가래 등의 호흡기 증상

4 부록

(4) 진단을 위한 검사기준

- 검체(구인두도말, 비인두도말, 비인두흡입물, 비강흡입물, 기관지폐포세척액, 가래)에서 Influenza virus 분리
- 회복기 혈청의 항체가가 급성기에 비하여 4배 이상 증가
- 검체(구인두도말, 비인두도말, 비인두흡입물, 비강흡입물, 기관지폐포세척액, 가래)에서 특이 유전자 검출

(5) 신고시기 : 7일 이내 신고(매주 화요일까지)

33. [4급] 수족구병(Hand, foot and mouth disease)

엔테로바이러스(Enterovirus) 감염에 의한 질환

(1) 신고범위 : 환자, 의사환자

(2) 신고를 위한 진단기준

- 환자 : 수족구병에 부합되는 임상증상을 나타내면서 진단을 위한 검사기준에 따라 감염병병원체 감염이 확인된 사람
- 의사환자
  - 수족구병 : 임상증상을 감안하여 수족구병이 의심되나 진단을 위한 검사기준에 부합하는 검사결과가 없는 사람
  - 합병증을 동반한 수족구병 : 수족구병으로 시작된 신경학적 합병증(뇌막염, 뇌염, 신경원성 폐부종, 폐출혈, 심근염, 심장막염, 폴리오양 마비, 쇼크, 및 급속한 사망 등) 소견을 보인 사람

(3) 임상증상

- 발열(보통 24~48시간 지속), 식욕부진, 인후통, 무력감 등으로 시작
- 열이 나기 시작한 1~2일 후 구강 내에 주로 혀, 잇몸, 뺨의 안쪽, 입천장 등에 통증성 피부병변이 나타남
  - 작고 붉은 반점으로 시작하여 수포(물집)이 되고 종종 궤양으로 발전
  - 혀와 구강 점막, 인두, 구개, 잇몸, 입술 등에 수포가 발생해서 나중에 궤양을 형성
  - 주로 손, 발, 손목, 발목, 엉덩이, 사타구니 등에 홍반, 구진, 혹은 수포, 농포 양상을 보이며 통증을 동반
- 주로 손등, 발등에 호발하며 손바닥, 발바닥도 나타남
- 엉덩이에 비수포성 발진이 나타나기도 함
- 영유아의 경우 구내염 통증으로 인해 타액을 삼킬 수 없는 경우 탈수 증상을 보임

(4) 진단을 위한 검사기준

- 검체(대변, 직장도말, 뇌척수액, 혈액, 구인두도말, 비인두도말, 비강세척액 등)에서 특이 유전자 검출

(5) 신고시기 : 7일 이내 신고

34. [4급] 성기단순포진(Genital herpes)

제2형 단순 포진 바이러스(Herpes simplex virus type II) 감염에 의한 성기부위의 수포성 질환

(1) 신고범위 : 환자, 의사환자

(2) 신고를 위한 진단기준

- 환자 : 성기단순포진에 부합되는 임상증상을 나타내면서 진단을 위한 검사기준에 따라 감염병 병원체 감염이 확인된 사람
- 의사환자 : 임상증상 및 역학적 연관성을 감안하여 성기단순포진이 의심되나 진단을 위한 검사기준에 부합하는 검사결과가 없는 사람

(3) 임상증상

- 초기감염 : 성기 부위에 수포형성 후 궤양을 형성(2주 내지 3주 내로 자연치유)하거나 무증상 감염을 보임
- 잠복감염 : 초기감염 후 바이러스가 신경절에 잠복하면서, 평생 동안 잠복감염을 유발함
- 재발성 감염 : 신경절에 잠복하는 바이러스가 활성화되어 성기 부위에 수포와 궤양을 형성하거나 무증상으로 바이러스를 분비함

(4) 진단을 위한 검사기준

- 검체(수포나 궤양 병변 등에서 나오는 분비물, 궤양부위도말)에서 Herpes simplex virus typeII 분리
- 검체(혈액, 수포나 궤양 병변 등에서 나오는 분비물, 궤양부위도말)에서 특이 항체 검출
- 검체(혈액, 수포나 궤양 병변 등에서 나오는 분비물, 궤양부위도말)에서 특이 유전자 검출

(5) 신고시기 : 7일 이내 신고

35. [4급] 첨규콘딜롬(Condyloma acuminata)

사람유두종바이러스(Human papillomavirus) 감염에 의한 성기 또는 항문 주변의 사마귀성 질환

(1) 신고범위 : 환자, 의사환자

(2) 신고를 위한 진단기준

- 환자 : 첨규콘딜롬에 부합되는 임상증상을 나타내면서 진단을 위한 검사기준에 따라 감염병병원체 감염이 확인된 사람
- 의사환자 : 임상증상 및 역학적 연관성을 감안하여 첨규콘딜롬이 의심되나 진단을 위한 검사기준에 부합하는 검사결과가 없는 사람

(3) 임상증상

- 성기 또는 항문 주위에 육안으로 확인할 수 있는 융기된 병변이 특징적

(4) 진단을 위한 검사기준

- 검체(병변조직, 자궁경부세포)에서 Human papillomavirus 감염에 합당한 조직 병리학적 변화 확인
- 검체(병변조직, 자궁경부세포)에서 특이 유전자 검출

(5) 신고시기 : 7일 이내 신고

36. [4급] 그룹 A형 로타바이러스 감염증(Group A Rotavirus infection)

그룹 A형 로타바이러스(Group A Rotavirus) 감염에 의한 급성 위장관염

(1) 신고범위 : 환자

(2) 신고를 위한 진단기준

- 환자 : 그룹 A형 로타바이러스 감염증에 합당한 임상증상을 나타내면서 진단을 위한 검사기준에 따라 감염병병원체 감염이 확인된 사람

(3) 임상증상

- 발열, 구토, 수양성 설사 등

(4) 진단을 위한 검사기준

- 검체(대변, 직장도말)에서 특이 항원 검출
- 검체(대변, 직장도말)에서 특이 유전자 검출

(5) 신고시기 : 7일 이내 신고

37. [4급] 아스트로바이러스 감염증(Astrovirus infection)

아스트로바이러스(Astrovirus) 감염에 의한 급성 위장관염

(1) 신고범위 : 환자

(2) 신고를 위한 진단기준

- 환자 : 아스트로바이러스 감염증에 합당한 임상증상을 나타내면서 진단을 위한 검사기준에 따라 감염병병원체 감염이 확인된 사람

(3) 임상증상

- 두통, 권태감, 오심(구토는 드묾), 설사 등

(4) 진단을 위한 검사기준

- 검체(대변, 직장도말)에서 특이 유전자 검출

(5) 신고시기 : 7일 이내 신고

38. [4급] 장내 아데노바이러스 감염증(Enteric Adenovirus infection)

장내 아데노바이러스(Enteric Adenovirus) 감염에 의한 급성 위장관염

(1) 신고범위 : 환자

(2) 신고를 위한 진단기준

- 환자 : 장내 아데노바이러스 감염증에 합당한 임상증상을 나타내면서 진단을 위한 검사기준에 따라 감염병병원체 감염이 확인된 사람

(3) 임상증상

- 발열, 구토, 복통, 수양성 설사, 호흡기 증상 등

(4) 진단을 위한 검사기준

- 검체(대변, 직장도말)에서 특이 항원 검출
- 검체(대변, 직장도말)에서 특이 유전자 검출

(5) 신고시기 : 7일 이내 신고

39. [4급] 노로바이러스 감염증(Noroviral infection)

노로바이러스(Norovirus) 감염에 의한 급성 위장관염

(1) 신고범위 : 환자

(2) 신고를 위한 진단기준

- 환자 : 노로바이러스 감염증에 합당한 임상증상을 나타내면서 진단을 위한 검사 기준에 따라 감염병병원체 감염이 확인된 사람

(3) 임상증상

- 발열, 권태감, 오심, 구토, 복통, 설사 등

(4) 진단을 위한 검사기준

- 검체(대변, 직장도말 등)에서 특이 유전자 검출

(5) 신고시기 : 7일 이내 신고

40. [4급] 사포바이러스 감염증(Sapovirus infection)

사포바이러스(Sapovirus) 감염에 의한 급성 위장관염

(1) 신고범위 : 환자

(2) 신고를 위한 진단기준

- 환자 : 사포바이러스 감염증에 합당한 임상증상을 나타내면서 진단을 위한 검사 기준에 따라 감염병병원체 감염이 확인된 사람

(3) 임상증상

- 발열, 권태감, 오심, 구토, 복통, 설사 등

(4) 진단을 위한 검사기준

- 검체(대변, 직장도말)에서 특이 유전자 검출

(5) 신고시기 : 7일 이내 신고

41 [4급] 아데노바이러스 감염증(Adenovirus infection)

아데노바이러스(adenovirus) 감염에 의한 급성호흡기감염증

(1) 신고범위 : 환자

(2) 신고를 위한 진단기준

- 환자 : 아데노바이러스 감염증에 부합되는 임상증상을 나타내면서 진단을 위한 검사기준에 따라 감염병병원체 감염이 확인된 사람

(3) 임상증상

- 발열, 기침, 콧물, 인후통, 두통
- 인두염 등 상기도감염, 폐렴 등 하기도감염

(4) 진단을 위한 검사기준

- 검체(구인두도말, 비인두도말, 비강흡인물, 비인두흡인물, 기관지폐포세척액, 가래 등)에서 Adenovirus 분리
- 검체(구인두도말, 비인두도말, 비강흡인물, 비인두흡인물, 기관지폐포세척액, 가래 등)에서 특이 유전자 검출

(5) 신고시기 : 7일 이내 신고

42. [4급] 사람 보카바이러스 감염증 (Human bocavirus infection)

사람 보카바이러스(human bocavirus) 감염에 의한 급성호흡기감염증

(1) 신고범위 : 환자

(2) 신고를 위한 진단기준

- 환자 : 사람 보카바이러스 감염증에 부합되는 임상증상을 나타내면서 진단을 위한 검사기준에 따라 감염병병원체 감염이 확인된 사람

(3) 임상증상

- 발열, 기침, 콧물, 가래, 인후통
- 인두염 등 상기도감염, 폐렴 등 하기도감염

(4) 진단을 위한 검사기준

- 검체(구인두도말, 비인두도말, 비강흡인물, 비인두흡인물, 기관지폐포세척액, 가래 등)에서 특이 유전자 검출

(5) 신고시기 : 7일 이내 신고

43. [4급] 파라인플루엔자바이러스 감염증 (Parainfluenza virus infection)

파라인플루엔자바이러스(parainfluenza virus) 감염에 의한 급성호흡기감염증

(1) 신고범위 : 환자

(2) 신고를 위한 진단기준

- 환자 : 파라인플루엔자바이러스 감염증에 부합되는 임상증상을 나타내면서 진단을 위한 검사기준에 따라 감염병병원체 감염이 확인된 사람

(3) 임상증상

- 발열, 콧물, 기침
- 상기도감염, 기관지염이나 폐렴 등 하기도감염

* 소아에서 흔하고, 연령에 따라 임상증상의 차이가 있음

(4) 진단을 위한 검사기준

- 검체(구인두도말, 비인두도말, 비강흡인물, 비인두흡인물, 기관지폐포세척액, 가래 등)에서 Parainfluenza virus 분리
- 검체(구인두도말, 비인두도말, 비강흡인물, 비인두흡인물, 기관지폐포세척액, 가래 등)에서 특이 유전자 검출

(5) 신고시기 : 7일 이내 신고

44. [4급] 호흡기세포융합바이러스 감염증 (Respiratory syncytial virus infection)

호흡기세포융합바이러스(respiratory syncytial virus) 감염에 의한 급성호흡기감염증

(1) 신고범위 : 환자

(2) 신고를 위한 진단기준

- 환자 : 호흡기세포융합바이러스 감염증에 부합되는 임상증상을 나타내면서 진단을 위한 검사기준에 따라 감염병병원체 감염이 확인된 사람

(3) 임상증상

- 콧물, 기침, 재채기, 발열, 천명음
- 인두염 등 상기도감염, 폐렴 등 하부호흡기감염

  * 1세미만 영아에서 모세기관지염

(4) 신난을 위한 검사기준

- 검체(구인두도말, 비인두도말, 비강흡인물, 비인두흡인물, 기관지폐포세척액, 가래 등)에서 Respiratory syncytial virus 분리
- 검체(구인두도말, 비인두도말, 비강흡인물, 비인두흡인물, 기관지폐포세척액, 가래 등)에서 특이 유전자 검출

(5) 신고시기 : 7일 이내 신고

45. [4급] 리노바이러스 감염증(Rhinovirus infection)

사람 리노바이러스(human rhinovirus) 감염에 의한 급성호흡기감염증

(1) 신고범위 : 환자

(2) 신고를 위한 진단기준

- 환자 : 리노바이러스 감염증에 부합되는 임상증상을 나타내면서 진단을 위한 검사 기준에 따라 감염병병원체 감염이 확인된 사람

(3) 임상증상

- 인후통, 콧물, 기침, 재채기, 두통
- 비염이나 인두염 등 상기도감염, 드물게 하기도감염

(4) 진단을 위한 검사기준

- 검체(구인두도말, 비인두도말, 비강흡인물, 비인두흡인물, 기관지폐포세척액, 가래 등)에서 특이 유전자 검출

(5) 신고시기 : 7일 이내 신고

46. [4급] 사람 메타뉴모바이러스 감염증(Human metapneumovirus infection)

사람 메타뉴모바이러스(human metapneumovirus) 감염에 의한 급성호흡기감염증

(1) 신고범위 : 환자

(2) 신고를 위한 진단기준

- 환자 : 사람 메타뉴모바이러스 감염증에 부합되는 임상증상을 나타내면서 진단을 위한 검사기준에 따라 감염병병원체 감염이 확인된 사람

(3) 임상증상

- 기침, 발열, 비충혈
- 상기도감염, 모세기관지염이나 폐렴 등 하기도감염

(4) 진단을 위한 검사기준

- 검체(구인두도말, 비인두도말, 비강흡인물, 비인두흡인물, 기관지폐포세척액, 가래 등) 에서 특이 유전자 검출

(5) 신고시기 : 7일 이내 신고

47. [4급] 사람 코로나바이러스 감염증(Human coronavirus infection)

사람 코로나바이러스(human coronavirus) 감염에 의한 급성호흡기감염증

(1) 신고범위 : 환자

(2) 신고를 위한 진단기준

- 환자 : 사람 코로나바이러스 감염증에 부합되는 임상증상을 나타내면서 진단을 위한 검사기준에 따라 감염병병원체 감염이 확인된 사람

(3) 임상증상

- 콧물, 기침, 인후통, 발열
- 상기도감염, 폐렴 등 하기도감염
  * 심폐기계질환자, 면역억제자, 고령자에서 하기도감염

(4) 진단을 위한 검사기준

- 검체(구인두도말, 비인두도말, 비강흡인물, 비인두흡인물, 기관지폐포세척액, 가래 등) 에서 특이 유전자 검출

(5) 신고시기 : 7일 이내 신고

48. [4급] 엔테로바이러스감염증(Enterovirus infection)

엔테로바이러스(Enterovirus) 감염에 의한 질환

(1) 신고범위 : 환자

(2) 신고를 위한 진단기준

- 환자 : 엔테로바이러스 감염증에 합당한 임상증상을 나타내면서 진단을 위한 검사 기준에 따라 감염병병원체 감염이 확인된 사람

(3) 임상증상

- 포진성구협염I 수족구병I 급성출혈성결막염I 뇌염I 심근염I 심낭염I 확장성심근병증I 신생아 패혈증I 급성이완성마비 등

(4) 진단을 위한 검사기준

- 검체(대변I 직장도말I 뇌척수액I 혈액I 구인두도말I 비인두도말I 비강세척액)에서 특 이 유전자 검출

(5) 신고시기 : 7일 이내 신고

49. [4급] 사람유두종바이러스 감염증(Human papillomavirus infection)

사람유두종바이러스(Human papillomavirus) 감염에 의한 자궁경부암, 외음부암, 항문암, 두경부암 등의 생식기암을 유발하는 질환

(1) 신고범위 : 병원체보유자

(2) 신고를 위한 진단기준

- 병원체보유자
  - 세포진 검사 결과 비정상(≥ASCUS)이면서, 진단을 위한 검사기준에 따라 감염병 병원체 감염이 확인된 사람
  - 세포진 검사 결과 상관없이 HPV 특이 유전형 16, 18이 확인된 사람

(3) 임상증상

- 해당없음

(4) 진단을 위한 검사기준

- 검체(자궁경부 또는 성기 부위의 병변조직이나 도말물)에서 HPV 특이 유전형 검출
  - HPV 특이 유전형 : 16, 18, 31, 33, 35, 39, 45, 51, 52, 56, 58, 59, 68
    ※ HPV 특이 유전형에 대한 기준은 IARC 분류 기준(Group 1, Group 2A)에 근거

(5) 신고시기 : 7일 이내 신고

Chapter 03

코로나바이러스감염증-19 대응 실험실 생물안전 가이드

〈질병관리청 생물안전평가과, 2023.1.19.〉

◈ 코로나바이러스감염증-19 관련 모든 검체는 잠재적 감염원으로 고려하고 감염성물질 취급 시 노출 위험을 최소화하도록 주의하시기 바랍니다.

◈ 본 가이드는 코로나바이러스감염증-19 의심 또는 확진환자로부터 채취한 검체를 검사하기 위해 취급하거나, 연구목적으로 바이러스나 핵산을 취급하는 경우에 필요한 생물안전 기준을 안내하기 위한 것으로 지속적으로 개정될 예정입니다.

SARS-CoV-2(Severe acute respiratory syndrome-coronavirus-2)

- Coronaviridae, 30kb, enveloped, non-segmented, (+)ssRNA
- 감염증상: 발열, 인후통, 호흡곤란 및 폐렴 등 호흡기감염증
- 감염경로: 비말, 접촉
- 잠복기: 1~14일(평균 5~7일)
- 실험실 획득감염: 2021년 11월, 대만에서 연구자가 감염된 동물 취급 후 코로나-19 양성으로 판정받은 바 있음*
  * 공식적으로 확인된 첫 번째 SARS-CoV-2 실험실 감염 사례
- 위험군: 제3위험군
  * 미국, 영국, 캐나다, 중국, 일본 등에서 제3위험군으로 관리

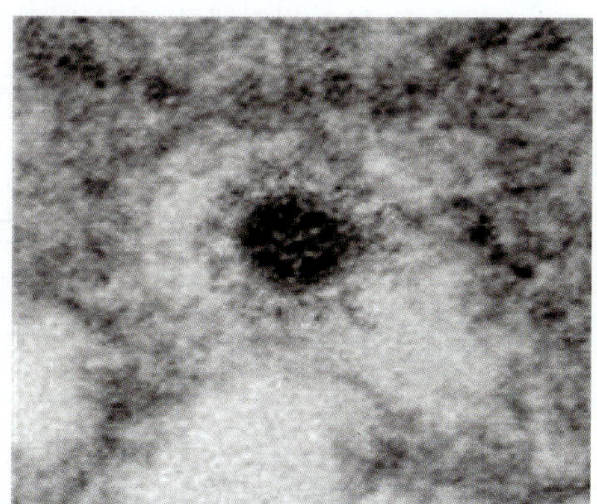

〈출처: 질병관리청〉

1. 생물안전 일반 기준

- 검체 등 감염성물질 취급 시 호흡보호구(KF94, N95 또는 동급 이상의 호흡보호구(PAPR* 등), 일회용 실험가운(lab coat/gown) 또는 전신보호복, 일회용 장갑 등 개인보호구** 착용
  * PAPR: Powered air purifying respirator(전동식공기정화 호흡보호구)
  **필요시 눈 보호구(고글 또는 안면보호구) 착용
- 에어로졸 발생 가능성이 있는 작업은 검증된 Class Ⅱ 이상의 생물안전작업대(Biological Safety Cabinet, BSC) 내에서 수행
  * 피펫 작업 시 필터가 장착된 팁(filtered tip) 사용
- 원심분리 작업 시 물리적 밀폐장비인 safety bucket 및 sealed rotor 등 사용
- 검체 취급 후 오염된 실험대 및 작업대는 적절한 소독제를 사용하여 소독
- 폐기물은 고압증기멸균 등의 처리 후 의료폐기물로 처리

★ SARS-CoV-2를 이용한 실험의 IBC 심의사항 ★

- 살아있는 바이러스(야생주)를 직접 취급(진단, 배양 등)하는 실험은 연구책임자의 위해성 평가 수행, 안전 확보계획(밀폐등급, 개인보호구 등) 마련 및 기관 생물 안전위원회(IBC) 검토 필요
- SARS-CoV-2를 이용한 유전자재조합 실험*은 「유전자재조합실험지침」 제9조에 따른 기관생물안전위원회(IBC) 승인사항이므로 반드시 시험 · 연구기관장의 사전승인을 받아야함
  * SARS-CoV-2 유전자 일부(합성 및 추출)를 대장균 등의 숙주에 도입하는 유전자 변형생물체의 개발 · 실험(배양 포함), SARS-CoV-2 병원체를 직접 변형하는 유전자 변형생물체의 개발 · 실험(배양 포함) 등
  ※ SARS-CoV-2 병원체를 직접 변형하는 유전자변형생물체의 개발 · 실험의 경우, 기관 IBC 심의 철저(심의결과는 질병관리청에 공유 요청) 및 안전 관리 준수 필요

> • SARS–CoV–2를 직접 변형하는 유전자변형생물체 개발 · 실험의 경우
> ① IBC 심의 강화: 위해 특성을 파악
> 하여 위해성 평가 철저, 실험 이후 병원체 불활화 및
> 실험폐기물 소독 · 폐기 방법 등 생물안전 확보를 위한 관리 강화
> ② IBC 심의 결과서를 질병관리청(생물안전평가과)에 알림(생물안전평가과 043–719–8046)
> ③ 생물안전 연구시설 안전관리 세부 기준 준수 철저

2. 작업별 생물안전 세부 기준

○ **감염 가능성이 있는 검체를 취급하는 아래의 작업은**

생물안전 2등급(Biosafety Level 2, BL2) 수준의 실험실에 설치된 Class Ⅱ 이상의 BSC 내에서 수행

- 검체의 1차 용기 포장(용기 내 주입, 밀봉, 소독) 및 개봉
- 불활화되지 않은 검체를 희석 및 분주하는 작업
- 검체 불활화(핵산 추출용 용해액 또는 불활화제 첨가) 작업

* 불활화된 검체는 생물안전작업대 외부에서 취급 가능

- 바이러스(in vivo 또는 in vitro) 증식을 수반하지 않는 진단 · 검사 시험
- 세균 또는 진균 증식 여부 확인을 위해 세균 및 진균 배지에 검체 접종
- 감염가능성이 있는 검체로부터 핵산 추출
- 현미경 분석을 위한 화학물질 또는 열 고정 작업 및 준비
- 원심분리를 위해 bucket 및 rotor에 원심관을 넣거나 빼내는 작업

* 원심분리기 사용 시 물리적 밀폐 장비인 safety bucket 및 sealed rotor 등 사용

- 불활화되지 않았거나 고정되지 않은 감염된 조직 검체 취급

* 감염된 조직검체는 고농도의 바이러스가 존재할 가능성이 높으므로 BL3 수준의 개인보호구 착용

- 일상적 검사(혈액검사, 생화학검사 등)를 위해 1차 용기(검체)를 개봉하는 작업

* 1차용기(검체튜브 등)를 열지 않고 자동화기기(autoanalyzer)로 분석하는 경우에는 BSC 외부에서 수행 가능

○ **불활화된 검체 취급 등 아래의 작업은**

생물안전 2등급(Biosafety Level 2, BL2) 수준의 실험실에서 생물안전작업대가 아닌 일반 작업대(실험대)에서 수행 가능

- 불활화된 검체를 이용한 분자생물학적, 혈청학적 시험, 생화학적 분석, 항원 검출 시험
  * 정제된 핵산, 단백질등을 이용하는 분석 실험에 한 해 생물안전1등급(BL1) 실험실에서 가능
- 세균 및 진균 배지에서 검체 배양 및 관련 시험검사(routine examination)
- 화학물질 또는 열 고정된 검체의 전자현미경 분석
- 추가 실험이 필요한 이송용 검체의 포장(1차 포장 및 1차 포장용기 소독완료된 검체 대상)

○ **바이러스 배양 등 SARS-CoV-2를 직접 취급하는 아래의 작업은 생물안전 3등급(Biosafety Level 3, BL3) 실험실에서 수행**

- 바이러스 접종, 배양, 분리, 역가 측정, 단백질 정제, 동결건조, 유전자 재조합실험 등 살아있는 바이러스를 직접 취급하는 실험

- 추출 또는 합성한 바이러스 RNA 전체 염기서열(whole genome)을 이용하여 세포배양 등 바이러스 증식이 가능한 실험
- 바이러스 배양액 또는 바이러스가 감염된 세포(또는 세포 추출물)의 불활화 작업

* 생화화적 분석, 혈청학적 시험, 면역학적 시험 등을 위해 배양된 바이러스의 불활화 작업

(주요 유의사항)

- 눈 보호구 및 KF94, N95 동급 이상의 호흡보호구(PAPR 등) 사용 권고

* 마스크를 사용하는 경우 반드시 밀착 여부 확인

- 취급자는 병원체의 특성 등을 포함한 기관 생물안전지침 숙지 및 준수
- 취급자에 대한 상시 건강 모니터링 및 비상시 사고대응절차 마련
- 감염동물 실험 시 PAPR 또는 동급 이상의 호흡보호구 반드시 착용
- 실험에 사용된 물품은 멸균 등 정해진 절차에 따라 즉시 처리

○ 실험대 및 장비의 소독 작업

- 70% ethanol, 0.5% hydrogen peroxide 또는 0.1% sodium hypochlorite(염소농도 0.1%, 1,000ppm) 1분간 반응 처리 및 그 외 일반적인 바이러스 살균제등 적절한 소독제를 이용
  * 환경부에서 허가된 방역용 살균 소독제를 사용할 수 있으며, 제조사에서 제시한 소독제의 희석배율, 접촉시간및취급주의사항등의권장사항을따름
- 감염성물질을 취급한 모든 폐기물은 고압증기멸균 등의 처리 후 폐기물 관리법에 따라 의료폐기물로 폐기

3. 검체 및 병원체의 포장 및 수송

○ 검체 포장 방법

- 환자 및 의심환자 검체는 카테고리 B 감염성물질 포장기준(UN 포장기준 P650)에 따라 3중 안전포장
- 환자로부터 채취된 검체가 포함된 1차 용기를 소독처리(70% ethanol 등)한 후 라벨 작성
  * 병원명, 검체 종류, 채취일, 환자명, 성별, 나이 등의 정보 표기
- 소독 처리된 1차 용기를 흡수제(종이타올 등)로 감싼 후 2차 용기에 넣음
  * 2차 용기 내 여러 개의 1차 용기를 포장하는 경우, 전체 검체의 양을 흡수할 수 있는 충분한 양의 흡수제를 넣고 수송 중 임의의 충격에 1차 용기들이 서로 부딪혀 깨지거나 파손되지 않도록 충격완화제를 넣어 흔들리지 않도록 고정함
- 2차 용기의 뚜껑을 단단히 잠금(또는 밀봉) 후 3차 용기에 넣음

* 2차 용기는 95kpa 내압, 방수 및 누수 방지 용기 사용

- 검체 의뢰서를 3차 용기 뚜껑 사이에 넣은 후 포장
- 3차 수송용기 겉면에 보내는 사람, 받는 사람, 응급상황 시 연락처 및 카테고리 B 감염성물질을 나타내는 UN 3373 표식
- 수송용기 재사용 시 소독방법

* 재사용할 수 없는 수송용기: 1차 용기의 내용물(검체)로 오염되었거나, 손상 또는 훼손된 2차 또는 3차 용기는 재사용할 수 없으며, 이러한 용기는 즉시 고압증기멸균등 처리 후 의료폐기물로 폐기

- 2차 용기 소독방법: 70% ethanol 또는 Sodium hypochlorite(염소농도 0.1% 또는 1,000 ppm)로 균일하게 분무 또는 침지 후 1분간 반응 처리

* 염소는 피부 등 인체 독성이 강하므로 장갑 착용 및 환기 등 작업 시 유의

- 3차용기의 경우, 용기 외부에 기록된 개인정보 등 관련 정보를 삭제 후 재사용

○ **병원체 포장 방법**

- 바이러스 배양액은 카테고리 A 감염성물질 포장기준(UN 포장기준 P620)에 따라 3중 안전포장

* 포장 방법은 감염성물질 안전수송지침(2019, 질병관리본부) 내 카테고리 A 포장방법(p17) 준수

- 3차 수송용기 겉면에 보내는 사람, 받는 사람, 응급상황 시 연락처를 반드시 표기 및 UN2814 표식

○ **수송 시 유의사항**

- 신종 코로나바이러스 감염증 의심검체 및 병원체 수송 담당자 지정

* 수송담당자는 비상연락망을 유지하고 비상조치 등에 대한 사항을 숙지해야 하며 인수인계절차를 수행

- 감염성물질 안전수송지침(2019, 질병관리본부) 준수

4. 기타 사항

○ 환자로부터의 검체 채취 방법, 검체 운송 중 보관 조건 등은 '코로나바이러스 감염증-19 대응 지침(의료기관용)', '코로나바이러스감염증-19 선별진료소 운영안내'를 따름

○ 바이러스 배양 및 취급에 대한 기타 세부 사항은 SARS-CoV 및 MERS-CoV 취급 기준을 따름

5. 관련 문의(질병관리청 생물안전평가과)

○ 유전자재조합 실험: 043-719-8042, 8046

○ 병원체 취급관련: 043-719-8041, 8044

〈첨부 1〉 감염성물질 포장 예시

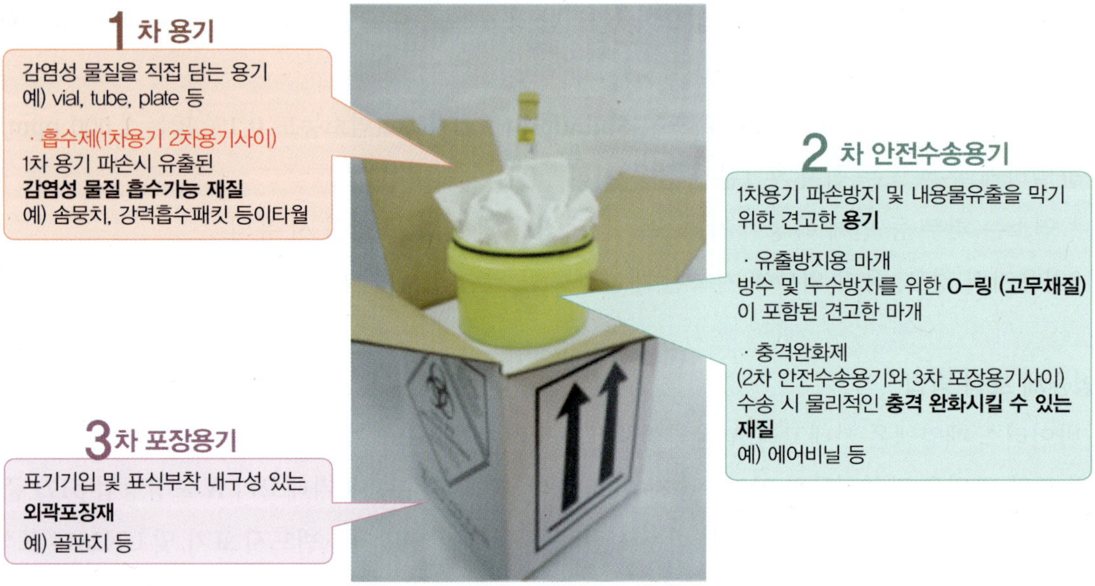

그림 3-1. 감염성물질 3중 포장 예시

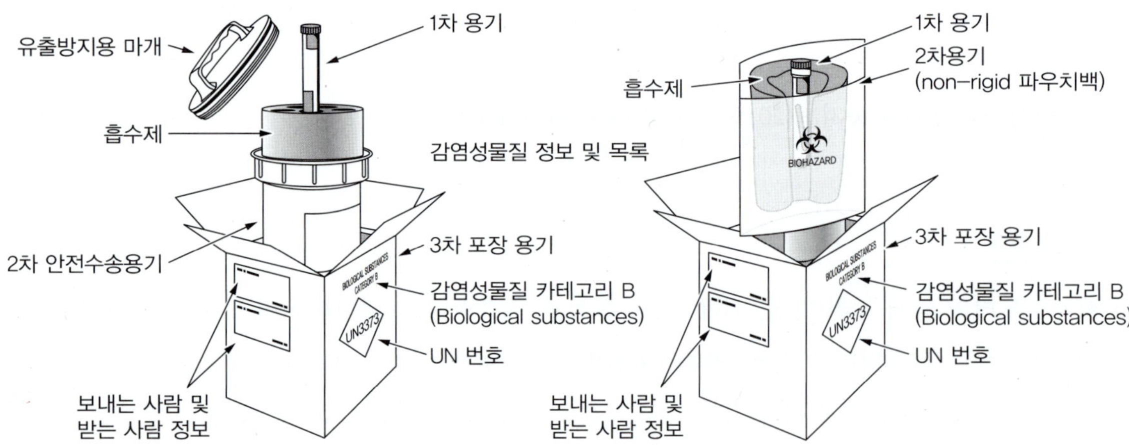

그림 3-2. 카테고리 B 감염성물질 포장 예시〉

〈첨부 2〉 코로나바이러스감염증-19 관련 생물안전 Q&A

Q1. 코로나바이러스(SARS-CoV-2)의 정제된 핵산의 분석 작업도 BL2 실험실에서 해야 하나요?

☞ 바이러스가 포함된 검체 또는 배양물에서 핵산만 정제하여 분리한 후 염기서열 분석 등 추가적인 분석실험에 이용하는 경우에는 생물안전 1등급(BL1) 실험실에서 할 수 있습니다.

Q2. 검사를 위해 채취한 검체를 개봉하려면 어디에서 하나요?

☞ 의심 환자 또는 확진 환자의 검체가 담긴 용기의 뚜껑을 열 때 에어로졸이 발생할 수 있으니 검사자의 안전을 위해 생물안전 2등급 수준의 실험실 내에 검증된 생물안전작업대 안에서 하시기 바랍니다.

Q3. 눈 보호구는 언제 착용하나요?

☞ 생물안전작업대(BSC) 외부에서 검체를 취급과정에서 검체가 튈 수 있는(splash) 작업(교반, 초음파 처리, 피펫팅 등)을 할 때 취급자의 눈 점막을 통해 감염을 일으킬 수 있기 때문에 고글이나 얼굴을 가리는 안면보호구를 쓰는 것이 안전합니다.

Q4. 혈액검사 등 진료목적의 검체 검사는 어디에서 하나요?

☞ 혈액, 혈청, 소변 검체 등으로 일상적 검사(혈액검사, 생화학검사, 면역혈청검사 등)를 실시할 때는 일반적인 임상 검체와 동일하게 표준주의를 실시 하시고, 코로나바이러스감염증-19 의심 환자 또는 확진 환자의 진료를 목적으로 수행하는 일상적 검사를 위해 불활화되지 않은 검체 전처리 과정(검체가 든 튜브(1차 용기) 개봉, 도말제작 등 시료 준비 등)은 생물안전작업대 안에서 실시하시기 바랍니다.(코로나바이러스감염증-19 검사실 진단지침, 제2판 참조)

다만, 불활화된 검체를 이용한 검사 · 시험 또는 1차 용기(검체 튜브 등)를 열지 않고 자동화기기(autoanalyzer)로 분석하는 작업은 생물안전 2등급 수준의 실험실 내에 생물안전작업대가 아닌 일반 작업대(실험대)에서 실시하여도 됩니다.

Q5. 검체 수송에 사용한 2차 용기를 재사용하려고 소독용액에 넣어 소독하였습니다. 사용한 소독액은 어떻게 버려야 하나요?

☞ 사용한 소독액은 폐기물관리법에 따라 액상 의료폐기물로 처리하여야 합니다.

Q6. 유전자변형생물체 개발·실험이 아닌 경우 코로나19 바이러스 검체 및 병원체를 취급할 때도 IBC를 받아야 하나요?

☞ 바이러스(야생주)를 직접 취급하는 실험의 경우, SARS-CoV-2는 제3위험군의 생물체로 기관의 생물연구 심의 및 생물안전 확보를 위하여 생물안전위원회(IBC) 승인을 권고합니다.

Q7. 유전자변형생물체 개발·실험인 경우 모두 기관승인 대상인가요? 대장균에 일부 유전자를 도입하는 실험도 해당 하나요?

☞ 모두 기관승인대상에 해당합니다. 「유전자재조합실험지침」 제9조에 따라 제2위험군 이상의 생물체를 이용한 유전자재조합 실험의 경우 사전에 기관승인을 받아야 하는 실험입니다. 그러므로 대장균에 SARS-CoV-2(제3위험군) 일부 유전자를 도입하는 실험도 기관승인 대상에 해당 하므로, 사전에 기관승인 후 실험해야 합니다.

<참고자료>

1. Laboratory biosafety guidance related to coronavirus disease(COVID-19). Interim guidance. 13 May 2020. WHO
   https://www.who.int/publications/i/item/laboratory-biosafety-guidance-related-to-coronavirus-disease-(covid-19)
2. Interim Laboratory Biosafety Guidelines for Handling and Processing Specimens Associated with Coronavirus Disease 2019 (COVID-19) Jan. 6, 2021. CDC, US
   https://www.cdc.gov/coronavirus/2019-ncov/lab/lab-biosafety-guidelines.html
3. Persistence of coronaviruses on inanimate surfaces and its inactivation with biocidal agents. Günter Kampf, Daniel Todt, Stephanie Pfaender, Eike Steinmann, Journal of Hospital Infection, Available online February 6, 2020.
   https://doi.org/10.1016/j.jhin.2020.01.022
4. Inactivation of surrogate coronaviruses on hard surfaces by health care germicides. R.L. Hulkower, L.M. Casanova, W.A. Rutala, D.J. Weber, M.D. Sobsey, Am J Infect Control, 39 (2011), pp. 401-407
5. Chemical disinfection of non-porous inanimate surfaces experimentally contaminated with four human pathogenic viruses. S.A. Sattar, V.S. Springthorpe, Y. Karim, P. Loro, Epidemiology and Infection, 102 (1989), pp. 493-505
6. 감염성물질 안전수송지침(2019, 질병관리본부)
7. 코로나바이러스감염증-19 검사실 진단 지침(제2판, 대한진단검사의학회 신종코로나비아러스 대책위원회, 질병관리청 감염병분석센터)
8. 유전자재조합실험지침[보건복지부고시 제2022-277호]
9. 실험실 생물안전지침(2019, 질병관리본부)

Chapter 04 감염성물질 수송가이드

4

부록

I. 감염성 물질의 용어 정의 및 분류

본 감염성물질 안전수송 지침(이하 수송지침)에서는 "UN 위험물 운송에 관한 권고"의 위험물질 분류* 및 세계보건기구(WHO)가 발간한 "감염성물질 수송가이드"에서 제시하는 생물학적 위해도에 따라 감염성물질을 2가지 카테고리(카테고리 A와 B)로 분류하였다.

생물학적 위해도에 따른 감염성물질 분류

- 카테고리 A : 수송과정 중 포장 외부로 유출되어 물리적인 접촉이 있는 경우 건강한 사람이나 동물에게 치명적인 질병이나 영구적 장애를 유발할 수 있는 병원체를 포함하거나, 포함하는 것으로 의심되는 감염성 미생물 배양체 또는 검체
- 카테고리 B : 카테고리 A 범주에 속하지 않는 병원체를 포함하거나, 포함하는 것으로 의심되는 감염성 미생물 배양체 또는 검체

UN 위험물 운송에 관한 권고' 중 위험물질 분류

6급 : Toxic and infectious substances (독성 & 감염성물질)

- 6.1 **분류** : Toxic substances **(독성물질)**

  식물, 동물, 박테리아 유래의 감염성물질을 포함하지 않는 독소나 감염성 물질로 분류되지 않는 독소

- 6.2 **분류** : Infectious substances **(감염성물질)**

  병원체를 보유한 것으로 추정되는 물질 또는 병원체를 보유한 물질로써 검체, 배양체, 병원체 등

감염성물질을 안전하게 포장 및 수송하기 위해, 우선적으로 고려되어야하는 생물학적 위해도에 따른 감염성물질 분류 절차는 다음과 같다.

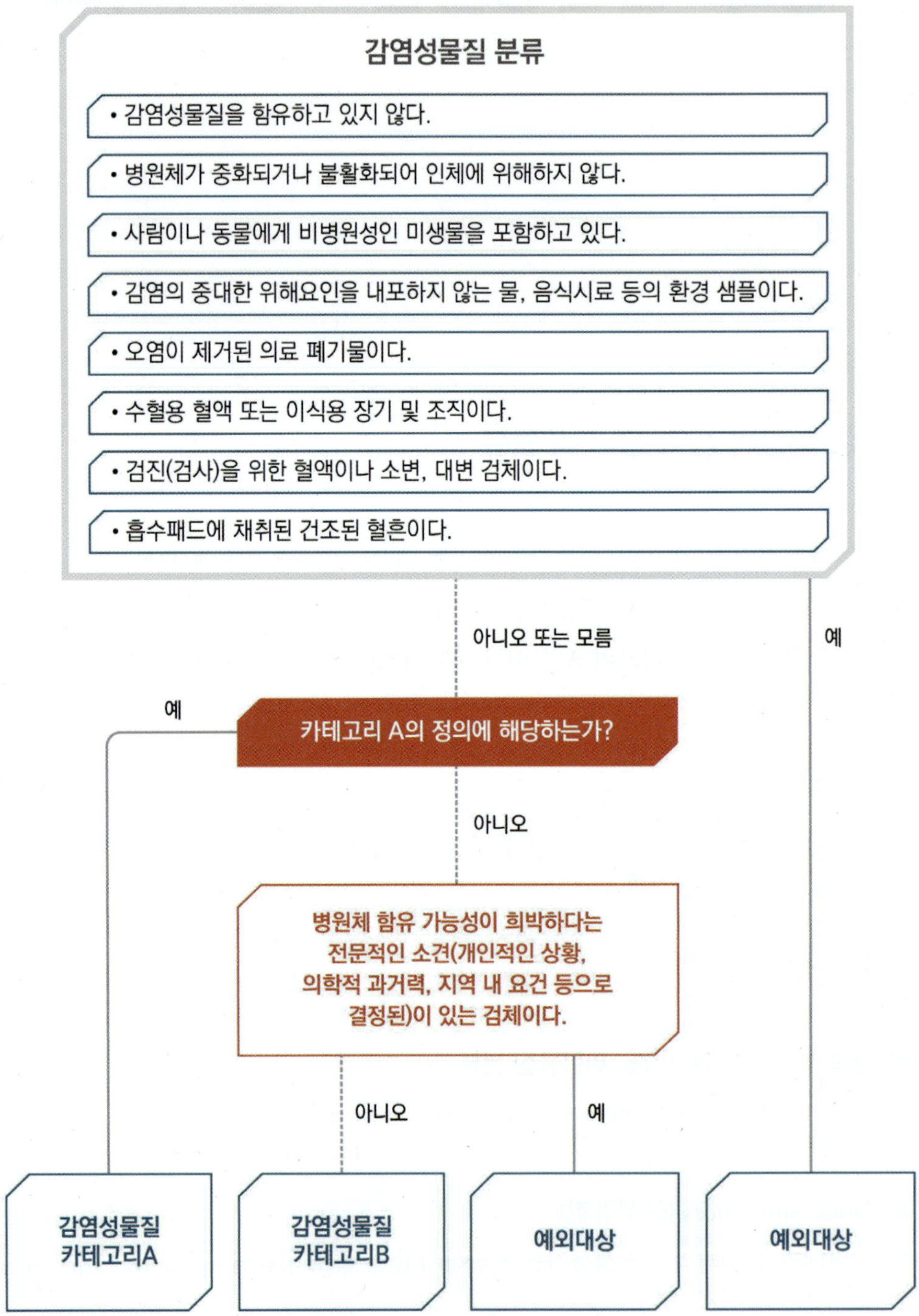

그림 4-1. 감염성물질 분류 절차

1. 용어 정의

1) 감염성물질 (Infectious substances)

감염성물질이란 병원체를 보유한 것으로 추정되는 물질 또는 병원체를 보유하는 물질로써 병원체, 검체, 배양체 등을 말한다.

2) 병원체 (Pathogens)

사람, 동물 및 식물 등의 생물체에 질병을 일으킬 수 있는 박테리아, 바이러스, 리케치아, 기생충, 곰팡이 및 프리온 등의 미생물(유전자변형미생물 포함)을 말한다.

3) 배양체 (Cultures)

병원체 증식을 목적으로 한 미생물 배양 결과물을 말하며 검체는 해당되지 않는다.

4) 검체 (Patient specimens)

질병 진단, 조사 및 질병 치료와 예방 등의 목적으로 사람이나 동물에게서 직접 채취된 배설물, 분비물, 혈액과 그 구성분, 조직과 조직액, 인체 조직 일부 및 인체에 대하여 감염원이 되는 동물 조직 그리고 그 밖의 가검물 등을 말한다.

2. 감염성물질의 분류

1) 카테고리 A (Category A)

카테고리 A 감염성물질(Infectious substances)은 수송과정 중 포장 외부로 유출되어 물리적인 접촉이 있는 경우 건강한 사람이나 동물에게 치명적인 질병이나 영구적 장애를 유발할 수 있는 병원체 및 검체 등의 감염성물질을 말한다.

카테고리 A 범주

- 제4위험군 병원체의 배양체 및 검체(의심 검체 포함)
- 제3위험군 병원체의 배양체
- 제2위험군 고위험병원체*의 배양체

• 제4위험군 병원체의 배양체 및 검체

제4위험군은 사람에게 감염되었을 경우 증세가 매우 심각하거나 치명적이며 예방 또는 치료가 어려운 질병을 일으킬 수 있는 생물체로서, 해당 병원체의 배양체 및 검체(의심검체 포함)가 포함된다.

•제3위험군 병원체의 배양체

제3위험군은 사람에게 감염되었을 경우 증세가 심각하거나 치명적일 수도 있으나 예방 또는 치료가 가능한 질병을 일으킬 수 있는 생물체로서, 해당 병원체의 배양체만 포함된다.

- 전염성 해면상 뇌병증(BSE, vCJD) 병원체는 검체(의심 검체 포함) 포함

•제2위험군 중 고위험병원체의 배양체

제2위험군 중「감염병의 예방 및 관리에 관한 법률」에 따라 고위험병원체로 지정된 병원체(배양체)는 카테고리 A에 준한다. (*Chlamydia psittaci, Clostridium botulinum, Shigella dysenteriae* type 1, Vibrio cholerae O1 · O139, Eastern equine encephalitis virus, Western equine encephalitis virus)

※ 생물체의 위험군 분류는 '유전자재조합실험지침' 참조

> **참고 고위험병원체**
>
> 「감염병의 예방 및 관리에 관한 법률」에 따라 생물테러의 목적으로 이용되거나 사고 등에 의하여 외부에 유출될 경우 국민건강에 심각한 위험을 초래할 수 있는 감염병 병원체를 말한다.

2) 카테고리 B (Category B)

카테고리 B 감염성물질(Biological substances)은 카테고리 A에 속하지 않는 병원체를 포함하거나, 포함하는 것으로 의심되는 검체 등의 감염성물질을 말한다.

•제3위험군 병원체의 검체

제3위험군은 사람에게 감염되었을 경우 증세가 심각하거나 치명적일 수도 있으나, 예방 또는 치료가 가능한 질병을 일으킬 수 있는 생물체로서, 해당 병원체의 검체(의심검체 포함)를 포함한다.

•제2위험군 병원체의 배양체, 검체

제2위험군은 사람에게 감염되었을 경우 증세가 심각하지 않고 예방 또는 치료가 비교적 용이한 질병을 일으킬 수 있는 생물체로서, 병원체의 배양체, 검체(의심검체 포함)를 포함한다.

3) 카테고리 A & B 예외 대상 (비감염성 물질)

감염성물질 카테고리 A와 카테고리 B에 해당하지 않는 비감염성물질은 본 수송지침에서 명시한 포장 규정이 아닌 별도의 안전 포장(3중 안전 포장) 및 수송 방법을 정하여 수송할 수 있다.

카테고리 A & B 예외 대상

- 병원체를 포함하는 물질이 중화되거나 불활화되어 더 이상 질병을 유발할 수 없는 물질(제4위험군, 고위험병원체에 해당되는 병원체를 불활화하여 비감염성 물질로 수송하고자 하는 경우, 멸균이나 불활화 확인 등의 절차를 거친 후 카테고리 B에 준하는 3중 안전 포장 작업을 수행한다.)
- 사람이나 동물에게 질병을 일으키는 감염성 물질을 포함하지 않는 것
- 사람이나 동물에 비병원성인 미생물을 포함하는 물질
- 심각한 감염 유발원이 아니라고 판단되는 음식, 물 등의 환경 시료
- 수혈용 혈액과 혈액 구성 요소
- 이식용 조직 및 장기
- 흡습제에 채취된 건조 혈흔 및 배설물
- 오염원이 제거된 의료폐기물
- 병원체 함유 가능성이 희박하다는 전문적 소견이 있는 검체

※ 포르말린(30 mL 이하)으로 고정한 조직 검체
※ 파라핀 고정 조직 검체
※ 고정한 세포 도말표본
※ 항체, 콜레스테롤, 글루코오스, 호르몬, 암진단, 신장 또는 간기능 검사 등 진단시험을 위한 혈액이나 소변 검체 등

II. 감염성물질의 포장 및 표식

감염성물질을 수송하고자 할 때는 국제 기준인 'UN 위험물 운송에 관한 권고' 포장 기준 (Packaging Instruction)과 생물학적 위해도에 따른 포장 및 표식 기준을 따라, 발송자 (진단의뢰기관, 분양기관 등)는 3중 안전 포장을 수행해야 한다.

또한, 감염성물질을 취급(포장 작업 등)하는 자는 감염성물질의 위해 등급에 따라 적합한 개인보호구(장갑, 마스크, 보호복 등)를 착용하며, 사용한 개인보호구와 기구는 의료폐기물 처리 절차에 따라 폐기한다.

1. 카테고리 A (Category A)의 포장 및 표식

1) 카테고리 A 감염성물질 포장

카테고리 A 감염성물질 포장은 UN 포장기준 P620을 준수하여 3중 안전 포장을 수행해야 한다. 1차 용기는 누수방지용기로 수송과정에서 임의의 충격에 의한 파손을 막기 위해 견고한 용기(플라스틱 용기 등)를 사용해야 한다. 2차 안전 수송용기는 95kPa 내부압력을 견딜 수 있는 누수방지용기여야 하며, 수송과정 중 임의의 충격에 의한 파손을 방지하고자, 안정성이 입증된 3차 포장 용기를 사용해야 한다.

감염성물질 카테고리 A의 포장

- 감염성물질 카테고리 A의 포장

가. 포장 용기 및 내용물

① 1차 용기

감염성물질에 직접 닿는 용기로 방수 가능한 용기를 사용해야 하며, 스크류 캡 등 마개를 이용하여 내용물의 유출을 방지하도록 밀봉한다.

② 2차 안전 수송용기

2차 안전 수송용기는 1차 용기 보호 및 파손을 방지하고자 내구성이 뛰어나야 한다. 방수 및 누수방지 용기(플라스틱, 철제 등)로 -40 ~ +55℃ 범위 온도와 95kPa 이상의 압력 차이에서 발생되는 내부압력을 견딜 수 있는, 안전성이 입증된 2차 용기를 사용한다.

③ 3차 포장 용기(최종 외곽 포장 용기)

3차 포장 용기는 2차 안전 수송용기를 담는 최종 외곽 포장 용기로, 수송 중 외부의 물리적 충격을 견딜 수 있도록 제작되어야 한다. 1차와 2차 용기를 포함하여 UN에서 제시한 기준에 적합한 안전성 검사를 받은 3차 포장 용기 제조 규격*(UN 표준마크)이 표기된 3차 포장 용기를 사용한다.

참고 3차 포장 용기 제조 규격 표기 사항

(UN) 4G/Class 6.2/22/ROK/○○○

- 4G : 3차 포장 용기 재질
- Class 6.2 : 해당되는 위험물 분류의 포장지 내구성 테스트 수행
- 22 : 제조년도 끝에 두 자리 (2022)
- ROK : 제조국가 (Republic of Korea)
- ○○○ : 3차 포장 용기 제조회사의 코드

④ 흡수제

1차 용기와 2차 안전 수송용기 사이에 포함되는 내용물로써 1차 용기 파손 시 감염성물질을 흡수할 수 있는 재질을 사용한다.

(예 : 흡수용 패드, 흡수용 겔, 코튼볼 등)

⑤ 충격 완화제

1차 용기와 2차 안전 수송용기 사이, 2차 안전 수송용기와 3차 포장 용기 사이의 공간에 채우는 내용물로써 수송 시 물리적 충격을 완화시킬 수 있는 재질을 사용한다. (예 : 에어비닐 등)

나. 포장 방법

반드시 전용 수송용기를 사용하여 수송과정 중 사고가 발생하더라도 감염성물질이 외부로 유출되지 않도록 3중 안전 포장한다.

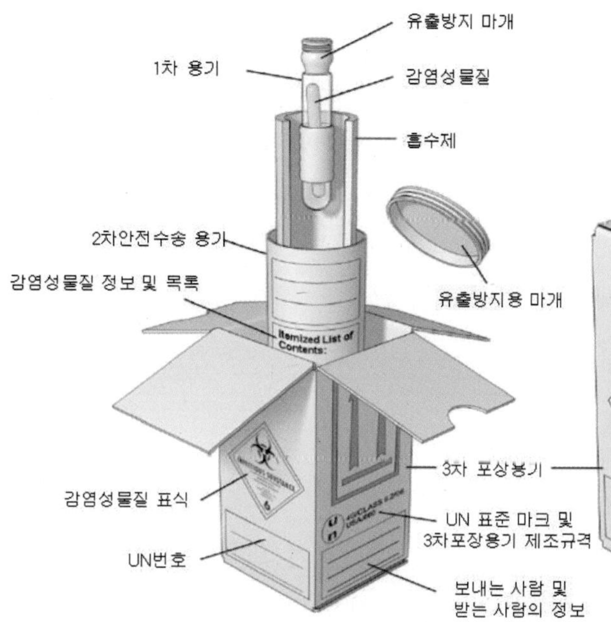

그림 4-2. 카테고리 A 감염성물질 포장 예시

① 카테고리 A에 해당되는 감염성물질을 방수 및 누수방지가 되는 유리, 금속, 플라스틱 재질의 1차 용기에 넣는다.

- 1차 용기에 포장 가능한 감염성물질의 최대 부피는 50 ㎖ , 최대 무게는 50 g이다.

② 감염성물질을 담고 뚜껑을 닫은 후 1차 용기의 외부는 반드시 적절한 소독제(의료용 소독제)를 사용하여 소독한다.

③ 1차 용기는 충분한 양의 흡수제로 둘러 싼 후 1차 용기의 마개 부위가 위쪽을 향하도록 2차 안전 수송용기에 넣고 방수 및 누수방지를 위해 O-링이 포함된 스크류 캡 등 견고한 마개로 닫는다.

- 1차 용기 내 감염성물질의 양을 모두 흡수할 수 있는 흡수제를 충분히 넣어 유출 가능성을 최소화 한다.

④ 3차 포장 용기 안에 수송 중 외부 충격을 감소시키기 위한 에어비닐 등 충격완화제를 넣고, 2차 안전 수송용기는 흔들리지 않도록 고정시킨다.

⑤ 시험의뢰서 등 감염성물질 정보는 2차 안전 수송용기와 3차 포장 용기 사이에 넣는다. 필요한 경우 감염성물질의 내용 및 용량을 2차 안전수송용기 표면에 부착한다.

⑥ 3차 포장 용기(외곽 포장 용기)는 각 단면이 최소 10 cm 이상이어야 한다.

⑦ 3중 안전 포장이 완료된 수송 용기는 최대 부피 4 L 또는 무게 4 kg을 초과할 수 없다.

2) 카테고리 A 감염성물질 표식 및 표기

카테고리 A 감염성물질을 포장할 때에는 최종 외곽 포장 용기에 직접 연락이 가능한 수신 · 발송자 기입과 24시간 연락 가능한 연락처 기입으로, 인수인계 확인 및 응급상황 시 비상 연락이 가능하도록 하며, 감염성물질 마크(생물학적 위해 표식)와 방향표식을 부착해야 한다.

감염성물질 카테고리 A의 표식 및 표기

- 표식 : 감염성물질 마크(생물학적 위해 표식), 방향 표식
- 표기 : 수신 · 발송자, 응급상황 시 연락처

가. 표식 부착 (기본)

• 감염성물질 위해 표식(생물학적 위해 표식)

감염성물질 위해 표식(생물학적 위해 표식)을 3차 포장 용기 외부에 부착한다. “감염성 물질(Infectious Substance, Category A)”은 글자 높이가 6 mm 이상 되도록 기재하며, ‘포장이 손상되거나 감염성물질의 유출이 있는 경우 보건당국(국제수송) 또는 119 (국내수송)에 알려야 한다.’는 문구를 포함해야 한다.

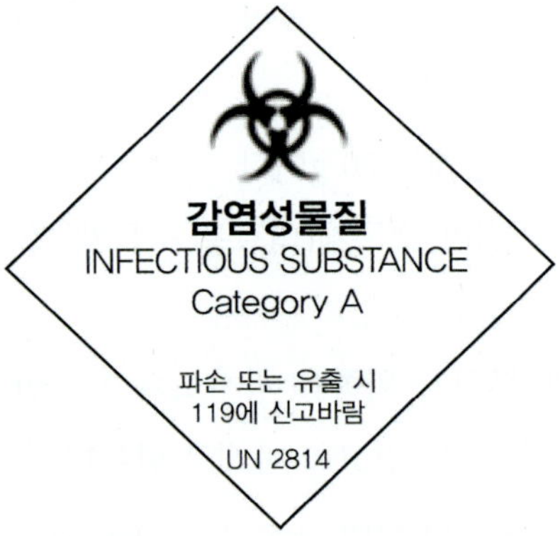

- 감염성물질
  (Class 6, Division 6.2)

- UN 번호* (카테고리 A) :
  UN 2814 (인체위해성 감염성물질)
  UN 2900 (동물위해성 감염성물질)

참고 UN 번호(UN number)

UN 위험물 수송 전문가위원회가 운송 위험물 및 유해 화학물질 등 위험물질 군을 식별하기 위하여 부여한 4자리 숫자를 말한다.

• 방향 표식

1차 용기 마개와 화살표의 방향이 동일하도록 방향표식을 3차 포장 용기의 각 옆면에 부착한다.

• 방향 표식
반대편 면에 각 1개씩 부착

나. 표기 사항

- 발송자 이름, 주소 및 전화번호
- 수신자 이름, 주소 및 전화번호
- 응급상황 시 24시간 연락 가능한 책임자 이름 및 전화번호
- 사고 시 응급처리 연락처 : 119

2. 카테고리 B (Category B)의 포장 및 표식

1) 카테고리 B 감염성물질 포장

카테고리 B 감염성물질의 포장은 UN 포장기준 P650을 준수한 3중 안전 포장을 수행해야 한다. 1차 용기와 2차 안전 수송용기는 누수방지용기로 수송과정에서 임의의 충격에 의한 파손을 막기 위해 견고한 용기(플라스틱용기 등) 사용과 수송 중 물리적 충격을 견딜 수 있는 내구성이 있는 3차 포장용기를 사용해야 한다.

감염성물질 카테고리 B의 포장

UN 포장기준 P650 준수한 3중 안전 포장(견고한 2차, 3차 포장 용기 사용)

가. 포장 용기 및 내용물

① 1차 용기

감염성물질에 직접 닿는 용기로 방수 가능한 용기를 사용해야 하며, 스크류 캡 등 마개를 이용하여 내용물의 유출을 방지하도록 밀봉한다.

② 2차 안전 수송용기

2차 안전 수송용기는 1차 용기 보호 및 파손을 방지하고자 내구성이 뛰어나야 한다. 수송과정에서 임의의 충격에 의한 파손과 압력 변화를 견딜 수 있는 재질로 견고해야 하며, 방수 및 누수 방지 용기(플라스틱, 철제 등)를 사용해야 한다. 액상의 감염성 물질의 경우, 95kPa 이상의 압력 차이에서 발생하는 내부압력을 견딜 수 있는 용기를 사용하여야 한다. 항공으로 운송되는 액상의 감염성물질을 포장하는 경우에는 -40 ~+55℃ 범위 온도와 95kPa 이상의 압력 차이에서 발생하는 내부압력을 견딜 수 있는 용기를 사용하여야 한다.

③ 3차 포장 용기(최종 외곽 포장 용기)

2차 안전 수송용기를 담을 수 있는 최외곽 포장용기를 말하며 2차 안전 수송용기 또는 3차 포장용기는 수송 중 물리적 충격을 견딜 수 있는 내구성이 있는 용기를 사용해야 한다. 항공으로 운송되는 감염성물질의 3차 포장용기는 반드시 내구성 있는 견고한 용기를 사용한다.

④ 흡수제

1차 용기와 2차 안전 수송용기 사이에 포함되는 내용물로써 1차 용기 파손 시 감염성물질을 흡수할 수 있는 재질을 사용한다.
(예 : 흡수용 패드, 흡수용 겔, 코튼볼 등)

⑤ 충격완화제

1차 용기와 2차 안전 수송용기 사이, 2차 안전 수송용기와 3차 포장 용기 사이의 공간에 채우는 내용물로써 수송 시 물리적 충격을 완화시킬 수 있는 재질을 사용한다. (예 : 에어비닐 등)

나. 포장 방법

수송과정 중 사고가 발생하더라도 카테고리 B 감염성물질이 외부로 유출되지 않도록 3중 안전 포장한다.

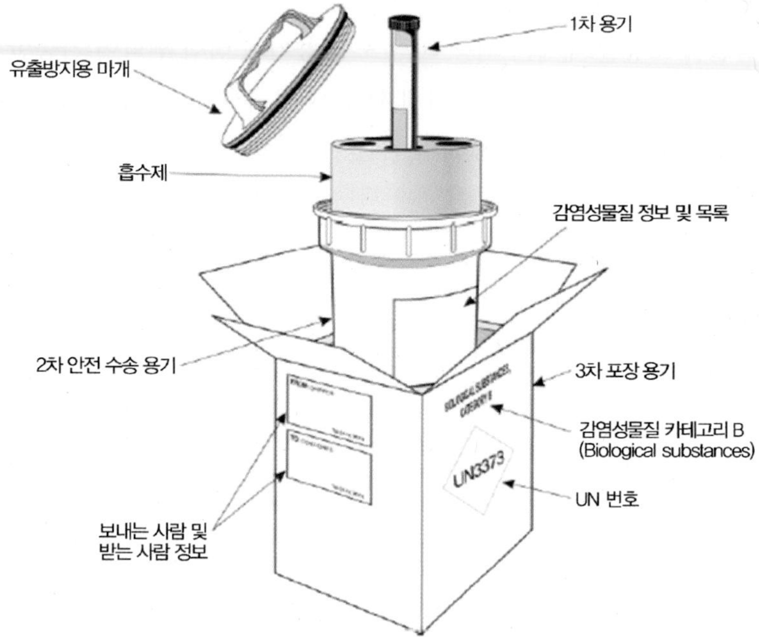

그림 4-3. 카테고리 B 감염성물질 포장 예시

① 카테고리 B에 해당하는 감염성물질을 방수 및 누수방지가 되는 유리, 금속, 플라스틱 재질의 1차 용기에 넣는다.

• 1차 용기에 포장 가능한 감염성물질의 최대 부피는 1 L, 최대 무게는 1 kg이다.

② 감염성물질을 담고 뚜껑을 닫은 후 1차 용기의 외부는 반드시 적절한 소독제(의료용 소독제)를 사용하여 소독한다.

③ 1차 용기는 충분한 양의 흡수제로 둘러싼 후 1차 용기의 마개 부위가 위쪽을 향하도록 2차 안전 수송용기에 넣고 방수 및 누수 방지를 위해 O-링이 포함된 스크류 캡 등 견고한 마개로 닫는다.
1차 용기 내 감염성물질의 양을 모두 흡수할 수 있는 흡수제를 충분히 넣어 유출 가능성을 최소화 한다.

④ 3차 포장 용기 안에 수송 중 외부 충격을 감소시키기 위한 에어비닐 등 충격완화제를 넣고, 2차 안전 수송용기는 흔들리지 않도록 고정시킨다.

⑤ 시험의뢰서 등 감염성물질 정보는 2차 안전 수송용기와 3차 포장 용기 사이에 넣는다. 필요할 경우 감염성물질의 내용 및 용량을 2차 안전 수송용기 표면에 부착한다.

⑥ 3차 포장 용기(외곽 포장 용기)는 각 단면이 최소 10 ㎝ 이상이어야 한다.

⑦ 3중 안전 포장이 완료된 수송 용기는 최대 부피 20ℓ또는 무게 20 ㎏ 을 초과할 수 없다.

2) 카테고리 B 감염성물질 표식 및 표기

카테고리 B 감염성물질을 포장할 때에는 최종 외곽 포장 용기에 직접 연락이 가능한 수신 · 발송자 기입과 24시간 연락 가능한 연락처 기입으로 인수인계 확인 및 응급상황 시 비상연락이 가능하도록 하며, 감염성물질(Biological substance, Category B)과 방향 표식을 부착해야 한다.

감염성물질 카테고리 B의 표식 및 표기

- 표식 : 감염성물질 표식, 방향 표식
- 표기 : 수신 · 발송자, 응급상황 시 연락처

가. 표식 부착

• 감염성물질 표식

감염성물질 위해 표식은 3차 포장 용기 외부에 부착한다. "감염성물질(Biological substance, Category B)"은 글자 높이가 6 mm이상 되도록 기재하며, '포장이 손상되거나 감염성물질의 유출이 있는 경우 보건당국(국제수송) 또는 119(국내수송)에 알려야 한다.'는 문구를 포함해야 한다.

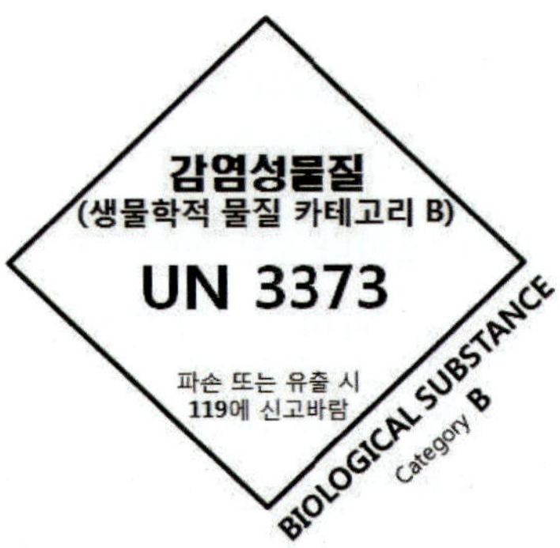
감염성물질
(생물학적 물질 카테고리 B)
UN 3373
파손 또는 유출 시
119에 신고바람
BIOLOGICAL SUBSTANCE
Category B

- 감염성물질
  (Class 6, Division 6.2)
- UN 번호 :
  UN 3373(카테고리 B)

• 방향 표식

1차 용기 마개와 화살표의 방향이 동일하도록 방향표식을 3차 포장 용기의 각 옆면에 부착한다.

- 방향 표식
- 반대편 면에 각 1개씩 부착

나. 표기 사항

- 발송자 이름, 주소 및 전화번호
- 수신자 이름, 주소 및 전화번호
- 응급상황 시 24시간 연락이 가능한 책임자 이름 및 전화번호
- 사고 시 응급처리 연락처 : 119

3. 감염성물질 냉매 포장

1) 감염성물질 냉매 포장

감염성물질 수송 중 저온환경을 유지하기 위해 냉매(얼음, 아이스 팩, 드라이아이스)를 사용하여 포장하는 경우에 해당한다. 감염성물질에 해당되는 카테고리 포장 기준을 준수하여 포장을 수행하며, 2차 안전 수송용기를 완전히 밀폐시킨 후, 냉매제는 2차 안전 수송 용기 외부(3차 포장 용기 내부) 또는 3차 포장 용기 이부(외곽포장 내부)에 두어 포장한다. 냉매제로 얼음 또는 드라이아이스를 사용 시 냉매제가 녹아도 2차 안전 수송용기는 제 위치에 고정되어 있어야 한다. 냉매제를 담는 용기는 수송 중에 냉매제로부터 발생하는 융해로부터 3차 포장 용기(최종 외곽 포장 용기) 상태가 손상되지 않도록 방수가 되는 포장재여야 한다.

- 1차 용기 및 2차 안전 수송용기는 냉매 소멸에 따른 온도와 압력 변화에서도 원래의 형태가 물리적으로 유지되어야 한다.
- 드라이아이스를 냉매제로 사용 시 기화된 이산화탄소가 배출되지 못하면 폭발의 위험성이 있으므로 가스가 밖으로 배출될 수 있도록 포장한다.

가. 포장 용기 및 내용물

① **냉매제**

감염성물질의 수송 환경을 저온으로 유지시킬 수 있는 물질로 수송시간과 환경을 고려하여 사용한다 (예 얼음, 아이스 팩, 액체 질소, 드라이아이스 등)

② 냉매제 용기

냉매제로부터 발생하는 융해로부터 수신 · 발송자가 기입된 최종 외곽 포장 용기의 상태를 보존할 수 있는 방수 가능한 재질로 수송 환경을 저온으로 유지할 수 있는 용기를 사용해야한다(예 스티로폼 박스).

나. 포장 방법

냉매제를 2차 안전 수송용기 외부(3차 포장 용기 내부)에 담는 경우

① 감염성물질이 냉매제와 직접 접촉하지 않도록 2차 안전 수송용기를 완전히 밀폐 시킨다.

② 냉매제를 2차 안전 수송용기 외곽에 둘러싸며, 냉매제를 담는 용기 안에 2차 안전 수송용기가 수송 중에 흔들리지 않도록 고정한다.

③ 냉매제 용기를 감염성물질 3차 포장 용기에 넣는다.

④ 시험의뢰서 등 감염성물질 정보는 냉매제 용기 외부에 넣는다.

⑤ 최종 외곽 포장 용기에 해당되는 표식을 부착하고, 표기 내용을 기입한다.

•냉매제를 3차 포장 용기 외부(외곽포장 내부)에 담는 경우

① 냉매제를 3차 포장 용기의 외곽에 둘러싸며, 수송 중에 흔들리지 않도록 냉매제 용기 안에 3차 포장 용기를 고정시킨다.

② 냉매제 용기를 감염성물질 표식 부착 및 표기 가능한 최종 외곽 포장 용기(4차)에 넣는다.

③ 최종 외곽 포장 용기에 감염성물질이 해당하는 표식을 부착하고, 표기 내용을 기입한다.

2) 감염성물질 냉매 포장 표식 및 표기

감염성물질을 냉매 포장한 경우, 별도의 표식이나 표기 내용이 추가되지는 않지만 위험물 Class 9에 해당되는 '드라이아이스'를 냉매제로 사용하는 경우, 해당하는 표기 및 표식 요건을 따라야 한다.

가. 표식 부착

• 해당하는 감염성물질 카테고리에 맞는 기본 표식 부착

• Miscellaneous hazard (Class 9) 표식 (드라이아이스 사용 시)

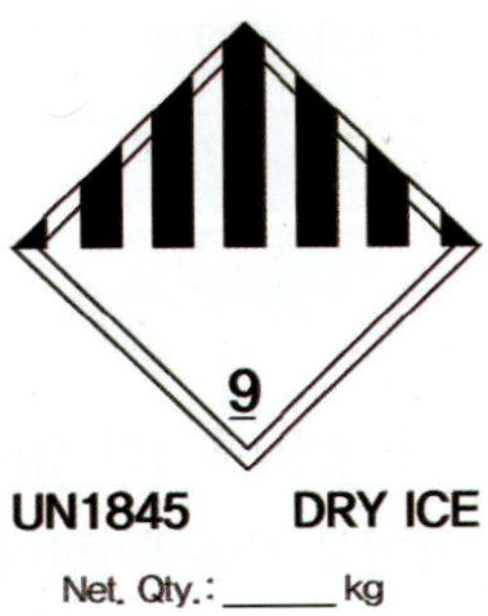

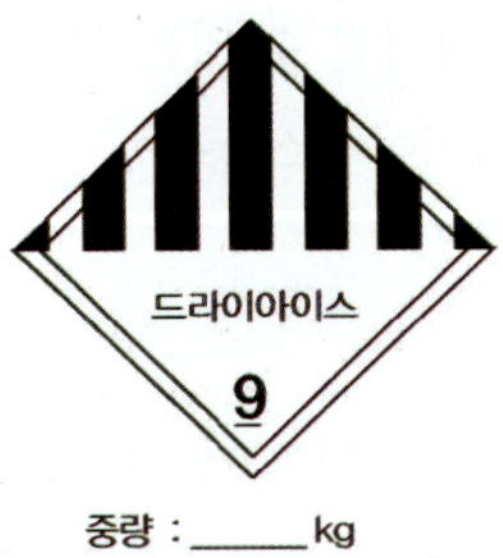

• 드라이아이스

• UN 번호 : UN 1845

나. 표기 사항

- 발송자 이름, 주소 및 전화번호
- 수신자 이름, 주소 및 전화번호
- 응급상황 시 24시간 연락 가능한 책임자 이름 및 전화번호
- 사고 시 응급처리 연락처 : 119
- 드라이아이스 중량(무게)

4. 감염성물질 다중 포장 및 다수 포장

1) 다중 포장(Overpack)

다중 포장은 동일한 카테고리의 감염성물질을 개별로 3중 안전 포장한 경우, 하나의 포장단위로 재포장하는 것을 의미한다.

가. 포장 방법

① 동일한 카테고리의 3중 안전 포장된 감염성물질들을 최종 외곽 포장 용기에 넣은 후, 흔들리지 않고 올바른 방향으로 위치하여 수송될 수 있도록 고정한다.

② 최종 외곽 포장 용기에 내용물에 해당하는 표식을 부착하고, 표기 내용을 기입한다.

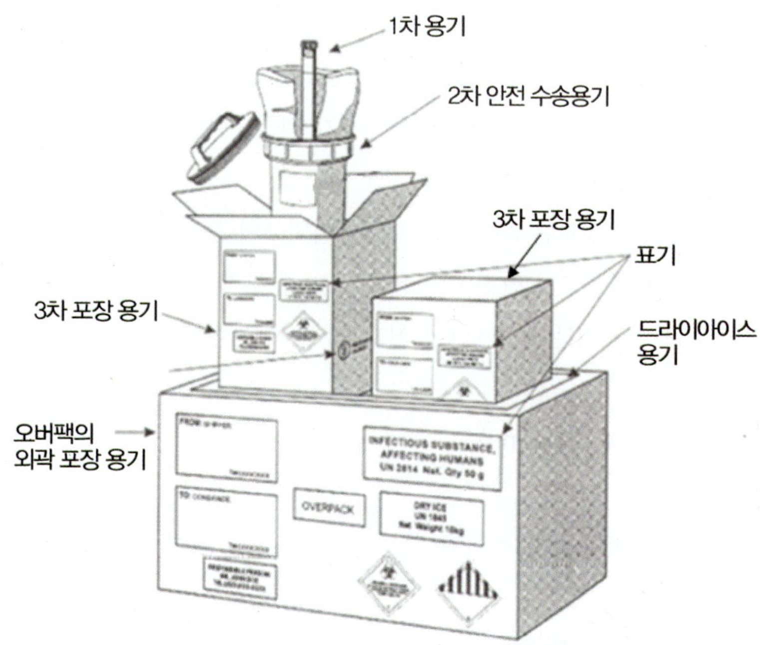

그림 4-4. 드라이아이스(냉매)를 사용한 다중 포장(카테고리 A) 예

나. 표기 및 표식(Marking and Labelling)

① 표식 부착

- 해당하는 감염성물질 카테고리에 적합한 기본 표식 부착

② 표기 사항

- 발송자 이름, 주소 및 전화번호
- 수신자 이름, 주소 및 전화번호
- 응급상황 시 24시간 연락 가능한 책임자 이름 및 전화번호
- 사고 시 응급처리 연락처 : 119
- "다중포장"임을 반드시 표기

2) 다수 포장(2차 안전 수송용기 내 다수 1차 용기 포장)

동일한 카테고리의 여러 1차 용기들을 하나의 2차 안전 수송용기 내에 포장함을 의미한다.

가. 포장 방법

① 감염성물질은 방수 및 누수방지가 되는 유리, 금속, 플라스틱 재질의 1차 용기에 넣는다.

② 감염성물질이 담긴 1차 용기의 외부는 반드시 적절한 소독제(의료용 소독제)를 사용하여 소독한다.

③ 1차 용기를 충분한 양의 흡수제로 둘러싼 후 내용물이 수송 중 유출되어 교차오염되지 않도록, 지퍼백(밀봉 가능한 봉지)등으로 개별 포장한다.

④ 개별 포장된 1차 용기들을 마개 부위가 위쪽을 향하도록 2차 안전 수송용기에 넣고 흔들리지 않도록 고정한 후 방수 및 누수 방지를 위해 O-링이 포함된 스크류 캡 등 견고한 마개로 닫는다.

⑤ 3차 포장 용기 안에 수송 중 외부 충격을 감소시키기 위한 에어비닐 등 충격완화제를 넣고, 2차 안전 수송용기는 흔들리지 않도록 고정시킨다.

⑥ 시험의뢰서 등 감염성물질 정보는 2차 안전 수송용기와 3차 포장 용기 사이에 넣는다. 필요한 경우 감염성물질의 내용 및 용량을 2차 안전 수송용기 표면에 부착한다.

⑦ 3차 포장 용기(외곽 포장 용기)는 각 단면이 최소 10 ㎝ 이상이어야 한다.

나. 표기 및 표식(Marking and Labelling)

① 표식 부착

- 해당하는 감염성물질 카테고리에 적합한 기본 표식 부착

② 표기 사항

- 발송자 이름, 주소 및 전화번호
- 수신자 이름, 주소 및 전화번호

- 응급상황 시 24시간 연락 가능한 책임자 이름 및 전화번호
- 사고 시 응급처리 연락처 : 119

III. 감염성물질의 수송

1. 카테고리 A

카테고리 A 감염성물질은 직접 또는 위탁하여 수송할 수 있으나 우편 및 일반적인 대중교통*을 이용하여 수송할 수 없다.

> * 일반적인 대중교통이란 여객실과 화물실이 분리되어 있지 않은 대중교통을 의미한다. 도서 지역 등으로부터 카테고리 A 감염성물질 수송 시 대중교통을 이용할 수 밖에 없는 경우, 수송자의 직접 탑승을 전제로 화물실과 여객실이 명확히 분리되어 있는 대중교통을 이용하여 수송할 수 있으나 해당 대중교통운송과 관련된 법률을 따라야 한다.(위험물선박운송 및 저장규칙, 여객자동차 운수사업법, 위험물철도운송규칙, 항공위험물운송기술 기준 등)

1) 직접 수송 - 수송 절차

① 카테고리 A 감염성물질 전용 수송용기를 사용하여 UN P620 포장기준에 따라 3중으로 안전하게 포장한다.

② 포장한 카테고리 A 감염성물질을 승용차 등 차량의 화물칸에 비치하여 흔들리지 않도록 고정한다. 수송 차량 내에는 만일의 사태를 대비하여 적절한 개인보호구(보호복, 마스크, 장갑 등)와 오염처리 용품(생물학적 유출물 처리함)이나 흡습포(방포), 소독제, 의료폐기물 전용 용기 등의 처리 물품을 준비한다.

③ 이동 경로 선정
안전한 경로로 최단 시간에 이동할 수 있는 경로를 선정한다.

④ 이동 중 도로 교통 신호 및 규칙을 준수하여 안전하게 이동한다. 휴게소에 정차하거나 비상상황이 발생하는 경우 차량 내 필수 인원이 잔류하여야 하며 시건 조치 등 유실, 도난, 방출 등을 예방하는 조치를 취한다.

⑤ 목적지에 도착하면 수송자는 인수자에게 연락하여, 인수인계 절차를 수행한다.

2) 위탁 수송 - 수송 절차

① 수송을 위탁하려는 자는 수송기관의 내부규정을 확인하고 수송자에게 위탁하는 물품이 감염성물질임을 알린다.

(수송기관은 감염성물질(위험물) 수송 가능 대상 기준, 자체 규정 등을 별도로 가질 수 있으므로 해당 감염성물질 수송을 위한 세부 사항은 수송을 위탁하려는 자(발송자)가 세밀히 확인 후 위탁한다.)

② 수송을 위탁하려는 자는 카테고리 A 감염성물질을 수송할 경로, 수송자, 도착시간 등을 검토하여 적합성 및 안전성을 판단한다.

③ 수송을 위탁하려는 자는 수송기관에 카테고리 A 감염성물질을 인계하며, 감염성물질 인수 인계절차를 면밀히 확인하여 수송계획을 확정한다.

④ 수송기관은 위탁받은 감염성물질의 특성 및 수신자 정보를 확인하고 안전하게 수송한다.

⑤ 수송을 위탁한 자는 예정된 도착시간에 수신자에게 도착 여부를 확인한다.

3) 수송 시 주의사항

① 수송 중 카테고리 A 감염성물질은 여객공간과 분리된 화물칸에 둔다.

② 직접 및 위탁수송 등 감염성물질을 수송하는 경우에는 만일의 사태에 대비하여 비상연락망을 유지하고 비상조치 등에 대한 사항을 숙지해야 하며 시건 조치 및 철저한 인수인계절차를 수행한다.

③ 국제규정에 따라 포장되어 국내에 반입된 감염성물질은 포장의 변경없이 최종 목적지 까지 수송한다.

2. 고위험병원체

「감염병의 예방 및 관리에 관한 법률」로 지정된 고위험병원체는 카테고리 A에 준하며, 고위험병원체를 반입하거나 이동하고자 할 경우 질병관리청에 사전 반입허가 신청 및 이동신고를 해야 한다. 기타 고위험병원체와 관련하여 상세한 내용은 '고위험병원체 취급 및 보존 안전관리가이드', '고위험병원체 취급시설 및 안전관리에 관한 고시(질병관리청)'를 참고한다.

1) 직접 수송 - 수송 절차

① 카테고리 A 감염성물질 전용 수송용기를 사용하여 UN P620 포장기준에 따라 3중으로 안전하게 포장한다.

② 포장한 고위험병원체 수송용기는 승용차 등 차량의 화물칸에 비치하여 이동 중 흔들리지 않도록 고정한다.

- 수송 차량 내에는 만일의 사태를 대비한 적절한 개인보호구(보호복, 마스크, 장갑 등)와 오염처리 용품(생물학적 유출물 처리함)이나 흡습포(방포), 소독제, 의료폐기물 전용 용기 등의 처리 물품을 준비한다.

③ 고위험병원체 이동 신고 시 첨부한 운반계획서에 따라 고위험병원체를 수송한다.

- 고위험병원체를 보내는 기관 또는 받는 기관이 직접 차량을 운전하는 경우, 기관 내 지정된 고위험병원체 전담관리자가 동행하여야 한다.
- 수송자와 고위험병원체 전담관리자는 만일의 경우 발생할 수 있는 생물안전사고에 대비하여 처리대응 방법 등을 준비해야 한다.

④ 이동 중 도로 교통 신호 및 규칙을 준수하여 안전하게 이동한다. 휴게소에 정차하거나 비상상황이 발생하는 경우 차량 내 필수 인원이 잔류하여야 하며 시건 조치 등 유실, 도난, 방출 등을 예방하는 조치를 취한다.

⑤ 목적지에 도착하면 수송자는 인수자에게 연락하여, 인수인계 절차를 수행한다.

⑥ 고위험병원체 수송과정 중 감염성물질 유출 등의 사고가 발생하는 경우 질병관리청으로 즉시 사고내용을 보고하여야 한다.

2) 위탁 수송 - 수송 절차

① 수송을 위탁하려는 자는 카테고리 A 감염성물질 전용 수송용기를 사용하여 UN P620 포장기준에 따라 3중으로 안전하게 포장한다.

② 수송을 위탁하려는 자는 수송기관의 내부규정을 확인하고 수송자에게 위탁하는 물품이 고위험병원체임을 알린다.

(수송기관은 감염성물질(위험물) 수송 가능 대상 기준, 자체 규정 등을 별도로 가질 수 있으므로 고위험병원체 수송을 위한 세부 사항은 수송을 위탁하려는 자(발송자)가 세밀히 확인 후 위탁해야 한다.)

③ 수송을 위탁하려는 자는 고위험병원체를 수송할 경로, 수송자, 도착시간 등을 검토 하여, 적합성 및 안전성을 판단한다.

④ 고위험병원체 이동계획서 서류 '이동대행계약서', '운반계획서' 등을 준비하여, 질병관리청 생물안전평가과에 신고한다.

⑤ 수송을 위탁하려는 자는 수송기관에 고위험병원체를 인계하며, 인수인계절차를 면밀히 확인한다.

⑥ 수송을 위탁한 자는 예정된 도착시간에 수신자에게 도착 여부를 확인한다.

⑦ 수송을 위탁한 자는 고위험병원체 수송과정 중 감염성물질 유출 등의 사고가 발생하는 경우 질병관리청으로 즉시 사고내용을 보고하여야 한다.

3) 수송 시 주의사항

① 수송 중 고위험병원체 수송용기는 여객 공간과 분리된 화물칸에 둔다.

② 직접 및 위탁수송 등 감염성물질을 수송하는 경우에는 시건 조치 및 철저한 인수 인계절차가 수행되어야 한다.

③ 국제규정에 따라 포장되어 국내에 반입된 고위험병원체는 포장의 변경없이 최종 목적지까지 수송한다.

참고 고위험병원체 이동신고 & 반입허가 신청

- 이동신고
- 고위험병원체 국내 수송의 경우, 고위험병원체를 수령하고자 하는 기관은 사전에 질병관리청으로 '고위험병원체 이동신고서'를 제출하여 안전한 이동계획을 확인한 후 이동한다.
- 고위험병원체로 지정된 목록은 부속서 (별첨 1. 병원체 및 감염성물질 카테고리 분류 예)를 참고한다.

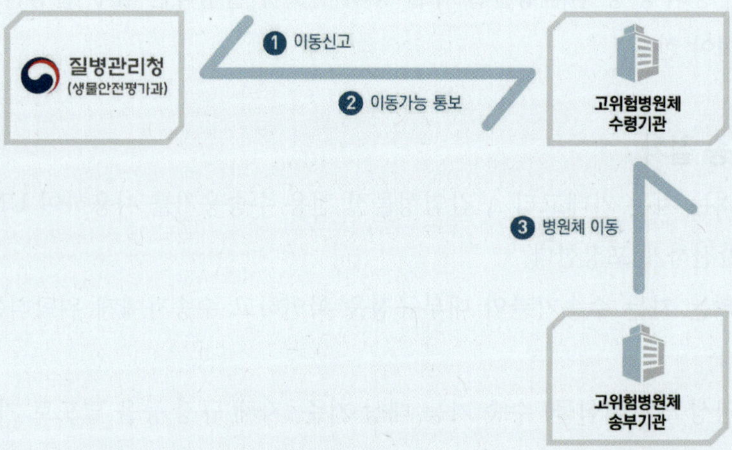

• 반입 허가

• 고위험병원체를 국내로 반입하려는 기관은 질병관리청에 고위험병원체 반입계약서, 반입하려는 고위험병원체 사용계획서, 운반경로, 운반수단 및 운반업자가 기록된 운반계획서 또는 자가 운반계획서, 영제17조제1호에 따른 연구시설 보유를 확인할 수 있는 증명자료와 함께 '반입허가 신청서'를 제출하여 허가를 받아야 한다.

• 반입 허가받은 기관은 고위험병원체의 인수를 위한 절차를 이행하며, 인수예정일 및 인수장소가 확정되면 인수받을 고위험병원체의 사용 · 이동계획 등 "인수 신고서"를 작성하여 질병관리청에 제출해야 한다.

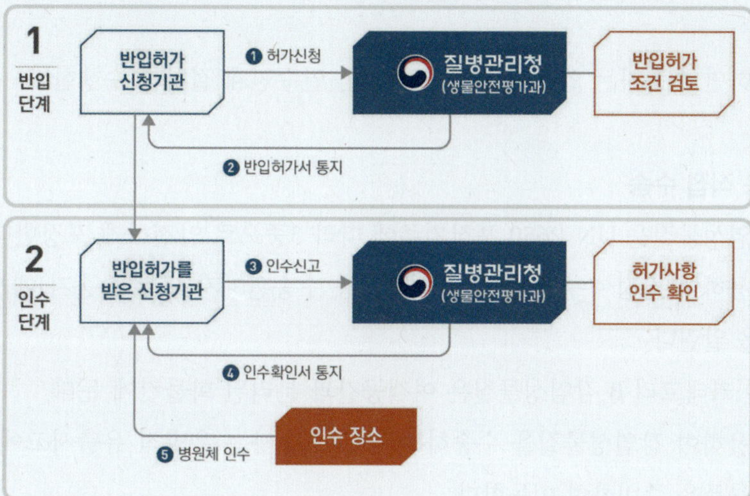

3. 카테고리 B

카테고리 B 감염성물질은 직접 또는 위탁 수송할 수 있으며 여객실과 화물실이 분리된 대중교통을 이용하거나 우편으로도 수송할 수 있다.

• 국내 등기우편을 통해 수송 가능하다.
• 여객실과 화물실이 분리된 대중교통을 통해 수송 가능하다.

1) 직접 수송 - 수송 절차

가. 개인차량 이용 직접 수송

① 카테고리 B 감염성물질을 UN P650 포장기준에 따라 3중으로 안전하게 포장한다.

② 포장된 카테고리 B 감염성물질을 승용차 등 차량의 화물칸에 비치하여 흔들리지 않도록 고정한다.

- 수송 차량 내에는 만일의 사태를 대비한 적절한 개인보호구(보호복, 마스크, 장갑 등)와 오염처리 용품(생물학적 유출물 처리함)이나 흡습포(방포), 소독제, 의료폐기물 전용 용기 등의 처리 물품을 준비한다.

③ 이동 중 도로 교통 신호 및 규칙을 준수하여 안전하게 이동한다. 비상상황에 대비하여 필요한 예방 조치를 취한다.

④ 목적지에 도착하면 수송자는 인수자에게 연락하며, 인수인계 절차를 수행한다.

나. 대중교통 이용 직접 수송

① 카테고리 B 감염성물질을 UN P650 포장기준에 따라 3중으로 안전하게 포장한다.

② 대중교통을 이용하여 직접 수송하는 경우 대중교통 수송관계자(또는 수송자)에게 수송하는 물품이 감염성물질임을 알린다.

③ 수송 중 포장된 카테고리 B 감염성물질은 여객공간과 분리된 화물칸에 둔다.

④ 대중교통을 이용하여 감염성물질을 수송하는 경우 수송자는 우발적 유출사고에 대비 하여 생물학 적유출물 처리물품을 준비하여 이동한다.

2) 위탁 수송 - 수송 절차

① 수송을 위탁하려는 자는 카테고리 B 감염성물질을 UN P650 포장기준에 따라 3중으로 안전하게 포장한다.

② 수송을 위탁하려는 자는 수송기관의 내부규정을 확인하고 수송자에게 위탁하는 물품이 카테고리 B 감염성물질임을 알린다.

(수송기관은 감염성물질(위험물) 수송 가능 대상 기준, 자체 규정 등을 별도로 가질 수 있으므로 해당 감염성물질 수송을 위한 세부 사항은 수송을 위탁하려는 자 (발송자)가 세밀히 확인 후 위탁해야 한다.)

③ 수송을 위탁하려는 자는 감염성물질을 수송할 경로, 수송자, 도착시간 등을 검토하여, 적합성 및 안전성을 판단한다.

④ 수송을 위탁하려는 자는 수송기관에 카테고리 B 감염성물질을 인계하며, 감염성물질 인수인계 절차를 면밀히 확인한다.

⑤ 수송자는 수송과정 중 감염성물질 유출 등 사고발생 시 적절한 조치를 취하여야 한다.

3) 등기우편 수송 - 수송 절차

① 카테고리 B 감염성물질을 UN P650 포장기준에 따라 3중으로 안전하게 포장한다. [2022년(1차) 만국우편협약 우편규칙(우정사업본부고시 제2022-09호) 우편수송 포장기준을 준수하여 카테고리 B 감염성물질을 포장한다.]

② 카테고리 B 감염성물질을 접수하며, 반드시 우정사업본부 관련 고시에 따른 "위험물" 임을 표시한다.

③ 수송조회 확인시스템 등 수송 현황을 확인하며, 도착 예정시간이 도래하면 수신자에게 도착유무를 확인한다.

참고
감염성물질 우편수송 포장기준 (우편물의 용적, 중량 및 포장방법, 우정사업본부 고시 제2014-67호)

- 반드시 3중 포장한다.
- 포장 최대용적은 가로 · 세로 · 높이 세변을 합하여 160 cm를 넘지 않는다.
  다만 어느 한 변이 1 m를 초과할 수 없다.
- 포장 최소용적은 가로 · 세로 · 높이 세변을 합하여 35 cm(가로 17 cm 이상, 세로 15 cm 이상), 원통형은 지름의 2배와 길이를 합하여 35 cm(지름 3.5 cm 이상, 길이 17 cm 이상)이다.
- 3차 포장은 최대부피 4 ℓ, 최대중량 4 kg을 넘지 않는다.

4) 수송 시 주의사항

① 수송 중 포장된 카테고리 B 감염성물질은 여객공간과 분리된 화물칸에 둔다.

② 감염성물질 수송 시 표식 및 표기 내용을 가리거나 훼손하지 않는다.

③ 직접 수송 및 위탁수송 등 감염성물질을 수송하는 경우에는 시건 조치 및 철저한 인수인계절차를 수행하여야 한다.

④ 대중교통을 이용하여 카테고리 B 감염성물질을 수송할 경우, 해당 교통수단의 법률 및 규정 등을 확인하여 적합하게 수행한다.

IV. 감염성물질의 포장 및 수송 생물안전관리

1. 포장 및 수송 생물안전수칙

① 감염성물질을 포장 · 수송하고자 하는 자는 '감염성물질 안전수송 지침'을 준수하여 포장 및 수송한다.

② 감염성물질을 포장하는 자는 병원체안전관리 및 감염성물질 안전수송에 관한 교육 등을 통해 생물안전에 관한 전문지식을 갖추어야 한다.

※ 한국보건복지인재원 사이버교육과정 중 '감염성물질의 안전수송관리' 참조

③ 감염성물질을 취급(포장 작업 등)하는 자는 감염성물질의 위해도 등급에 적합한 개인 보호구(장갑, 마스크, 보호복 등)를 착용해야 한다.

④ 발송자는 수송 시 감염성물질이 유출되지 않도록 안전하게 포장해야 하며, 수신자가 감염성물질을 수령하였는지를 확인한다.

⑤ 발송자는 적합한 감염성물질 수송수단을 선택해야 하며, 선택한 수송 수단의 안전성을 확보한다.

⑥ 병원체 및 감염성물질을 수송하는 자는 감염성물질의 위해 정보를 인지하고, 사고 등의 응급상황 발생 시 비상연락처 및 대처요령 등을 숙지한다.

⑦ 감염성물질의 수송 차량 내에는 만일의 사태를 대비한 적절한 개인보호구(보호복, 마스크, 장갑 등)와 오염처리용품(생물학적 유출물 처리함)이나 흡습포(방포), 소독제, 의료폐기물 전용 용기 등의 처리 물품을 비치한다.

⑧ 수신자는 감염성물질 수령 시, 포장외곽의 표식 및 용기의 파손여부 등 안전성을 확인하고 내부 관련 담당자에게 전달하기 전까지 감염성물질의 유실 및 도난을 방지하기 위해 별도의 안전한 장소에 보관해야 한다.

⑨ 기관 내부에서 감염성물질을 이동할 경우에는 최소 2차 안전 수송용기에 감염성물질을 담아 이동해야 하며, 상세한 절차 및 방법은 기관이 별도로 정하는 바에 따른다.

2. 사고 시 응급대응

감염성물질 사고는 발생 즉시 기관 내 안전 관리자 또는 수송책임자에게 사고내용을 보고하고 상황을 수습한다. 사고 조치가 완료되면 기관 내 안전관리자, 수송책임자에게 사고 조치 결과를 보고한다.

1) 감염성물질 포장 중 유출 사고 대처 요령

① 유출구역에서 벗어나서 오염된 보호구를 제거하고, 주변 사람들에게 사고 현장 주변 통제 및 접근 금지를 알린다.

② 기관 내 안전 관리자에게 감염성물질 유출 사항을 보고한다.

③ 감염성물질 처리를 위하여 필요한 개인보호구를 추가로 착용한다.

④ 오염처리용품(생물학적 유출물 처리함)을 활용하여 에어로졸이 발생되지 않도록 흡습포(방포)로 유출부위를 먼저 덮고, 유출부위의 가장자리부터 소독제를 살포하여 중앙으로 침투할 수 있도록 처리한 후 20~30분간 둔다.

⑤ 소독작업이 끝난 후 처리에 사용했던 기구와 폐기물은 전용 용기(autoclave bag 등)에 담아 의료폐기물 절차에 따라 폐기하거나 멸균한다.

⑥ 유출 지역을 청소하고 소독한다.(필요 시, 유출구역에 소독 절차를 반복 수행한다.)

2) 감염성물질 수송 중 유출사고 대처 요령

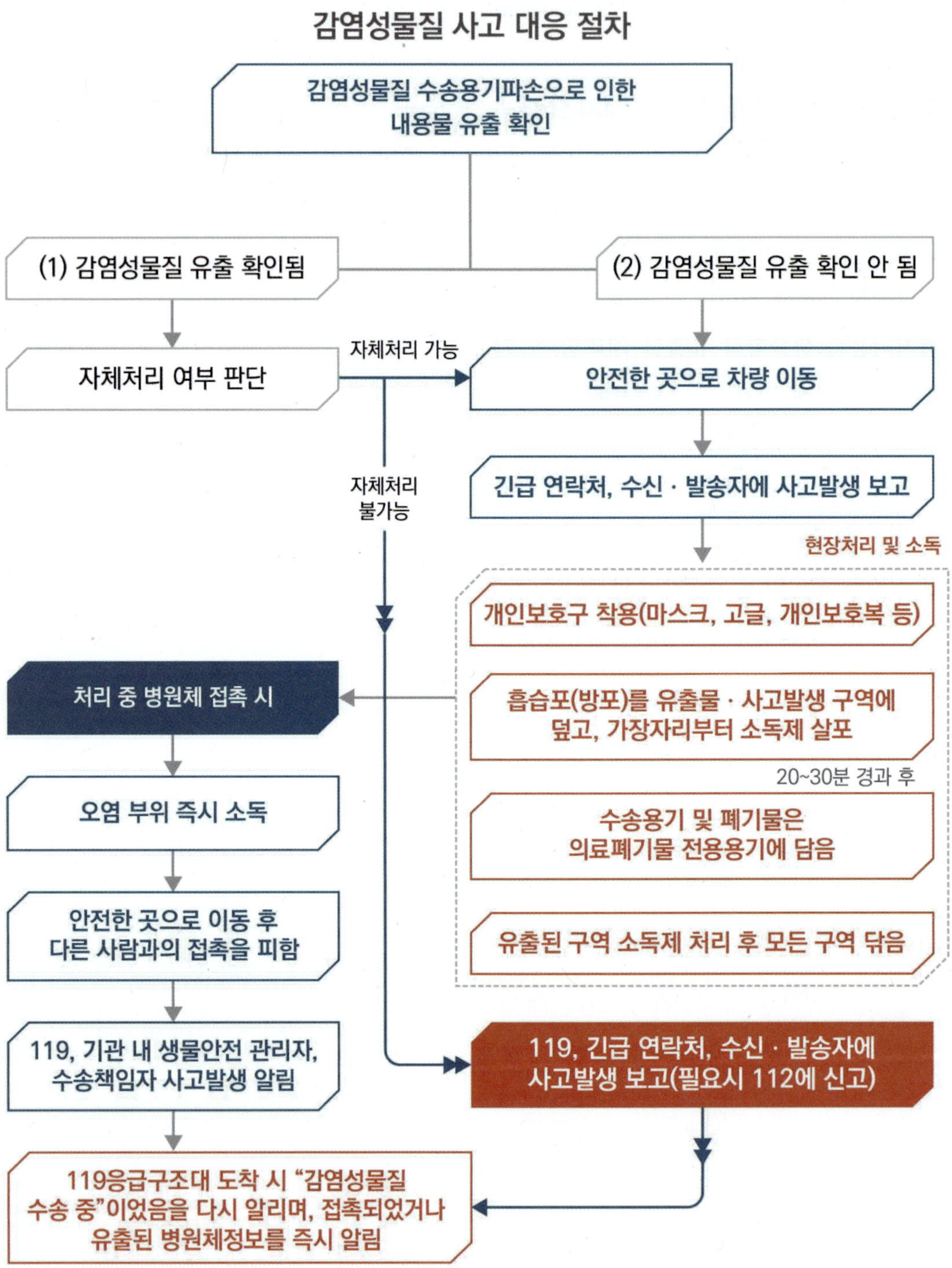

그림 4-5. 감염성물질 유출사고 대응 절차

(1) 수송용기 파손으로 감염성물질이 유출되었을 경우

자체처리 : 취급자의 감염우려가 없으며, 감염성물질이 3차 포장 용기 외부 표면 및 차량 내부의 국소적인 범위에 유출된 경우

비상조치 : 차량 외부 및 환경에 다량 유출되어, 지역사회로 감염확산 가능성이 있는 경우

가. 자체처리가 가능할 경우

① 감염성물질 유출을 발견 즉시 수송자는 대중에 노출 위험이 없도록 안전한 곳으로 주차시키며, 수송책임자(응급상황 시 24시간 연락 가능한 책임자)에게 사고발생 및 파손여부를 보고하고, 감염성물질 처리를 위하여 차량에 보관된 개인보호구를 착용한다.

② 오염처리용품(생물학적 유출물 처리함)을 활용하여 에어로졸이 발생되지 않도록 흡습포(방포)로 유출부위를 먼저 덮고, 유출부위의 가장자리부터 소독제를 살포하여 중앙으로 침투할 수 있도록 처리한 후 20~30분간 둔다.

③ 소독작업이 끝난 후 처리에 사용했던 기구와 폐기물은 전용 용기(autoclave bag 등)에 담아 의료폐기물 절차에 따라 폐기하거나 멸균한다.

④ 유출 지역을 청소하고 소독한다.(필요 시, 유출구역에 소독 절차를 반복 수행한다.)

나. 자체처리가 불가능할 경우(비상조치)

자체처리가 불가능한 감염성물질 유출의 경우, 직접방제가 아닌 119를 통한 유출물 처리 및 방제가 이루어지도록 한다.

① 119(또는 인근 소방서)에 신고하여, 감염성물질 수송 중에 사고가 났음을 알리고, 사고 상황 및 병원체의 위해정보를 전달하며 협조를 요청한다. [필요 시, 112(경찰청) 협조 요청]

② 필요한 개인보호구를 추가로 착용한 후 유출지역을 외부로부터 격리시키고, 외부 격리 작업이 완료되면 안전한 곳으로 이동한다.

③ 119 특수구조대 도착 시 "감염성물질 수송 중"임을 다시 알리며, 적극 협조한다.

(2) 감염성물질 유출이 확인되지 않는 경우

수송용기가 파손되었으나, 감염성물질(내용물) 유출이 육안으로 확인되지 않는 경우에는 만일의 사태를 대비하여 수송용기 및 사고발생 구역에 소독작업을 수행한다.

① 수송용기 파손 발견 즉시 수송자는 대중에 노출 위험이 없도록 안전한 곳으로 주차 하고 수송책임자(응급상황 시 24시간 연락 가능한 책임자)에게 보고 후, 감염성물질 유출처리를 위하여 차량에 보관된 개인보호구를 착용한다.

② 만일의 경우를 대비하여 수송용기 외부에 소독액을 살포하고 수송용기가 적재되어 있던 공간에도

병원체를 불활성화하는 소독작업을 수행한다.

③ 파손된 수송용기는 의료폐기물 전용 용기에 담는다.

- 사고 처리에 사용되는 기구, 발생하는 폐기물 등은 의료폐기물 처리 절차에 따라 폐기한다.
- 포장물 내 드라이아이스로 인하여 생긴 액체는 건드리지 않는다.
- 깨진 유리나 날카로운 물체에 베이거나 상처를 입지 않도록 주의한다.
- 유출물질 또는 손상된 용기를 만지거나 사고지역을 가로질러 걸어 다니지 않는다.

3) 병원체에 직접 접촉되었을 경우 대처 요령

(1) 포장 작업 중에 접촉되었을 경우

가. 안면부에 접촉되었을 때

① 눈에 튀거나 들어간 경우, 즉시 눈 세척기(eye washer) 또는 흐르는 깨끗한 물, 눈 세척제를 사용하여 15분 이상 세척하고 눈을 비비거나 압박하지 않도록 주의한다.

② 필요한 경우 비상 샤워 장치를 이용하여 전신을 세척한다.

③ 발생 사고에 대해 부서장 및 기관 안전 관리자에게 보고하고 필요한 조치를 받는다.

나. 안면부를 제외한 신체에 접촉되었을 때

① 장갑 또는 보호복 등 착용하고 있던 개인보호구를 신속히 벗는다.

② 즉시 흐르는 물로 세척 또는 샤워한다.

③ 오염 부위를 소독한다.

④ 발생 사고에 대해 부서장 및 기관 안전 관리자에게 보고하고 필요한 조치를 받는다.

(2) 유출사고 처리 중 병원체에 노출되었을 경우

① 오염 부위를 차량 내 준비된 소독제를 사용하여 즉시 소독한다.

② 개인보호구를 신속히 벗는다.

③ 안전한 곳으로 이동하여 다른 사람과의 접촉을 피한다.

④ 119와 기관 내 생물안전관리자 또는 수송책임자에게 사고 발생을 알린다. (119 사고 신고 시 접촉한 병원체의 위해정보와 사고 발생 내용을 상세히 알린다.)

⑤ 119 특수구조대 도착 시, “감염성물질 수송 중”임을 알리며, 병원체의 위해정보를 제공하고 의료기관으로 이동한다.

> ※ 사고 발생 · 유출된 감염성물질이 고위험병원체인 경우,
> 질병관리청 생물안전평가과(043.719.8041)로 사고 발생을 알린다.
> ※ 병원체의 위해정보는 ‘병원체 생물안전정보집(PSDS)’을 참고한다.

4) 분실 또는 도난사고 시 대응

① 감염성물질 수송 중 분실 또는 도난사고가 발생한 경우, 수송담당자는 기관 내 안전관리자(생물안전책임자) 또는 수송책임자에게 사고 발생 상황을 즉시 보고한다.

② 분실 및 도난 감염성물질이 고위험병원체인 경우, 질병관리청 생물안전평가과(043.719.8041)로 사고 발생을 알린다.

③ 감염성물질을 수송하는 기관에서는 필요시, 112(또는 인근 경찰서)에 신고하여(6하원칙) 감염성물질 수송 중 감염성물질 분실 또는 도난사고가 발생했음을 알리고 사고 상황 및 병원체 위해정보를 전달한다.

※ 감염성물질 분실이 발생한 경우, 감염성물질 3중포장 외곽에 표기사항이 정확하게 기록되어 있다면 분실물 습득자가 쉽게 연락을 취할 수 있습니다.
감염성물질 3중포장 외곽에는 반드시 다음 사항을 표기하시기 바랍니다.

- 발송자 이름, 주소 및 전화번호
- 수신자 이름, 주소 및 전화번호
- 응급상황 시 24시간 연락 가능한 책임자 이름 및 전화번호
- 사고 시 응급처리 연락처 : 119

참고 필요한 경우, 다음 안내문을 감염성물질 포장 외곽에 게시하시기 바랍니다.

이 물품의 내용물은 감염성물질입니다.
임의로 개봉 시 감염의 우려가 있습니다.
습득하신 경우, 개봉하지 마시고 상기 연락처 또는 112로 즉시 연락해 주시기 바랍니다.

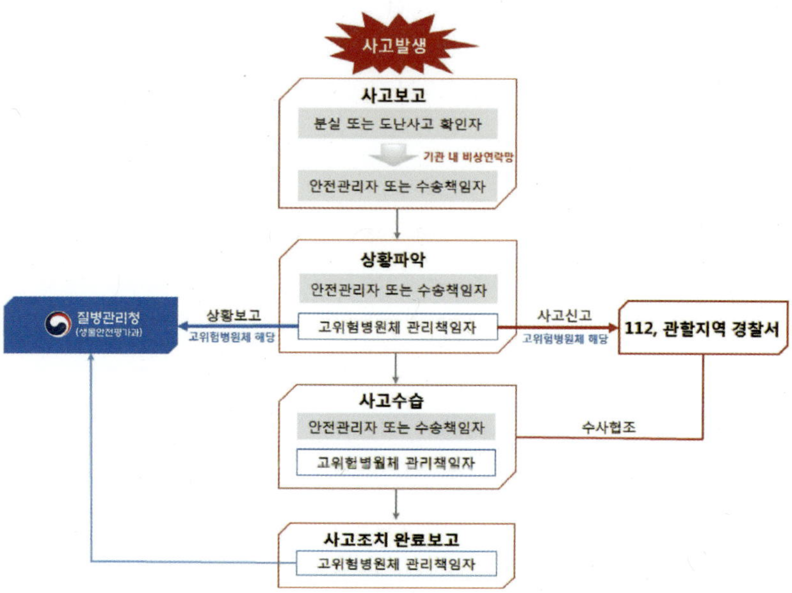

그림 4-6. 감염성물질 분실 및 도난사고 대응 절차

4. 사고보고 및 사후 조치

감염성물질의 3중 안전 포장 작업과정 또는 수송과정 중 발생한 사고가 처리 완료된 경우, 취급자 및 수송자는 해당 소속기관의 안전관리자(생물안전책임자) · 수송책임자에게 사고 내용(사고 일시 및 장소, 원인, 피해상황, 조치내용 및 결과)을 보고한다.

기관 안전관리자(생물안전책임자) · 수송 책임자는 해당 사고의 원인 및 사고 처리 결과의 적정성을 판단하여 재발 방지와 감염성물질 안전 수송을 위한 조치 등 사후 모니터링을 지속 수행한다.

특히, 「감염병의 예방 및 관리에 관한 법률」에서 지정한 고위험병원체의 유출 사고 시에는 "고위험병원체 취급시설 및 안전관리에 관한 고시"(질병관리청)에 따라 아래의 서식으로 질병관리청장에게 보고해야 한다.

사고 보고 시 필수 내용

① 사고 일시 및 장소
② 사고 경위 및 원인
③ 사고 상황(피해자, 병원체 정보, 사고 내용)
④ 조치 내용 및 결과 (소독제, 처리절차 등)

Chapter 05

고위험병원체 취급 및 보존 안전관리 가이드

I. 고위험병원체 안전관리

관련 법령

• 법 제23조제9항 및 같은 법 시행령 제19조의6

- 고위험병원체 안전관리 등(법 제23조제7 항)
  - 제2항에 따라 허가를 받거나 신고한 자는 고위험병원체 취급시설의 안전관리 등급에 따라 대통령령으로 정하는 안전관리 준수사항을 지켜야 한다.
- 고위험병원체 안전관리 준수사항(법 시행령 제 19조의 6)
  - 고위험병원체 취급시설의 설치 · 운영 책임자, 고위험병원체의 전담관리자 및 생물안전관리 책임자를 둘 것
  - 고위험병원체의 검사 · 보유 · 관리 및 이동에 관련된 안전관리에 대한 사항을 심의하기 위하여 고위험병원체 취급시설에 외부전문가, 생물안전관리책임자 등으로 구성되는 심의기구를 설치 · 운영할 것
  - 고위험병원체는 보존 단위용기에 고위험병원체의 이름, 관리번호 등 식별번호, 제조일 등 관련 정보를 표기하여 보안 잠금장치가 있는 별도의 보존상자 또는 보존장비에 보존할 것
  - 고위험병원체의 취급구역 및 보존구역에 대한 출입제한 및 고위험병원체의 취급을 확인할 수 있는 보안시스템을 운영할 것
  - 고위험병원체를 불활성화(폐기하지 아니하면서 영구적으로 생존하지 못하게 하는 처리를 말한다)하여 이용하려는 경우에는 제2호에 따른 심의기구의 심의를 거칠 것

※ 안전관리 세부사항은「고위험병원체 취급시설 및 안전관리에 관한 고시」참조

고위험병원체 안전관리 조직

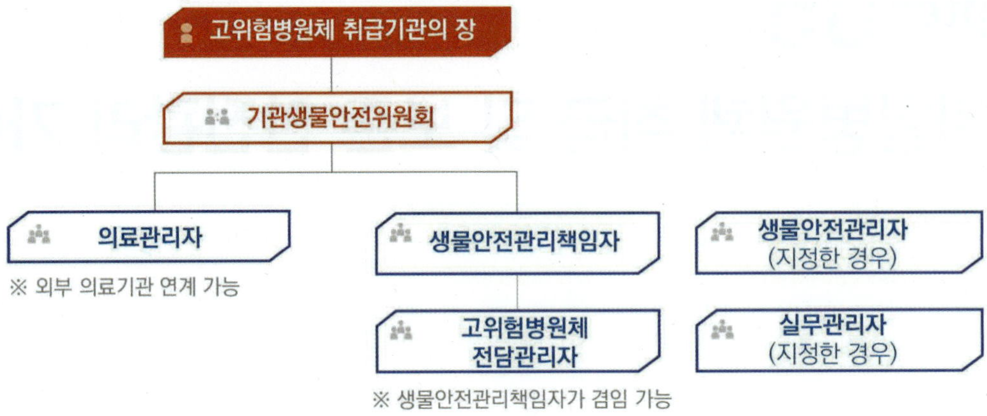

그림 5-1. 고위험병원체 취급기관 안전관리 조직도(예)

1. 고위험병원체 안전관리체계

1) 기관생물안전위원회

• **관련 법령 및 지침**

- 법 시행령 제 19조의6제1항제2호
- 고위험병원체 취급시설 및 안전관리에 관한 고시 제 10조

※ 기관생물안전위원회 구성 · 운영안내(질병관리청) 참고

(1) 필요성

• 고위험병원체 취급기관은 고위험병원체의 검사 · 보존 · 관리 및 이동과 관련한 사고를 예빙하고, 생물안전 확보, 안전관리능력 향상 등 안전관리에 대한 사항을 심의하기 위하여 생물안전위원회를 구성하고 운영

(2) 구성

• 위원장 1인 및 생물안전관리책임자 1인을 포함한 5인 이상의 내 · 외부위원

• 해당 기관과 이해관계가 없는 외부 전문가 1인 이상 참여

※ 전문분야 : 미생물학, 감염학, 생명공학, 생물안전 및 생물안전시설 전문가 등

(3) 기능 및 역할

가. 기관 내 생물안전관리 이행여부 감독

- 고위험병원체 취급 및 보관 시 생물안전 및 보안사항 준수 여부
  - 평상시 적절한 취급 및 보관, 폐기물 관리원칙 준수 및 비상시 대비 생물안전 · 보안 조치사항 마련
  - 취급 정보 및 보유현황 기록 관리 자격기준에 적합한 인력 구성 · 운영
  - 안전관리 등급별 허가 및 신고 고위험병원체 취급시설 설치 · 운영 · 유지보수
- 생물안전관리규정의 제 · 개정

나. 고위험병원체 이용 실험 · 개발에 대한 위해 관리

- 고위험병원체 이용한 개발 · 실험에 대한 위해성 평가
- 고위험병원체 이용한 개발 · 실험에 대한 승인
- 고위험병원체 이용한 개발 · 실험에 대한 관리 · 감독

다. 생물안전 및 생물보안에 대한 교육 · 훈련 자문

- 고위험병원체 및 관련 유전자변형생물체에 대한 안전한 취급 기술
- 고위험병원체 실험의 위해성 평가에 대한 사항
- 생물안전사고 발생 시 비상조치에 관한 사항
- 생물안전관리규정 및 준수 사항
- 생물보안 교육 및 생물보안 확보에 관한 사항

2) 고위험병원체 위해성 평가

(1) 관련 규정

- 고위험병원체 취급시설 및 안전관리에 관한 고시 제11조제1호

(2) 정의

> '위해성 평가(risk assessment)' 란 연구시설 등 작업 환경 내에서 발생할 수 있는 위해를 인지하거나 이해하는 일련의 과정으로 잠재적인 위해의 가능성과 심각성을 과학적 근거를 바탕으로 결정하는 과정

- **위해성 평가**
  - 고위험병원체의 검사 · 연구 등 취급에 대한 위해성평가를 실시할 것 고위험병원체를 이용하는 실험을 계획하는 단계에서 연구책임자가 실시

- **위해성 평가 심사**
  - 기관생물안전위원회에서 위해성 평가에 대한 적절성을 심사하여 생물안전등급 및 안전준수 사항 결정보다 전문적 심사를 위해 외부 전문가 자문 실시 가능
- **위해성 평가 시기**
  - 실험을 계획하는 경우

위해성 평가 절차

- 고위험병원체의 생물체 위험군(risk group), 역학정보, 독소생성 등 생물학적 특성, 감염성물질의 취급 등 위험요소 확인
- 실험과정 중 노출될 수 있는 실험실 위험요쇼:(배양 규모 및 농도, 실험과정 중 감염경로, 에어로졸 발생, 날카로운 실험도구 사용, 동물접종 및 해부)와 실험종사자의 건강 및 면역상태 등 파악
- 해당 고위험병원체 등 감염성물질과 특정 실험과정에 대한 위해 발생 가상 시나리오를 대상으로 잠재적인 문제점을 예비 분석하여 위해 발생 가능성 최소화 방안을 모색
- 실험과정 중 가능한 위해 노출 경로, 감염량 등의 정보를 바탕으로 수행할 수 있는 적절한 실험절차 마련
- 상기의 위험요소 특성을 고려하고 안전한 실험장비 및 적절한 실험절차를 반영하여 생물안전 등급을 평가하고 위해성을 최소화할 수 있는 방안 제시
- 사고대응 절차 마련

위해성 재평가

- 실험 계획 · 절차 개선 또는 변경이 필요한 경우
- 새로운 병원체, 시약 및 장비를 사용하는 경우
- 새로운 실험종사자가 근무하는 경우
- 실험과정 중 문제점이 발견될 경우
- 사고, 사건 등이 발생한 경우

2. 고위험병원체 취급시설

관련 법령

- 법 제23조, 같은 법 시행령 제19조의2 내지 제19조의6, 같은 법 시행규칙 제20조의2 내지 20조의5
- 고위험병원체 취급시설 및 안전관리에 관한 고시 제2장

안전관리 등급별 고위험병원체 취급시설

- 고위험병원체를 검사, 보유, 관리 및 이동하려는 자는 그 검사, 보유, 관리 및 이동에 필요한 "고위험병원체 취급시설"을 설치 · 운영하여야 함
- 고위험병원체 취급시설을 설치 · 운영하려는 자는 취급하려는 고위험병원체의 위험군 등급과 실험의 특성을 고려하여 적절한 안전관리 등급별로 질병관리청장에게 산고(1등급 및 2등급) 또는 히기(3등급 및 4등급)를 받아야 함

※ 안전관리 등급별 고위험병원체 취급시설의 분류(시행령 제 19조의2제1항 별표 1의4)

등급	고위험병원체 취급시설의 내용	신고 또는 허가 여부
1 등급	건강한 성인에게는 감염되더라도 질병을 일으키지 않는 것으로 알려진 고위험병원체를 취급하거나 이를 이용하는 실험을 실시하는 시설	신고
2 등급	사람에게 감염되어 발병하더라도 치료가 용이한 질병을 일으킬 수 있는 고위험병원체를 취급하거나 이를 이용하는 실험을 실시하는 시설	신고
3 등급	사람에게 감염되어 발병하였을 경우 증세가 심각할 수 있으나 치료가 가능한 질병을 일으킬 수 있는 고위험병원체를 취급하거나 이를 이용하는 실험을 실시하는 시설	허가
4 등급	사람에게 감염되어 발병하였을 경우 증세가 치명적이며 치료가 어려운 질병을 일으킬 수 있는 고위험병원체를 취급하거나 이를 이용하는 실험을 실시하는 시설	허가

고위험병원체 취급시설 등급별 설치 · 운영 기준

- 일반 취급시설 : 고시 제4조제3항제1호[별표 1]
- 대량배양 취급시설 : 고시 제4조제3항제2호[별표 2]
- 동물이용 취급시설 : 고시 제4조제3항제3호[별표 3]

고위험병원체 취급시설 신고 및 허가

- **고위험병원체 취급시설 신고(신규 생물안전 1·2등급)**
  - 신청서식 : 고위험병원체 취급시설 설치운영 신고서, 시행규칙 [별지 제14호서식]
  - 제출서류 : ① 고위험병원체 취급시설의 설계도서

    ② 시설의 범위와 그 소유 또는 사용에 관한 권리를 증명하는 서류

    * 사업자등록증 사본과 건축물대장(임대의 경우 임대차계약서)

    ③ 인체 위해방지시설의 기본설계도서 또는 폐기물위탁처리 시 폐기물 위탁처리 계약서 사본

    ④ 기관생물안전관리 규정(2등급 취급 시설에 한함)

    ⑤ 고위험병원체 취급시설 설치 · 운영 점검 결과서

⑥ 취급시설 안전관리 등급별 설치 · 운영 기준 준수 및 관리 대장 작성 · 보관(등급별 설치 · 운영관련 필수 및 권장사항의 이행에 대한 증빙 자료 제출)

- 처리기한 : 신고서를 접수한 날부터 60일 이내에 신청인에게 통지
- 절차 : 신고서와 첨부 서류 검토 후 신고확인서 발급

• **고위험병원체 취급시설 허가 (신규 생물안전 3·4등급)**

- 신청서식 : 고위험병원체 취급시설 설차운영 허가신청서, 시행규칙[별지 제14호 서식]
- 제출서류 : ① 고위험병원체 취급시설의 설계도서

② 시설의 범위와 그 소유 또는 사용에 관한 권리를 증명하는 서류

* 사업자등록증 사본과 건축물대장(임대의 경우 임대차계약서)

③ 인체 위해방지시설의 기본설계도서

④ 취급시설 점검 및 검증결과 서류

⑤ 취급인력 및 기술능력 현황

⑥ 기관생물안전관리 규정, 기관생물안전지침(시설운영사항포함)

- 처리기한 : 허가신청서를 접수한 날부터 60일 이내에 신청인에게 통지
- 절차 : 전문가심사위원회의 심사와 필요한 경우 현장실사가 이루어지고, 허가서 발급 후, 발급일 기준 3년 주기로 취급시설의 설치 · 운영 상태 확인 서류 제출

신고 및 허가 받은 취급시설의 변경, 취급시설 폐쇄

• **변경신고(허가사항/신고사항) 대통령령으로 정하는 경미한 사항**

① 고위험병원체 취급시설을 설치 · 운영하는 자(자연인인 경우로 한정한다)의 성명 · 주소 및 연락처

② 고위험병원체 취급시설을 설치 · 운영하는 자(법인인 경우로 한정한다)의 명칭 · 주소 및 연락처와 그 대표자의 성명 · 연락처

③ 고위험병원체 취급시설의 설치 · 운영 책임자, 고위험병원체의 전담관리자 및 생물안전관리책임자의 성명 · 연락처(시행령 제19조의6제1항제1호)

- 신청서식 : 고위험병원체 취급시설 설치 · 운영(허가사항 변경신고서, 신고사항 변경신고서), 시행규칙 [별지 제15호의2서식]
- 처리기한 : 변경신고서를 접수한 날부터 60일 이내에 신청인에게 통지
- 절차 : 변경신고서와 서류 또는 전자문서 검토 후 변경신고서 발급

• **변경허가 신청(허가사항)**

- 신청서식 : 고위험병원체 취급시설 설치 · 운영 허가사항 변경허가신청서, 시행규칙 [별지 제 15

호의2서식]

- 처리기한 : 변경신청서를 접수한 날부터 60일 이내에 신청인에게 통지
- 제출서류 : 변경사유 및 변경내용을 증명하는 서류
- 절차 : 변경신청서와 변경사유 및 변경내용을- 증명하는 서류검토 후 변경허가서 발급

• **폐쇄신고 신청(신고사항)**

- 신청서식 : 고위험병원체 취급시설 폐쇄신고서, 시행규칙 [별지 제15호의3서식]
- 처리기한 : 폐쇄신고서를 접수한 날부터 10일 이내에 신청인에게 통지
- 제출서류 : 고위험병원체의 폐기처리를 증명하는 서류
  - * 이용한 고위험병원체의 폐기처리 결과
  - * 훈증소독 결과 및 폐기물 처리 결과(3등급 및 4등급 취급시설에 한함)
- 절차 : 폐쇄신고서와 고위험병원체의 폐기처리를 증명하는 서류를 검토 후 폐쇄 신고확인서 발급

취급시설의 안전관리

• **설치·운영 기준 준수**

- 고위험병원체 취급시설을 설치 · 운영하는 기관은 안전관리 등급(1~4등급) 및 용도 (일반, 대량배양, 동물이용)에 따라 해당 설치 · 운영 기준(고시 별표1~3)을 준수
- 고위험병원체 취급시설 관리 · 운영 대장l-(예시)을활용하여 일상 점검

• **허가받은 시설의 3년 재확인**

- 질병관리청장은 고위험병원체 취급시설의 설치 · 운영 허가를 받은 자에게 매3년 마다 다음 다섯가지 항목의 서류를 제출받아 취급시설의 설치 · 운영 상태를 확인하여, 그 결과를 취급시설의 설치 · 운영자에게 통보
  - ① 취급시설 허가서
  - ② 3년간 시설 운영기록
  - ③ 고위험병원체 취급시설의 범위와 그 소유 또는 사용에 관한 권리를 증명하는 서류로서 사업자등록증 사본과 건축물대장
  - ④ 취급시설 점검 및 검증결과 서류(고시 제 2장 제 5조제1항제 4호)
  - ⑤ 취급인력 및 기술능력 현황(고시 제2장 제 5조제1항제 5호)
  - ⑥ 고위험병원체 취급시설 운영 절차를 포함한 기관 생물안전관리규정 (고시 제2장 제5조제1항 제6호)
  - 이 경우 고위험병원체 취급시설 설치 · 운영 허가시의 규정(고시 제5조제2항 , 제 4항, 제5항)을 준용하고, 필요 시 전문가심사위원회의 의견을 들어 심사

3. 실험실 생물안전수칙

관련 법령

• 고위험병원체 취급시설 및 안전관리에 관한 고시 제9조

실험실 생물안전수칙

• 실험을 실시하기에 앞서 필요한 고위험병원체 취급에 관한 안전작업 요령에 대한 사항을충분히 숙지할 것
• 고위험병원체 취급 및 실험은 국가에 신고 또는 허가를 받은 연구시설 내 지정된 구역에서만 실시할 것
• 실험의 위해수준을 고려하여 적합한 개인보호구(호흡보호구, 전신보호복, 양압복 등)를 착용할것

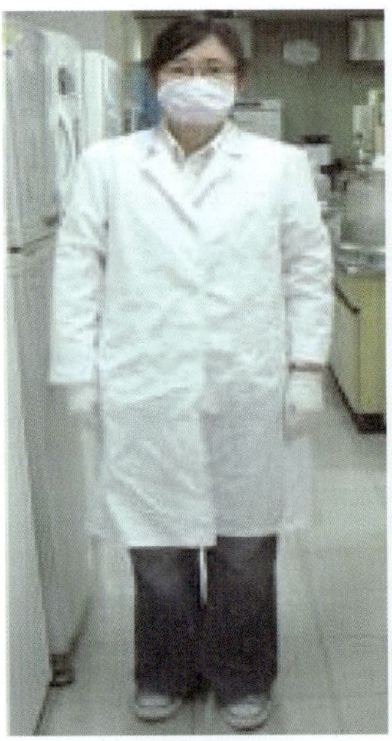

일반 실험복

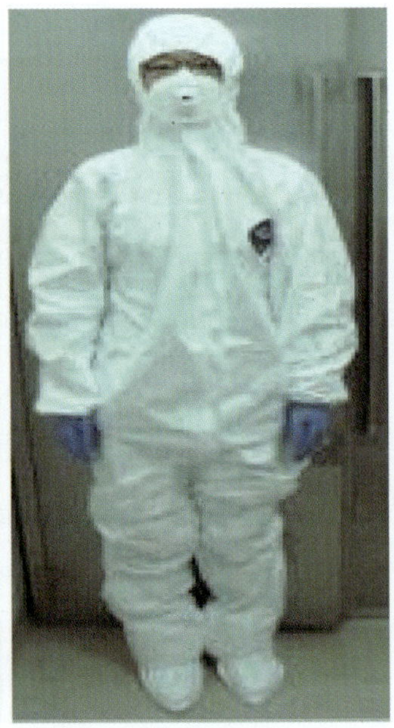

전신보호복

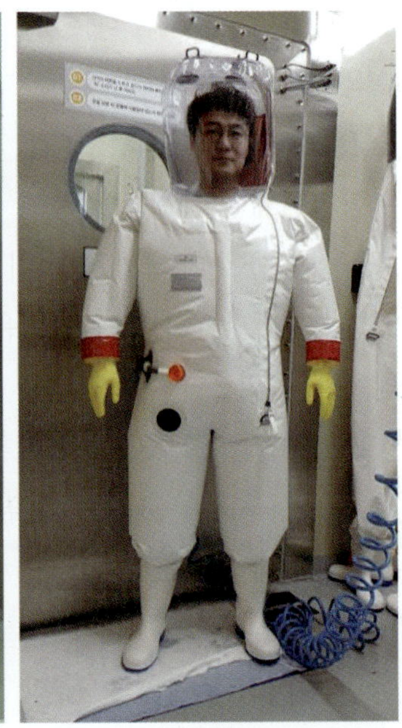

양압복

• 고위험병원체, 검체 등 감염성 물질을 취급하거나 위해 가능성이 높은 실험(특히, 에어로졸 발생 가능성이 높은 실험)은 생물안전작업대 등 안전장비 내에서 수행할 것
• 모든 실험 조작은 가능한 에어로졸 발생을 최대한 줄일 수 있는 방법(원심분리기 사용 시 안전캡 장착 등)으로 실시할 것
• 실험실 출입문은 잘 닫아 두고, 생물안전표지판을 실험실 밖에 부착하여, 실험실위해정보를 알리고 허가받지 않은 사람이 임의로 실험실에 출입하지 않도록 할 것

생물안전표지판

실험실 밖에 생물안전표지판을 부착하여 실험실에서 취급하고 있는 병원체가 인체위해 가능성이 있음을 알리고 허가받지 않은 사람의 출입을 엄격히 제한

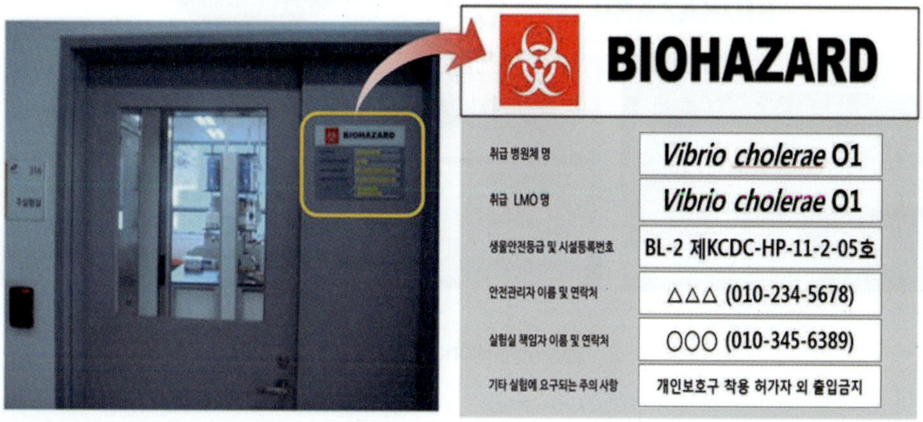

• 작성요령

취급 병원체 명	해당 고위험병원체 속, 종명
생물안전등급 및 시설등록번호	신고 및 허가된 실험실 생물안전등급 및 등록번호
안전관리자 성명 및 연락처	긴급상황 대비 실험실 안전관리자의 성명 및 연락처
실험실 책임자 이름 및 연락처	긴급상황 대비 실험실 책임자의 성명 및 연락처
기타 실험에 요구되는 주의사항	• 사전 출입허가 및 임의 출입 금지 • 생물안전 및 생물보안 공지 · 요구사항

- 피펫팅을 하는 경우 입으로 빠는 행위를 하지 말고 반드시 기계식 피펫을 사용할 것
- 실험실 내에 음식물 및 음료수 등을 보관하지 말고 음식섭취, 흡연, 화장 행위 및 렌즈 착 · 탈용 등을 금할 것
- 고위험병원체를 취급하고 보존하는 장소(예: 실험실, 냉장고, 냉동고 등)에는 "생물재해 (Biohazard)" 표식을 부착하여 잠재적인 생물학적 위험이 있음을 인지시킬 것

생물재해(Biohazard) 표식

생물재해 표식은 해당 실험실, 장비 또는 용기에 감염병 등 질병이나 중독을 유발할 수 있는 병원체, 검체 등 위해 가능성이 있는 생물학적 물질을 취급하거나 보존하고 있음을 알리는 일종의 안전 표시

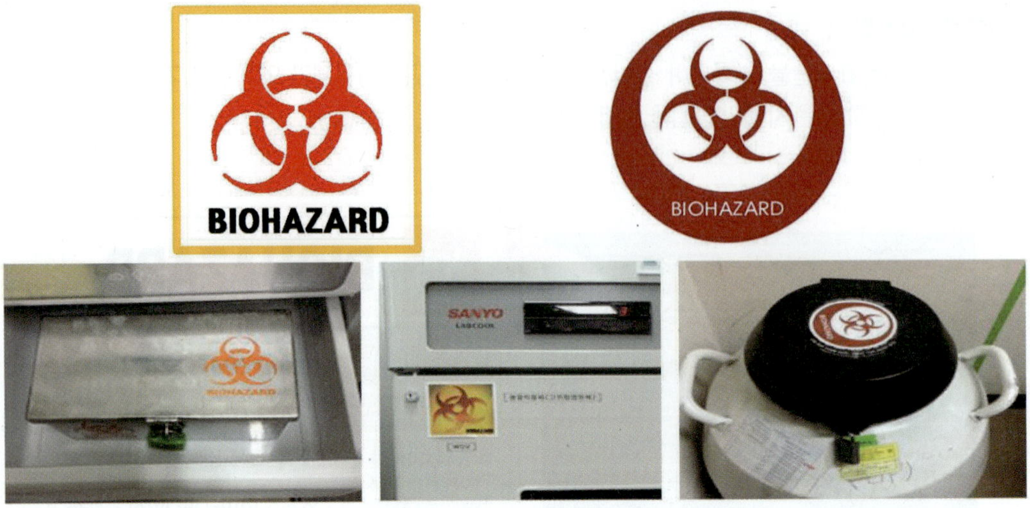

그림 5-2. 생물재해(Biohazard)표식 부착 예시

- 실험이 끝난 후에는 실험대 및 사용 장비를 소독하도록 하며 실험 중 오염이 생겼을 경우 등 필요 시 즉시 소독할 것
- 실험실 내 손씻기 전용 세면대를 지정하고, 실험종료 후 손을 청결히 씻을 것
- 고위험병원체를 실험하는 자는 최초 실험에 참여하기 전 정상 혈청을 채취하여 보관할 것

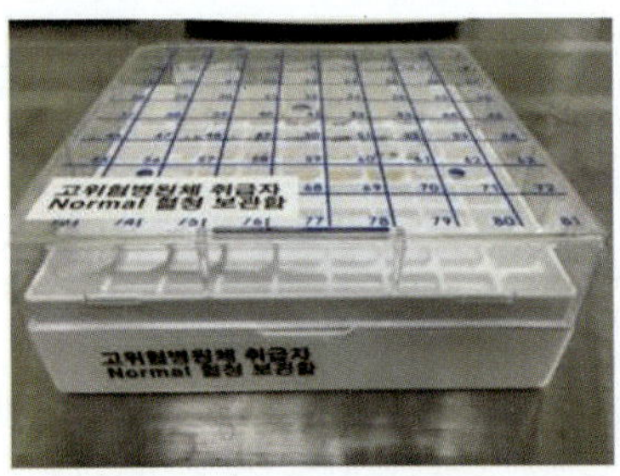

4. 고위험병원체 보존관리

관련 법령

- 고위험병원체 취급시설 및 안전관리에 관한 고시 제13조

고위험병원체 보존관리 방법

- 고위험병원체 보존 시에는 고위험병원체 취급시설 및 안전관리에 관한 고시 제13조에 따른 고위험병원체의 보존관리 방법을 준수하여야 함

1. 바이알, 튜브, 앰플 등 고위험병원체 보존 단위용기에 보존하고, 해당 고위험병원체의 이름(Strain명), 관리번호 등 식별번호, 제조일, 제조번호 등 관련 정보를 표기하거나 표기된 라벨을 부착할 것
2. 고위험병원체의 특성 및 성상을 유지할 수 있는 방법(동결, 동결건조, 냉장, 실온 등)으로 보존하고, 일반 병원체와 함께 보존하지 않을 것
3. 별도의 보안잠금장치를 부착한 고위험병원체 전용 보존상자 또는 보존장비에 보존용기어 부착된 식별변호별 일련의 순서대로 보존할 것
4. 고위험병원체의 취급구역 및 보존구역에 대한 출입제한 및 고위험병원체의 취급을 모니터링할 수 있는 보안시스템(CCTV 등)을 설차운영해야 하며, 이 때 보안시스템은 유사시 취급지역 및 보존구역 출입, 고위험병원체 취급, 보존장비 사용 등에 대한 여부를 확인할 수 있도록 녹화와 저장기능이 있어야 한다
5. 장기간(1년 이상) 사용계획이 없는 보존용 고위험병원체를 보관할 경우 질병관리청에 봉인을 요청할 수 있고, 봉인에 관한 사항을 질병관리청과 미리 협의하여야 한다. 봉인 시 질병관리청 직원의 입회하에 적절한 시건장치 또는 봉인지 등을 이용하여 보존상자 또는 보존장비를 봉인하여야 하며, 고위험병원체를 사용하고자 하는 경우 봉인 해제를 요청할 수 있다

- **단위용기 정보 표기**
  - 정보내용 : 해당 고위험병원체의 관리번호, 기관 고유번호, 병원체명, stra in명, 제조일자, 제조번호(일련번호/총 제조수량) 등

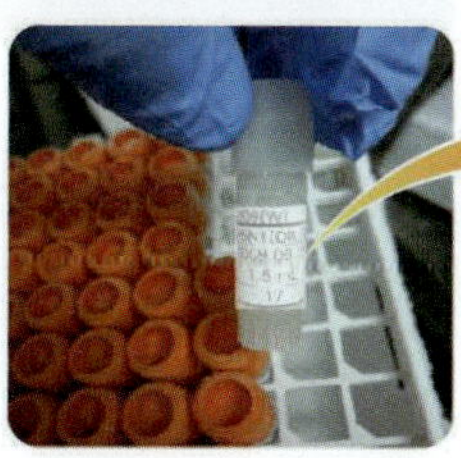

- 관리번호 : 1-001-BAA-IS-2015001
- 병원체명 : *Bacillus anthracis*
- Strain 명 : Sterne 34 F2
- 제조일자 : 2015-07-02
- 제조번호 : 01/23

그림 5-3. 단위용기 정보표기 방법

- **보존상자 정보 표기**
  - 정보내용 : 보존상자 번호, 병원체 관리번호 등
  - 가급적 보존상자 내 구획(cell)을 정하여 보존용기의 제조번호 등을 활용하여 일련순서를 정하여 순서대로 보존용기를 넣어 보존
  - 고위험병원체 종류 또는 수량이 많아 보존상자가 1개 이상인 경우에는 각 보존상자 별 일련번호와 관련 정보를 표기하여 구별하고,'고위험병원체 관리(사용내역)대장'에 기록

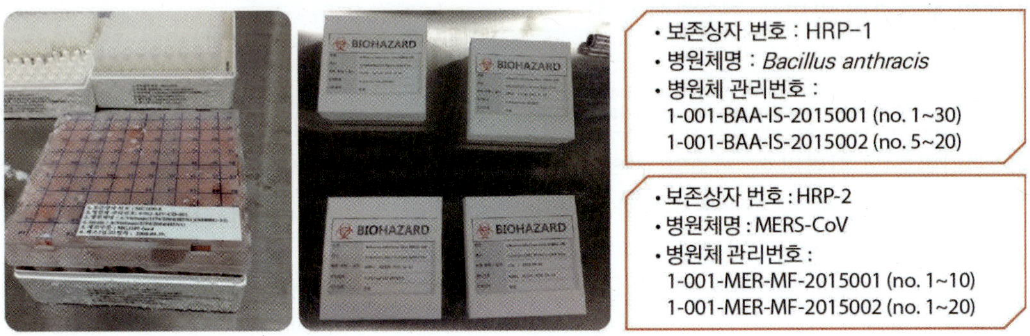

그림 5-4. 보존상자 정보표기 방법

- **보안잠금장치 설치**
  - 전용 보존장비 및 시설에는 반드시 잠금장치 설치

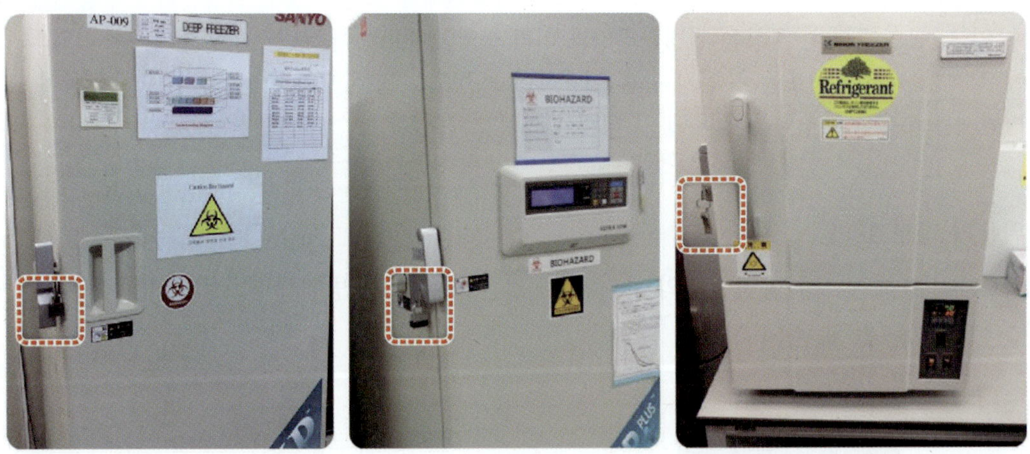

  - 잠금장치의 개폐는 고위험병원체 전담관리자가 관리하며, 보존구역에는 사전 허가를 받은 관계자만이 접근할 수 있도록 보안 및 통제 강화
  - 고위험병원체 전용 보존장비(초저온냉동고 등)가 없는 경우, 잠금장치가 있는 고위험병원체 전용 보존 상자에 넣어 지정된 보존장비로 관리

• 출입제한 조치

- 고위험병원체 보존장비가 있는 실험실 등은 통제구역으로 지정하고 통제구역에 대한 출입 제한

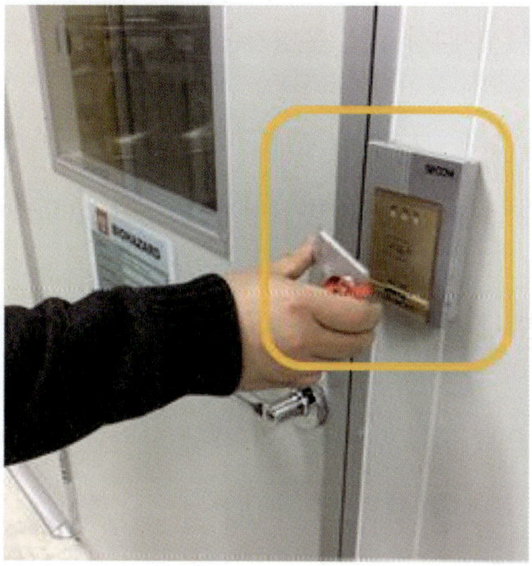
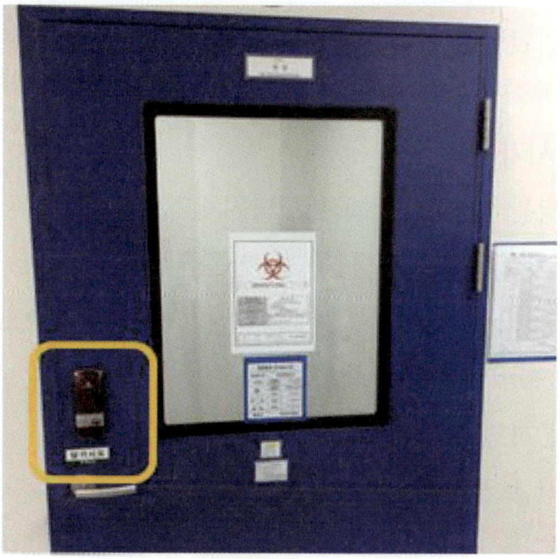

• 전담관리자 지정

- 고위험병원체의 취급 · 관리에 필요한 충분한 지식 및 기술을 갖춘 전담 관리자를 지정

• 보안시스템 운영

- 고위험병원체의 취급(생물안전작업대 등) 및 보존구역(보존장비 등)의 출입을 모니터링할 수 있는 보안시스템(CCTV 등) 설치 · 운영

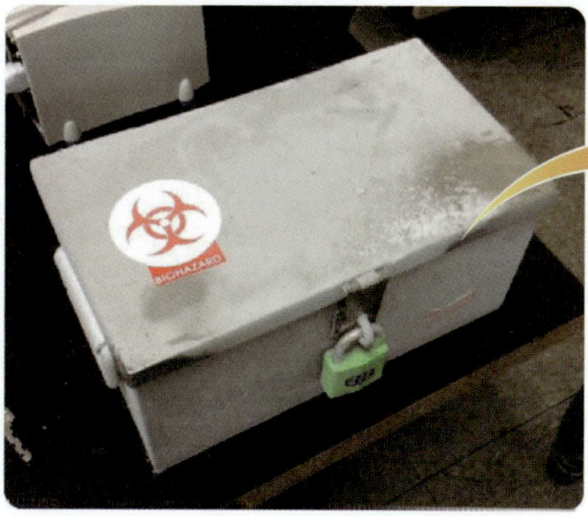

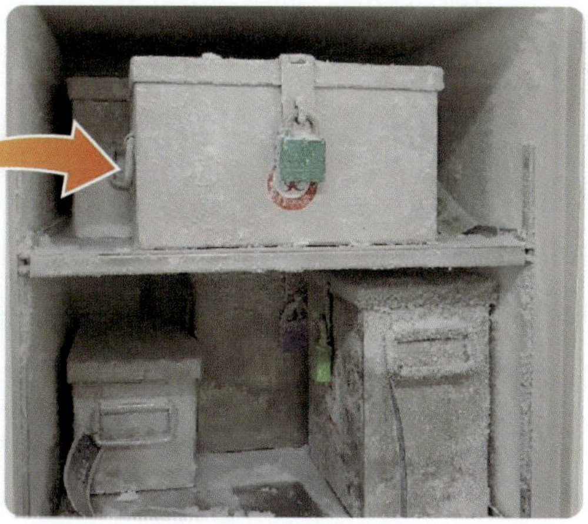

5. 고위험병원체 기록관리

관련 법령

- 고위험병원체 취급시설 및 안전관리에 관한 고시 제4조제3항 관련 운영기준

기록 시기

- 질병관리청장에게 고위험병원체의 분리, 분양 · 이동 및 이동신고, 반입허가 및 인수 신고를 완료하여 새로이 고위험병원체를 취득한 즉시
- 해당 고위험병원체의 배양, 실험 사용, 증식, 오염이나 파손으로 인한 일부폐기 등 사용에 따른 변동 사항이 발생한 즉시
- 보존하던 고위험병원체의 전부 폐기 또는 타 기관으로 전부를 이동하여 해당 고위험 병원체를 더 이상 보존하지 않는 경우

작성 및 확인

- 대장은 병원체 취급에 따라 적용되는 국내 관련 법에서 요구하는 관리(사용내역)대장 양식 또는 가이드에서 제시하는 예시 양식을 활용하여 작성하며, 전산시스템으로 관리할수 있음
- 고위험병원체 취급자가 작성하고 전담관리자가 확인함

기록 내용

- 취급기관, 전담관리자 정보, 고위험병원체명, 혈청형, 관리번호, 최초 취득일, 사용일, 용도, 보존장소 및 상태, 보유량, 전부 폐기일 등
- 고위험병원체 취급자가 작성 날인하고, 전담관리자가 확인하고 날인

보관 원칙

- 관리(사용내역)대장(예시) 원본
- 관리(사용내역)대장 보안관리는 전담관리자가 이행
- 관리(사용내역)대장은 잠금장치가 있는 관리자의 서류함에 보관
- 고위험병원체를 전부 폐기한 경우, 폐기 후 5년간 보관

고위험병원체 관리(사용내역)대장 예시

[A 기관] 고위험병원체 관리(사용내역)대장

기관 정보	주소	28159 충청북도 청주시 흥덕구 오송읍 오송생명2로 187		
	생물안전 관리책임자	성명 김철수	소속/직위	미생물과/과장
	고위험병원체의 전담관리자	성명 박OO	소속/직위	미생물과/연구원
고위험병원체 정보	관리 번호	1-001-VIC-CO-001	용도	백신개발 연구용
	명칭	*Vibrio cholerae* O1		
	특성	El Tor (Inaba)		
	취득 일자/유래	2013.3.5 해외여행 다녀온 환자 분변에서 분리		
보존상태	■동결 □동결건조 □계대배양(배지) □기타:			

고위험병원체 수량의 변동 내역					보존량 (계)	취급자	전담관리자
시행일자	변동(사용) 내역	단위	수량	보존장소			
2013.3.5	분리	vial	1	1동 303호 초저온냉동고1, box 1	1	(인)	(인)
2013.3.25	보존용 stock 제작	vial	3	1동 303호 초저온냉동고1, box 1	4	(인)	(인)
2014.1.5	병원성 시험	vial	1	1동 303호 초저온냉동고1, box 1	3	(인)	(인)
2015.3.24	사멸에 의한 폐기	vial	2	1동 303호 초저온냉동고1, box 1	1	(인)	(인)
2015.4.13	전부폐기	vial	1		0	(인)	(인)
						(인)	(인)
						(인)	(인)
						(인)	(인)
						(인)	(인)

6. 고위험병원체 취급 기준

관련 법령

• 법 제23조의4제1항 및 같은 법 시행규칙 제20조의 9

1. 「고등교육법」에 따른 전문대학 이상의 대학에서 보건의료 또는 생물 관련 분야를 전공하고 졸업한 사람 또는 이와 동등한 학력을 가진 사람
   ※ 관련 전공 : 감염학, 병리학, 의학, 치의학, 생물학, 생화학, 생명과학 등
2. 「고등교육법」에 따른 전문대학 이상의 대학을 졸업한 사람 또는 이와 동등 이상의 학력을 가진 사람으로서 보건의료 또는 생물 관련 분야 외의 분야를 전공하고 2 년 이상의 보건의료 또는 생물 관련 분야의 경력이 있는 사람
3. 「초 · 중등교육법」에 따른 고등 · 고등기술학교를 졸업한 사람 또는 01와 동등 이상의 학력을 가진 사람으로서 4 년 이상의 보건의료 또는 생물 관련 분야의 경력이 있는 사람
   ※ 관련 경력 : 질병 진단관리 또는 병원체 관리 및 연구, 마생물 시험 · 검사 및 연구

고위험병원체 전담관리자 임명(법 시행령 제19조의6제1항제1호)

• 고위험병원체의 안전관리를 위하여 취급기관의 장이 임명한 자로서 안전교육, 점검, 사고 대처, 법률 이행 등 고위험병원체 안전관리를 전담하여 수행하는 자를 말하며, 고위험병원체의 취급 · 관리에 필요한 충분한 지식 및 기술을 갖춘 전담관리자를 임명하고 역할 및 권한을 부여함

고위험병원체 전담관리자의 자격(법 시행규칙 제19조의2)

• 고위험병원체 취급 기준을 만족하고, 고위험병원체 취급 교육을 이수한 사람

고위험병원체 전담관리자 역할(고위험병원체 취급시설 및 안전관리에 관한 고시 제9조제1항 및 제3항)

• **전담관리자 : 고위험병원체의 취급 및 보존에 관한 전반적인 안전관리에 대한 책임**
  - 고위험병원체 취급 및 보존지역 지정, 지정구역 내 출입 허가 및 제한 조치
  - 고위험병원체 취급 및 보존 장비의 보안시스템 점검 및 관리
  - 관리(사용내역)대장 기록 사항에 대한 확인
  - 사고에 대한 응급조치 및 비상대처방안 마련
  - 고위험병원체 취급자의 안전수칙 준수 점검 및 교육
  - 안전사고에 대한 조사 및 보고
  - 안전교육 및 안전점검 등 고위험병원체 안전관리에 필요한 사항
  - 법률에 의거한 고위험병원체 반입허가 및 인수, 분리, 분양, 이동, 보유현황 등 신고절차 이행

- **취급자: 고위험병원체의 취급 및 보존에 관한 안전관리사항 준수**
  - 고위험병원체 취급 및 보존 장비의 보안시스템 점검 및 관리 해당 고위험병원체별 보존과 사용에 대한 관리(사용내역)대장 기록과 정보보안관리
  - 고위험병원체 취급, 보존 및 폐기 등 전반에 대한 안전관리
  - 고위험병원체 취급자의 안전수칙 준수 및 교육 이수

벌칙사항

- 고위험병원체 취급 기준을 위반하여 취급하거나, 취급하게 한 자는 1년 이하의 징역 또는 2천만원 이하의 벌금에 치함(법 제79조의2)

7. 고위험병원체 취급 교육

관련 법령

- 법 제23조의5제1항 및 같은 법 시행규칙 제20조의9제2항

고위험병원체 취급 교육 대상

- 고위험병원체 취급시설의 설치 · 운영 책임자, 고위험병원체의 전담관리자 및 생물간전관리책임자
- 그 밖의 고위험병원체 취급자

고위험병원체 취급 교육 내용

- 고위험병원체의 안전한 취급 기술
- 물리적 밀폐 및 생물학적 밀폐에 관한 사항
- 고위험병원체 취급 실험의 위해성 평가에 관한 사항
- 고위험병원체 사고 발생 시 비상조치에 관한 사항
- 고위험병원체 취급시설의 안전관리 등급별 준수사항 등 생물안전관리에 관한 규정의 내용

고위험병원체 취급 교육 이수 시간

- 지정교육 : 지정 후 6개월 이내, 집합교육 및 사이버교육
- 보수교육 : 년 1회(상시) 집합교육 및 사이버교육

구분	생물안전 1 · 2 등급		생물안전 3 · 4 등급	
	지정 교육	보수교육	지정 교육	보수 교육
시설 설차 · 운영 책임자	8	4	20	4
생물안전관리책임자	8	4	20	4
고위험병원체 전담관리자	8	4	8	4
그 밖에 고위험병원체 취급자	·	2	·	2

8. 안전점검

관련 법령

- 법 제23조제8항
- 고위험병원체 취급시설 및 안전관리에 관한 고시 제16조 및 제17조

취급기관의 자체 안전점검

- **점검시기**
  - 정기 : 상반기, 하반기 년 2회 이상
  - 수시 : 고위험병원체 취급 및 보존장비, 설비의 이상이 발견된 경우 등 필요시
- **점검방법**
  - 생물안전관리책임자, 고위험병원체 전담관리자 등으로 안전점검반을 구성하여 고위험병원체 보유현황 및 기록상태, 고위험병원체 보존 및 취급지역에 대한 현장 안전점검 실시
- **점검항목**

가. 고위험병원체 취급시설
- 신고 또는 허가받은 고위험병원체 취급시설에 대한 안전관리등급별 안전관리 준수사항(시행령 제19조의6 및 고시 제9조~제15조)의 이행 여부

나. 인력보안
- 고위험병원체 취급 및 보존에 관여하는 실험종사자에 대한 명단 작성 및 관리 여부

다. 관리대장 비치 및 기록 유지
- 고위험병원체 관리(사용내역)대장이 비치되고 보유 수량 변경 내역의 기록 최종 기록된 보유 수량과 실제 보유 수량 확인
- 관련 대장(서지, USB, CD 등)의 보안 유지 및 보관 상태

라. 보존 및 시설관리
- 고위험병원체 보존용기 · 보존상자 등 병원체 기본정보 표기 현황
- 일반 병원체와 구별한 고위험병원체 보존 및 관리
- 고위험병원체를 지정된 보존 장비 및 시설에 보존
- 고위험병원체의 취급구역 및 보존 구역에 대한 보안시스템 설치 · 운영
- 고위험병원체 지정구역 내 취급 및 실험 실시
- 고위험병원체 취급 및 보존 실험실의 관계자 외 출입 제한
- 생물안전작업대 및 고압증기멸균기 관리(주기적 검증기록 등)

마. 실험실 안전관리
- 실험복, 장갑 등 개인보호구 등 비치 및 사용
- 지정 실험구역 내 음식섭취, 흡연, 화장행위 등 금지
- 실험실 및 보관 장비 · 설비에 '생물재해(biohazard)' 표식 부착
- 고위험병원체를 취급하는 실험종사자의 정상혈청 보관
- 고위험병원체 취급자에 대한 생물안전 교육 및 정보제공

바. 비상시 사고대응
- 지역사회 내 경찰, 소방, 유사시 대비 지정 의료기관 등이 포함된 비상연락망을 마련하고 연2회 현행화 점검(정보 갱신)
- 기관자체 사고대응 매뉴얼 현행화(지역사회 내 경찰, 소방, 유사시 대비 지정 의료기관 등이 포함된 비상연락망 등)

현장점검(질병관리청)

- **점검시기**
  - 정기 : 년 1회
  - 수시 : 고위험병원체 신규 보유 및 분리신고 등 생물안전 및 생물보안관리 현황을 점검할 필요가 있을 경우
- **점검방법**
  - 질병관리청 및 테러 관계기관 담당자 등으로 안전점검반을 구성하여 고위험 병원체 보존 및 취급 구역에 대한 현장 안전점검 실시

4 부록

• **점검항목**

- 고위험병원체 취급시설 설차운영 기준 등 감염병예방법에서 규정하는 고위험 병원체 안전관리기준 준수 여부

벌칙사항

• 고위험병원체 안전관리 점검을 거부 · 방해 또는 기피한 자는 2년 이하의 징역 또는 2천만원 이하의 벌금에 치함(법 제79조제3호)

9. 보안관리

관련 법령

• 법 시행령 제19조의6제1항제4호

• 고위험병원체 취급시설 및 안전관리에 관한 고시 제19조

고위험병원체 보안관리

가. 고위험병원체의 관리자 및 취급자들에게 고위험병원체 취급구역 및 보존구역 등에 대해 적절한 접근권한을 부여하고, 허가받지 않은 자에 대해 출입을 통제하여야 한다.

나. 고위험병원체 취급구역 및 보존구역에 대한 보안시스템(CCTV 등)을 상시 작동 하여야 하며, 실시간 또는 녹화화면을 주기적으로(매일 또는 주 1회) 확인하여야 한다.

다. 고위험병원체 취급기관은 도난, 유출 등 긴급 상황이 발생하거나, 고위험병원체의 취급구역에서 취급자가 승인받지 않은 실험을 하는 등 정해진 절차를 벗어난 행위가 확인되는 경우, 즉시 경위를 파악하고, 신속히 필요한 조치를 하여야 한다.

10. 고위험병원체 봉인

관련 법령

• 고위험병원체 취급시설 및 안전관리에 관한 고시 제13조제5호

봉인조치 및 적용방법

• **봉인대상**

- 장기간(1년 이상) 연구 또는 생산계획 없이 병원체 자원으로 보존만 유지하고 였는 보존용 고위험병원체

• **봉인방법**

- 봉인을 희망하는 경우 질병관리청 담당자 입회하에 고위험병원체 보존상자 봉인 및 기관 내 지정 장소 보관

※ 이중잠금장치 봉인 : 두 기관의 잠금장치 동시 작동

• 고위험병원체 보유기관 : 자물쇠열쇠 보관
• 질병관리청 : 와이어 번호키 비밀번호 보유

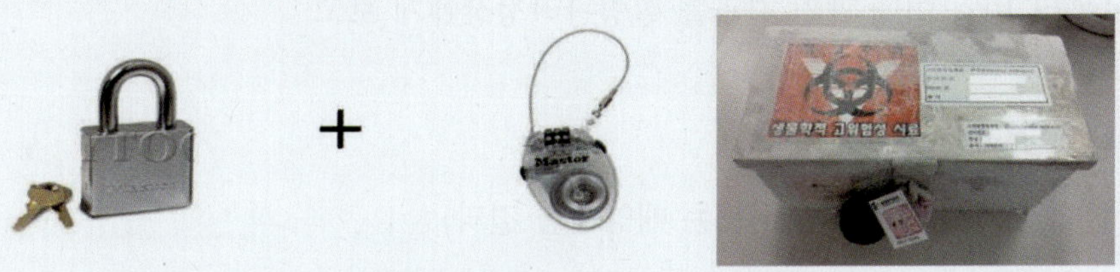

• **안전점검**

- 봉인기간 동안 고위험병원체 정기 현장 안전점검에서 제외

※ 단, 봉인기간 내 불시 안전점검을 시행할 수 있음

• **봉인해제**

- 기관의 고위험병원체 사용계획 발생 시 봉인 해제 요청, 질병관리청 검토 후 봉인 해제
- 봉인해제 후 수시점검 및 정기점검 시행으로 전환

11. 고위험병원체 폐기

관련 법령

- 법 제20조의6
- 고위험병원체 취급시설 및 안전관리에 관한 고시 제14조

일반 폐기 시

- 고위험병원체의 배양액, 배양용기 및 보관균주와 고위험병원체가 포함되는 검체, 시료 등 감염성물질을 폐기하는 경우 고위험병원체 특성 및 보존형태 등을 고려하여 고압 증기멸균 등 적합한 방법으로 사멸시킨 후 「폐기물관리법」에 의거하여 '의료폐기물'로 처리하여야 함
- 고위험병원체를 전부 폐기한 경우
  - 고위험병원체 관리(사용내역)대장에 기록 후 질병관리청에 통지
  - 5년간 고위험병원체 기록 관리대장 보관 의무

고위험병원체 취급시설 설치 · 운영 허가 취소 또는 폐쇄명령을 받은 경우

- 허가취소 또는 폐쇄명령을 받은 날로부터 90일 이내에 폐기(소속 공무원 참관)
- 폐기한 날로부터 10일 이내 폐기 결과를 질병관리청장에게 보고
  - 고위험병원체 정보
  - 고위험병원체 폐기 과정
  - 고위험병원체 폐기 결과(BI* test 또는 배양실험 결과)

Tip **Biological Indicator**
- 모든 미생물의 생존 여부를 확인함으로써 멸균율 확인하는 실험

- 허가취소 또는 폐쇄명령을 받은 날로부터 90일 이내에 폐기하지 않는 경우 질병관리청장은 해당 고위험병원체를 폐기할 수 있음

고위험병원체 폐기보고서 작성 예시

고위험병원체 폐기 보고서

1. 폐기 대상 고위험병원체 정보

○ 병원체명:보툴리눔균

○ 관리번호: 1-001-CBB-C0-001

○ 병원체 상세정보 : 병원체 strain 명 및 혈청형, 독소형, 유전자형 등 상세특성

○ 폐기수량: 5 vial

○ 폐기사유: 고위험병원체 이용 연구과제(과제명:) 연구기간 종료로 취급계획이 없어 전량 폐기하고자 함

2. 폐기 방법 및 확인

○ 폐기일시: 2022. 12. 09(. 금)

○ 폐기장소: 연구동 201호(제KDCA-HP- 18- 2- 98호)

○ 폐기자:(전담관리자) △△△, (취급자) ○○○, □□□

○ 폐기방법 및 조건: 고압증기멸균 121t, 20분 후「폐기물관리법」에 의거하여 의료폐기물로 배출

○ 폐기 확인방법 및 결과

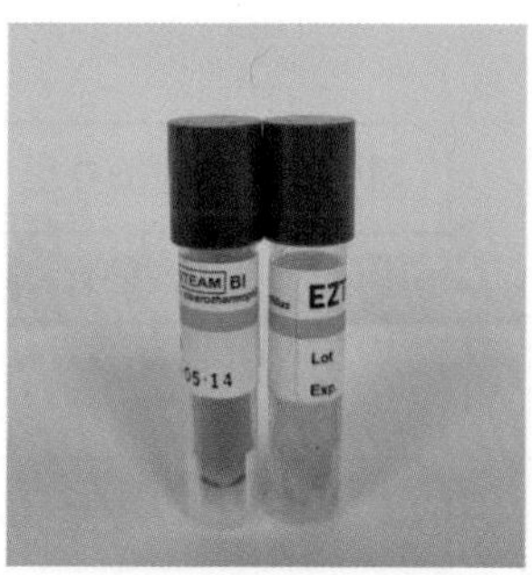

Biological Indicator(BI)를 이용한 멸균 시험 결과

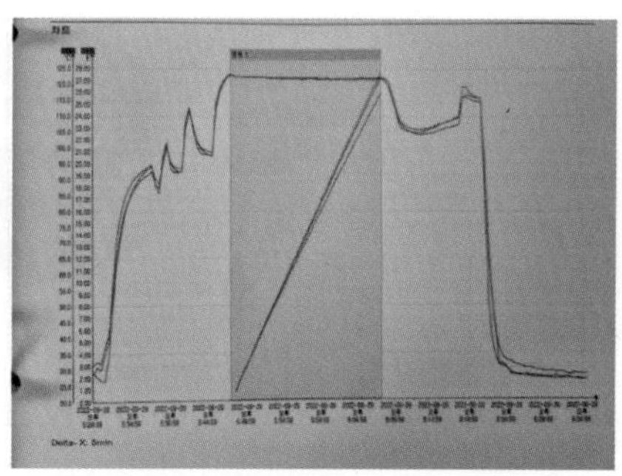

멸균기 열침투 시험 결과

12. 사고대응

관련 법령

- 고위험병원체 취급시설 및 안전관리에 관한 고시 제18조

사고 유형

- 고위험병원체 취급 및 보존 과정 등에서 발생하는 사고
  - 배양액 등 감염성물질의 유출사고로 인한 노출, 흡입, 섭취
  - 오염된 도구에 찔림, 베임 등
  - 화재, 폭발 등 물리적 사고 등
  - 유실, 도난, 오용, 전용, 무단 접근 또는 고의적 무단 방출 등

사고 대응

- 사고대응 비상연락망 구성
  - 사고 발생 시 신속하고 효율적인 대응을 위해 지역사회 내 경찰, 소방, 유사시 대비 지정 의료기관 등이 포함된 비상연락망 마련

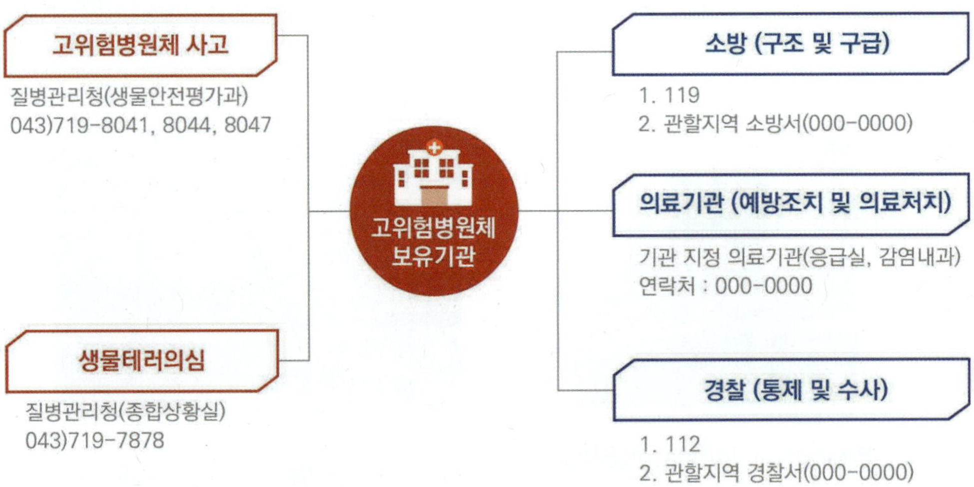

그림 5-5. 사고대응 비상연락망 예시

- 사고대응 절차 마련
  - 사고대응 방안의 구체적인 절차를 문서화 또는 도식화하여 사고 발생 시 현장상황에 따라 합리적으로 판단하여 유연하게 적용 및 운영

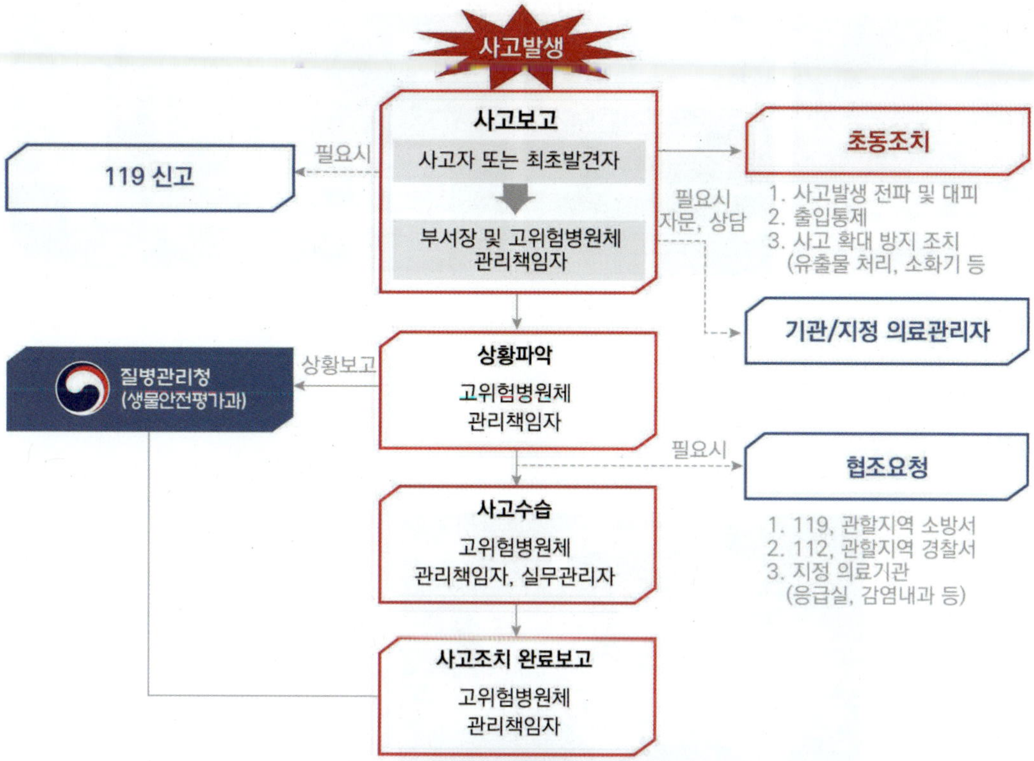

그림 5-6. 사고대응 절차흐름도 예시

- 기관 자체 '사고대응 매뉴얼' 마련 및 운영
  - 질병관리청에서 배포한 '고위험병원체 사고대응 매뉴얼 작성 안내서'를 참고하여 기관의 상황에 맞는 사고대응 매뉴얼 마련 및 운영
  - 취급기관은 신속한 응급처치 및 비상조치 방안을 마련하여 사고 발생 시 빠르게 대처하여야 함

※ 주요사항

- 응급치를 위하여 기관 내 의료관리자를 지정하거나 인근 병 · 의원과 후송/치료에 대한 연계체계 구축
- 비상연락체계 마련하여 게시
- 비상사태에 대비할 수 있는 물품(생물학적 유출물 처리함 등) 마련
- 실험실종사자가 생물안전사고 처리 절차 및 관련 사항들을 잘 숙지 할 수 있도록 정기적인 안전교육 이행

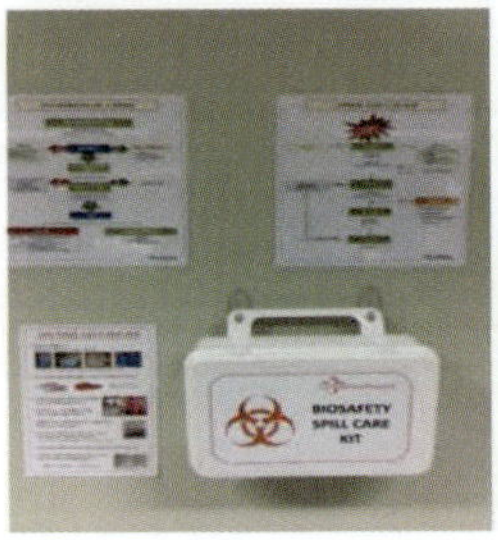

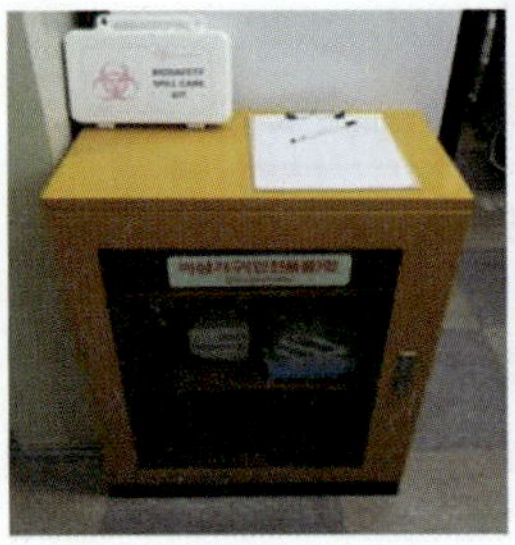

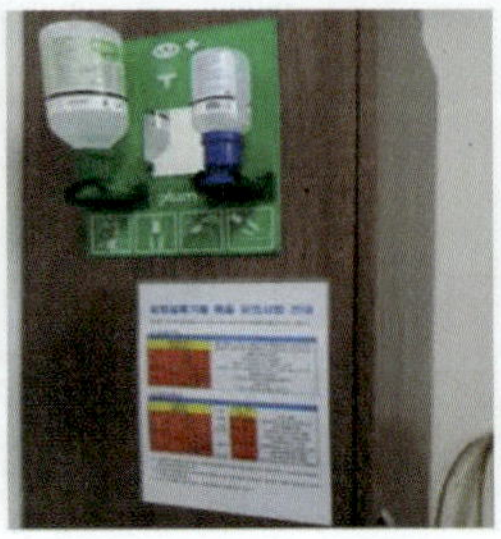

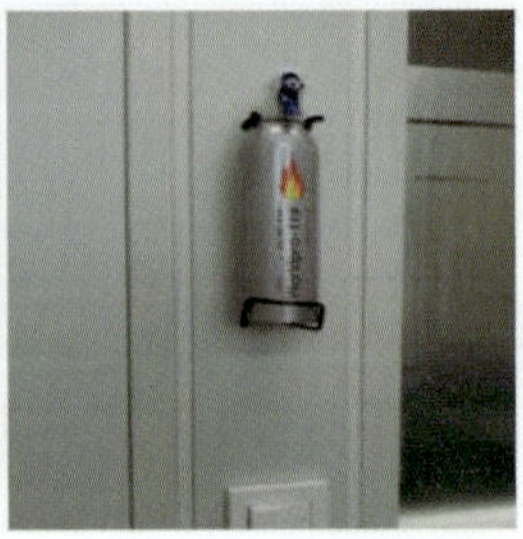

※ 생물학적 유출물 처리 함(Biological spill kit) 사용방법(예시)

• 구성품

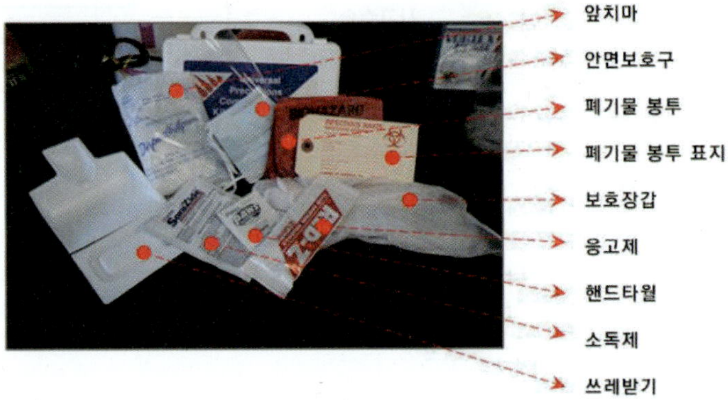

Tip

• 생물학적 유출물 처리함은 기성품을 사용하거나 구성품을 개별로 구비하여 사용할 수도 있음

• 사용절차

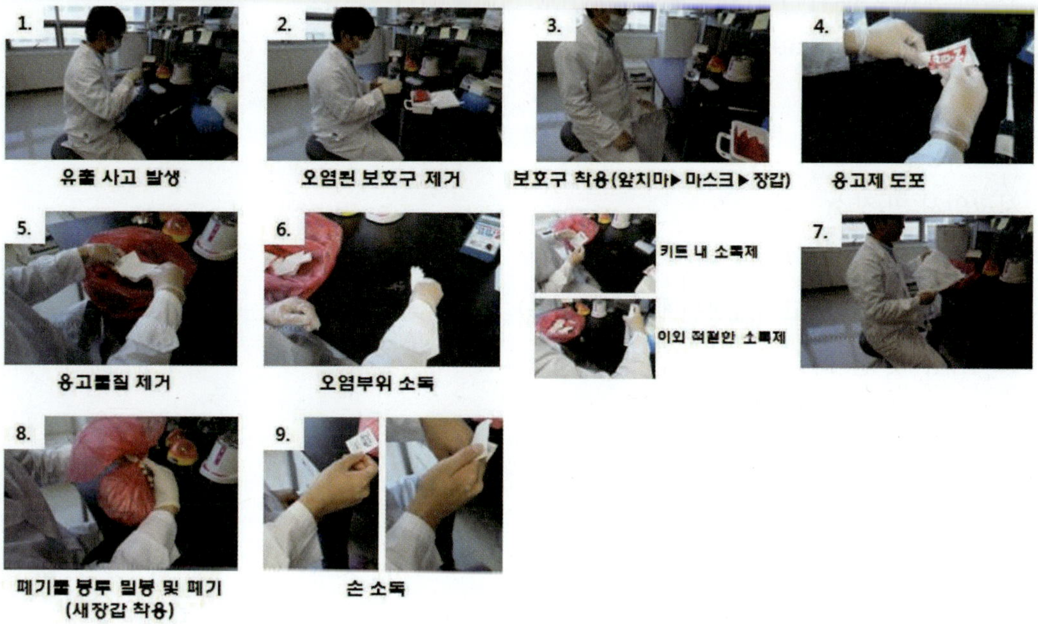

① 앞치마-마스크-장갑 순으로 보호구를 착용한다.

② 오염 지역의 확산을 막기 위해 소독제로 생물학적 활성을 제거한다.

③ 분말 용고제를 유출물질에 도포하여 응고시킨다(최대 10분 소요).

※ 시판되는 유출처리함은 약 1 리터의 유출물 처리 가능

④ 쓰레받기로 용고된 물질을 쓸어 담아 폐기물 봉투에 담는다.

⑤ 오염된 부위는 소독제를 사용하여 닦는다.

⑥ 모든 작업 후 처리에 사용한 보호구는 달의하여(장갑-마스크-앞치마) 폐기물 봉투에 담는다.

⑦ 핸드타월로 손을 닦는다.

⑧ 핸드타월로 손을 닦는다.

• 사고보고

가. 보고자 : 실험실 사고로 인하여 부상, 질병, 사망 등 생명 및 선체상의 피해가 발생하였거나, 고위험병원체의 유실, 도난, 강탈 등 자원 피해가 발생한 기관의 고위험병원체 전담관리자

나. 보고시기 : 피해가 발생한 일로부터 30일 이내

- 인명피해 : 응급처치 등 비상조치 이행 직후
- 자원피해 : 피해발생 직후(단, 생물테러병원체 경우 p.488 참조)

다. 제출서류 : 고위험병원체 취급시설 및 안전관리에 관한 고시
[별지 제10호서식] '고위험병원체 생물안전 사고보고서'
※ 유선으로 우선 통보 요망

라. 보고내용
- 사고일시 및 장소
- 사고경위 및 원인
- 피해 사항(피해자, 고위험병원체, 피해 내용)
- 조치내용 및 결과

마. 제출방법 : 서면(우편), 팩스 또는 전자문서

바. 제출처 : 질병관리청 생물안전평가과

사후조치

- 사고사례 교육
  - 사고사례에 대해 해당사고의 원인 및 처리결과 등 재발방지를 위한 기관 내 교육 실시
- 사후 모니터링
  - 고위험병원체 특성에 따라, 노출자에 대한 예방적 조치의 경과 추적 및 추가 피해자 발생 유무 등 사후 모니터링 지속

고위험병원체 취급시설 및 안전관리에 관한 고시 [별지 제10호서식]작성 예시

■ 고위험병원체 취급시설 및 안전관리에 관한 고시 [별지 제10호서식]

이 신고서는 「전자정부법」 제33조에 따라 전자문서로 제출할 수 있습니다

고위험병원체 생물안전 사고보고서

<table>
<tr><td>접수번호</td><td colspan="2"></td><td>접수일</td></tr>
<tr><td rowspan="5">신고자</td><td colspan="2">기관(명칭) A기관</td><td>사업자등록번호 123-34-56789</td></tr>
<tr><td colspan="2">성명(대표자) 홍길동</td><td>전화번호 (043)123-4567</td></tr>
<tr><td colspan="3">주소 28159 충청북도 청주시 흥덕구 오송읍 오송생명2로 187</td></tr>
<tr><td rowspan="2">고위험병원체의 전담관리자</td><td>성명 ◇◇◇</td><td>직위 과장</td></tr>
<tr><td>소속 □□ 부서</td><td>전화번호 (043)123-5678</td></tr>
<tr><td rowspan="12">사고 개요</td><td colspan="3">일시 : 2022 년 11 월 30 일(수 요일) 14 시 00 분</td></tr>
<tr><td colspan="3">장소 : □□ 실험실 (303호)</td></tr>
<tr><td colspan="3">사고경위(육하 원칙에 의거 기술)
2022년 11월 30일(수) 오후 2시경 419호 실험실에서 연구원▽▽▽이 콜레라균 배양용기를 이동하는 중 용기가 떨어지면서 깨져 배양액이 연구원 얼굴 및 전신에 튀는 사고가 발생하여 안전관리자는 응급처치 후 연구원을 의료기관으로 후송하여 치료함</td></tr>
<tr><td colspan="3">사고원인 : 콜레라균 배양액 취급 부주의</td></tr>
<tr><td rowspan="3">고위험 병원체</td><td>명칭 Vibrio cholerae O1</td><td>관리번호 1-031-VIC-CO-001</td></tr>
<tr><td colspan="2">피해내용 : 균배양액이 실험실 바닥에 유출됨</td></tr>
<tr><td colspan="2">조치내용 : Spill kit를 이용하여 실험실 바닥의 균배양액 유출물을 처리하고 주변지역을 적절한 소독제로 처리하여 오염을 제거함</td></tr>
<tr><td rowspan="4">사고자 (피해자)</td><td>성명 □□□</td><td>직위 연구원</td></tr>
<tr><td>소속 ○○ 부서</td><td>전화번호 (031)234-6789</td></tr>
<tr><td colspan="2">피해내용 : 균배양액이 얼굴과 전신에 튀어 감염이 의심됨</td></tr>
<tr><td colspan="2">조치내용 : 신속한 전신 세척 및 소독 실시 후 의료기관으로 후송하여 진료 및 예방적 치료를 실시하고 임상증상을 모니터링하고 있음</td></tr>
<tr><td>종합 의견</td><td colspan="3">고위험병원체 실험 중 비의도적 사고로 인하여 콜레라균 배양액이 얼굴과 전신에 튀는 사고가 발생하여 전신 세척을 실시하고 의료기관으로 후송하여 진료 후 현재 콜레라 감염이 의심되어 입원치료 중에 있음. 배양액 유출로 인한 실험실의 오염은 신속한 접근 금지 조치와 제독처리로 오염이 제거되었으며, 추가 폭로자 및 감염의심자는 발생하지 않았음.</td></tr>
</table>

0000 년 00 월 00 일

신고자 홍길동 * 기관대표자 (인)

질병관리청장 귀하

210㎜×297㎜(보존용지(2종) 70g/㎡)

13. 생물테러 사고 대응

• 고위험병원체 중 생물데러위험병원체의 도난, 강탈, 의도적 악용 사건의 발생은 국가위기관리 기본지참 및 챙물데러 대비 및 대웅지참에 의거하여 심각(red) 위기경보 수준에 해당되는 국가위기임으로 사건이 발생하는 즉시 국가에 신고하여야 함

생물테러감염병병원체의 종류(8종)

• 세균 : 페스트균, 탄저균(탄저균 스턴은 제외) , 보툴리눔균, 야토균
• 바이러스 : 에볼라 바이러스, 라싸 바이러스, 마버그 바이러스, 두창 바이러스

사고신고

가. 신고자 : 취급기관 내 보존 중인 고위험병원체가 외부 또는 내부자에 의하여 의도적인 도난, 강탈, 유실, 오용, 무단 접근, 무단 방출하는 사건이 발생한 기관의 고위험 병원체 전담관리자

나. 신고시기 : 사고발생 즉시

다. 신고처 : 경찰(112), 소방(119) 또는 질병관리청 종합상황실(043- 719-7878) 및 생물안전평가과(043- 719-8044 , 8047)

라. 신고내용

- 발생일시
- 발생장소
- 발생경위
  - 침입자(탈취자) 정보
  - 도난 강탈, 유실된 고위험병원체명 및 수량 등
  - 고위험병원체 보존 파괴 등 오염 발생 여부
  - 오염 등에 노출된 인력 발생 여부 등

• 사건 현장 보존 등 상황

- 사건 발생 즉시 사건 현장은 사진촬영을 한 후, 고위험병원체가 유출되었을 경우 생물학적 유출물 처리조치 실시, 사건 현장 보존 및 출입 통제 조치

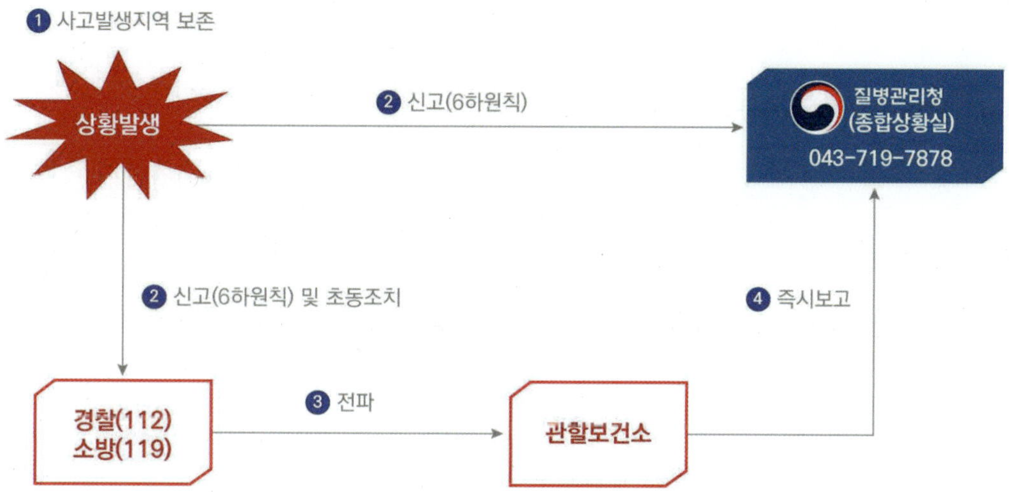

그림 5-7. 생물테러 사고대응 절차흐름도 예시

기관별 조치

경찰 : 유관기관 전파 및 초동조치반 구성
현장에 일반인 및 차량 출입 통제
현장 보존 및 치안 유지
고위험병원체 도난(강탈)에 대한 조사 착수

소방 : 필요 시 환경 검체 채취 및 이송
오염지역에 대한 환경제독(소독) 실시
필요 시 폭로자 구조 및 제독(소독)

보건 : 폭로자 제독(소독)
폭로자 파악 및 추후 관리, 예방치료제 투약
필요 시 검체 정밀분석 의뢰 및 이송

4

부록

II. 고위험병원체 수송

고위험병원체를 국 · 내외로 수송하는 경우, 고위험병원체의 위해성을 고려하여 사고 등으로 인한 임의적인 유출을 차단할 수 였는 방법으로 안전하게 3중포장하고, 수신기관 담당자에게 정확하고 안전하게 인계될 수 있는 체계로 수송하여야 함

※ 국내외 분양시 사전에 이동신고 해야함

1. 국내 수송

고위험병원체(카테고리 A) 국내수송은 감염성물질 안전수송지침에 따라 안전하게 수송 하여야함

관련 법령

- 고위험병원체 취급시설 및 안전관리에 관한 고시 제12조
- 감염성물질 안전수송지침(질병관리청)

※ 수송 시 준수사항

1. 고위험병원체 , 검체 등 관련된 감염성 물질은 쉽게 파손되지 않고 밀폐할 수 있는 1차 수송용기 내에 담고 사고 등에 대비하여 내용뮬이 외부로 유출되지 않도록 3중 포장할 것
2. 고위험병원체 및 검체의 특성이 보존될 수 있도록 적절한 온도 등 수송조건을 유지할것
3. 수송 시 3차 포장용기에 취급 시 주의사항 및 생물학적 위해 표식을 부착하고 고시 별지 제9호서식 '고위험병원체 수송내역서 ' 에 발송자 및 수신자의 기관 및 소속, 성명, 주소, 전화번호, 고위험병원체 수송정보를 기재하여 첨부할 것

포장 방법

• 국내 수송의 경우, UN기준 감염성물질 수송 전용용기(카데고리 A)를 사용-하여 임의의 사고 시 내용물이 유출되지 않도록 3중 포장하여야 함

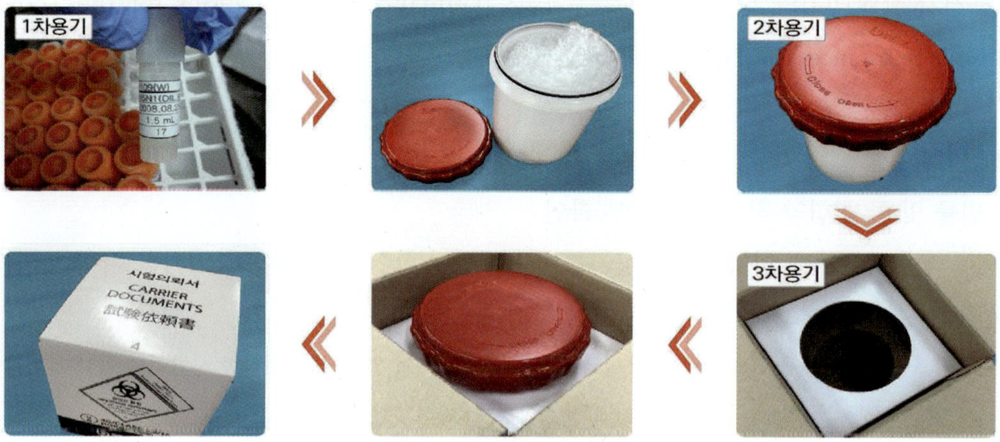

그림 5-8. 고위험병원체 3종 포장 예시

수송방법

• 고위험병원체 송부기관 및 수령기관에서 직접운송하거나 감염성물질 수송 전문 운송업체에 운반을 위탁

• 수송 시 [고위험병원체 취급시설 및 안전관리에 관한 고시] 별지 제9호서식 '고위험 병원체 수송내역서'를 작성하여 첨부

※ 직접(자가운전) 수송 시 주의사항

1. 수송자와 고위험병원체 전담관리자는 발생할 수 있는 생물안전사고에 대비하여 처리대응방법 등을 준비해야 한다.
   • 수송 차량 내에는 만일의 사태를 대비한 적절한 개인보호구(보호복, 마스크, 장갑 등)와 흡수제, 소독제 및 의료 폐기물 전용 용기 등의 처리 물품 또는 '생물학적 유출물 처리함'을 준비한다.
2. 수송 중 고위험병원체 보관은 사람과 분리된 공간에 적재한다.
   • 고위험병원체 포장용기를 차량 트렁크(또는 화물칸)내에 흔들리지 않도록 고정한다.
3. 고위험병원체 이동 신고 시 제출한 운반계획서 대로 고위험병원체를 수송한다.
   • 고위험병원체를 보내거나 받는 기관이 직접(자가) 운전할 경우, 기관 내 고위험병원체 전담관리자 또는 취급자가 동행하여야 한다.

2. 국외 수송

참고자료

- UN 위험물 운송에 관한 권고(Recommendations on the Transport of Dangerous Goods)
- 세계보건기구(WHO)의 감염성물질 수송가이드(Guidance on regulations for the Transport of Infectious Substances 2021-2022)

고위험병원체 수출

- 국내 법률 및 국제 협약 적용 대상 여부 확인
  - 대외무역법」제19조에 의거한 '전략물자통제품목'인지 확인 후 수출허가 절차를 이행
- 감염성물질 분류(카데고리 A) 기준에 따라 국제운송기준 준수

  ※ 카테고리 A : 수송과정 중 포장 외부로 유출되어 물리적인 접촉이 있는 경우 건강한 사람이나 동물에게 치명적인 질병이나 영구적 장애를 유발할 수 있는 병원체 및 검체 등의 감염성물질

- 필요 서류
  - 위험물품신고서(Shipper's Declaration for Dangerous Goods)
  - 회물운송장
  - 포장목록(수령인의 주소, 포장물의 수, 세부내용, 무게 등)
  - 전략물자통제품목 수출 허가서(호주그룹 병원체 대상)
  - 필요시, 수령인 국가의 해당 병원체 수입 허가서

위험물품신고서 작성 방법

① CD Shipper : 보내는 사람의 이름과 주소 및 전화번호 기재
② Consignee : 받는 사람의 이름과 주소 및 전화번호 기재
③ Air Way Bill No. : 개인에게는 발행되지 않으며 항공사에서 항공수송 전문 업체에 일괄적으로 발급하며, 항공수송은 전문 업체에서 위탁발송하게 되어 있으므로 수송 전문업체에서 받아 기록함
④ Transport details :
- 여객기로 수송하는 경우 "CARGO AIRCRAFT ONLY" 를 가위표(X) 표기
- 화물전용기로 수송하는 경우 "PASSENGER AND CARGO AIRCRAFT" 를 가위표(X) 표기
- Airport of Departure : 발송 공항이나 도시명 기재
- Airport of Destination : 도착 공항이나 도시명 기재

⑤ Shipment type : "RADIOACTIVE" 를 가위표(X) 표기
⑥ Additional Handling Information : 응급상황 시 24시간 연락 가능한 책임자 이름과 전화번호 기재
⑦ NATURE AND QUANTITY of DANGEROUS GOODS : 해당 감염성물질의 상세 내용 및 포장정보

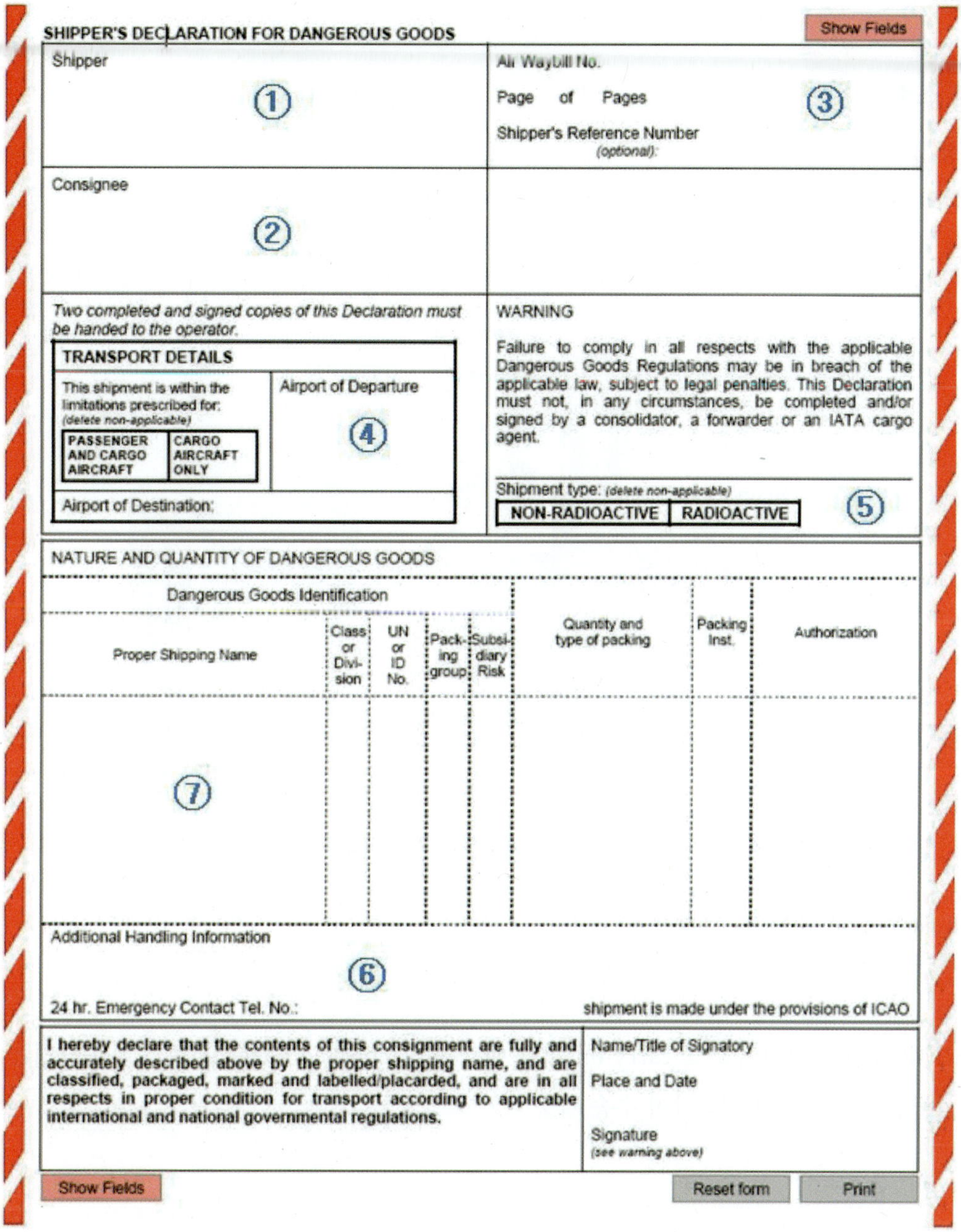

SHIPPER'S DECLARATION FOR DANGEROUS GOODS

Show Fields

Shipper ①	Air Waybill No. Page of Pages ③ Shipper's Reference Number *(optional):*
Consignee ②	
Two completed and signed copies of this Declaration must be handed to the operator.	WARNING Failure to comply in all respects with the applicable Dangerous Goods Regulations may be in breach of the applicable law, subject to legal penalties. This Declaration must not, in any circumstances, be completed and/or signed by a consolidator, a forwarder or an IATA cargo agent.

TRANSPORT DETAILS

This shipment is within the limitations prescribed for: *(delete non-applicable)*	Airport of Departure ④
PASSENGER AND CARGO AIRCRAFT / CARGO AIRCRAFT ONLY	
Airport of Destination:	

Shipment type: *(delete non-applicable)* NON-RADIOACTIVE | RADIOACTIVE ⑤

NATURE AND QUANTITY OF DANGEROUS GOODS

Dangerous Goods Identification					Quantity and type of packing	Packing Inst.	Authorization
Proper Shipping Name	Class or Division	UN or ID No.	Packing group	Subsidiary Risk			
⑦							

Additional Handling Information ⑥

24 hr. Emergency Contact Tel. No.: shipment is made under the provisions of ICAO

I hereby declare that the contents of this consignment are fully and accurately described above by the proper shipping name, and are classified, packaged, marked and labelled/placarded, and are in all respects in proper condition for transport according to applicable international and national governmental regulations.	Name/Title of Signatory Place and Date Signature *(see warning above)*

Show Fields Reset form Print

그림 5-9. 위험물품신고서 (Shipper's Declaration for Dangerous Goods)

수송방법

1) 항공 수송

- 포장 및 표식
  - 임의 충격에 의하여 파손되거나 내용물이 유출되지 않도록 UN기준 감염성물질 수송 전용용기를 이용하여 3중 포장

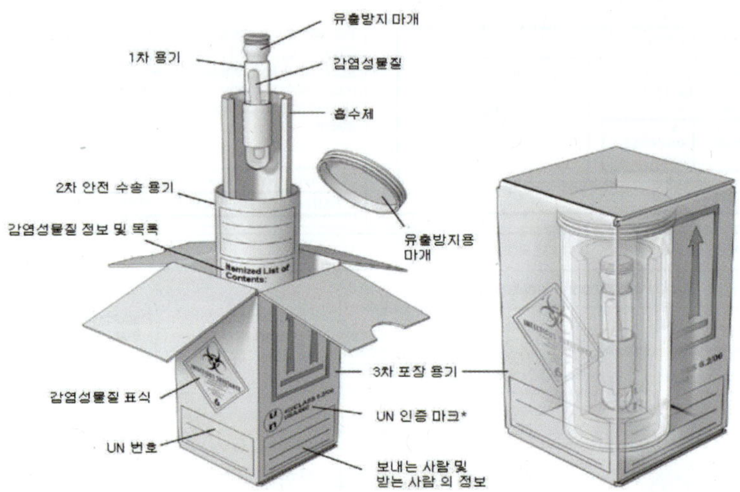

※ 주요사항
- United Nation number UN 2814(사람과 동물)
  United nation number UN 2900(동물)
- Packing Instruction P620 준수

- 여객기 내 개인의 기내 수화물(carry-on)이나 여객 화물(checked baggage)로의 운송금지
- 감염성물질 수송업체에 위탁하여 수송 가능

2) 우편 수송

• 고위험병원체는 국제 우편을 이용하여 수송할 수 없음

참조 카테고리 B 수송 방법

카테고리 B : 카테고리 A 범주에 속하지 않는 병원체를 포함하거나, 포함하는 것으로 의심되는 검체 등의 감염성 물질

1) 항공 수송

• 포장및표식

 - 병원체를 포함하는 감염성물질이 임의의 충격에 의하여 파손되거나 내용물이 유출되지 않도록 수송용기를 이용하여 3중 포장

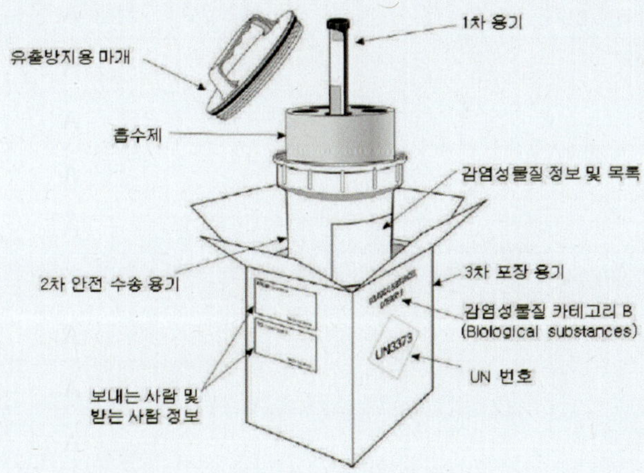

※ 주요사항

- United Nation number UN 3373
- Packing Instruction P650 준수

• 여객기 내 개인의 기내 수화물(carry-on)이나 여객 화물(checked ba ggage)로의 운송금지

• 감염성물질 수송업체에 위탁하여 수송 가능

2) 우편 수송

• 카테고리 B 감염성물질은 국제 우편을 이용하여 수송이 가능하지만, 상대국에서의 해당 감염성물질에 대한 국제 우편 수송 가능 여부를 먼저 확인해야 함

※ 단, 카테고리 B 감염성물질을 포함하는 의료폐기물(UN 3291)은 우편수송 불가

표 2. 고위험병원체 및 고위험병원체 의심 검체 카테고리 분류

병원체명	카테고리		위험군 분류
	병원체	검체	
1. 세균 및 진균			
Bacillus anthracis(탄저균 스턴(Bacillus anthracis Sterne) 제외)	A	B	3
Bruce/la melitens1s	A	B	3
Bruce/la sws	A	B	3
Burkholdena ma/lei	A	B	3
Burkholdena pseudomalle1	A	B	3
Chlamydia pslttac1	A	B	2
Clostridium botulinum	A	B	2
Coccidioides 1mmltis	A	B	3
Coccidioides posadas11	A	B	3
Coxiella burnet1i	A	B	3
Franc1sella tularens1s	A	B	3
Ricketts1a prowazekii	A	B	3
Ricketts1a ricketts11	A	B	3
Shigella dysentenae type 1	A	B	2
Vibrio cholerae O1 · 0139	A	B	2
Yersm1a pestis	A	B	3
2. 바이러스 및 프리온			
Crimean−Congo haemorrhagic fever virus	A	A	4
Eastern equine encephal1t1s virus	A	B	2
Ebola virus	A	A	4
Hendra virus	A	A	4
Herpes B virus, Cercop1thecine herpes virus 1	A	A	4
Highly pathogenic avian influenza virus (인체유래 H5N1 , H7N7, H7N9)	A	B	3
고위험 인플루엔자바이러스(1918 influenza virus의 8개 병원성 유전자중 하나 이상의 유전자를 포함하는 influenza virus)	A	B	3
Lassa virus	A	A	4
Marburg virus	A	A	4
MERS−corona virus(중동 호흡기 증후군 코로나바이러스)	A	B	3

병원체명	카테고리		위험군 분류
	병원체	검체	
Monkeypox virus	A	B	3
N1pah virus	A	A	4
Rift Valley fever virus	A	B	3
SARS−corona virus(중증 급성호흡기 증후군 코로나바이러스)	A	B	3
South American haemorrhagic fever			
− Flexal virus	A	A	3
− Guananto virus	A	A	4
− Junin virus	A	A	4
− Machupo virus	A	A	4
− Sabia virus	A	A	4
Tick−borne encephal1t1s complex virus			
− Central European Tick−borne encephal1t1s virus	A	B	3
− Far Eastern Tick−borne encephal1t1s virus	A	B	3
− Siberian Tick−borne encephal1t1s virus	A	B	3
− Kyasanur Forest disease virus	A	A	4
− Omsk haemorrhagic fever virus	A	A	4
전염성해면상뇌병증병원체(Transm1ss1on of spong1form encephalopathy agent : Bovine spong1 form encephalopathy pnon, variant Creutzfeldt−Jacob disease pnon)	A	A	3
Vanola virus	A	A	4
Vanola minor v1rus(Alastnm)	A	A	4
Venezuelan equine encephal1t1s virus	A	B	3
Western equine encephal1t1s virus	A	B	2
Yellow fever virus	A	B	3

고위험병원체 수송내역서[별지 제9호서식] 작성 예시

■ 고위험병원체 취급시설 및 안전관리에 관한 고시 [별지 제9호서식]

고위험병원체 수송내역서

<table>
<tr><td rowspan="6">발송
기관</td><td colspan="2">기관(명칭) A 기관</td><td>성명(대표자) ○○○</td></tr>
<tr><td colspan="3">주소 28159 충청북도 청주시 흥덕구 오송읍 오송생명2로 187</td></tr>
<tr><td rowspan="2">고위험병원체의
전담관리자</td><td>성명 김철수</td><td>전화번호 043-123-4567</td></tr>
<tr><td>소속 연구소</td><td>직위 과장</td></tr>
<tr><td rowspan="2">발송자</td><td>성명 김영희</td><td>전화번호 043-123-4568</td></tr>
<tr><td>소속 생산팀</td><td>직위 대리</td></tr>
</table>

<table>
<tr><td rowspan="6">수신
기관</td><td colspan="2">기관명 B 기관</td><td>성명(대표자) ◇◇◇</td></tr>
<tr><td colspan="3">주소 □□□□□ 충청북도 청주시 흥덕구 가경동 123</td></tr>
<tr><td rowspan="2">고위험병원체의
전담관리자</td><td>성명 홍길동</td><td>전화번호 043-345-4567</td></tr>
<tr><td>소속 연구팀</td><td>직위 주임</td></tr>
<tr><td rowspan="2">수령자</td><td>성명 홍길동</td><td>전화번호 043-345-4567</td></tr>
<tr><td>소속 연구팀</td><td>직위 주임</td></tr>
</table>

<table>
<tr><td>신고
여부</td><td>고위험병원체를 수송하기 전, 사전에 「감염병의 예방 및 관리에 관한 법률」에 의거한 고위험병원체 분양이동신고, 이동신고, 반입허가 및 인수신고 등의 절차를 이행하였는지 확인하시기 바랍니다.</td></tr>
</table>

<table>
<tr><td rowspan="6">수송
내역</td><td></td><td>고위험병원체명</td><td>포장형태
(단위)</td><td>수량</td><td>위해수준*</td><td>운송상태</td></tr>
<tr><td>1</td><td>V. cholerae O1</td><td>vial</td><td>1</td><td>중</td><td>■냉동 □냉장 □상온</td></tr>
<tr><td>2</td><td></td><td></td><td></td><td></td><td>□냉동 □냉장 □상온</td></tr>
<tr><td>3</td><td></td><td></td><td></td><td></td><td>□냉동 □냉장 □상온</td></tr>
<tr><td>4</td><td></td><td></td><td></td><td></td><td>□냉동 □냉장 □상온</td></tr>
<tr><td>5</td><td></td><td></td><td></td><td></td><td>□냉동 □냉장 □상온</td></tr>
</table>

작성방법 및 유의사항

* 위해수준 : 고위험병원체가 포함되는 수송물질의 인체 병원성, 감염성, 전파력 등을 고려하여 상, 중, 하로 구분하여 표기합니다.

※ 고위험병원체는 생물테러에 악용될 수 있으며, 유출될 경우 국민건강에 심각한 위해를 줄 수 있으므로 안전한 수송에 만전을 기하여 주시기 바랍니다.

최신 진단바이러스학 2판

2016년 8월 25일 1판 1쇄 발행
2020년 8월 31일 1판 2쇄 발행
2024년 3월 2일 2판 인쇄
2024년 3월 7일 2판 발행

저 자 : 권필승 · 김아름 · 류재기 · 박미영 · 박상용
박창은 · 박훈희 · 심인숙 · 육근돌 · 장유지
정선도 · 조혜현 · 허지혜

발 행 자 : 남학순
발 행 처 : 도서출판 **고 려 의 학**
(02880) 서울시 성북구 성북로9길 1 보문빌딩 3층
Tel. 765-0333, 0337
Fax. 743-2288
신고번호 : 제 2022-000006호

ISBN 979-11-92422-50-3

정가 40,000원

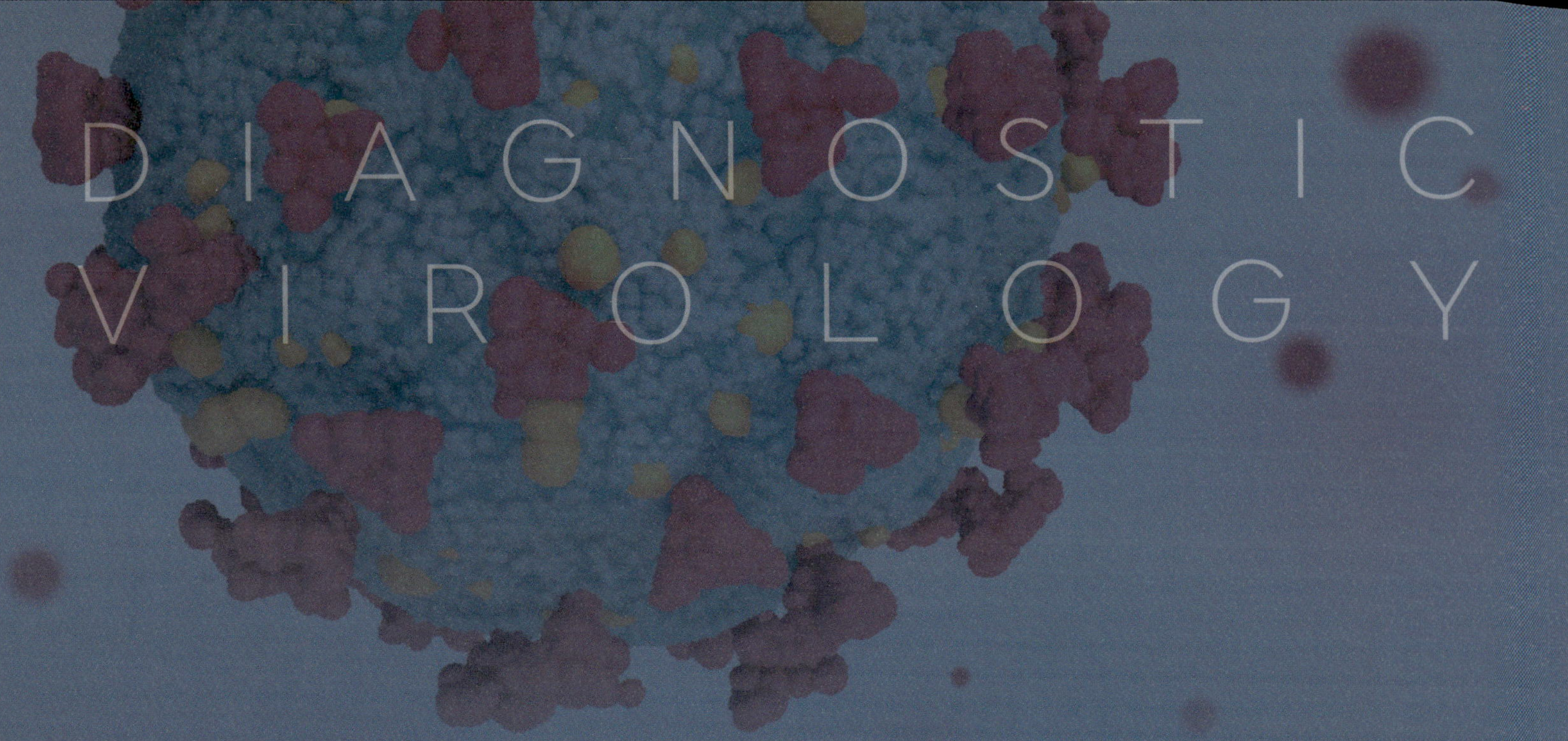

DIAGNOSTIC
VIROLOGY

최신 진단 바이러스학

Diagnostic Virology

Http://www.komb.co.kr
Korea Medical Book Publishing Company
komb는 도서출판 고려의학의 의학전문사이트입니다.

정가 40,000원
93510
ISBN 979-11-92422-50-3